新型国家预防医学体系建立：问题、挑战与对策

主 编 徐建国 邵瑞太 陈博文

科学出版社
北 京

内 容 简 介

"新型国家预防医学体系建立"课题自2014年8月启动，以提高全民健康水平为目标，覆盖了普遍关注的重大疾病如传染病、慢性非传染性疾病，重点人群如妇幼、老年人的健康问题，重点场所如学校、职业场所的卫生问题，以及预防医学教育和卫生政策等12个重要领域。本课题利用定性和定量方法相结合，文献回顾、专题调研、专家咨询和讨论等多种手段和方法，历时一年，完成了预定的研究任务。本书包括总报告和专题报告两个部分，基本描述了我国预防医学体系的现状、面临的挑战和机遇，以及对策、建议。本书既是我国公共卫生领域的一次比较全面的回顾和总结，也对实现健康中国、预防为主的战略目标具有积极的参考意义。

本书主要读者对象为各级疾病预防控制机构、卫生监督机构、科研机构及相关单位管理、科研、教学等方面的人员。

图书在版编目（CIP）数据

新型国家预防医学体系建立：问题、挑战与对策／徐建国，邵瑞太，陈博文主编．—北京：科学出版社，2020.3
　ISBN 978-7-03-062857-2

　Ⅰ．①新… Ⅱ．①徐…②邵…③陈… Ⅲ．①预防医学-体系建设-研究报告-中国　Ⅳ．①R1

中国版本图书馆CIP数据核字（2019）第242597号

责任编辑：杨小玲　高峥荣／责任校对：张小霞
责任印制：徐晓晨／封面设计：吴朝洪

科学出版社 出版
北京东黄城根北街16号
邮政编码：100717
http://www.sciencep.com

北京虎彩文化传播有限公司 印刷
科学出版社发行　各地新华书店经销
*
2020年3月第 一 版　开本：787×1092　1/16
2020年7月第二次印刷　印张：21
字数：490 000
定价：128.00元
（如有印装质量问题，我社负责调换）

序

新中国成立以来，我国健康与医药卫生事业取得了举世瞩目的成就，全民健康水平有了很大的提升。人均平均预期寿命从20世纪50年代的53岁，增长到2015年的76.34岁，人民群众的医疗需求得到基本保障，为全面实现健康中国的目标奠定了良好的基础。进入21世纪以来，我国实现联合国千年发展有关健康的目标进展顺利。然而，改革开放以来，在我国社会经济高速发展、人民生活水平大幅提高、社会物质生活逐渐丰富的同时，国民健康出现了一系列新的问题和挑战，如果不正视这些问题和挑战，不仅会降低国民健康水平，也会影响国家卫生安全和"两个一百年"奋斗目标的实现。

2014年，为响应习近平总书记的号召，"要把人民健康放在优先发展的战略地位"，积极应对我国主要健康问题和挑战，推动卫生事业全面协调可持续发展，在科学总结新中国成立70年来我国卫生改革发展历史经验的基础上，中国工程院启动了重大咨询项目"我国全民健康与医药卫生事业发展战略研究"。该研究历时两年多，覆盖涉及医药卫生的卫生立法、资源配置、医学研究、疾病预防、中医发展、人才培养、健康教育、药械研发8个方面，组织了81名院士、近百名国家相关部委的管理干部和近千名相关专家，系统深入研究了对推动卫生改革发展和改善人民健康具有战略性、全局性、前瞻性的重大问题，全面总结了新中国成立以来在医疗卫生领域的成功经验，取得了一批富有理论创新和实践价值的研究成果，在深化医药卫生体制改革、制定国民经济发展和编制卫生事业发展规划方面发挥了重要的作用，丰富和发展了中国特色卫生改革发展理论体系，有力地推动了卫生改革与发展实践。开展我国全民健康与医药卫生事业发展战略研究，全面加强促进我国医药卫生事业发展，是我国社会经济发展的必然要求，是探索中国特色社会主义卫生事业的必要举措，是准确把握时代对医药卫生事业的新要求，是科学研判和积极应对卫生事业面临的形势、加快卫生事业发展的前提。这项卫生战略研究提出了一系列关系今后一个时期我国卫生发展的战略建议，为将医药卫生纳入国民经济发展计划提出了积极有益的建议。"我国全民健康与医药卫生事业发展战略研究报告"的研究结果包括课题总报告及卫生立法、资源配置、医学研究、疾病预防、中医发展、人才培养、健康教育、药械研发8个课题分报告。

"新型预防医学体系建立"子课题是在中国疾病预防控制中心传染病预防控制所徐建国院士的领导下，根据总课题制定的"摸清底数、找准问题、提出建议"的研究方法，经过深入研究，分析总结了新中国成立以来的重点疾病领域包括传染病、慢性病、精神疾病、地方病，以及与公众健康相关的环境、职业、学校卫生的进展、现状、经验及未来的发展趋势，系统阐述了我国疾病控制领域所面临的机遇与挑战，明确了发展的指导思想与目标，提出了未来疾病控制和公共卫生发展的战略重点、主要行动计划框架及相应政策保障措施等。本子课题研究的一个创新和亮点是在面对复杂的国情、众多的疾病和卫生问题，存在广泛的竞争和有限的卫生资源的背景下，认真研判了我国人群疾病流行模式的转变和当前影响国民健康的主要疾病和危险因素，汲取国内外关于疾病控制理论的经验和最新研究成果，根据国际通用的选择重大疾病的标准和方法，从众多的疾病和问题中选择未来 20 年影响我国国民健康水平的 20 个最可预防的、最重大的疾病和公共卫生问题，作为国家层面应当专注的重大议题，将有限的卫生资源用在重要的卫生问题上，实施符合成本效益的疾病预防控制措施，以达到最大的人群健康效果。同时也建议各级政府根据当地实际情况对其主要卫生问题实施防治措施。这也是我国在新中国成立以来控制重大疾病由被动转向主动，具有前瞻性、可操作性和科学评估的发展过程的必由之路。此研究结果对国家系统地制定未来疾病控制和公共卫生发展规划、最大限度地利用有限的卫生资源具有积极的现实指导意义，也为未来研究疾病预防和控制策略及其他领域制定规划和策略提供了有益启示。

樊代明

2019 年 3 月

前　言

"重大疾病和公共卫生问题预防控制课题"是中国工程院"我国全民健康与医药卫生事业发展战略研究"的重大咨询项目课题之一。本课题的主要目的是通过确定重大疾病和重要的公共卫生问题，探讨我国新型预防医学体系建设模式和思路，将有限的卫生资源用于需要最优先控制的疾病和卫生问题，并取得最大的健康和社会效益，最大限度地促进建设健康中国的步伐。

从2014年初启动到2015年底，我们先后共邀请10多位医疗卫生领域的院士，近百位在公共卫生管理、科研教学和从事实际工作的相关专家，根据中国工程院总课题的安排和"摸清底数、找准问题、提出建议"的要求，针对以下几个主要问题进行了深入分析：当前和今后一个时期影响公众健康的重要疾病和卫生问题有哪些？如何选择确定重大疾病的标准和方法？预防控制重大疾病和卫生问题的挑战、机遇和主要建议是什么？根据以上研究问题，确定本课题的主要任务：①全面回顾总结我国公共卫生和疾病控制领域的重要成就、历史经验和教训；②深入研究当前我国在疾病控制和其他公共卫生问题方面面临的新形势、任务、机遇与挑战；③研究国内外自21世纪以来在公共卫生和疾病控制领域的新倡议和新目标，确定我国今后一个时期的重大疾病和重要公共卫生问题；④研讨今后一个时期的发展方向和控制重大疾病的主要措施及具体行动建议。

在近两年的课题研究中，参照国际上通行的确定重大疾病方法，针对重大疾病和重要公共卫生问题的概念，确定关注疾病和卫生问题的专业范围、疾病优先的标准和方法，组织课题研究组进行大量调研、讨论，并取得了阶段性成果。本书就是这些研究成果的汇集和概括。同时参与课题的专家也充分讨论了与之相关的一些医学伦理和政策问题。

首先，专家全面回顾新中国成立以来的疾病控制历史进程，充分认识到像我国这样人口众多、幅员辽阔、管理层次多、发展不平衡及面临传染病、妇幼卫生问题和非传染病双重负担、道路安全问题突出、具有贫穷和富裕相关疾病并存的国家，难以在国家层面将所有疾病和健康问题统筹管理起来，只有确定一些具有共性的重大公众健康和卫生问题并对其进行预防控制，才能有效利用有限的卫生资源，最大限度地提高全民族的健康水平和素质。同时，专家也清晰地认识到，确定重大疾病和公共卫生问题及制定针对性的预防控制对策不仅是研究公共卫生的科研人员关心和感兴趣的课题，也是政府部门非常重视的一个领域。然而，在如何选择具体疾病和卫生问题方面一直存在很多争论：一方面有技术性的争论，如选择疾病的定性和定量方法；另一方面存在政府职能的平衡和定位的争论，既要保护大众健康，控制重大疾病（如艾滋病、肝炎和结核等病），最大限度保护人民健康，又要保护脆弱人群或者针对局部特殊贫困地区人群特有的疾病和问题，如有些地方性疾病多发生在一些边远山区和贫困地区，虽然是局部流行，发病率、死亡率也不是很高，但对于这些地区人民群众的健康影响很大，不能忽视。还有卫生政策导向问题，如如何利用有限的卫生资源最大限度地保护人民健康，同时也存在一些卫生公平性和医学伦理的争论等。需要指出的是，本课题尽管选择出一些当前影响人群健康的重大疾病和公共卫生问题作为制定公共卫生政策的重点，但绝不是忽略那些没有提到的疾病，因为所有疾病对于个体患者的影响是相同的，只是从临床与个体和公共卫生途径解决问题的出发点和预期目标不同而已。

其次，本课题在重大疾病和公共卫生问题方面参考了国内外数十年在此领域比较成熟的方法，并在具体应用时做了一些新的探讨和摸索，同时也考虑到我国的实际国情，按照人群生命健康的危害严重性、失能和伤残状况、社会经济负担、是否具有符合成本效益的干预措施、干预成本是否负担得起等标准，使用定性和定量相结合的方法确定重大疾病和公共卫生问题。

在定量方面不仅考虑到经典的健康指标如发病率、死亡率，也考虑到伤残调整生命年和健康寿命，以及疾病的经济负担和实施预防控制措施的成本这些相对比较新的评价健康指标，因为疾病和意外伤害造成越来越多的人失能、过早死亡，忽略这些新情况就不能完整反映一个人群的健康状况。在疾病的经济负担领域，虽然最近一些年的研究取得良好进展，尤其是世界卫生组织发表的全球疾病负担为我们从经济角度考虑疾病的经济负担和控制成本提供了很好的证据和信息，但是我国在这个领域的研究还尚无足够证据帮助判断、选择重要的可预防疾病。

定性方法选择重大疾病是通过研讨会、公众意见、网络咨询和德尔菲调查法进行的。本课题特别参考了世界银行及相关国际组织发表的《发展中国家的优先疾病》与牛津大学健康联盟和加拿大健康研究院等机构联合组织的 Grand Challenges 研究报告。前者提出发展中国家应当重视的疾病名单，后者则提出20个重大慢性病问题及相应的政策和干预建议，以提高公众的认知，将法律和经济、环境政策，减少危险因素，多部门和社区参与及卫生系统的强化等方面作为应对慢性病的主要策略。这些研究方法、结果和建议为我们的研究提供了很好的示范。对于确定一个群体的主要健康和卫生问题，来自各方面的专家的综合评价和意见从知识面、经历和经验都比某一个或者数个专家的结论更全面和接近实际，也避免了个别具有重要影响的专家根据个人偏向和喜好做出影响全局的判断和建议。因此，本课题使用德尔菲调查法对中国工程院医药学部院士、院士候选人、特邀专家（包括国际组织专家）等200余位进行了德尔菲调查。根据协商一致的原则和科学标准，咨询群体专家对专业领域的复杂事物做出客观、理性和科学判断意见，还避免了社会舆论、公众对某件特殊、偶然或者突发事件的反映影响整个公共卫生方向和进程。咨询专家在未来20年我国可能面临的20个最可预防的、最重要的疾病和健康问题方面，意见高度一致。这是我国顶级医学专家的共识、经验和智慧，具有前瞻性。相信能够经得住历史的检验，也希望能够引起广泛的重视，能够影响我国预防医学的发展和实践，并产生实际的作用，为我国人民少得病、得小病、享健康做出贡献。

最后，"重大疾病和公共卫生问题预防控制课题"提出的重大疾病及相应的控制策略和政策建议，除了考虑疾病本身对人群健康危害大，同时也要考虑是否存在可以付诸实施的符合成本效益的干预措施。世界卫生组织的"WHO CHOICE"项目根据成本效益原则，建立了一套比较成熟的标准和方法选择干预措施，对于本课题选择重要的疾病也具有借鉴意义。

经过讨论和分析，专家认为课题组认真回顾和总结了很好的历史经验，对国际上公共卫生领域的进展做了回顾和趋势分析，对各国在这些领域的经验和教训进行了探讨，也诚恳地分析了本课题仍然存在的一些不足，尤其是疾病的经济和社会负担研究证据缺乏。这些全面深入的讨论分析对保证课题全面、完整、正确地表述成绩和进展，明确今后的方向非常有意义。

本课题研究过程中得到了众多国内外长期从事公共卫生和疾病控制工作的专家、学者和疾病控制工作岗位的同行的大力支持，也得到国家有关部门领导的指导和帮助，在此一并表示感谢。特别向陈博文研究员带领他的团队倾力支持课题研究及世界卫生组织资深专家邵瑞太博士、北京协和医学院公共卫生学院张娟副教授整理和审阅课题研究报告表示感谢。

徐建国

2019 年 2 月

目 录

第一部分 建立新型国家预防医学体系研究总报告

第二部分 建立新型国家预防医学体系研究专题报告

第一部分

建立新型国家预防医学体系研究总报告

建立新型国家预防医学体系研究总报告

摘　要

一、我国疾病预防控制工作成就显著

（一）实施预防为主的卫生工作方针

新中国成立后，党和政府针对当时鼠疫等传染病、血吸虫等寄生虫病、地方病肆虐的实际情况，制定并实施了"预防为主"的卫生方针和一系列政策、法规、标准和管理办法，实施了免疫接种等综合性预防措施，消灭了天花和小儿脊髓灰质炎两种重大传染病，大大降低了传染病、寄生虫病和地方病的发病率和死亡率，使我国人民健康水平得到很大提高。

（二）基层社区医疗卫生工作朝为群众提供基本预防服务的方向发展

基层社区医疗卫生服务的发展不仅为群众提供了日常卫生服务，也落实了预防和疾病控制措施，尤其是 2009 年以来，我国实施国家基本公共卫生服务均等化项目，由基层医疗卫生服务机构免费向城乡居民提供以孕产妇、儿童、老年人和高血压、糖尿病等慢性非传染性疾病（简称慢性病）患者为重点人群的基本公共卫生服务，明显促进了疾病早发现、早诊断、早治疗策略和预防医学工作在基层社区的初步落实。

（三）预防和控制重大疾病和公共卫生问题

在应对传染病和母婴疾病过程中，我国实施了行之有效的公共卫生政策和措施，积累了大量有益的经验。这些做法为今后我国应对传染病、非传染病和其他重要公众健康问题打下了坚实基础，积累了宝贵的历史经验。

二、当前我国重大疾病和重要公共卫生问题及发展趋势

（一）传统重大传染病如肝炎、结核病等未得到完全控制

近年来，曾经被控制的传染病呈现死灰复燃的趋势，且新发传染病不断涌现，传染病的发病率和死亡率均呈反弹趋势。严重急性呼吸综合征（SARS，即传染性非典型肺炎）、埃博拉出血热的暴发流行，严重威胁人类健康与生存，阻碍经济发展，引起国际社会不安和民众心理恐慌，全球不得不投入大量人力、财力和物力以控制这些疾病的蔓延。

（二）慢性病成为我国居民死亡的首要原因

慢性病迅速成为我国居民死亡的首要原因。慢性病如心脏病、肿瘤和糖尿病已经成为主要死亡原因，占全部死亡原因的 80% 以上，而且每年导致大约 200 万人过早死亡。目前我国尽管在慢性病防控上采取了各类措施，且投入巨大，但慢性病发病率依然只升

不降，主要原因是目前的疾病防控体系已不适应当下慢性病防控的需求。

（三）精神心理问题越来越严重

在社会整体节奏迅速加快的同时，人与人之间竞争愈发激烈，人们常受工作、家庭和社会各种压力所困，加上缺乏有效的临床诊疗方法、自我调节方法，使得精神心理问题日益严峻。

（四）环境和不良行为问题不容忽视

我国职业性危害尚未得到根本控制，与国民日常生活密切的水、空气、土壤等重要环境要素质量恶化密切相关；我国2015年吸烟人数超过3亿，15岁以上人群吸烟率为28.1%，其中男性吸烟率高达52.9%，非吸烟者中暴露于二手烟的比例为72.4%，每年因烟草导致的死亡人数超过100万。儿童青少年常见病仍然严重，新时期的儿童肥胖向人们敲响了警钟。

（五）人口老龄化加重疾病负担

我国逐步进入老龄化社会，相应的医疗卫生负担必然增加。如果不及早实施正确的疾病控制策略，促进老龄人群健康，慢性病的负担和老龄社会的卫生服务负担的重叠必然使疾病负担陡然增加。

三、目前我国医疗和公共系统存在的差距和面临的挑战

（一）决策者和公众对于面临的疾病和健康问题严重性认识不足，缺乏足够的应对策略

经济和社会发展既保证了基本生活需求、促进了健康，同时也产生了一些对健康不利的负面因素，造成了本来可以预防的疾病流行等。而我国公众多数缺乏正确的卫生文化和知识教育，仅仅将健康寄希望于医生和医院，而不是从自身出发建立健康的生活方式以维护健康。

（二）现有的医疗、公共卫生和预防医学教育体系不适应应对疾病和重要公众健康问题的需要

我国现有的医疗、公共卫生和预防医学教育体系是在以往应对生物、环境引起的传染病流行和急性疾病治疗基础上发展起来的，具有被动、滞后和应急的特点，难以满足新的社会生活行为因素相关的慢性病为主所需要的早期筛查、健康咨询及长期随访和治疗的实际需要。现有公共卫生机构也是从预防传染病为主发展过来的，具有针对生物、环境性疾病为主的特点，与当前生物因素、环境职业因素、行为因素和社会因素共同作用引起的传染病、慢性病控制所需要的技能、知识和基础设施差距巨大，远远不能满足实际工作需要。

（三）政府在医疗卫生领域投资不当，医疗资源布局不合理

我国在医疗卫生领域的投资缺乏严格的技术审核与相应法规、政策支持和限制，医疗投资和人群健康水平缺乏关联，导致卫生投资集中于医院建设，而且多数都在大城市和中心城市，由于交通、经济能力等因素限制，只有部分人能够使用这些高技术设施，而社区和基层的群众缺乏相应的基本医疗卫生服务。而且，政府巨额投资大医院，反过

来又大大增加了医疗服务的费用，客观上造成大医院与基层和社区卫生服务竞争有限的卫生资源，使群众的基本医疗卫生服务需求更难以得到基本投资和保障，形成周而复始、越来越大的恶性循环。

（四）医疗和预防之间的裂痕加大

我国存在医学教育中临床和预防医学教育互不交叉，实际工作中预防医学和临床系统互不来往的现象，特别是疾病控制工作中存在防治分离。虽然注重健康教育和危险因素控制，但不能有效实现需要临床技术的疾病早发现、早治疗；而临床治疗专注于个体疾病而不关心群体的疾病流行模式变化，如同只见树木不见森林，无法从根本上减少疾病；二者的疏远与背离不仅不能互补发挥作用，而且导致医疗和预防渐行渐远，鸿沟和裂痕不断加大，结果导致群众的健康得不到保障。

（五）现有的卫生信息系统无法完全反映我国居民的健康状况

我国的卫生统计信息尤其是人群死因等生命统计信息与发达国家相比，仍然存在很大差距，尚不能完全掌握居民的生命全过程信息，卫生信息不准确、不及时，不利于政府做出正确的卫生决策。

（六）卫生决策机制不健全

当前，我国卫生决策机制仍然以应急性、临时性、部门性决策为主，决策方法和手段落后，知识更新不及时，缺乏科学、透明、综合和宏观长远的卫生决策程序和机制。

（七）缺乏监督和长期追踪评估机制，"政绩"和健康效果脱钩

短期内有形的卫生投资（如医院、设备）立竿见影，客观造成政府为出政绩而热衷于短期投资，需要较长时间显效的投资如基层社区卫生服务则缺乏足够投入。有些卫生投资出现不良后果往往需要较长时间，常被各级政府忽视，又缺乏长期追踪评估机制。此外，"政绩"和健康效果无关联，造成卫生资源浪费严重，投资和效益脱钩。

四、发展目标

我国未来预防和公共卫生领域发展的总目标：增强新发、突发传染病的早期检测、监测和应急反应能力，降低人群因慢性病引起的早死和提高健康寿命，促进建设一个和谐、健康的老龄社会。

五、政策和措施建议

（一）确定重大疾病和公众健康问题

参照国际通行的确定重大疾病和健康问题的方法，根据疾病对生命与健康、经济和社会发展的影响及卫生安全等指标，确定国家必须重点控制的重大疾病和公众健康问题，实施有效的干预措施进行预防控制。

（二）将重大疾病控制纳入国家发展议事日程并实施有力的保障措施

将重大疾病和公共卫生问题纳入国民社会经济发展规划；完善有关卫生法律和法规，保障公众健康；建立中央负责基层社区、省地县负责本级预防保健经费的分级负责制；

设立重大疾病预防控制专项经费。

（三）建设适应疾病控制需要的预防和公共卫生体系

强化国际合作和国内协调，全面提高针对新发、突发传染病的反应和控制能力；我国各级疾病预防控制机构的功能和作用需要重新定位、充实和提高；以需求为导向培养符合实际需要的预防和公共卫生人才。

新中国成立后，党和政府提出了"预防为主"的卫生工作方针，把控制严重影响人民生命健康的传染病、地方病和慢性病作为卫生工作的主要任务。经过 70 多年艰苦奋斗，全国疾病预防控制工作取得了显著成就。急性传染病发病率由解放初期的 2000/10 万下降到 2013 年的 25/10 万，传染病在死因顺位中从首位下降到第 10 位，实现了高血压、糖尿病等主要慢性病的分级管理，扩展了癌症早诊早治、心脑血管疾病筛查干预和口腔疾病综合干预工作；精神卫生工作走上法制化轨道，严重精神障碍防治网络不断完善；妇幼保健得以有效实施，孕产妇、新生儿死亡率不断下降；环境卫生、职业卫生、放射卫生、学校卫生等工作不断拓展；埃博拉出血热、SARS、自然灾害等突发公共卫生事件得到了有效应对。

当前，影响健康的主要疾病及其危险因素、社会环境发生了很大变化，现有的医学和预防医学教育体系、卫生服务和疾病预防控制体系明显不适应疾病预防控制、人民健康保障的实际需要。未来的卫生方针和政策、公共卫生和预防医学战略及策略是否能及时调整以应对这些变化和需要，是我国卫生决策者面临的重要挑战。探讨建立适应实际需求的新型国家预防医学体系，以及制定相应的卫生战略、策略和相关政策，对有效利用有限的卫生资源达到最大的健康效果显得格外迫切和必要。

一、现状与成就

从古至今，我国都十分重视预防的理念。《素问·四气调神大论》中指出："是故圣人不治已病治未病。"《千金要方》中指出："上医医未病之病，中医医欲病之病，下医医已病之病"。然而，现代意义上的预防医学体系是在新中国成立后才在全国范围建立的，这一体系经过几十年的努力，取得了一系列举世瞩目的成就，在保障我国居民生命健康方面起到了不可替代的作用。

（一）我国疾病预防控制工作的发展

新中国成立前（1900～1949 年），由于连年战争、自然灾害和饥荒灾害，加上当时贫困和缺乏基本的卫生设施等因素，传染病暴发流行常常得不到及时控制。这一时期主要的死因是营养低下和传染病肆虐。据统计，1900～1949 年全国累计报告鼠疫 115.6 万例，死亡 102.9 万人，病死率高达 89%；1933～1944 年共有天花患者 38 万例，每年死亡数万人。全国各地由恶劣环境、传染病、感染因素及地球化学物理因素引起的地方病等卫生问题非常严重，由于医疗卫生条件落后和环境及个人卫生差等原因，地方病及各类疫病频发，导致这一时期人畜死亡率高，卫生工作很难开展，平均期望寿命只有 35 岁。

新中国成立以后，全国百废待兴，经济、政治、文化处于全面复苏的状态。党和政府十分重视我国卫生工作的发展，提出了"预防为主"的卫生总方针。参照苏联的经验和做法，我国建立了各级卫生防疫站，开展了大规模的爱国卫生运动，集中力量控制了鼠疫、天花、霍乱、结核病、血吸虫病、黑热病、丝虫病、性病等；全国范围普查了"五毒"（铅、苯、汞、TNT、有机磷）危害；在全国逐步推行了儿童天花、百白破、脊髓灰质炎、结核病的免疫接种；并逐步建立了配套的疾病预防控制法律、法规和标准体系，疾病预防工作系统得到逐步完善，从事公共卫生工作的人员明显增多且专业水平显著提高。

2002 年，中国疾病预防控制中心在原中国预防医学科学院基础上正式组建成立。2002 ～ 2003 年 SARS 的暴发，让公众重新意识到包括公共卫生、医疗保障系统的完善直接关系到国家的安全、民族的兴衰。经济的快速发展，导致环境污染等有害因素对健康的影响被忽视；过分注重经济效益导致健康公平性下降，尤其是筹资公平性低下、卫生系统反应性不足，进而使得预防医学体系整体绩效不良的现象更加明显。当前，在严重危害我国人民健康的传统问题尚未得到根本解决的同时，慢性病发病的急剧上升、人口老龄化的加速使得人民卫生服务的需求日益强烈，这些同时并存的新旧问题给疾病预防工作带来了挑战，也为疾病预防控制体系带来了变革的动力。

（二）我国疾病预防控制工作的成就和经验

1. 预防为主，人均期望寿命显著提高

新中国成立后，党和政府针对当时传染病、寄生虫病、地方病肆虐的实际情况，制定并实施了正确的卫生方针、政策、法规、标准和管理办法，以及免疫接种、消毒隔离、检疫检测、消灭病媒动物、垃圾和粪便处理、食物和饮用水安全屏障等综合性预防措施，迅速控制了传染病、寄生虫病、地方病的流行，为提高我国人民健康水平做出了巨大贡献。全国法定报告传染病发病率由 1970 年的 7000/10 万下降到 2013 年的 473.87/10 万，死亡率从 20/10 万下降到 1.23/10 万。据统计，1950 ～ 2010 年，我国居民平均期望寿命从 35 岁增长至 76 岁，婴儿死亡率从新中国成立前的 200‰ 左右降到 13.1‰（表 1-1-1）；孕产妇死亡率由 1991 年的 80.0/10 万下降到 2013 年的 21.7/10 万，下降了 75.6%（图 1-1-1）。国内外研究证明，预防措施对于以上疾病死亡率和发病率下降的贡献达 77.9%。其中传染病防控贡献 3.57%、意外伤害防控贡献 5.87%、孕产妇保健贡献 3.61%、慢性病防控贡献 -1.73%，疾病预防控制总体工作对人类发展指数的影响程度高达 8.34%。

表 1-1-1　各时期婴儿死亡率与期望寿命

时期 / 年份	婴儿死亡（‰）	期望寿命（岁）		
		合计	男	女
新中国成立前	~200	35	—	—
1973 ～ 1975	47.0	—	63.6	66.3
1981	34.7	67.9	66.4	69.3
1990	32.9	68.6	66.9	70.5
2000	28.4	71.4	69.6	73.3
2005	19.0	73.0	71.0	74.0
2010	13.1	74.8	72.4	77.4

资料来源：中华人民共和国国家统计局，2014. 中国统计年鉴 2014. 北京：中国统计出版社.

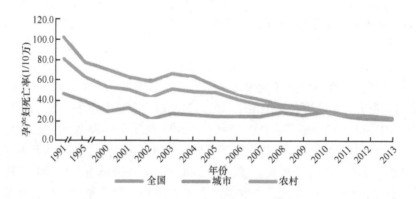

图 1-1-1　1991～2013 年全国孕产妇死亡情况

资料来源：中华人民共和国国家统计局，2014. 中国统计年鉴 2014. 北京：中国统计出版社 .

2. 基层和社区医疗卫生服务发展促进了新时期预防医学工作的初步落实

1997 年以来，包括社区卫生服务体系在内的基层医疗卫生服务体系的快速发展促进了我国疾病防控工作在基层的落实。特别是 2009 年以来，我国实施了国家基本公共卫生服务项目均等化，由基层医疗卫生服务机构免费向城乡居民提供以孕产妇、儿童、老年人和慢性病患者为重点人群的预防保健服务，明显促进了疾病"早发现、早诊断、早治疗"策略的落实。2014 年基层医疗卫生机构管理的高血压患者血压控制率、糖尿病患者血糖控制率及重性精神疾病患者的病情稳定率均达到了 65% 以上。据此推算，2013 年全国高血压患者血压控制率高于 25.9%，每年高血压患者可节省医药费用 179 亿元，远远高于高血压患者健康管理的 77 亿元投入 [该项目经费补助标准约为 90 元 /（年·人）]，节约医药费用 102 亿元，是项目资金投入的 1.32 倍；居民健康素养水平有了明显提高，2013 年我国居民健康素养水平为 9.48%，比 2008 年（6.48%）提高了 3 个百分点，其中针对各类健康问题的素养均有明显提高。国内外研究表明，开展社区健康教育是预防、控制社区传染病、慢性病及各种伤害的有效方法。

基层和社区卫生服务促进了更合理地使用药物和技术，在一定程度上有利于满足社区居民对小病就诊和治疗的需求，缓减社区居民"看病难、看病贵"的现实难题。2007 年以来，门诊人均医疗费用在 80 元左右，社区卫生服务中心出院患者人均医药费用在 2300 元左右，既方便群众及时就医，将问题解决在早期，又极大减轻了住院患者的经济负担。2012 年社区卫生服务中心诊疗 45 475.1 万人次，负担入院 266.5 万人，病床利用率在 50% 以上，在很大程度上缓解了大医院就诊爆满的状况。自社区卫生服务体系建立以来，社区卫生服务每年诊疗人数呈逐渐上升的趋势（图 1-1-2），这些数据表明这一举措受到了群众的普遍欢迎。

（三）我国预防医学工作的经验

在应对传染病和母婴疾病过程中，我国实施了行之有效的公共卫生政策和措施，积累了大量的有益经验，这些措施包括依法实施传染病和母婴疾病的预防控制措施，以及根据全国不同情况进行分级和分类管理、分类指导、因地制宜的策略；设立重大传染病管理项目并在相应的政策和经费上予以支持，包括设立重大疾病控制专项经费，及时协助地方控制疫情；建立与覆盖全国传染病应急反应机制相互配合的遍布全国城乡的三级

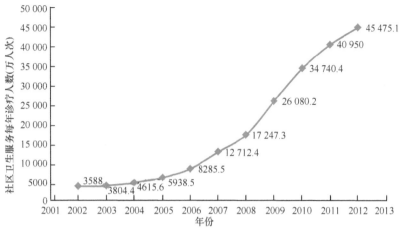

图 1-1-2　社区卫生服务 2002 ～ 2012 年诊疗人数情况

医疗卫生网络，对于疾病的早发现、早治疗和早控制发挥了极其重要的作用，这是我国疾病控制的一个重要经验，特别是我国设立的以疾病预防控制中心为主的公共卫生机构在预防控制传染病、寄生虫病方面发挥了非常重要的作用；将卫生工作重点放到农村，使绝大多数弱势人群得到了有效保护；针对孕产妇、儿童等重点人群开展营养干预、免疫规划、慢性病患者管理，有效控制了影响健康的重大可预防疾病；实施针对儿童肺炎、乙型肝炎（简称乙肝）、结核、血吸虫病及重点地方病项目。

这些工作过程都积累了宝贵经验，并对今后一个时期的重大可预防疾病和重要公共卫生问题的应对有很强的现实指导意义。然而，我们必须清醒地认识到，影响人群健康的疾病、危险因素和社会环境发生了巨大变化，只有分析这些变化的原因，并研究相应的控制策略，才能更好地保护人民群众的健康。

二、挑战和差距

尽管我国在疾病防治方面取得了巨大成就，但伴随着经济发展、社会变革、人们生活水平的改善、全球经济一体化及国际交流的日益增多，我国人民健康受到了新的威胁：部分已经控制的传统传染病又开始流行，慢性病患病率逐年攀升，并演变为我国的首要死亡病因。认真梳理、分析健康危险因素及流行原因，通过有效手段加以控制，进一步提高、改善人民群众健康水平，已成为我国目前卫生工作的重点。

（一）面临的挑战

1. 慢性病成为我国居民死亡的首要原因

改革开放以来，我国环境质量呈现恶化的趋势，人们的饮食结构和行为因素悄然发生改变，加上人们健康知识的不足和缺乏合理的体育运动、有效的预防措施，慢性病迅速成为我国居民死亡的首要原因。

1990 年以来，恶性肿瘤、心脏病、脑血管病、呼吸系统疾病、损伤和中毒等疾病占据居民总死亡原因的 91% 以上。世界卫生组织（WHO）国际癌症研究署（International

Agency for Research on Cancer，IARC）的报告指出，2008 年全球癌症的新发病例约 12 700 万人，死亡 760 万人，现患人数约 24 600 万，估计到 2030 年癌症死亡人数将上升至 1150 万。估计 2010 年我国恶性肿瘤所致死亡占总死因 26.33%。最近《美国心脏病学会杂志》上发表的一项调查显示，中国 20 岁及以上成年人中有 3/4 心血管健康评估为差。全国肿瘤登记中心发布的《2012 中国肿瘤登记年报》显示，我国每天新增肿瘤病例约为 8550 例，每分钟就有 6 人被诊断为癌症、5 人死于癌症，全国肿瘤死亡率为 180.54/10 万，估计每年因癌症死亡病例达 270 万例，平均每天约 7300 人死于癌症。

心脑血管病、癌症和慢性呼吸系统疾病成为我国居民死亡的主要原因，占总死亡率的 79.4%。心脑血管病死亡率为 271.8/10 万，癌症死亡率为 144.3/10 万，慢性呼吸系统疾病死亡率为 68/10 万。慢性病增加是卫生费用增加的重要原因。据 WHO《2014 年全球非传染性疾病现状报告》推测，我国每年有 300 万人因慢性病而过早死亡。慢性病已成为严重危害中国居民健康的头号公共卫生问题，而且如果按照目前的趋势发展下去，未来 20 年内 40 岁以上患有一种慢性病的人数将翻倍或者翻 3 倍。慢性病引起的直接经济负担和因行为失能导致生产和生活能力下降的间接经济负担巨大。WHO 估计，2005 年我国因心脏病、脑卒中和糖尿病造成的国民收入损失达到 180 亿美元，2005 ~ 2015 年，心脏病、脑卒中、糖尿病造成的损失达到 5580 亿美元（国际购买力平价）；到 2025 年，肥胖和超重的直接和间接经济负担将超过国内生产总值（GDP）的 9%；研究还指出一些发达国家慢性病费用占国民生产总值的比例高达 7%。在我国，估计仅肥胖引起的损失就占 GDP 的 2.1%。

2. 影响慢性病的主要危险因素呈持续增长趋势

吸烟、不健康饮食、缺乏身体运动、过量饮酒、高血压和糖尿病、体重超重和肥胖等是造成慢性病流行的主要行为和生物代谢危险因素。

我国 2015 年吸烟人数超过 3 亿，15 岁以上人群吸烟率为 28.1%，其中男性吸烟率高达 52.9%，非吸烟者中暴露于二手烟的比例为 72.4%，每年因烟草导致的死亡超过 100 万人。据估计，2005 年中国共有 673 000 人的死亡归因于吸烟，其中男性 538 200 人，女性 134 800 人。与吸烟有关的引发死亡的主要疾病有癌症（268 200 人）、心血管疾病（146 200 人）和呼吸系统疾病（66 800 人）。

21 世纪初，我国进入人口老龄化快速发展阶段。2010 年第六次全国人口普查结果显示，60 岁及以上人口占 13.26%，共 1.78 亿人；65 岁及以上人口占 8.87%，共 1.19 亿人。预计在未来 30 年内，65 岁和 80 岁以上人口数量将大幅上升。2030 年 65 岁及以上人口数量将增至 2.4 亿左右，其中高龄老人（80 岁以上）数量将增至 4000 万以上。老年人群除了易发生与年龄相关的特发性退行性病变如痴呆、帕金森病、骨质疏松、听力和视力相关疾病外，还易患在青壮年期就可能发生但老年期明显增多的疾病，如心血管疾病、糖尿病等。老年人的慢性病患病率增长趋势显著（图 1-1-3），其中 55% ~ 98% 患有多重疾病，80 岁及以上患者占 80%。据调查发现，我国城市老人生活自理困难者占 17.5%，其

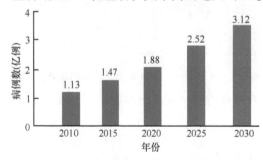

图 1-1-3　中国 60 岁以上老年人口慢性病患病趋势

中部分自理困难者占 8.5%，完全不能自理者占 9.0%。1990 ～ 2010 年，阿尔茨海默病（AD）患者数量显著上升，1990 年为 193 万（115 万～ 271 万），2000 年为 371 万（284 万～ 458 万），2010 年为 569 万（385 万～ 753 万）。阿尔茨海默病发病率为 6.25/1000 人年（图 1-1-4）。

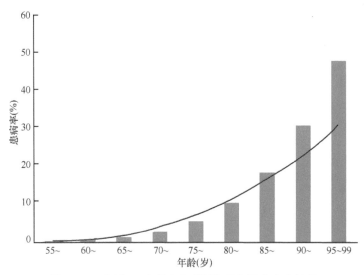

图 1-1-4　中国 55 岁以上人群阿尔茨海默病患病情况

　　我国居民膳食结构不合理，高脂、蔬菜少的问题普遍存在。脂肪摄入量过多，平均膳食脂肪供能比超过 30%。2012 年居民平均每天烹调用盐 10.5g，较 2002 年下降 1.5g，但是仍然远远高于 WHO 推荐每日食盐摄入不超过 5g 的建议。蔬菜、水果摄入量略有下降，低于 WHO 推荐的标准，钙、铁、维生素 A 和维生素 D 等部分营养素缺乏依然存在。

　　2012 年中国成人经常锻炼率为 18.7%。身体运动情况也是中国慢性病经济负担的一个重要因素，主要慢性病的医疗和非医疗费用中约 15% 与缺乏身体运动有关。

　　15 岁及以上居民的日均酒精摄入量为 6.2L。人群中成人过度饮酒率为 7.6%，其中男性为 14.2%，女性为 0.7%。

　　近年来，我国已成为紧随美国之后的“第二大肥胖国”。1992 年和 2002 年我国居民营养调查显示，10 年间 0 ～ 6 岁幼儿超重率和肥胖率由原来的 3.9% 增长至 5.4%，增长率为 31.7%。约有 60% 的儿童期肥胖延续至成年期，进而增加高血压、高血脂、高血糖、心脑血管疾病、糖尿病等多种疾病的发病风险。1985 ～ 2010 年的 6 次全国学生体质与健康调研结果显示，近 30 年来，我国学生的肥胖检出率增长了 32 ～ 154 倍。以年增长值计算，近 30 年来我国学生超重、肥胖检出率持续增长，并且 2005 年后乡村学生超重、肥胖检出率的增长速度加快，肥胖的流行已形成城乡全面流行的态势（图 1-1-5、图 1-1-6）。

　　行为和生物代谢危险因素、环境因素和感染因素联合作用成为主要慢性病患病率持续增长的主要原因，加上我国老年人口快速增长，客观上也会增加慢性病发病率，使心脑血管疾病、肿瘤、糖尿病等成为当前和今后相当长时间的主要健康问题。

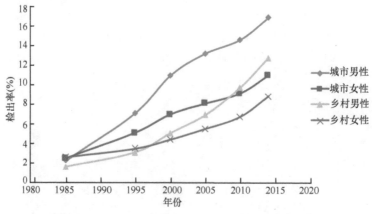

图 1-1-5　1985～2014 年 7～18 岁学生超重检出率

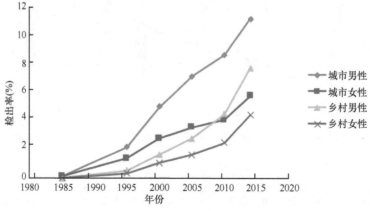

图 1-1-6　1985～2014 年 7～18 岁学生肥胖检出率

3. 传染病防治形势依然十分严峻

在当代全球化、城镇化、信息化和现代化的大环境下，传染病的暴发流行不但影响广大群众的生命和健康，而且极大影响了经济发展、社会稳定和国家安全。从 2002 年 SARS 到 2014 年埃博拉出血热的暴发流行所引起的对生命健康的危害和对国际社会的震动都充分说明了这一点。

近年来，曾经被控制的传染病呈现死灰复燃的趋势，且新发传染病不断涌现，传染病的发病率和死亡率均呈反弹的趋势（图 1-1-7）。其防治形势依然十分严峻，如自 1985 年我国发现首例获得性免疫缺陷综合征（AIDS，又称艾滋病）患者以来，截至 2014 年，全国 31 个省（自治区、直辖市）累计报告人类免疫缺陷病毒（HIV）感染 /AIDS 患者 529 158 例，死亡 116 882 例（图 1-1-8）。艾滋病等传染病至今尚无根治与有效控制的手段，易造成公众恐慌，从而给社会带来不稳定的因素。因此，传染病的预防与控制仍然将是一项长期而艰巨的工作。

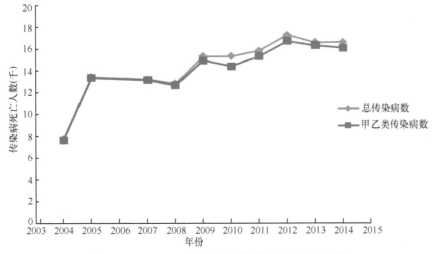

图 1-1-7　2004 ~ 2014 年我国传染病发病死亡情况

资料来源：中华人民共和国国家卫生健康委员会网站 http://www.nhc.gov.cn/

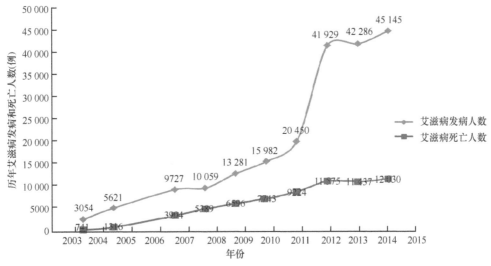

图 1-1-8　2004 ~ 2014 年我国艾滋病年发病和死亡情况

资料来源：中华人民共和国国家卫生健康委员会网站 http://www.nhc.gov.cn/

　　1983 ~ 2002 年，我国发现了大约 10 种新发传染病，包括莱姆病、军团菌肺炎、小肠结肠耶尔森菌感染、大肠杆菌 O157 ：H7 感染、成人轮状病毒腹泻、肾综合征出血热、丙型肝炎、空肠弯曲菌感染、HIV 感染、O139 霍乱。2003 ~ 2016 年，我国发现了大约 14 种新发突发传染病，包括 SARS、H5N1 禽流感、H7N9 禽流感、H1N1 流感、人粒细胞无形体病、7 型猪链球菌感染、C 群流脑、新型布尼亚病毒感染、福氏志贺菌 XV 血清型感染、中东呼吸综合征（Middle East respiratory syndrome，MERS）、手足口病、登革热、Zika 病毒感染、黄热病，应对了埃博拉出血热、产生志贺毒素的大肠杆菌 O104 ：H4 等可能传入我国的危险。2014 年我们经历了 H7N9 禽流感、埃博拉出血热、登革热的威胁。2015 年我们经历了 MERS、埃博拉出血热的威胁。可见，新发突发传染病的发生频率不是在减少，而是在增加；受影响人群的规模也在扩大。这不仅仅是生物学问题，更是社会学问题，与我们的生产方式、生产规模、生活方式、环境和行为等密切相关。新发突发传染病可影响社会稳定、经济发展、生命健康、民族安危，属于国家安全范畴，必须高度重视。

4. 环境和职业病问题不容忽视

我国约有1600万家企业涉及有毒有害作业岗位，每年新发职业病报告病例约2万例；若按全国9亿劳动力人口，其中2亿人接触职业性有害因素为基数，以低于10%的职业卫生服务覆盖率估计，全国每年实际职业病发生数要远远高于2.0万例。这些职业病中，仍然以传统的有害因素如粉尘、化学毒物（如苯、铅、二硝基甲苯、汞、锰）和物理因素（如噪声）为主（图1-1-9）。

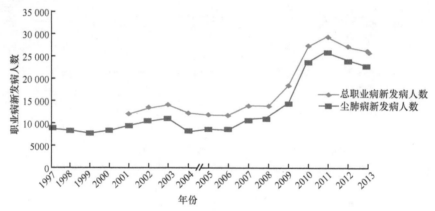

图1-1-9　1997～2013年我国每年新发职业病变化趋势

资料来源：中华人民共和国国家卫生健康委员会网站 http://www.nhc.gov.cn/

目前超过10 000万从业人员在噪声超标的环境下工作，其中有数百万人患有不同程度的听力损伤。2013年报告的新发噪声聋病例数为2012年的1.14倍。以广东省为例，近年来，噪声性听力损失或噪声聋已经占据了广东全省每年新发职业病的1/4，并呈现较快的上升趋势。而噪声所致的经济损失尚缺乏评估方法。以2011年北京市城市道路交通噪声污染为例，其造成的经济损失高达352.95亿元，而职业性噪声是城市噪声的主要来源之一。2000年以前，每年尘肺病新发病例接近10 000例，2010年突破20 000例，2013年为23 152例。自20世纪50年代以来，全国累计报告职业病749 970例，其中尘肺病676 541例，死亡149 110例，加上尘肺病患者易合并感染性肺结核，其病死率高达22.04%。

特别需要指出的是，改革开放以来我国尘肺病患者多以农民工为主，他们缺乏基本的医疗退休保障，很多家庭因病致贫、因病返贫。经测算，早在2009年，我国尘肺病所致经济损失就达1845亿元，占当年GDP的5.50‰，其中直接经济损失250亿元，间接经济损失1595亿元，间接经济损失是直接经济损失的6倍多；用伤残调整生命年（DALY）计算得出，尘肺病患者人均一生社会生产力损失60.85万元。按目前职业卫生服务覆盖率10%计算，保守估计，全国尘肺病实际病例数有可能超过600万，其带来的损失可能远远超过估算值。农民工本身就是弱势群体，从事高危职业病缺乏相应的保障措施，这就使其成为特别受关注的人群。

5. 精神心理问题越来越严重

在社会整体节奏迅速加快的同时，人与人之间竞争日益激烈，人们常受工作、家庭和社会各种压力所困，加上缺乏有效的临床诊疗方法、自我调节方法，就使得我国精神心理问题日益严峻。浙江省、山东省、青海省、甘肃省近年来完成的流行病学调查显示，成人精神疾病患病率为17.5%，其中心境障碍（如抑郁症）为6.1%、物质使用障碍（如酒精依赖）为5.9%、焦虑障碍（如焦虑症）为5.6%、精神病性障碍（如精神分裂症）为1%。河北省、上海市分别开展的流行病学调查结果与之相近。据此推算，我国严重精神障碍患者约有1600万人，受到情绪障碍和行为问题困扰的17岁及以下儿童青少年约3000万人。而妇女、老年人及受灾人群等所特有的各类精神和行为问题，也均日渐显著。

据WHO报告，2004年全球疾病负担（DALY）中，神经精神疾病占10.5%（中国为14.2%），居各类疾病首位。2005年，单个疾病负担占总负担2%以上的高负担疾病，包括抑郁症、酒精和药物使用障碍、精神分裂症、双相障碍、痴呆。预计到2020年，我国神经精神疾病负担将上升至全国疾病总负担的1/4，其中仅精神分裂症、抑郁症等6类精神疾病所占疾病负担就高达17.4%。我国自杀者中有63%患有精神障碍，其中抑郁症占40%。抑郁患者的年自杀率约100/10万。有75%的自杀患者在其自杀前6个月内都与内外各科医师有过接触。

6. 全球化、城镇化给我国疾病防控带来挑战

随着人民生活行为方式的转变，人群暴露危险因素的种类和频率明显增加，使得疾病防控面临诸多挑战，主要包括人口老龄化严重；新发传染病不断发生，旧的传染病呈抬头趋势；传统职业有害因素尚未完全控制，新的职业有害因素不断涌现；慢性病取代传染病成为影响我国居民健康和导致死亡的首要原因。

但同时，传染病仍然是威胁人群健康和社会安全的重要因素。从1977年至今，发现了40多种新发传染病病原体，其中Zika病毒、禽流感病毒、埃博拉病毒、HIV、冠状病毒等对人类健康已经形成了巨大威胁；以结核病为主的古老传染病出现严重耐药性，控制难度加大。传染病的控制任重道远，而且需要国际社会通力合作才能有效控制疫情。我国人口老龄化的速度和规模都是空前的，对我国这样经济快速发展的国家有着更为深刻的影响。需要实施积极的公共卫生预防措施，建设一个健康的老龄社会，避免人口老龄化和慢性病双重因素对健康和社会带来的负面影响和压力。

全球化、城镇化、信息化和现代化大大推动了人类社会进步，改善了就业、教育、住房、饮水、环境卫生、农业和食物产品等，也在很多方面影响着个体和人群的健康。同时，它们在某种意义上重新构建了人类社会的生活方式，也会影响疾病流行方式和速度。主要表现在疾病发生和流行已经不局限于一个国家或者地区，国际社会需要密切关注卫生问题及其社会、经济影响因素，团结一致应对新的健康问题和威胁，开展协商、合作，共同治理全球卫生。

2000年联合国艾滋病问题特别会议讨论艾滋病问题，是国际社会共同采取行动面对传染病流行对人类健康威胁的一个里程碑。随后发生的SARS、禽流感、MERS流行更使国际社会深刻认识到传染病，特别是新发不明原因传染病的流行，不仅严重威胁健康，还由于跨国传播、原因不明使社会恐慌情绪加剧。新发不明原因疾病的流行也是国际社

会安全的重大威胁，由此国际卫生安全被纳入国际卫生外交协调的轨道。2011 年 9 月，联合国召开第二次高峰会议讨论慢性病问题，代表这类疾病已经成为影响人类健康和生命的主要威胁，卫生问题不再仅仅是卫生部门的事情，而是与社会经济发展、扶贫、社会公平等密切相关的社会问题。健康及其相关指标被纳入联合国千年发展目标和未来的可持续发展目标就是国际社会对于保护健康采取行动的标志。

很多发达国家的卫生体系较为完善，有些经验比较成功，因此在建立国家新型疾病预防控制体系中，可以参考和借鉴国外卫生改革的成功经验，洋为中用。同时应该清醒地认识到，虽然国际疾病预防有着很多共性，但更多需要结合本国政治、经济及技术的实际国情。每个国家原有卫生体系建立的背景也不完全一样，成功的预防医学体系必须与本国特有的社会经济发展情况、卫生体系现况、面临的主要卫生问题等相适应，因此不可能也不应该照搬照抄。这就要求我们在借鉴国际经验时，必须深刻剖析其成功有效的具体原因及支持环境，并充分分析我国的实际情况，从而保证对国际成功经验与模式借鉴的有效性。

社会经济发展与由此带来的生活环境和生活方式变化及其所产生的人群疾病模式转变、新发传染病流行等都需要新的卫生战略和决策与之适应。对此，我国决策高层需要有足够清醒的认识，从战略高度审时度势，对我国的卫生政策、卫生服务体系做出长远的规划和改变。

（二）存在的差距

1. 现有的医疗、公共卫生服务和预防医学教育体系不适应时代发展需要

我国现有的医疗、公共卫生服务和预防医学教育体系是在过去应对传染病预防和急性疾病治疗基础上发展建立起来的，主要以应对突发性、急性疾病为主，而且体系庞杂、效率不高，临床与预防医学和公共卫生工作自成系统、相互割裂。同时，各部门之间的职能很大一部分存在交叉，缺乏统一的专业公共卫生机构部门及社会和群众的广泛参与。各级疾病预防控制中心慢性病预防控制能力偏低，开展各类慢性病及危险因素监测的比例均不到30%。基层医疗卫生机构开展新发脑卒中和急性心肌梗死病例报告的比例分别为 18.6% 和 3.0%。与当前以行为因素和社会因素为主要危险因素的非传染病控制需要的技能、知识相距甚远，不能满足实际工作需要。这种工作体系，在以传染病流行为主时，尚可应对；但到了以慢性病流行为主的时代，其缺乏完善的转诊制度及不能有效利用卫生资源所暴露的弊端日益明显。在应对慢性病防控进行转变时还缺乏相应的卫生政策和管理的支持。现有体系将日渐难以满足慢性病所需要的早期筛查、健康咨询和长期随访治疗的实际需要。

我国公共卫生最初全盘引入苏联卫生教育体系，此种教学模式针对生物和环境卫生问题培养公共卫生人才。几十年来，这一模式为我国培养出了大批卫生专业技术人才，在我国公共卫生的教育、科研和实践中做出了巨大的贡献。然而，上述的公共卫生学科设计存在两个重大缺陷：一是将公共卫生和临床医学隔离，造成疾病的群体和个体预防、健康知识普及与临床健康咨询等各个环节的相互脱离，无法适应新形势下的慢性病预防控制全过程配合的实际需要；二是忽略了社会、心理因素对群体和个体健康的影响，使

与慢性病密切相关的行为危险因素、社会因素干预所需要的人才和政策得不到密切关注，难以实现以预防控制慢性病为主的重大疾病和公共卫生问题策略的制定。就目前而言，各地各级公共卫生和预防医学专业技术力量都不能满足公共卫生体系建设的要求。这些对我国传承50多年的传统预防医学人才培养模式提出了严峻挑战。

2. 政府投资医院失控，医疗资源布局极其不合理

我国在卫生领域的投资缺乏严格的技术审核和相应法规、政策的支持和限制，导致卫生投资集中于医院建设，而且多数都在大城市和中心城市，卫生部门的医院等级评审无疑是风助火势，主张大医院互相攀比，追逐高精尖的设施和技术，配置昂贵的先进设备，而没有考评这些巨额投资对基层和社区人民基本卫生服务需求的贡献及对人群健康水平改善的贡献。同时，政府巨额投资大医院反过来又加重医疗服务的负担，客观上与基层和社区卫生服务竞争有限的卫生资源，使基础的卫生服务需求更难以得到基本投资，形成更大的恶性循环。此外，我国临床工作中的专业越分越细，专业之间缺乏联系与沟通，只管"看病"、不管"防病"的问题越来越严重。慢性病患者的病情往往涉及多个学科，需综合评估与判断才能给出最佳的诊疗方案。例如，脑卒中的危险因素，涉及心血管科的血压、血脂、心房颤动等，内分泌科的血糖管理，以及影像科的颈脑血管超声筛查及造影检查等，因此，越分越细的专科结构、缺乏预防医学理念的工作模式，严重降低了慢性病的控制效率。

3. 卫生信息系统无法完全反映我国居民的健康状况

计算机科学与信息技术在医学领域的广泛应用，改变了过去卫生信息资源匮乏的状况，但与此同时，信息的海量增长也使决策者难以判断使用何种信息来支持决策。美国、英国、加拿大和澳大利亚等发达国家早已将信息技术广泛应用到医药卫生行业，结合各国实际情况制定了促进卫生信息利用与交换的战略规划，开发了许多实用的决策支持系统应用于医疗服务、医院管理和公共卫生管理等领域，并取得了明显的成效。目前医学科技的快速发展、卫生行业分工的细化、业务流程日益复杂及社会经济的发展对卫生决策提出了更高的要求。我国的生命统计信息与发达国家相比，仍然存在很大差距，不仅不能完全掌握居民的生活全过程信息，而且卫生信息存在不准确、不及时的情况，这些都不利于正确的卫生决策的制定。

4. 公共卫生决策机制不健全

在我国，公共卫生决策及政策实施受很多因素的影响，除了相关方法和技术因素外，政府对公共卫生是否重视、行政管理体制等政治环境因素也是影响卫生决策和政策推行的重要因素。SARS等公共卫生事件的发生，社会"看病难、看病贵"的呼声给政府带来的压力及政府致力于解决民生问题的施政理念，使目前公共卫生工作得到了政府前所未有的重视，公共卫生投入也明显增大。各项卫生改革政策也在高层政府官员的密切关注下紧锣密鼓地研究和制定。但是，从整体上看，目前公共卫生还是没有得到足够的重视，与其他部门相比，无论公共卫生投入的绝对水平还是相对水平仍然不高。我国公共卫生决策机制仍然停留在以应急、临时、部门决策为主，缺乏科学、透明和宏观长远的卫生决策程序和机制。健康是群众的基本需求，要不断提高医疗卫生水平，"发动群众参与、

万众创新"是完善疾病防控体系的重大改革举措，是实现全民健康、打造健康中国的重要途径之一。

5. 缺乏卫生决策前的科学机制和执行后的评估体系，卫生政策推行动力不足

卫生投入在短期内绩效不明显，难以出政绩"产品"，因而往往很容易被政府所忽视。尤其是在中国的政体下，各级决策者从政治的角度可能考虑到，既然卫生投入在短期内看不到明显的"绩效"，那么卫生投入只表现为资源的大量消耗而没有"政绩"，现在的投入只能是"为他人作嫁衣"。当期政府重视卫生的动力相对不足，尤其是在经济尚不发达的情况下就会做出不投入或少投入的选择，除非有负面事件严重影响到社会发展和社会稳定，政府才会重视和增加投入。

6. 当前我国预防医学体系法律法规亟须完善

构建预防医学法律保障体系是卫生法律建设的重要问题，也是衡量一个国家社会文明程度的重要标准。总结我国卫生法制化建设的经验，根据卫生政策制定实施的立法依据，必须有步骤地进行卫生政策制定、实施的立法规划。这是实现卫生政策法治化建设的有效途径，对提高全社会健康素养及人群健康水平具有重大的理论和现实意义。我国卫生政策制定和实施立法既需要卫生法律制度及卫生法律制度上的创新，也需要兼顾中国卫生法律体系本身的不断完善，这对形成有中国特色的卫生政策制定、实施法律保障体系是十分必要的。目前，我国卫生政策制定、实施法律保障的立法缺陷主要表现在以下几个方面：①缺少卫生基本法；②缺少系统性、有机性，难以形成较为完善的中国卫生政策制定、实施的法律体系；③法律制度本身不健全和严重滞后；④法律法规无法有效落实；⑤职责不明确和职能交叉；⑥卫生监督执法力度小。

三、对策与建议

我国未来公共卫生领域的主要对策仍然应该围绕"重大可防可控制疾病"制定相应的政策、策略、规划和计划，减少由于疾病流行暴发引起的社会恐慌，减少疾病引起的早死和伤残及经济、社会负担，提高生存生活质量，全面建设健康和谐的老龄化社会，最大限度地保护公众健康和促进社会经济发展。

具体目标：①建立公共卫生服务结构、功能配置合理和人才培养适用的预防医学体系；②强化基层和社区卫生网络和能力建设，降低影响慢性病和精神卫生问题等的危险因素水平，及早发现和诊疗疾病，全面实施符合成本效益的预防控制措施，将主要健康问题解决在基层；③调整和强化公共卫生和预防医学教育，提供符合实际需要的紧缺卫生人才。

（一）确定重大疾病和公众健康问题

对于我国这样人口众多、幅员辽阔、管理层次多、发展不平衡、面临传染病和非传染病双重负担、贫穷和富裕相关疾病并存的国家，难以在国家层面将所有疾病和健康问题统筹管理起来，而应参照国际通行的确定重大疾病方法，根据疾病对生命和健康、经济和社会发展及卫生安全等指标确定国家必须重点控制的重大疾病和公共卫生问题，实

施有效的干预措施进行预防控制。具体采用下列方法确定重大疾病。

1. 疾病优先的基本标准

确定疾病优先的基本标准如下。

（1）人群生命健康的危害。参考指标有死因顺位、发病率。

（2）人群伤残危害。参考指标有 DALY、健康寿命等。

（3）社会经济发展和安全。参考指标有疾病引起的直接和间接经济负担的相关指标等。

（4）符合成本效益、可负担得起并具有可实施性的干预措施。

2. 专家咨询法

课题组采用德尔菲调查法请全国和有关国际组织专家进行两轮调查，确定重大疾病和公共卫生问题。

3. 专家会议讨论

课题组先后组织三次专家会议讨论疾病优先的基本原则和标准，并选择重大疾病和公共卫生问题。

根据上述原则和方法，建议今后一个时期的重大疾病和公众健康问题如下：糖尿病、肺癌、病毒性肝炎、新发突发传染病、艾滋病、高血压、冠心病、吸烟、脑卒中、肝癌、抑郁症、空气污染、肺结核、农药激素及抗生素残留、老年痴呆、道路交通伤害、乳腺癌、水污染、不健康饮食等被列为今后一段时期我国必须应对的重大可预防疾病和重要的公共卫生问题。以上这些疾病（或问题）导致的死亡占人群总死亡的80%，心脏病、脑卒中、恶性肿瘤导致的死亡占过早死亡的70%，是严重影响经济发展及引起社会惊恐和不安的主要疾病。

建议集中有限资源围绕控制这些疾病开展相应公共卫生工作，以达到事半功倍的效果，这样不仅提高国民健康寿命、减少伤残和提高生活质量，而且促进国家经济和社会发展，减少疾病暴发引起的社会动荡和增加卫生安全。

（二）将重大疾病控制纳入国家发展议事日程并实施有力的保障措施

由于重大疾病和重要的公共卫生问题影响社会经济发展、社会稳定和公众健康，而且这些疾病与大环境密切相关，也和有关部门相关，发达国家的经验已证明要控制重大疾病必须要将其作为社会经济发展的一部分，也需要强化法律和政策经济手段保证控制措施的落实，尤其是要强化将干预措施落实在基层。

（三）将重大疾病和公共卫生问题纳入国民社会经济发展规划

将重大公共卫生问题作为保障国民经济和社会可持续发展、建设全面小康和健康老龄社会、实现中国梦的组成部分，并在相应的政策、经费等方面予以支持。在我国，将重大疾病和平均期望寿命一起列入国家五年发展规划将有利于控制重大疾病和促进公众健康。

（四）完善有关卫生法律和法规，保障公众健康

历史经验证明，重大疾病控制必须有法律保障才能有效地实施预防控制措施，最大限度地保护公众健康利益。需要梳理现有的卫生政策法规，使得各个政策法规彼此界定清晰、互不矛盾，废除不合理的卫生政策法规，修订不完善的政策法规，建立新的更加有效的政策法规制度。

（五）建立中央负责基层和社区、省地县负责本级预防保健基本卫生服务费用的分级负责制

基层卫生服务不仅可以满足老百姓的日常卫生服务，符合新形势的基本卫生服务需求，减少大医院的负担，缓解"看病难、看病贵"的矛盾，还会减少疾病的经济负担，从根本上扭转我国目前存在的医患矛盾，提高公众健康水平。因此，要从全局改变这种状况，借鉴他国的经验，必须由中央政府完全负责基层社区、街道（乡镇）、居委会（村委会）的预防保健费用，省、市、区（县）级政府负责省、市、区（县）级的专门预防保健经费。完善社会保险购买预防保健的支付模式，鼓励非公有制经济捐资捐赠疾病预防事业，鼓励市场、社会各自发挥自身专业化优势，互为补充，以进一步提高健康服务的效率，扩大其覆盖面。

（六）设立重大疾病预防控制专项经费

新中国成立以来我国能够尽快控制重大传染病流行的一个重要经验就是国家设立重大疾病控制项目，强化管理，予以经费支持，且这一举措取得了明显效果。今后，我们仍然应继续坚持"设立国家重大疾病控制专项经费"，用于疾病控制相应的应用性研究，包括增加用于高血压和糖尿病为主的重大慢性病预防控制专项经费，逐渐增加其他可预防重大疾病专项经费，用于引领和指导全国各地对重大疾病的预防控制；建立实验示范点，探索更有效的预防控制方法和途径，以达到迅速控制这些疾病的目的。

（七）建设适应疾病控制需要的预防和公共卫生体系

实施控制重大疾病和公众健康问题需要技术水平高、覆盖面广、反应迅速、执行有力并能够在国际上发挥作用的预防和公共卫生网络和体系。具体内容如下。

当前的重大传染病流行已经难以以国界为限实施控制措施，必须立足国内、放眼国际，将传染病防御于国门之外。这也是西方国家多年来在管理和经费方面支持发展中国家开展传染病防治的主要原因，并达到了双重效果：一方面防止了传染病的跨国传播；另一方面也以国际援助名义增加了国际影响。我国应当积极汲取这些国家的经验和做法，通过多边、双边机制和合作途径，积极支持、参与国际疾病控制项目，强化国际合作和国内协调，全面提高针对新发突发传染病的反应和控制能力。新发突发传染病控制策略应当是走出国门、及早预警和参与国外早期检测，并同国际社会一道控制传染病暴发流行，这已经成为控制传染病的共识和重要策略。同时，要加强卫生、交通、海关、旅游、商务、公安等有关部门的沟通和协调，将传染病御于国门外，依法实施控制措施抑制其传播。此外，还要提高技术检测和流行病分析调查能力。

（八）以需求为导向培养符合实际需要的预防和公共卫生人才

疾病防治工作由新中国成立初期的以传染病预防控制为主，到现在面临着传染病和慢性病的双重挑战。一方面，SARS、人感染高致病性禽流感、甲型 H1N1 流感等突发急性传染病不断出现，旧传染病死灰复燃，成为威胁人类健康、影响社会稳定和经济发展的重要因素之一；另一方面，随着工业化、城镇化、老龄化进程加快，慢性病患病率、死亡率呈现持续、快速增长趋势。我们的防治工作发生了巨大的变化。但是，几十年来，我国预防人才的培养课程内容没有发生太大的变化，当前学校预防医学专业的课程重点与当前疾病防控的工作要求存在比较严重的脱节。近年来，随着经济和社会的快速发展，疾病的防治工作越来越满足不了人们对卫生资源日益增长的需求，难以跟上国家对防控工作的新要求。作为"软件"之一的公共卫生人才队伍及其素质已经成为制约公共卫生事业发展的关键因素，加强人才队伍建设已成为公共卫生事业发展的重中之重。在今后的一段时间内，我们应借鉴国内外人才培养经验，立足国情，以需求为导向，培养具有临床诊治疾病和处理公共卫生问题的防治结合型预防医学人才，以适应预防控制疾病工作的需求。

建议合理设置公共卫生专业人才培养梯队，从经过专门训练的临床、社会学、心理学、生物学、政治学、经济学等专业人才中招生，用于培养具有硕士以上学历的高级公共卫生专业人才；培养具有处方权的公共卫生医师或者全科公共卫生医师和专科公共卫生医师，对从事与疾病诊治有关的公共卫生人员需要培养其医学临床诊断和治疗能力，并将其纳入医师考核管理系统。

（九）变革疾病预防控制体系，提高其反应能力和服务与管理效率

我国因为历史原因已经形成国家、地区和县级包括疾病预防控制、妇幼卫生保健在内的疾病预防控制体系，这一体系在历史上为我国人群健康保障做出了很大贡献。要在新形势下发挥这些机构的作用就必须根据实际工作的需要，对各级疾病控制机构的功能、作用重新进行定位、充实和提高。建议基层疾病预防控制和妇幼保健机构与基层医疗机构整合，提高传染病、妇幼疾病的早期发现能力和慢性病的早期检测、防治、技术指导和监测能力。上级疾病预防控制机构需要调整功能，重在提高传染病的快速协调和反应能力、开发处理慢性病和其他公众健康问题的适宜技术与提供技术指导能力及宣传能力。

随着我国经济建设的发展，从各级疾病预防控制中心的主要职责中可以看出，省、市、县级疾病预防控制中心的工作具有很大部分的交叉重叠。现有的预防医学体系在传染病等方面起到了很好的防治效果，但当前慢性病已经成为我国的主要公共卫生问题，现有体系难以应对。我们应在现有的疾病预防体系基础上，着眼于当前现实，化解与防范当前体系中存在的问题，进一步调整和完善预防医学体系，建立全国统一的国民健康保障体系。

为适应当今复杂的防治体系，贯彻"预防为主、防治结合"的卫生工作方针，建议未来的疾病预防控制体系关注两端：一端是统筹管理和科学研究，主要在国家、省级专门预防机构，定位于疾病的一、二级预防，指导全国疾病预防控制工作，落实卫生服务技术；另一端是服务的具体提供和实施者，主要包含各级医院和基层社区卫生服务中心/乡镇卫

生院 / 村卫生室。基层社区卫生服务中心 / 乡镇卫生院 / 村卫生室负责所辖范围内的所有健康问题（健康教育、疾病诊治、公共卫生监测、健康促进、健康干预），将疫情直接报告给专门预防机构，并将严重或不能处理的疾病及时转诊到疾病诊治部门和医院。同时，各级医院在负责疾病诊疗工作时，承担起预防的作用，及时将疾病、伤害疫情上报给专门的疾病预防机构，定期组织培训各级专门的预防机构人员，联合同级专门预防机构共同诊断各类职业病。通过这种变革，在全国建立起专门的疾病预防控制机构，以最大限度地保障和提高居民健康水平。

总之，中国经济发展及人民生活水平的提高，为预防医学事业的发展带来了前所未有的机遇和挑战。顺应人民的健康需求，促进人民健康、降低疾病负担、推进预防医学体系改革、建立国家新型预防医学体系是历史发展的结果，也是现实的客观需求。建设和谐、健康的社会也需要一个具有活力、功能完善并能发挥作用的预防医学和公共卫生体系。只要抓住机会、顺势而上，就将会在促进公众健康上创造新的篇章。

课题组成员名单

组长：

徐建国　中国疾病预防控制中心传染病预防控制所、中国工程院院士

成员：

闻玉梅　复旦大学、中国工程院院士
侯云德　中国疾病预防控制中心病毒病预防控制所、中国工程院院士
曾　毅　中国疾病预防控制中心病毒病预防控制所、中国科学院院士
陈君石　国家食品安全风险评估中心、中国工程院院士
李兰娟　传染病诊治国家重点实验室、中国工程院院士
高　福　中国疾病预防控制中心、中国科学院院士
夏咸柱　中国人民解放军军事医学科学院、中国工程院院士
巴德年　中国医学科学院、中国工程院院士
程　京　清华大学、中国工程院院士
赵　铠　北京生物制品研究所、中国工程院院士
杨　青　国家卫生健康委员会科技教育司
傅　卫　国家卫生健康委员会卫生发展研究中心
王　斌　国家卫生健康委员会疾病预防控制局
陈宁珊　国家卫生健康委员会法规司
童爱萍　财政部社会保障司
伍晓玲　国家卫生健康委员会统计信息中心
段正明　人力资源和社会保障部社保中心
梁晓峰　中国疾病预防控制中心
李立明　北京大学
祁国明　中华医学会
杨维中　中华预防医学会
陈博文　中国社区卫生协会

刘开泰　中国疾病预防控制中心营养与健康所
何　耀　中国人民解放军总医院老年医学研究所
周脉耕　中国疾病预防控制中心慢性非传染性疾病预防控制中心
汪早立　国家卫生健康委员会新型农村合作医疗研究中心
戴　政　中国疾病预防控制中心教育培训处
邵瑞太　世界卫生组织慢性病预防控制和健康促进资深专家
陈　恳　世界卫生组织原驻太平洋岛国代表
温春梅　世界卫生组织驻华代表处高级卫生顾问
贾　光　北京大学
武阳丰　北京大学
梁　鸿　复旦大学
马　军　北京大学
孙长颢　哈尔滨医科大学
李丽萍　汕头大学
何燕玲　上海第二医科大学
杨克敌　华中科技大学
阚　飙　中国疾病预防控制中心传染病预防控制所
姚贵忠　北京大学第六医院
金承刚　北京师范大学
郭有德　复旦大学
薛冬梅　中国疾病预防控制中心传染病预防控制所
殷继永　中国疾病预防控制中心营养与健康所研究员
尹德卢　首都儿科研究所
殷　涛　首都儿科研究所

参考文献

陈家应, 2015. 慢性病防治应纳入常态. 中国医院院长, 19（8）: 90.

杜鹏, 翟振武, 陈卫, 2005. 中国人口老龄化百年发展趋势. 人口研究, 29（6）: 92-95.

龚磊, 张进, 陈国平, 等, 2015. 新发传染病的流行与早期识别预警研究综述. 安徽预防医学杂志, 21（2）: 117-121.

何国忠, 2006. 中国卫生政策评价研究博士学位论文. 武汉: 华中科技大学.

姜立文, 李程跃, 曾伟, 等, 2015. 主要慢性病死亡对期望寿命变化归因的分析. 中国卫生资源, 18（2）: 92-94.

李洁, 沈毅, 王新民, 2013. 城市道路交通噪声污染经济损失及评估. 西部交通科技, 74（9）: 33-37.

刘鹏程, 王颖, 李程跃, 等, 2015. 疾病预防控制对人群期望寿命提升贡献的测算结果. 中国卫生资源, 18（2）: 100-102.

马冠生, 李艳平, 武阳丰, 等, 2005. 1992至2002年间中国居民超重率和肥胖率的变化. 中华预防医学杂志, 39（5）: 311-315.

马军，2015. 中国学校卫生 / 儿少卫生发展 . 中国学校卫生，36（1）：6-9.

钱信忠，1992. 中国卫生事业发展与决策 . 北京：中国医药科技出版社 .

全国肿瘤登记中心，2012. 2012 中国肿瘤登记年报 . 北京：军事医学科学出版社 .

任文堂，李孝宽，2008. 中国职业噪声现状分析及控制建议 // 中国职业安全健康协会 . 中国职业安全健康协会 2008 年学术年会论文集 . 海口：中国职业安全健康协会 2008 年学术年会：321-324.

石其昌，章健民，徐方忠，等，2005. 浙江省 15 岁及以上人群精神疾病流行病学调查 . 中华预防医学杂志，39（4）：229-236.

司向，翟屹，施小明，2014. 中国慢性非传染性疾病预防控制能力评估 . 中华流行病学杂志，35（6）：675-679.

宋文质，苏志，刘世杰，2001. 迎接二十一世纪我国职业病防治工作的新高潮 . 中华劳动卫生职业病杂志，19（5）：321-322.

吴红辉，李程跃，王颖，等，2015. "疾病预防控制对人群期望寿命的贡献研究"结果简介 . 中国卫生资源，18（2）：86-88.

武娜娜，李程跃，曾伟，等，2015. 疾病预防控制对社会发展的影响程度分析 . 中国卫生资源，18（2）：98-100.

张娟，施小明，梁晓峰，2013. 2010 年中国城乡居民超重和肥胖的直接经济负担分析 . 中华流行病学杂志，34（6）：598-600.

张幸，2012. 消除矽肺病任重而道远 . 中华劳动卫生职业病杂志，30（1）：1-2.

中华人民共和国国家卫生和计划生育委员会，2015. 中国居民营养与慢性病状况报告（2015 年）.《食品科技》2015 年 . 第 7 期—10004.

中华人民共和国国家统计局，2014. 中国统计年鉴 2014. 北京：中国统计出版社 .

Abegunde D，Stanicole A，2006. An estimation of the economic impact of chronic noncommunicable diseasesin selected countries（Working Paper）. Geneva：World Health Organization.

Bi Y，Jiang Y，He J，et al，2015. Status of cardiovascular health in Chinese adults. J Am Coll Cardiol，65（10）：1013-1025.

Chan KY，Wang W，Wu JJ，et al，2013. Epidemiology of Alzheimer's disease and other forms of dementia in China，1990-2010：a systematic review and analysis. Lancet，381（9882）：2016-2023.

Gu D，Kelly TN，Wu X，et al，2009. Mortality attributable to smoking in China. N Engl J Med，360（2）：150-159.

Katon W，Schulberg H，1992. Epidemiology of depression in primary care. Gene Hosp Psychiatry，14（4）：237-247.

Phillips MR，Zhang J，Shi Q，et al，2009. Prevalence，treatment，and associated disability of mental disorders in four provinces in China during 2001-05：an epidemiological survey. Lancet，373（9680）：2041-2053.

Popkin BM，Kim S，Rusev ER，et al，2006. Measuring the full economic costs of diet，physical activity and obesity-relatedchronic diseases. Obes Rev，7（3）：271-293.

Wu HY，Sun ZH，Cao DP，et al，2013. Cardiovascular health status in Chinese adults in urban areas：analysis of the Chinese Health Examination Database 2010. Int J Cardiol，168（2）：760-764.

第二部分

建立新型国家预防医学体系研究专题报告

专题一　未来传染病专题报告

摘　要

　　新发突发传染病事关国家安全。近年来，我国几乎每1～2年就有一种新发突发传染病出现，严重威胁人民的生命健康和社会稳定。新发传染病的病原体绝大多数来源于野生动物，如SARS病毒、埃博拉病毒等。全球病毒种类的99%是未知病毒，真核生物携带大约8700万种病毒，其中约167万种对人具有致病性。据有限的研究分析，我国青藏高原的藏羚羊等野生动物携带的细菌，98%左右是未知的，一种野生动物可携带40～50种已知致病菌。野生动物携带许多烈性病原体，如鼠疫杆菌、炭疽杆菌、埃博拉病毒等，也可能携带许多未知烈性病原体，如果被敌对势力率先发现和利用，可能会对国家安全造成巨大威胁。野生动物未知微生物也是重要的生物资源，具有潜在的经济价值。野生动物未知微生物，已经引起发达国家的高度关注。美国科学界2016年就发起并推行"全球病毒组计划"，探索与发现动物种群携带的未知病毒，并计划在我国西藏等地设立监测点。2018年1月19日，美国国防部负责研发军事用途高新科技的国防高级研究计划局（Defense Advanced Research Projects Agency），启动了"预防新病原体威胁"（PREventing EMerging Pathogenic Threats，PREEMPT）项目，研究全球动物源性和媒介生物传播的病原。野生动物未知微生物是珍稀资源，无论从国家生物安全考虑，还是从资源保护和开发计议，我国都应该组织专项基金和队伍做好顶层设计，开展中国野生动物病原组学研究及发现新细菌、新病毒、新真菌、新寄生虫研究，在主动防御新发传染病方面，争取在技术、理论和实践方面引领世界。在国家自然科学基金委员会重大研究项目的支持下，我国科学家研究了84万份各类标本，发现了1640种新病毒，发现和命名了10种新细菌，发现了4种新病原体，发现我国存在17种新发传染病风险，证明我国已具备冲击世界研究前沿的能力。中国野生动物病原组计划的实施，可提出未来新发传染病病原体目录，开展针对性研究，主动预防和防御未来新发传染病。这是革命性的进步。

　　传染病一直是人类生存的重要威胁，全世界至今仍然存在各种新旧传染病，如肺结核、疟疾、艾滋病、霍乱、黄热病等严重传染病。在过去100多年，由于社会经济发展、科技进步、生活环境改善，人类在与疾病的斗争中逐渐加深了对传统传染病的认识，在制定控制策略和防治效果等方面也取得了巨大进步。然而，从2003年首先在中国南方发生的严重急性呼吸综合征（severe acute respiratory syndrome，SARS）、2012年9月在沙特阿拉伯和2015年在韩国发生的中东呼吸综合征（Middle East respiratory syndrome，MERS）、2014年西部非洲埃博拉出血热的暴发流行、2016年南美埃博拉病毒在非洲西部长达4年的流行到2016年Zika病毒在南美洲、中美洲及加勒比海地区的蔓延，说明在如今全球化的世界里，新发传染病引起的突发性公共卫生危机的发生也变得难以预料，不但会传播得更远，而且有可能扩散到地球每一个角落，从而对全球构成威胁，并呈现出复杂多变的动态模式，且充满了未知性和不确定性，正逐渐变成越来越复杂且多样的全球性挑战。全球化有可能使来自异域的地方性瘟疫演变成全球性灾难。公共卫生问题的跨国化意味着人类健康的决定因素已不再局限于本国的地理疆界之内，这导致任何一个国家和地区都难以孤军抗击一些全球性疾病的入侵和蔓延。因此，课题组考虑到我国已经具有很多关于现有传染病预测、流行和控制的研究报告，而将本次研究的重点放在未来传染病。

SARS 暴发流行以来，我国几乎每 1 ～ 2 年就有一种新发突发传染病出现，造成重大公共卫生事件，不断威胁国民的生命健康、社会稳定和国家安全。在新发现的病原体中，动物源性占绝大多数。对人类造成重大危害的烈性传染病，大多数是动物源性的，如 Zika 病毒、新型布尼亚病毒、猪链球菌、无形体、立克次体等。

我们现在应对传染病的策略是被动的：疾病出现后，研究和明确病原体，继而开展如疾病传播途径、流行特点、动物宿主、传播媒介甚至疫苗开发研究等，多有亡羊补牢的意味。

传染病是由细菌、病毒、寄生虫、真菌等引起的。未来新发传染病是由未知微生物引起的。也就是说，是由那些我们目前还未分离、培养，尚未认识的微生物引起的。人们对由未知病原体引发的未来传染病疫情缺乏了解，缺少应对手段，难以有效、及时地治疗与控制，可能会威胁到社会稳定和国家安全。

因此，应该探索开展未来可能发生的传染病的前瞻性研究，研究未知和发现新的细菌、病毒、真菌、寄生虫，评估其对人类的致病和流行风险，为预防控制未来可能发生的传染病提供科学依据和线索，预警和主动防御我国发生新的重大传染病疫情，确保国家安全。

课题组组织我国在病原与感染学科优秀的、有代表性的科学家 50 名，包括院士 8 位，有影响力的中青年杰出科学家 6 名，组成细菌、病毒、寄生虫、真菌 4 个研究团队，召开会议 18 次，参加人员 160 人次，充分发扬学术民主，广泛凝聚战略共识，形成 4 个子课题研究报告。在 4 个子报告的基础上，进一步凝练聚焦，形成总报告和政策建议。

一、新发传染病现状

近年来我国传染病防控成效显著，重大传染病、疫苗针对传染病及寄生虫病等疾病负担明显降低。在应对新发突发传染病方面取得了长足进步，把突发传染病事件对经济社会的影响降低到了最低程度，并在西非埃博拉病毒传播事件中有效援助国际社会，得到了广泛赞誉。

可是，传染病威胁持续存在。2016 年共报告法定传染病发病 6 944 240 例，死亡 18 237 人，报告发病率为 506.59/10 万，报告死亡率为 1.33/10 万，均较 2015 年上升 8.0%。近年来，我国持续发生新发突发传染病疫情和事件。我们面临传统传染病和新发传染病的双重威胁，环境和生产、生活方式的改变，快速城镇化，人口大量移动等，带来了传染病种类、发生方式、流行规律、流行规模等的改变。

（一）新发突发传染病常态化

1983～2002年，我国发现了10种新发传染病，包括莱姆病、军团菌肺炎、小肠结肠耶尔森菌感染、大肠杆菌O157：H7感染、成人轮状病毒腹泻、肾综合征出血热、丙型肝炎、空肠弯曲菌感染、HIV感染、O139霍乱。2003～2015年，我国发现了14种新发突发传染病，包括SARS、H5N1禽流感、H7N9禽流感、H1N1流感、人粒细胞无形体病、7型猪链球菌感染、C群流脑、新型布尼亚病毒感染、福氏志贺菌XV血清型感染、中东呼吸综合征（Middle East respiratory syndrome，MERS）、手足口病、登革热、Zika病毒感染、黄热病，应对了埃博拉出血热、产生志贺毒素的大肠杆菌O104：H4等可能传入我国的危险。2014年我们经历了H7N9禽流感、埃博拉出血热、登革热的威胁。2015年我们经历了MERS、埃博拉出血热的威胁。自2016年以来，裂谷热、黄热病、Zika病毒感染等传染病传入我国的事件不断发生。

上述仅仅是媒体广泛报道的新发突发传染病。我国科学家还在专业学术杂志报道了许多新的细菌、病毒、寄生虫等引起的新发传染病，在学界引起了广泛关注，但公众知之甚少。中国人民解放军军事科学院军事医学研究院科学家发现我国的优势蜱种携带30余种微生物，其中20余种对人有致病性。另有科学家发现塔拉萨维奇立克次体（*Rickettsia tarasevichiae*）、瓦莱西亚莱姆病螺旋体（*Borrelia valaisiana*）、西伯利亚立克次体（*Rickettsia sibirica*）BJ-90亚种、山羊无形体（*Anaplasma capra*）能够感染人类并致病。在我国还发现劳氏立克次体（*Rickettsia raoultii*）、猎户巴贝西虫（*Babesia venatoru*）、绵羊无形体（*Anaplasma ovis*）的人间感染病例。近年来，我国还发现已知病原体新的血清型、基因型等100种左右。其中，一部分已经造成重大疫情。

（二）新发传染病多源于动物，特别是野生动物

近年来出现的多种病毒性新发传染病多来源于动物，尤其是野生动物。例如，蝙蝠是SARS冠状病毒的自然储存宿主，而广东野生动物市场上的果子狸则是造成2003年SARS暴发的直接来源；在中部非洲，多起埃博拉出血热疫情的暴发都与人类接触、处理或食用感染埃博拉病毒的黑猩猩、大猩猩、果蝠等野生动物有关；H7N9禽流感病毒来源于候鸟携带的流感病毒与长三角本地家禽流感病毒的重配；活禽市场是人感染H7N9禽流感病毒的传染源；中东地区的MERS则是MERS冠状病毒从单峰骆驼到人发生跨种传播的结果。

在地理分布上，新发病毒性疾病多首先发现于非洲、东南亚、拉丁美洲等热带、亚热带地区，而在温带地区的发生率较低，这与不同地区的野生动物种群密度与多样性、媒介蚊虫密度、动物与人群接触机会等因素呈现相关性。我国幅员辽阔，动物种类丰富、携带病毒复杂多样，也是新发病毒性疾病（如SARS、H7N9禽流感、新型布尼亚病毒感染等）的热点地区之一。

（三）新发传染病多与行为生态相关

随着社会经济的发展，人们的生活条件、卫生状况、食品质量不断得到改善，为什么传染病非但没有像人们预期的那样逐渐减少乃至消失，反而越来越多呢？这是因为传

染病的问题不仅仅是生物学问题，更是社会、环境、生态等问题。我们的生产方式、生产规模、生活方式、环境和行为等发生了巨大改变，传染病的发生原因、表现形式、社会影响等也已经发生了根本性改变。

认真翻阅历史不难发现，传染病从来就是和社会行为、个人行为、生产方式、生活方式、环境、生态等密切相关的。只不过我们管状视野地关注了病原体的问题，忽略了行为和生态的问题。重新审视我国发生的重大传染病，会得到很多启发。

在我国，艾滋病早期以吸毒为主要传播方式，中期违规采供血活动造成了较多传播和感染。近来，性传播成为第一传播途径，其中上升最迅猛的是在男男同性性行为人群中的传播。性传播是艾滋病从高危人群向一般人群传播的主要方式。近年来，在每年新发现的艾滋病患者和HIV感染者中，农民、工人、学生和干部的比例持续升高的事实说明，我国的艾滋病流行已进入从人数有限的特定高危人群向人数巨大的一般大众传播的阶段。HIV的传播和行为密切相关。预防和控制HIV，首先应该从行为入手，特别是在疫苗发展受挫的情况下。

1999年的苏皖大肠杆菌O157 ：H7感染疫情，与1997～1998年当地大规模引进和推广波尔山羊密切相关。引进优良品种可改善经济民生，但是波尔山羊携带的病原菌造成了重大灾难。引发疫情的菌株是一个特殊的克隆，只在1999年分离得到，之前和之后再也没有分离到。

四川省2005年发生的人感染猪链球菌疫情，与大规模出售携带病原菌的仔猪有关。感染者几乎都有和猪或病猪、病猪肉的接触史。不健康的饲养方式，宰杀病猪和出售、处理病猪肉，是导致发病的直接原因。

能够引发传染病暴发的行为、生态等因素很多，包括经济动物的规模化养殖，饮食习惯，贸易活动，食品的规模化生产、运输和销售，现代药品生产方式（可扩大偶发污染的影响范围），不安全性行为，无保护接触蜱等携带病原体的媒介生物，无保护接触野生动物，交通工具和方式的规模化发展等。

二、尚未发现的细菌、病毒、寄生虫和真菌的估计

自然界微生物很多，很难区分致病性微生物与非致病性微生物。过去认为不致病的微生物，若干年后发现是致病性的；过去认为致病力弱的微生物，若干年后发现可引起严重感染。譬如，20世纪90年代从中国疾病预防控制中心（CDC）传染病预防控制所所在地的蜱虫分离到1株西伯利亚立克次体，因为它和优势毒株的染色体DNA酶切图谱不同，无法确定是否致病，列为不致病。20多年后，在东北发现了人间严重感染病例。因此，不能依靠经验或者个人见解，简单判定某种微生物的致病性。科学的做法是发现新的微生物，评估致病性、传染性和公共卫生意义，提出重点目录，开展系列研究。

细菌和病毒是肉眼看不到的。自然界的微生物数量巨大。可是，微生物的数量能够巨大到何种程度，无人知晓。

（一）尚未发现的病毒估计

自然界中存在多少种病毒，一直是个未知数。人们一度认为，世界上病毒种类可达

100万种左右。哺乳动物是最重要的储存宿主。为了预估哺乳动物体内的病毒种类，美国哥伦比亚大学等机构的研究人员进行了尝试。他们在孟加拉采集了近2000份印度狐蝠（*Pteropus giganteus*）的样本，发现了55种病毒，其中50种是新病毒。这一结果具有参考意义。据此计算，全球目前共有哺乳动物5486种，假定平均每一种哺乳动物携带的病毒数量类似，那么哺乳动物大约携带32万种病毒。需要注意的是，上述研究只涵盖了9个病毒科。实际存在的哺乳动物病毒数量可能大很多。

如果把同样的方法应用到鸟类、爬行类等其他物种。世界上5万多种脊椎动物携带的病毒种类总量可能比人们所估计的100万种的3倍还要多。如果把节肢动物也考虑在内，病毒数量还将进一步增加。因此，目前已发现的病毒种类，只是冰山一角。

据动物学家统计，目前地球上已知的动物有120万～150万种，可分为脊椎动物和无脊椎动物两大类。这些动物携带病毒种类的数目，可能远远超出人们现在的想象。

我国现有脊椎动物约6400种，包括陆生脊椎动物2914种、哺乳动物673种，约占全球总数的12%；鸟类1372种，约占全球总数的13%；啮齿动物215种、蝙蝠134种。我国有无脊椎动物约5万种，包括蜱虫119种、蚊虫418种。按照上述策略估算，仅陆生脊椎动物就可能携带17万种病毒。把所有动物都按照上述策略进行计算，我国可能存在的病毒种类至少在百万种以上。综上所述，虽然无法给出相对准确的估计数字，但未发现病毒的种类达百万种以上，是相对保守的。

（二）尚未发现的细菌估计

近年来发展的2种方法——以16S rRNA序列分析为基础的方法和培养组学（culturomics）方法，改变了人们对细菌的认识。以16s rRNA序列分析为基础的方法是基于所有细菌都有16s rRNA，通过高通量测序，得到细菌种的信息。培养组学方法是通过高通量培养描述微生物组成的方法。也就是说，使用上百种培养基，设置多种培养条件，尝试培养所有的细菌种。

依据以16s rRNA分析为基础的方法获得的数据，西班牙微生物学家Rossello-Mora等认为，世界上大约有10^{12}种原核生物，其中主要是细菌。依据LTP（The All-Species Living Tree Project）和LPSN（List of Prokaryotic names with Standing in Nomenclature）等在线数据库，目前已经有13 000多个细菌种被收录。

中国疾病预防控制中心传染病预防控制所科学家和西班牙微生物学家Rossello-Mora合作，发展了基于全长16s rRNA分析高通量测序的宏分类学方法，引入"分类发生学单元"（operational phylogenetic unit，OPU）的概念。每个OPU可以看作是至少一个种或者一个属等高级分类学单位。根据全长16s rRNA的高通量数据，可初步给出某一个或一种动物所携带细菌的OPU。其中，一部分可划归为已知种。余下的OPU，可依据其在系统发生树上的位置，了解其分类学位置，包括种、属等。

使用宏分类学方法，研究发现我国青藏高原旧世界秃鹫粪便携带314个OPU，其中102个是已知细菌。发现喜马拉雅旱獭粪便标本携带412个OPU，包括116个已知种，68个可能新种，228个尚未培养的OPU。其中，116个已知种只占16s rRNA序列数的2.8%。也就是说，97.2%的细菌是未知细菌。还发现藏羚羊粪便标本携带757个OPU，包括254

个已知种，103 个疑似新种，144 个未培养的细菌种，256 个疑似高级分类单元。其中，254 个已知种只占 16s rRNA 序列数的 0.12%。也就是说，99.88% 的细菌是未知细菌。据此估计，青藏高原野生动物携带的细菌种类在 400 ～ 800 种，其中 80% 左右是未知细菌，是尚未分离、鉴定、研究的细菌种。

《青藏高原珍稀野生动物》提到，青藏高原有 318 种野生动物，包括兽类 40 种、鸟类 165 种、爬行类 37 种、两栖类 32 种、鱼类 44 种。如果参考喜马拉雅旱獭、藏羚羊的研究结果，青藏高原野生兽类可能存在 1 万～ 3 万种未知细菌。

法国科学家 Raoult 等于 2012 年提出培养组学的概念。他们使用 212 种培养条件，从人粪便中培养出了 1000 余种细菌，其中一部分（240 余种）是新发现和命名的种。大约一个标本可以获得 100 种细菌。

图 2-1-1 为 1980 ～ 2017 年细菌新种的发现趋势分析。

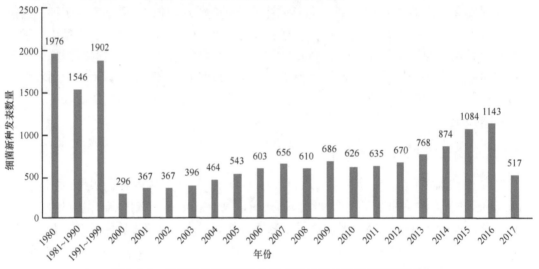

图 2-1-1　细菌新种发现趋势分析（2017 年的数据有待完善）

（三）尚未发现的寄生虫估计

一种观点认为，目前不能准确估计地球上的寄生虫种类，无论是相对的还是绝对的。可是新物种的发现率没有减缓的迹象。估计寄生虫多样性的方法，可能存在严重的偏差。从地理环境角度看，不同区域寄生虫物种丰富度变化的主要驱动因素是当地宿主物种丰富度。全球有多少种寄生虫，迄今也没有大家认可的估计数字。

家畜家禽携带的寄生虫种类较为明确，已知 2397 种，其中原虫 219 种。全球发现寄生于人体的寄生虫 656 种（不包括节肢动物），包括原虫 153 种，蠕虫 503 种（吸虫 185 种、绦虫 76 种、线虫 176 种、棘头虫 12 种、铁线虫 23 种、水蛭 20 种、蚯蚓 8 种、涡虫 3 种）。其中我国 185 种，包括原虫 45 种、蠕虫 140 种（吸虫 64 种、绦虫 17 种、线虫 42 种、棘头虫 3 种、铁线虫 6 种、水蛭 2 种、蚯蚓 5 种、涡虫 1 种）。

我国已知家畜家禽寄生虫有 1144 种，其中原虫 201 种、蠕虫 943 种。尚未发现的寄生于人体的寄生虫 471 种（不包括节肢动物），包括原虫 108 种，蠕虫 363 种（吸虫 121 种、绦虫 59 种、线虫 134 种、棘头虫 9 种、铁线虫 17 种、水蛭 18 种、蚯蚓 3 种、涡虫 2 种）。

人们对野生动物携带的寄生虫种类知之甚少。有研究发现，在 13 个家族的 159 种野生肉食动物中，发现了 930 种寄生虫，估计总数在 1722 ～ 2251 种。Poulin 等估计，在已知的约 45 000 种脊椎动物中，至少有 77 000 种寄生蠕虫（endohelminths）（包括复殖吸虫、绦虫、线虫和棘头虫）。Dobson 等则估计，在脊椎动物中约有 300 000 种蠕虫（包含隐种在内）。按此估计，动物源的寄生虫（包括野生动物、节肢动物、蝙蝠、媒介等）约不少于 600 000 种。Poulin 等认为，寄生虫的数量很可能是非常巨大的，然而，仅有 10% ～ 20% 是已知的，其余均是未知的寄生虫，它们可能是人类健康的潜在威胁。

全球发现的原虫虫种数量总结见图 2-1-2。

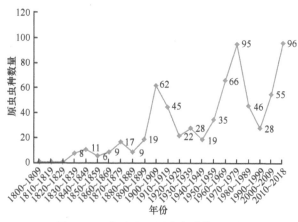

图 2-1-2　全球发现原虫虫种数量分析

（四）尚未发现的病原真菌估计

据估计，地球上大约有 200 万种真菌，而目前被人类发现和描述的只占 4%，获取了 DNA 序列信息的只有不到 1%。依据从 1917 ～ 2015 年开展的 36 个研究报告，使用培养和非培养方法，在人肠道发现了 267 种真菌。其中，不包括只鉴定到属及尚未描述的分类学信息；包括定居的和非定居的真菌。

由于肉眼分辨的局限性，传统的基于真菌培养的形态学鉴定方法很大程度上限制了人们对真菌多样性的认识。近 10 年许多基于内转录间隔区（ITS）聚合酶链反应（PCR）和序列比对的分子鉴定方法在国内外得到了广泛使用，但是由于 PCR 中的引物是人工预先合成的，也就使得基于 PCR 的分子鉴定技术局限于检测已知的真菌种群。

最近"真菌组学"（mycobiome）的概念被提出。虽然真菌组学的研究仍处于起步阶段，但其在人类疾病中的潜在作用越来越得到认可。基于真菌组学的研究，人们可能会很快发现更多的真菌。

三、未知微生物的潜在危害和经济价值

自然界中尚有数以百万计的微生物有待被发现。虽然其中只有很小的一部分与人类疾病有关，然而由于基数庞大，可以预见有众多未知微生物在未来可能造成新发突发传染病。一旦发生，将对人类生命健康、经济发展、社会稳定等多个方面造成重大影响，必须引起足够重视。

这些由未知病原体引发的疫情，在早期病死率可能很高。初期，人们对疾病的流行特点、病原特征、临床表现、治疗方法等缺乏了解，人群对从未出现的新发传染病普遍不具有特异性免疫力，无疫苗及特效药物可用。一旦疫情暴发，有效、及时地治疗与控制将是人类面临的难题。一些传播性强、致病性高的未知病原体，会造成全球威胁。

由未知病原体引起的未来传染病，可能会使地区经济甚至是全球经济蒙受重大损失。当某种家畜、家禽来源的新发传染病发生时，为切断传染源，需采取关闭养殖场与交易市场，扑杀畜禽，限制动物及肉、蛋、奶等动物制品出口等措施，将导致畜牧业、养殖业遭受沉重打击。一些可通过空气或接触等传播的传染性较强的传染病，将对发生疫情的国家和地区的旅游、交通运输、餐饮、酒店、娱乐、零售、外贸等第三产业造成强烈冲击。

一些由未知病原体引起的新发传染病还可能影响到社会稳定。当疫情来临时，恐慌情绪迅速蔓延，可导致社会秩序混乱，引发危机，造成社会不稳定（尤其是在受教育程度较低的欠发达地区）。一些未知病原体还可能被恐怖主义等极端势力用于生物武器的研发及生物恐怖袭击。

同时，未知微生物也是一种巨大的有待开发的资源，可能会产生巨大的经济利益。微生物资源是地球上生物资源的重要组成部分，可用于食品生产、制药、环境净化、发酵等。

四、我国研究野生动物微生物、预警未来新发传染病的探索

在国家自然科学基金的资助下，中国疾病预防控制中心、中国人民解放军军事科学院军事医学研究院、中国科学院等单位的科学家，围绕"动物源病原体的发现及其对人类致病性"的科学问题，选择携带病毒种类多的哺乳动物蝙蝠，数量多、分布广的蚊虫，与人类活动密切的鼠等啮齿动物，携带病原体类别多的蜱类，以及携带烈性传染病病原体的热带灵长类、青藏高原喜马拉雅旱獭等为主要研究对象，选择有生态学、流行病学代表意义的地域，大量采集标本，将传统病原体分离技术和现代高通量分子生物学技术相结合，对这些野生动物和媒介昆虫携带的微生物和病原体及其分布特点、遗传进化规律、对人类致病性，开展了为期 5 年的研究。

科学家通过对野生动物、媒介昆虫、人等 887 469 份标本的分析，发现新病毒 1640 种，发现和命名新细菌 10 种，发现 4 种新的病原体，在我国首次发现 20 种新的病原体（国外已经发现），发现 9 种过去认为不致病的微生物可以引起人间疫情。根据上述结果，提出近期我国存在 17 种新发传染病的风险，包括西尼罗病毒、Zika 病毒、类似 SARS 的新发冠状病毒、山羊无形体、温州病毒、艾尔博特埃希菌、西伯利亚立克次体 BJ-90、新塔拉萨维奇立克次体（Candidatus Rickettsia tarasevichiae）、瓦莱西亚莱姆病疏螺旋体（Borrelia valaisiana）、猎户巴贝西虫（Babesia venatorum）、劳氏立克次体（Rickettsia raoultii）、新型疏螺旋体 - 梅氏疏螺旋体（Borrelia miyamotoi）、立克次体 XY99（Rickettsia sp. XY99）、沃尔巴克体、Tahyna 病毒、喜马拉雅蜱传脑炎病毒、喜马拉雅旱獭甲型肝炎病毒等。

上述研究充分说明，前瞻性研究和预警未来可能发生的传染病是可以实现的。可从野生动物和媒介生物切入，研究动物微生物群落，发现已知和未知病原体，发现新的细菌和病毒，评估其对人类的致病、传播和流行风险，以提出预警策略，预防未来发生重

大新发传染病事件。

五、发现新微生物、新病原体技术的革命性变化

高通量、快速、精准地发现新微生物、新病原体的技术与方法，是人们认识未知微生物世界的重要工具，是应对未来传染病的重要保障。近年来，这些技术（主要包括以序列分析为基础的技术和培养组学技术等）发生了革命性变化。

（一）以序列分析为基础的技术

分离、培养是发现微生物的传统方法，也是必须要开展的工作，可是在发现新病毒方面，其效率较低。

以序列分析为基础的技术包括针对较高分类学单位未知微生物设计的含有简并碱基的通用引物，扩增保守性较高的基因，可以检测到这一科或属中某些尚未发现的微生物，特别是病毒等。利用此类方法已在蝙蝠、啮齿动物中发现了大量新型病毒。然而，对于一些差异较大的未知病毒或者新病毒属甚至新病毒科的新成员，难度较大。因此，也可使用序列非依赖性单引物扩增（SISPA）、随机 PCR、滚环扩增（RCA）等方法扩增得到未知病毒序列。

（二）高通量测序技术

近年来，以 Roche 454、Illumina GA/Hiseq 等高通量测序技术为代表的新一代测序（next-generation sequencing，NGS）技术发展迅速。NGS 技术采用边合成边测序的策略，不需要了解测序模板的遗传背景，即可完成几百万甚至上亿个片段的测序，实现了真正意义上的高通量。在未知病毒与新发病毒鉴定方面，NGS 技术平台的主要优势在于高通量、对核酸信息无偏好性、不依赖病毒遗传背景等，可在未经纯培养的复杂样本中捕获疑似病毒的蛛丝马迹。目前，NGS 平台已广泛应用于新病毒发现研究，如本迪布焦埃博拉病毒、MERS 冠状病毒、在非洲蹄蝠中发现的新型 β- 冠状病毒等。

（三）微生物组学、病毒组学、真菌组学等

病毒组学以人类、动物或者特定环境样品中所有病毒集合的遗传物质为研究对象，可以快速鉴定出生物体内或环境中的所有病毒组成，是发现新病毒的一种有力手段。借助高效的 NGS 技术，宏基因组学研究中获得的病毒基因序列呈指数增长，病毒宏基因组数据呈现井喷势态，极大地丰富了病毒基因库。例如，美国、中国的多个研究小组采用 NGS 技术对北美、中国多地的蝙蝠开展了病毒组学研究，获得了海量蝙蝠病毒数据，其中包括一些与人类疾病相关的病毒，也包括蝙蝠圆环病毒、博卡病毒、乳头瘤病毒、杯状病毒等众多新型病毒。此外，NGS 技术也是病毒性疾病分子流行病学研究、病毒分类学与进化研究的得力工具，即便对于冠状病毒、疱疹病毒等基因组较大的病毒，也可一次性完成全基因组序列测定，可通过深度测序阐明病毒的进化、变异规律与遗传多样性。

美国哥伦比亚大学的研究人员建立了一套全新的高通量测序策略，即病毒富集高通

量测序，将其命名为脊椎动物病毒组捕获测序平台（VirCapSeq-VERT）。该技术通过合成一个含有两百万个核酸探针、覆盖人类病毒在内的 207 种脊椎动物病毒的探针库，将其用生物素标记，用于富集样品中的病毒核酸。将测序库与探针库孵育，以链霉亲和素标记的磁珠进行富集，可大大提高病毒／背景值。与常规的高通量测序相比，该技术平台可产生 100 ~ 1000 倍的富集效果，显著改善了高通量测序的灵敏度，在新病毒发现领域具备巨大的应用前景。

六、发现新微生物、新病原体领域国际前沿的中国科学家

绝大多数微生物和病原体是国外科学家发现和命名的。我国著名科学家汤飞凡院士发现和命名了沙眼衣原体，产生了巨大的社会效益，为有效控制沙眼发挥了关键作用。

从国家生物安全角度考虑，我们也应该在发现新微生物领域冲击、达到和引领国际前沿。只有具备了发现新的细菌、病毒、寄生虫、真菌的能力，才能不让 SARS 流行初期的被动局面在中国重演。

我国是新发传染病的热点地区之一，从病原体资源、研究经验、技术储备与平台建设等多方面加以分析，在新微生物和病原体发现领域完全具备冲刺国际前沿的可能性。

我国幅员辽阔、物种丰富，是世界上生物多样性最高的国家之一。不管是蝙蝠、啮齿动物、野生鸟类还是蚊虫等媒介节肢动物都广泛分布于我国的不同区域，使我国拥有庞大的种群和高度的物种多样性。丰富的自然宿主动物和媒介动物资源为我国科学家开展病毒筛查工作提供了充足的生物材料。SARS 暴发流行以来，不断应对新发突发传染病，也使得我国科学家在发现新病原体、动物溯源、野生动物病原体监测等方面积累了丰富的研究经验。包括中国科学院、中国疾病预防控制中心、中国医学科学院、中国农业科学院、中国人民解放军军事医学科学院等下属多个研究所的不同研究团队，分别在发现新病毒、新细菌、新真菌等领域各有所长、互相支持，也取得了一系列世界领先的创新性科研成果，其中不乏发表于 *Nature*、*Science* 等顶级学术期刊的研究成果，如世界上首次成功分离到与 SARS 病毒高度同源的蝙蝠冠状病毒；在无脊椎动物、节肢动物中发现 1600 余种全新的 RNA 病毒，重新界定无脊椎动物 RNA 病毒圈等。

此外，我国多个研究机构配备有生物安全三级实验室，中国科学院武汉病毒研究所建设有我国首个生物安全四级实验室。还有 3 个生物安全四级实验室在建设中。高等级生物安全实验室建设，为我国研究未来烈性病原体提供了保障。此外，国家自然科学基金委员会、科学技术部等部委对研究未知微生物、发现新病原体进行了早期特殊性投入，也取得了可喜的成果，奠定了冲击和引领世界前沿的基础。因此，有理由展望，未来我国可成为全球发现新细菌、新病毒、新真菌、新寄生虫的领军力量，在主动防御未来新发传染病方面，确保国家安全；在理论和技术方面，领跑世界。

七、建议组织实施"中国病原组研究"重大科技项目

野生动物携带的烈性病原体，如鼠疫杆菌、炭疽杆菌、埃博拉病毒等，是某些国家发展生物武器的首要选择。野生动物可能携带许多未知烈性病原体，如果被敌对势力率

先发现和利用，可能会对国家安全造成巨大威胁。同时，野生动物携带的众多未知微生物，也是重要的生物资源，具有潜在的经济价值，如微生物药物、微生物食品等。

野生动物未知微生物资源已经引起发达国家的高度关注。美国科学家 2016 年 8 月在意大利召开了全球病毒组计划国际研讨会，发起"全球病毒组计划"，探索与发现动物种群携带的未知病毒，通过野生动物未知病毒的调查研究，全面了解潜在的人感染病毒种类。该计划于 2018 年 2 月启动，并明确表示计划在我国西藏、云南、四川、黑龙江等地设立监测点。

2018 年 1 月 19 日，美国国防部负责研发军事用途高新科技的国防高级研究计划局（Defense Advanced Research Projects Agency），启动了"预防新病原体威胁"（PREventing EMerging Pathogenic Threats，PREEMPT）项目，研究全球动物源性和媒介生物传播的病原体。公开的目标是在全球范围保障美军的新发传染病安全。

野生动物未知微生物资源是重要的国家战略资源，对保障国家生物安全是至关重要的，必须由国家主导调查、研究和开发。开展相关研究，可以预警新发传染病，减少乃至预防新发传染病的发生，保障国家生物安全。美国等发达国家正在通过国际合作的方式，调查我国野生动物未知微生物资源。因此，开展国家主导的"中国病原组调查计划"迫在眉睫。

通过实施病原组计划，系统阐明我国重要地区主要野生动物和媒介物种携带的微生物（包括病毒、细菌、真菌等）种类，大规模发现并分离新的微生物，评估其对人类的致病性和引起暴发疫情的能力，提出我国未来可能发生的新发传染病病原体目录，以及宿主范围和地理分布，制定预防策略，实现新发传染病的主动防御，确保国家安全。

其主要研究内容如下。

（1）重要地区主要野生动物未知微生物调查。开展我国重要地区主要野生动物未知微生物的调查，发现并分离新的细菌、病毒、真菌、寄生虫等。重点地区包括基本处于原始状态的青藏高原无人区，物种丰富的云南贵州地区，和丝绸之路国家接壤的新疆、内蒙古、黑龙江边境地区，南海海域等具有主要战略意义的地区。争取在 2035 年左右，我国发现和命名的新的微生物达万种以上。

（2）建立微生物传播力、致病力、传染性、致疫性评估系统，提出未来新发传染病病原体目录。利用微生物分离培养、反向遗传学、假病毒、动物模型等多种技术，基因组学、结构生物学、免疫学等分析，同时结合当地病例的病原分析和人群血清流行病学调查等，获取重要微生物的跨物种传播能力参数，评估由微生物传染给人类的跨物种传播风险。

（3）依据未来新发传染病病原体目录，开展相关研究。

（4）建立国家病原组数据库和样本资源库，为新发突发传染病监测预警溯源等提供依据。

（5）适时建立"一带一路"国家野生动物病原体监测和研究网络。

应该在国家相关部门的统一组织领导下，集成卫生、兽医、林业、环保等领域优势力量，依托中国疾病预防控制中心、中国医学科学院、中国人民解放军军事科学院军事医学研究院、中国科学院等科研院所和高校等优势单位，建立若干研究中心，采取以顶层设计、自上而下组织为主的实施方式。

成立项目专家组，强化项目的顶层设计，针对采样方案、检测方法、数据分析、信息交汇、资源共享、质量控制、数据库和样本资源库建设、生物安全保障等研究提出统一的技术方案、技术标准和工作规则，明确相关单位责任分工。

对所有的样本资源和数据采取统一管理，建立数据库和样本资源库。在保障知识产权的情况下，对项目承担单位科研人员实行开放共享。做好保密管理，统一信息发布和数据发表口径。

专题组成员

项目负责人：

徐建国　中国疾病预防控制中心传染病预防控制所、中国工程院院士
董小平　中国疾病预防控制中心全球公共卫生中心

项目顾问：

曾　毅　中国疾病预防控制中心病毒病预防控制所、中国科学院院士
俞永新　中国食品药品检定研究院、中国工程院院士
闻玉梅　复旦大学病原微生物研究所、中国工程院院士
侯云德　中国疾病预防控制中心病毒病预防控制所、中国工程院院士
赵　铠　北京生物制品研究所、中国工程院院士
廖万清　海军军医大学、中国工程院院士
李兰娟　浙江大学附属第一医院、中国工程院院士

项目主要成员：

曹务春　中国人民解放军军事科学院军事医学研究院
金　奇　中国医学科学院病原生物学研究所
梁国栋　中国疾病预防控制中心病毒病预防控制所
石正丽　武汉大学
杨瑞馥　中国人民解放军军事科学院军事医学研究院
万康林　中国疾病预防控制中心传染病预防控制所
曹建平　中国疾病预防控制中心寄生虫病预防控制所
段招军　中国疾病预防控制中心病毒病预防控制所
袁正宏　复旦大学
武阳丰　北京大学
王　磊　南开大学
严　杰　浙江大学
梁晓峰　中国疾病预防控制中心
刘开泰　中国疾病预防控制中心营养与健康所
陈博文　中国社区卫生协会
舒跃龙　中国疾病预防控制中心病毒病预防控制所
王恒樑　中国人民解放军军事科学院军事医学研究院
王健伟　中国医学科学院病原生物学研究所
王素萍　山西医科大学
李冬梅　中国工程院办公厅

阚　飙　中国疾病预防控制中心传染病预防控制所
曾　明　中国食品药品检定研究院
张建中　中国疾病预防控制中心传染病预防控制所
马　军　北京大学公共卫生学院
李　群　自贡市疾病预防控制中心
卢金星　中国疾病预防控制中心传染病预防控制所
徐建青　上海市（复旦大学附属）公共卫生临床中心
张晓燕　上海市（复旦大学附属）公共卫生临床中心
王　鸣　广州市疾病预防控制中心
毕振强　山东省疾病预防控制中心
马光辉　陕西省疾病预防控制中心
孟德权　太原市疾病预防控制中心
张永振　中国疾病预防控制中心传染病预防控制所
赵西路　中国工程院三局医药卫生学部
李振军　中国疾病预防控制中心传染病预防控制所
董佩霞　中国疾病预防控制中心传染病预防控制所
郑　翰　中国疾病预防控制中心传染病预防控制所
卢　珊　中国疾病预防控制中心传染病预防控制所
金　东　中国疾病预防控制中心传染病预防控制所
陈　敏　海军军医大学
杨　晶　中国疾病预防控制中心传染病预防控制所
王　磊　中国疾病预防控制中心传染病预防控制所
课题秘书：
薛冬梅　中国疾病预防控制中心传染病预防控制所

参 考 文 献

Abdallah RA, Beye M, Diop A, et al, 2017. The impact of culturomics on taxonomy in clinical microbiology. Antonie Van Leeuwenhoek, 110（10）: 1327-1337.

Allander T, Emerson SU, Engle RE, et al, 2001. A virus discovery method incorporating DNase treatment and its application to the identification of two bovine parvovirus species. Proc Nat Acad Sci U S A, 98（20）: 11609-11614.

Anthony SJ, Epstein JH, Murray KA, et al, 2013. A strategy to estimate unknown viral diversity in mammals. MBio, 4（5）: e00598-00513.

Briese T, Kapoor A, Mishra N, et al, 2015. Virome Capture Sequencing Enables Sensitive Viral Diagnosis and Comprehensive Virome Analysis. MBio, 6（5）: e01491-01415.

Chao A, Colwell RK, Lin CW, et al, 2009. Sufficient sampling for asymptotic minimum species richness estimators. Ecology, 90（4）: 1125-1133.

Cooper N, Nunn CL, 2013. Identifying future zoonotic disease threats: Where are the gaps in our understanding of primate infectious diseases? Evol Med Public Health, 2013（1）: 27-36.

Dobson A, Lafferty KD, Kuris AM, et al, 2008. Colloquium paper: homage to Linnaeus: how many parasites? how many hosts? Proc Natl Acad Sci U S A, 105（1）: 11482-11489.

Donaldson EF, Haskew AN, Gates JE, et al, 2010. Metagenomic analysis of the viromes of three North American bat species: viral diversity among different bat species that share a common habitat. J Virol, 84（24）: 13004-13018.

Du P, Zheng H, Zhou J, et al, 2017. Detection of Multiple Parallel Transmission Outbreak of Streptococcus suis Human Infection by Use of Genome Epidemiology, China, 2005. Emerg Infect Dis, 23（2）: 204-211.

Ge RL, Cai Q, Shen YY, et al, 2013. Draft genome sequence of the Tibetan antelope. Nat Commun, 4: 1858.

Ge X, Li Y, Yang X, et al, 2012. Metagenomic analysis of viruses from bat fecal samples reveals many novel viruses in insectivorous bats in China. J Virol, 86（8）: 4620-4630.

Greub G, 2012. Culturomics: a new approach to study the human microbiome. Clin Microbiol Infect, 18（12）: 1157-1159.

Hallen-Adams HE, Suhr MJ, 2017. Fungi in the healthy human gastrointestinal tract. Virulence, 8（3）: 352-358.

Han BA, Drake JM, 2016. Future directions in analytics for infectious disease intelligence: Toward an integrated warning system for emerging pathogens. EMBO Rep, 17（6）: 785-789.

Hernandez-Santos N, Klein BS, 2017. Through the Scope Darkly: The Gut Mycobiome Comes into Focus. Cell Host Microbe, 22（6）: 728-729.

Jiang JF, Zheng YC, Jiang RR, et al, 2015. Epidemiological, clinical, and laboratory characteristics of 48 cases of "Babesia venatorum" infection in China: a descriptive study. Lancet Infect Dis, 15（2）: 196-203.

Johne R, Wittig W, Fernandez-de-Luco D, et al, 2006. Characterization of two novel polyomaviruses of birds by using multiply primed rolling-circle amplification of their genomes. J Virol, 80（7）: 3523-3531.

Jones MS, Harrach B, Ganac RD, et al, 2007. New adenovirus species found in a patient presenting with gastroenteritis. J Virol, 81（11）: 5978-5984.

Konstantinidis KT, Rossello-Mora R, 2015. Classifying the uncultivated microbial majority: A place for metagenomic data in the Candidatus proposal. Syst Appl Microbiol, 38（4）: 223-230.

Li CX, Shi M, Tian JH, et al, 2015. Unprecedented genomic diversity of RNA viruses in arthropods reveals the ancestry of negative-sense RNA viruses. Elife, 4: e05378.

Li H, Zheng YC, Ma L, et al, 2015. Human infection with a novel tick-borne Anaplasma species in China: a surveillance study. Lancet Infect Dis, 15（6）: 663-670.

Li L, Victoria JG, Wang C, et al, 2010. Bat guano virome: predominance of dietary viruses from insects and plants plus novel mammalian viruses. J Virol, 84（14）: 6955-6965.

Liu Q, Xu W, Lu S, et al, 2018. Landscape of emerging and re-emerging infectious diseases in China: impact of ecology, climate, and behavior.Front Med, 12（1）: 3-22.

Moore M, Gelfeld B, Okunogbe A, et al, 2017. Identifying Future Disease Hot Spots: Infectious Disease Vulnerability Index. Rand Health Q, 6（3）: 5.

Morse SS, Mazet JA, Woolhouse M, et al, 2012. Prediction and prevention of the next pandemic zoonosis. Lancet, 380（9857）: 1956-1965.

Olival KJ, Hosseini PR, Zambrana-Torrelio C, et al, 2017. Host and viral traits predict zoonotic spillover from mammals. Nature, 546（7660）: 646-650.

Poulin R, 2014. Parasite biodiversity revisited: frontiers and constraints. Int J Parasitol, 44（9）: 581-589.

Poulin R, Morand S, 2000. The diversity of parasites. Q Rev Biol, 75（3）: 277-293.

Prakash PY, Irinyi L, Halliday C, et al, 2017. Online Databases for Taxonomy and Identification of

Pathogenic Fungi and Proposal for a Cloud-Based Dynamic Data Network Platform. J Clin Microbiol, 55（4）：1011-1024.

Quan PL, Firth C, Street C, et al, 2010. Identification of a severe acute respiratory syndrome coronavirus-like virus in a leaf-nosed bat in Nigeria. MBio, 1（4）：e00208-10.

Rossello-Mora R, Amann R, 2015. Past and future species definitions for Bacteria and Archaea. Syst Appl Microbiol, 38（4）：209-216.

Shi M, Lin XD, Tian JH, et al, 2016. Redefining the invertebrate RNA virosphere. Nature, 540：539-543.

Sweileh WM, 2017. Global research trends of World Health Organization's top eight emerging pathogens. Global Health, 13（1）：9.

Towner JS, Sealy TK, Khristova ML, et al, 2008. Newly discovered ebola virus associated with hemorrhagic fever outbreak in Uganda. PLoS Pathog, 4（11）：e1000212.

Wu Z, Ren X, Yang L, et al, 2012. Virome analysis for identification of novel mammalian viruses in bat species from Chinese provinces. J Virol, 86（20）：10999-11012.

Wu Z, Yang L, Ren X, et al, 2016. Deciphering the bat virome catalog to better understand the ecological diversity of bat viruses and the bat origin of emerging infectious diseases. ISME J, 10（3）：609-620.

Xu JG, 2013. Behavioral and ecological infectious diseases：from SARS to H7N9 avian influenza outbreak in China. Zhonghua Liu Xing Bing Xue Za Zhi, 34（5）：417-418.

Yarza P, Yilmaz P, Pruesse E, et al, 2014. Uniting the classification of cultured and uncultured bacteria and archaea using 16S rRNA gene sequences. Nat Rev Microbiol, 12（9）：635-645.

Zaki AM, van Boheemen S, Bestebroer TM, et al, 2012. Isolation of a novel coronavirus from a man with pneumonia in Saudi Arabia. N Engl J Med, 367（19）：1814-1820.

Zhang YZ, Zhou DJ, Xiong Y, et al, 2011. Hemorrhagic fever caused by a novel tick-borne Bunyavirus in Huaiyangshan, China. Zhonghua Liu Xing Bing Xue Za Zhi, 32（3）：209-220.

专题二 慢性非传染性疾病现状与防治对策研究报告

摘 要

心脑血管疾病（心脏病和脑卒中）、恶性肿瘤、糖尿病和慢性呼吸系统疾病（慢性阻塞性肺疾病和哮喘）等慢性非传染性疾病（简称慢性病）是一组拥有相近的危险因素、病情持续时间长、发展缓慢的疾病，是成人发病和死亡的主要原因。虽然我国仍面临新发传染病如埃博拉出血热、SARS、H7N9禽流感、艾滋病等，以及古老传染病如结核等疾病对居民健康的严重威胁，但是慢性病已经成为我国人群的主要死因，也是引起早死、失能和影响生活质量的主要原因，已成为严重危害人民健康、影响生命质量及经济社会发展的重大公共卫生问题和社会问题。传染病和慢性病的双重疾病负担是我国疾病预防与控制面临的前所未有的挑战和艰巨任务，更为重要的是我们还未足够认识到慢性病流行对居民健康和社会的长期威胁，还未适时地做出调整和部署。慢性病预防控制需要纳入国家社会经济发展规划和减贫计划之中，继续强化国家预防控制能力，普及卫生知识，扩大慢性病相关的卫生服务覆盖面，从而遏制慢性病流行、减少因慢性病造成的发病和早死，为建设和谐的老龄社会、实现中国梦做出应有的贡献。

一、慢性病已经成为影响我国居民健康的最主要疾病

自改革开放以来，中国社会正经历快速的经济增长和社会转型，与之伴随的是快速的工业化和城市化，教育普及，科技进步，居民收入大幅增加，生活水平快速提高，医疗条件大幅改善。中国的疾病流行模式改变主要是由于人口老龄化，传染病得以控制，以及快速的城镇化和现代化伴随的生活方式改变。传染病发病率和死亡率大幅下降，但慢性病的发病率和死亡率迅速增加。慢性病已经成为危害人类健康的头号杀手。

（一）慢性病已成为影响我国居民健康的主要威胁

2012年全国居民慢性病死亡率为533/10万，占总死亡人数的86.6%。心脑血管病、癌症和慢性呼吸系统疾病为主要死因，占总死亡的79.4%，其中心脑血管病死亡率为271.8/10万，癌症死亡率为144.3/10万（前五位分别是肺癌、肝癌、胃癌、食管癌、结直肠癌），慢性呼吸系统疾病死亡率为68/10万。

中国自20世纪80年代初以来，城乡居民脑卒中的发病率、患病和死亡人数呈上升趋势，2000年以来平均每年新发脑卒中病例高达200万例，发病年均增长率达8%以上；城乡居民冠心病、急性心肌梗死发病率、患病和死亡人数迅速上升，年新发急性心肌梗死人数50万以上，发病年均增长率1.7%以上。2006年以来城乡心脑血管疾病的发病率和死亡率均明显增长，现已有超过2.5亿的心脑血管疾病患者。

近20年来，我国癌症发病率呈逐年上升趋势。根据2013年全国肿瘤登记及死因监

测结果分析，我国癌症发病率为 235/10 万，肺癌和乳腺癌分别位居男、女性发病首位。1987 年以来，中国城乡居民恶性肿瘤死亡人数占总死亡人数的比例呈上升趋势，自 2007 年趋于稳定。2016 年，城市居民恶性肿瘤死亡人数占总死亡人数的 26%，位居首要死因；农村居民恶性肿瘤死亡人数占总死亡人数的 23%，与脑血管疾病并列为首要死因。据世界卫生组织估计，2014 年我国恶性肿瘤死亡人数达 220.5 万，其中男性 142.6 万，女性 78.0 万。预计 2020 年我国癌症新发病例每年将达到 300 万。

糖尿病的发病率也正快速增加，20 世纪 80 年代，我国糖尿病患病率不足 4%，而根据调查，2008 年我国糖尿病的患病率已经超过 9%，全国糖尿病患者人数超过 9000 万。此外，处于糖尿病前期的人群超过 1 亿，如不采取有效的防控措施，大量前期人群将转变成糖尿病患者。40 岁以上人群中超过 8% 患有慢性阻塞性肺疾病（简称慢阻肺，4000 万～5000 万），有 1.2 亿肥胖患者。

慢性病是中国人群早死的主要原因，但是在死亡率和原因结构方面与发达国家及其他发展中国家相比仍存在明显差异。以肿瘤、心血管病和肺部疾病的主要死因为例，肺癌是中国第一位肿瘤死因，也是发达国家第一位肿瘤死因；而消化道肿瘤如胃癌、肝癌等死亡率仍然较高，与发展中国家相似。中国居民以脑血管病死亡为主，与日本 1950～1980 年脑血管病在死因地位上相似；2006 年国家卫生部第三次全国死因调查显示我国脑血管死亡率比日本脑血管病死亡率高出 3.5 倍，比欧美国家脑血管病死亡率高 4～5 倍，而多数发达国家仍然以缺血性心脏病为主。如果以我国城市和乡村、沿海和内陆划分，居民主要死因方面也存在明显差别，这个基本事实反映出我国仍然在一个发展变化的过程中。慢阻肺死亡率为 130.5/10 万，为欧美国家的 5～6 倍，是日本的 30 倍左右。而且如果按照目前的趋势发展下去，未来 20 年内 40 岁以上患有一种慢性病的人数将翻倍或者变为 3 倍。

在人群早死率方面，在全球背景下中国也是处于发达国家和其他发展中国家之间。2013 年因慢性病死亡的 3600 万总死亡人数中，约 1/4（即有 900 多万）死亡发生在 60 岁之前。中国因主要慢性病引起 30～70 岁人群早死占总死亡人数的 19%，发达国家为 10% 左右；其他发展中国家多数在 20% 以上，而一些太平洋岛国早死人数达到死亡人数的 51%。慢性病也是导致我国平均健康寿命减少的主要原因。

慢性病的疾病负担快速上升，占中国疾病总负担的比例由 1993 年的 54% 上升至 2009 年的 69%。

（二）影响慢性病流行的主要因素及发展趋势

科学研究和实践证明，慢性病的大流行与人群的不健康行为因素如吸烟、不健康饮食、缺乏运动和过量饮酒及后续的生物代谢因素如体重超重和肥胖、高血脂、高血糖和高血压流行相关。另外，一些感染因素如人乳头瘤病毒、肝炎病毒、幽门螺杆菌等病毒和细菌也是某些引起肿瘤的主要原因。我国居民中以上重要危险因素在过去数十年里一直处于持续上升过程，预示着我国慢性病的大流行还未达到峰值，而且还会持续一段时间。

1. 吸烟、过量饮酒和身体活动不足等危险因素持续上升

我国 2015 年吸烟人数超过 3 亿，15 岁以上人群吸烟率为 28.1%，其中男性吸烟率高达 52.9%，居全球最高水平，非吸烟者中暴露于二手烟的比例为 72.4%，每年因烟草导致的死亡人数超过 100 万。尽管女性吸烟率较低，但是年轻女性吸烟率正在上升。

2012 年成人的人均年酒精摄入量为 3L，饮酒者中有害饮酒率为 9.3%，其中男性为 11.1%。

成人经常锻炼率仅为 18.7%，换句话说，我国大约有 81.3% 的人缺乏身体运动。

1992 年、2002 年和 2012 年，中国 18 岁及以上成人超重率分别为 15.9%、22.8% 和 30.1%，2012 年比 1992 年增长了 89%；肥胖率分别是 3.9%、7.1% 和 11.9%，2012 年比 1992 年增长了 205.1%。2012 年 6 ～ 17 岁儿童青少年超重率、肥胖率分别为 9.6% 和 6.4%，比 2002 年分别上升了 5.1 个百分点和 4.3 个百分点。

改革开放以来，我国居民收入增加，食品供应充分，食品种类多样，营养改善，营养不良现象有很大改观。2012 年与 2002 年相比，居民粮谷类食物和蔬菜摄入量基本持平，豆类和奶类消费量依然偏低，平均膳食脂肪供能比超过 30%，铁、维生素 A、维生素 D 等微量营养素摄入不足。居民平均烹调用盐 10.5g，较 2002 年下降 1.6g，但仍远高于 WHO 推荐的每天 5g 用量，80% 的家庭人均食盐摄入量超标。

2012 年全国 18 岁及以上成人高血压患病率为 25.2%，而 1975 年则为 7.5%。糖尿病患病率明显上升，20 世纪 80 年代为 0.67%，1994 年为 2.5%，2001 年为 5.5%，2012 年则为 9.7%。40 岁以上人群慢阻肺患病率为 9.9%。

2. 环境污染和感染因素

环境污染和慢性病密切相关，感染因素也是肿瘤流行的重要原因。据 WHO 和国际癌症研究署（IARC）报告，全球每年至少有 200 万癌症病例（即 18% 的全球癌症负担）是由一些慢性感染引起的，而且低收入国家感染率要高得多。最主要的病原体是人乳头瘤病毒、乙型肝炎病毒、丙型肝炎病毒和幽门螺杆菌。这些感染大部分都可以通过接种疫苗及采取避免感染的措施进行预防，或者可以得到治疗。例如，丙型肝炎病毒的传播在高收入人群中通常可以得到遏制，但是在资源匮乏的国家却无法做到。

3. 人口转变和慢性病流行互相影响

我国正在快速进入老年社会，60 岁以上的老人已经占全社会成员的 13.26%，而 2000 年仅占 10%，10 多年间增加了 3.26 个百分点。65 岁以上的老龄人口总数是 1.19 亿，几乎相当于整个欧盟 65 岁以上的老年人口总数（1.21 亿），预计不久的将来我国 65 岁以上老人的绝对数将会超过欧盟总人口。人口的快速老龄化，大幅增加了慢性病的发病率和死亡率；慢性病的流行又增加了老年人罹患慢性病的机会，人口老龄化和慢性病的快速流行成为社会发展领域的另一挑战。

（三）慢性病流行引起的经济和社会问题

1. 慢性病流行引起的经济负担

中国慢性病流行引起的经济负担无论是增长速度还是总量都是引人注目的。2003 年冠心病、脑卒中、高血压、癌症和糖尿病五种主要慢性病的直接经济负担大约为 1514.22 亿元，慢性病经济负担达到 8580 亿元（人民币），占 2003 年国内生产总值（GDP）的 7.3%。2010 年慢性病的直接经济负担为 2114.36 亿元，占卫生总费用的 10.6%，其中，心脑血管疾病的经济负担占慢性病负担的比例最高。随着主要慢性病发病人数增加，长期不间断治疗需要及并发症防治、护理需要等因素，导致慢性病引起的卫生服务费用呈几何级数增长。1993～2005年，中国GDP增长速度为419%，而慢性病的经济负担增长速度达到911%。慢性病造成的巨大经济负担可能超出决策部门的预计，也超过卫生部门的担负能力。由于主要慢性病对人群健康和社会经济发展的严重影响，2009年的世界经济论坛上全球商业领袖和决策者将慢性病、基础设施建设投资不足、金融危机和失业等一起确定为全球经济衰退的主要风险。

2. 慢性病是因病致贫、因病返贫的重要原因之一

WHO的《2010年世界卫生报告》指出，全球每年约有1亿人因为不得不直接支付卫生服务费用而陷入贫困状态。有些国家会因此造成5%的人群陷入贫困状态。这个现象不仅发生在中低收入发展中国家，6个来自经济合作与发展组织（OECD）的国家（希腊、匈牙利、墨西哥、波兰、葡萄牙和韩国）也有400万人因为支付卫生服务费用而财政困难。该报告还指出在很多中低收入国家中，多于50%的总卫生费用属于个人自费。印度一项研究表明25%的家庭有1个心血管病患者，50%肿瘤患者需支付巨额医疗费用，分别会导致10%和25%的家庭贫困。农村地区低收入人群5%的收入和城市低收入人群24.5%的收入都用于糖尿病治疗，估计在2004～2006年有140万～200万人经历过大病花费，以及有60万～80万人因心血管病和肿瘤而陷入贫困。另外一项研究显示生活在最贫困国家的每4个家庭中就会有1个家庭需要借钱或者卖掉财产用于支付卫生保健费用。

3. 慢性病流行引起的社会卫生问题

慢性病通过影响劳动力人群的劳动能力、高昂的卫生费用等方面影响社会经济发展和减贫能力。慢性病流行影响社会经济发展中最为活跃的人群，对发达国家和发展中国家的年轻人和劳动力人口都有很大影响。在低收入和中等收入国家中，30%的慢性病死亡病例年龄不足60岁，而他们正处于生命中的生产力旺盛时期。这些早逝使人们更加感到遗憾和悲惨，因为他们所患疾病大多可以得到预防和治疗。发达国家的15～59岁人群在1980～2010年慢性病死亡率下降5%，而许多中低收入国家却不同程度增加。即使在撒哈拉以南非洲地区也会有所增加，南亚、东亚和太平洋地区预期分别增加44%、17%和11%。世界银行2005年以"过多早死"为题报告俄罗斯由于慢性病和伤害流行导致早死大幅增加，指出每年很多由于慢性病引起的缺工成本，包括失去产能和知识缺工的雇员造成的损失大约占GDP的1.3%。同一研究也提示每年由于慢性病损失10天工作时间，而欧盟15个国家相应的时间为7.9天。

慢性病不仅是造成居民健康、失能和死亡的主要原因，也对家庭乃至整个国家的劳动力、社会经济发展产生重大影响。其主要表现在用于慢性病治疗保健的费用高昂，慢性病与贫困形成恶性循环，慢性病还会因为影响投资能力和劳动力而影响国民生产产出，进而影响到社会经济发展；而且其本身对卫生治疗费用和劳动力有严重影响，会对社会经济发展产生深远的负面影响。

总之，慢性病不仅仅是一个重要的公共卫生问题，而且是一个与社会经济发展密切相关的社会卫生问题，对发展中国家的居民健康和社会经济发展所产生的影响是深远的。预防控制慢性病不仅要采取公共卫生途径，而且应当被纳入国家和地方社会经济发展的议事日程中。更重要的是，必须积极采取措施并持之以恒，才会使慢性病得到有效控制。

二、慢性病是可以预防和控制的

研究和实践证明实施符合成本效益的预防和控制慢性病的干预措施可以有效遏制慢性病流行，大约 3/4 的心脏病、脑卒中、2 型糖尿病及 40% 的肿瘤可以得到预防和控制。WHO 总结了针对人群进行全方位干预的人群干预措施与针对具有危险因素人群和患者的个体干预措施。WHO 研究显示，如果实施一些符合成本效益的人群干预措施，以减少吸烟、饮酒、不健康饮食和身体缺乏运动等，估计每年中低收入国家需要 20 亿美元，人均少于 40 美元。个体干预措施包括针对心血管病、宫颈癌等疾病的早期筛查、咨询、药物治疗等符合成本效益的干预措施，将每年需要 114 亿美元。在低收入国家人均需要 1 美元，在中高收入国家需要 3 美元。估计我国每年需要 200 亿人民币用于慢性病的预防控制。用于慢性病的投资不仅每年可以使数百万人免于慢性病导致的死亡，也会产生丰厚的经济回报。例如，中低收入国家若减少 10% 的缺血性心脏病和脑卒中发生，估计每年这些国家会减少经济损失 250 亿美元，这是用于干预措施投资的 3 倍。

三、预防控制慢性病的主要建议

慢性病是迫在眉睫的挑战，现有的卫生服务体系无法适应预防控制慢性病的需要。我国普遍认识到艾滋病和其他传染病是影响居民健康和社会经济发展的问题，但是对于心血管病、肿瘤、糖尿病和慢性呼吸系统疾病的大流行同样是社会经济发展严重挑战的认识不足，特别是脆弱的卫生系统和较差的应变能力致使在短时间内对这种挑战缺乏应有的准备。另外，有限的卫生资源被用于高新尖端技术和设备，而这些技术和设备对于解决公众卫生问题的实际作用有限，造成用于治疗和卫生基础设施建设的卫生资源有限、服务于公共卫生服务的卫生资源相应减少而出现新的恶性循环。现有许多低价有效的药物可用于慢性病的治疗，也有很多预防慢性病的知识和早发现慢性病的手段，但是居民的卫生知识非常有限，对慢性病知晓率低，既不能自己主动地为预防慢性病而改变不良生活行为，也难以主动选择卫生服务和健康产品。

控制慢性病的理想远景是创造一个可以避免慢性病负担的社会。具体就是通过国家、地区和全球多层次的多部门合作和协作，减少本该可以预防和避免的由慢性病产生的发病、死亡和失能，使人群达到可获得的最高健康标准，遏制慢性病的大流行，降低发病率，减少因慢性病导致的早死，增加健康寿命和提高生命质量。

新中国成立以来，中国在控制传染病、寄生虫病、职业病方面采取了政府领导、宣传发动、社区动员、群众参与等策略，结合法制、人才、疾病体系建设及建立重大疾病转向资金措施，有效地在短时期内控制了以上疾病的流行对人民群众健康的影响，积累了大量经验。虽然慢性病控制有其特殊性和复杂性，但是一些基本策略和做法对于慢性病的预防控制仍具有很大意义。

（一）坚持预防为主的卫生工作方针，将慢性病预防控制纳入国民社会经济发展规划

目前影响居民健康的主要慢性病是可以预防控制的，虽然预防不可能消除疾病负担，但却能够阻止慢性病的流行，减轻疾病负担。中国数十年来所实施的预防为主的疾病控制策略成效显著，应当坚持下去，并根据新形势的需要加以更新和完善。

国民社会经济发展规划不仅决定国家未来社会经济发展的方向，也关系到消除各种不公平和不平衡发展现象，应确保社会发展成果为全民共享，并将其纳入国家社会经济发展规划，作为国家建设未来全面小康和健康老龄社会、实现中国梦的组成部分，并在相应的政策、经费等方面予以支持。国民社会经济发展规划应包括对国民健康和社会发展有重大影响的慢性病及其危险因素的控制，支持与其相关的卫生服务设施发展。特别是国家扶贫规划中要考虑将慢性病预防控制作为国家扶贫战略的一个组成部分，通过控制慢性病的发病和过早死亡来减少慢性病花费及因病致贫、因病返贫现象的发生。

（二）加强政府领导，促进部门协调和合作

有效预防和减轻慢性病负担的干预措施不仅是卫生部门的事，也是政府及各部门的共同责任和义务，以及需要私立部门和民间团体的共同努力，支持和实施慢性病预防控制政策、规划和项目。而且慢性病对于有关部门并不是增加额外工作，而是做好本部门与卫生有关的工作，共同努力以降低危险因素的影响。慢性病预防的很多工作是由非卫生部门负责的，如与健康饮食有关的食物政策，与健康城市、健康社区有关的规划。城市建设是由城市当局计划和管理的。因此，建议在现有的全国爱国卫生运动委员会基础上，扩大规模和职能，建立由政府主要负责人牵头的协调议事机构。明确健康工作的牵头部门，重新构建卫生行政部门的职责、权限。

（三）强化卫生法规建设和经济政策支持

制定和完善有关限制与控制不利于健康的产品，支持有利于健康的产品或者要求生产企业提供产品相关信息、促进健康生活方式的法律法规。例如，需要立法限制烟草的包装、宣传、促销，以及控制公共场所吸烟，限制含酒精饮料的生产与销售；强制食品生产企业标识产品营养成分以便于消费者选择。也需要有关法规限制向青少年销售不健康食品，如限制在学校附近销售零食等。增加政府资金投入，将保障健康生活方式的资金纳入本级财政预算；建立多渠道筹资机制，扩大融资渠道，鼓励社会及海内外各界人士对健康事业的资助和捐赠；建立健全专项资金制度，国家设立"全民健身专项基金""戒烟戒酒戒毒专项基金"等。设立健康产品税，鼓励或限制与健康相关的生产和销售。建立健康促进基金，用于全民健康教育、慢性病预防控制，配合慢性病预防控制。最后，建立糖尿病、高血压、肿瘤等重大疾病专项资金，用于宣传动员、普及卫生知识，提高卫生文明程度，加强人才建设，推动重点疾病的早期筛查和治疗。

慢性病专项资金可从政府财政预算或者从烟草税提取一定比例用于促进健康。这也是泰国等国的成功经验。

（四）实施全面、综合干预措施

慢性病预防控制必须采取全面综合预防控制的方式，积极筛选和实施成本效益良好的干预措施也是有效预防控制慢性病的关键。要根据不同时期和阶段、不同人群，全面、恰当地实施符合成本效益原则的各种预防策略，才能做到既能充分利用有限的卫生资源，又能满足各方面的需要。

（五）强化基层和初级卫生保健

慢性病的预防控制需要配套完整的社会保障网络、基层卫生网络、社区卫生服务网络及相应的卫生技术人员支持。国家应当积极采取措施支持基层网络建设，完善功能，强化服务能力，引导卫生服务落实在基层，促进基层卫生组织建设，将大多数慢性病问题解决在基层。

（六）继续坚持全民健康生活活动

影响慢性病发生、发展的危险因素根植于社会，也受社会、环境和文化习俗的影响，如果吸烟、不健康饮食、缺乏运动、过量饮酒是慢性病的相关病因，慢性病预防控制除降低危险因素水平外，更重要的是改善滋生和影响生活方式的社会环境和经济政策，促进形成健康意识和建立健康生活方式，从根本上预防控制慢性病。

（七）强化慢性病卫生信息系统建设

慢性病信息系统建设首先需要将慢性病信息作为国家卫生信息系统的重要部分；其次完善生命统计信息，开展试点，逐步完善，争取尽快建立准确可靠的生命统计信息；再次完善行为危险因素监测信息，破除机构和部门的分割，早日完善和统一国家危险因素信息；最后完善与慢性病有关的卫生经济信息，包括慢性病经济负担研究信息，为卫生决策提供更好的依据。

预防和控制慢性病既是挑战，又是机遇。我们已经具备必要的预防和控制慢性病及其危险因素的知识、经验和干预措施。如果将已知的知识应用于实际工作中，数以百万计的早死就可以得到预防，也会避免生产力的损失和家庭出现因病致贫的境况。慢性病预防控制的成本很高，而不作为的成本更高。用于慢性病预防和控制的成本，就是对未来的投资。

慢性非传染性疾病（简称慢性病）是指心脑血管疾病、恶性肿瘤、糖尿病、慢性阻塞性肺疾病和哮喘、精神心理性疾病等疾病。慢性病的特点是病因复杂，与多个行为因素、环境或者感染因素有关；潜伏期较长，没有明确的发病时间；病程长，随着疾病的发展，表现为功能进行性受损或失能，对生活能力和健康影响严重；很难彻底治愈，表现为不可逆性。

以心脑血管疾病、癌症、慢性呼吸系统疾病和糖尿病为主的慢性病已经成为影响人群健康的主要疾病。WHO 估计，2012 年这些疾病导致的死亡占全世界总死亡人数的 63%。大约有 86% 因慢性病导致的过早死亡（即在 30～70 岁死亡）发生在发展中国家，约有 1200 万例。慢性病的经济负担也十分严重，估计 2011～2025 年，主要慢性病给中低收入国家带来的累计经济损失预计将超过 7 万亿美元（平均每年近 5000 亿美元）。

上述主要慢性病也是当前影响中国居民健康的主要疾病和死亡原因。2012 年全国居民慢性病死亡率为 533/10 万，占总死亡人数的 86.6%。心脑血管病、癌症和慢性呼吸系统疾病是主要死因，占总死亡的 79.4%。

数十年的基础、临床科学研究和人群干预实践证明，降低主要危险因素（烟草使用、不健康饮食、缺乏身体活动和有害使用酒精）水平及控制环境污染和感染，扩大慢性病的卫生服务覆盖面，不仅可以控制慢性病的流行，而且能够改善慢性病患者的生活质量和能力，大大减少过早死亡的数量，也会大大降低对社会经济发展的影响。

慢性病流行对人群健康和生活质量及社会经济发展的影响，引起了国际社会高度关注，2011 年 9 月联合国在纽约召开了以"慢性病预防控制"为题的高层会议，并通过了预防和控制非传染性疾病的政治宣言。这是继 2001 年联合国第一次首脑会议讨论全球艾滋病的预防控制后，在联合国史上第二次将健康问题纳入国际社会的议事日程。重视和强化慢性病的预防控制已成为国际社会的共识。

一、慢性病现状及流行趋势

（一）慢性病是影响中国居民健康的主要疾病

我国城乡居民两周患病的疾病结构在过去 10 年间发生了重大变化，循环系统疾病（如心脏病、脑血管病、高血压等）、内分泌系统疾病（如糖尿病）增加明显，而呼吸、消化等系统的慢性病明显下降。两周病例中，新发病例的比例由 1998 年的 61% 下降到 2008 年的 39%，而慢性病持续到两周内的病例由 39% 增加到 61%，循环系统疾病、恶性肿瘤和内分泌代谢疾病的两周就诊率也呈现上升趋势，分别从 11.7‰、0.8‰ 和 1.4‰ 上升到 26.4‰、1.7‰ 和 3.9‰（表 2-2-1）。

表 2-2-1　1993 ～ 2008 年中国调查地区居民两周就诊率　（单位：‰）

疾病	1993	1998	2003	2008
传染病	8.0	4.8	2.9	1.9
恶性肿瘤	0.8	0.8	1.3	1.7
内分泌代谢疾病	1.4	2.1	2.2	3.9
神经精神性疾病	5.6	3.7	3.4	3.0
循环系统疾病	11.7	16.6	18.3	26.4
呼吸系统疾病	79.0	75.4	51.4	46.9
消化系统疾病	27.3	25.3	21.7	22.1
泌尿生殖系统疾病	6.2	5.7	6.2	6.4
伤害	6.8	6.3	6.9	6.2

资料来源：中华人民共和国卫生部，2012. 2012 中国卫生统计年鉴．北京：中国协和医科大学出版社．

慢性病患病增加是导致中国城乡居民卫生服务需要量持续增加的主要因素。因此，在讨论和确定有关卫生政策时，需要考虑与慢性病预防控制相应的对策和措施。

世界银行关于中国慢性病报告（2012）预测未来 20 年里，40 岁以上的人群中，慢性病［心血管疾病（心肌梗死和脑卒中）、慢性阻塞性肺疾病（COPD）、糖尿病及肺癌］患者人数将增长 2 倍甚至 3 倍。慢性病的快速增长主要集中在未来 10 年。糖尿病患者将成为上述 4 种疾病中患者人数最多的群体，而肺癌患者人数将增加 5 倍。

（二）慢性病成为居民主要死因

WHO 根据疾病、伤残和死亡发生的原因、发展和转归，以及便于追踪、比较疾病之间的变化，将所有疾病归类为三组疾病。第一组疾病和健康问题是由细菌、病毒和其他微生物引起的感染性疾病及母婴和围产期保健问题、营养不良疾病，这是人类历史上长期严重影响人群健康的疾病和健康问题，随着抗生素的发现和使用、生活环境和营养改善，这些疾病和健康问题的发病率和死亡率逐步下降；第二组疾病和健康问题是与外部环境、经济发展密切相关的疾病、伤残和死亡，包括交通事故、溺水、跌落、自杀等伤害，随着社会经济发展，这类疾病、伤残和死亡呈上升趋势；第三组是与人们的不良生活方式与行为危险因素、不健康的社会环境密切相关的疾病和健康问题，即慢性病。

新中国成立前，寄生虫病、传染病是导致我国居民死亡的主要原因。据不完全统计，新中国成立前我国居民死因顺位大致为寄生虫病、传染病、肺结核、妊娠分娩、呼吸系统疾病；新中国成立后我国居民死亡谱发生急剧变化。1950～1975 年人群死亡率快速下降，这种下降属于非人口因素的作用，主要传染病的发病率和死亡率显著下降；1975～1990年为死亡率的缓慢下降期；1991～2000 年为死亡率平稳期，虽然综合的非人口因素对死亡率下降起到了积极作用，但是人口老龄化抵消了这部分作用，使死亡率处于稳定水平。死亡率呈下降趋势的疾病包括感染性疾病和母婴疾病，其中的急性传染病、结核、急性肺炎、围生期疾病和产科疾病，慢性病中的急性风湿热和风湿性心脏病，伤害中的自杀（主要是农村年轻女性自杀）均呈下降趋势。死亡率呈上升趋势的疾病包括恶性肿瘤中的支气管肺癌、肝癌、乳腺癌和脑血管病、冠心病、糖尿病及伤害中的交通伤害。自杀、肝脏疾病、慢性阻塞性肺疾病没有进一步上升，保持平稳水平。

20 世纪 50 年代，我国城市的死因顺位为呼吸系统疾病、传染病、消化系统疾病、心脏病和脑血管病；70 年代死因顺位为脑血管病、心脏病和恶性肿瘤；到 80 年代，死因顺位已转变为心脏病、脑血管病、恶性肿瘤、呼吸系统疾病、消化系统疾病；90 年代以后则以恶性肿瘤、脑血管病、心血管病和呼吸系统疾病位列前 4 位。据 2001 年全国 36 个城市生命统计结果，慢性病占全死因的 86.13%，其中恶性肿瘤占 21.55%、脑血管病占20.97%、心脏病占 19.06%、呼吸系统疾病占 13.93%；而 2001 年对 90 个县农村生命统计结果显示，慢性病占全死因的 78.92%，二者前 4 位死因完全相同，不同的是，农村呼吸系统疾病占第一位。

2012 年全国居民慢性病死亡率为 533/10 万，占总死亡人数的 86.6%。心脑血管病、癌症和慢性呼吸系统疾病为主要死因，占总死亡的 79.4%，其中心脑血管病死亡率为271.8/10 万，癌症死亡率为 144.3/10 万（前 5 位分别是肺癌、肝癌、胃癌、食管癌、结直肠癌），慢性呼吸系统疾病死亡率为 68/10 万。

2012 年和 2000 年我国传染病、慢性病和伤害年龄标化死亡率见表 2-2-2。

表 2-2-2　2012 年和 2000 年中国传染病、慢性病和伤害年龄标化死亡率（单位：1/10 万）

年份	所有原因	传染病和其他疾病	慢性病	伤害
2012	668.2	41.4	576.3	50.4
2000	821.2	88.7	660.9	71.5

资料来源：中华人民共和国卫生部, 2000. 2000 中国卫生统计年鉴 . 北京：中国协和医科大学出版社；中华人民共和国卫生部, 2012. 2012 中国卫生统计年鉴 . 北京：中国协和医科大学出版社 .

1. 中国居民死因顺位变化

2012 年中国居民的前 10 位主要死因见表 2-2-3。其中，心血管疾病、恶性肿瘤、慢性呼吸系统疾病（主要是慢性阻塞性肺疾病）和糖尿病引起的死亡占总死亡数的 80% 以上（图 2-2-1）。中国居民的死因顺位与全球总体的死亡结构相似（图 2-2-2）。

表 2-2-3　2012 年中国居民的前 10 位主要死因

顺位	死因	死亡率（1/10 万）	构成（%）
1	脑卒中	233	23.7
2	缺血性心脏病	151	15.3
3	慢性阻塞性肺疾病	101	10.3
4	气管癌、支气管癌和肺癌	59	6.1
5	肝癌	38	3.9
6	胃癌	32	3.3
7	道路交通伤害	28	2.8
8	高血压性心脏病	25	2.5
9	糖尿病	23	2.3
10	下呼吸道感染	21	2.1

资料来源：中华人民共和国卫生部，2012. 2012 中国卫生统计年鉴. 北京：中国协和医科大学出版社.

2. 中国与不同收入水平国家死因顺位比较

2012 年 WHO 发布全球慢性病现状研究报告指出，因传染病、慢性病和伤害死亡人数分别占总死亡人数的 51%、34% 和 14%。中国的慢性病死亡构成几乎与发达国家相同，但在癌症患病和死亡方面有所不同。2010 年中国女性的乳腺癌死亡率低于二十国集团中的美国、英国和日本等大多数高收入国家，而肺癌、肝癌、胃癌、食管癌和大肠癌等（不仅是中国的主要死因）死亡率明显高于发达国家。中国心脑血管疾病的死亡率与巴西、印度持平，低于俄罗斯的心血管疾病死亡率，但高于发达国家。另外，在心脑血管病中，脑卒中的死亡率相对较高，与 50 年前的日本心脑血管死亡模式相似。

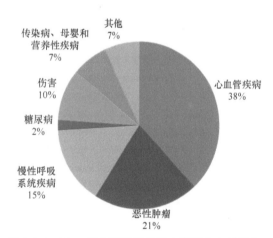

图 2-2-1　2012 年中国居民各类疾病死亡占总死亡比例

资料来源：中华人民共和国卫生部，2012. 2012 中国卫生统计年鉴. 北京：中国协和医科大学出版社.

3. 慢性病是 30 ～ 70 岁人群早死的主要原因

慢性病也是影响 30 ～ 70 岁人群早死的一个重要原因。中国因 4 种主要慢性病引起的早死占总死亡的比例从 2000 年的 23% 降到 2012 年的 19%，意味着 2012 年有 150 万人因慢性病而早死。中国 2012 年的早死比例相当于巴西和南非，低于其他金砖国家如俄罗斯和印度及其他发展中国家，但明显高于美国等发达国家，尤其是日本 30 ～ 70 岁人群慢性病早死比例的 2 倍（图 2-2-3）。

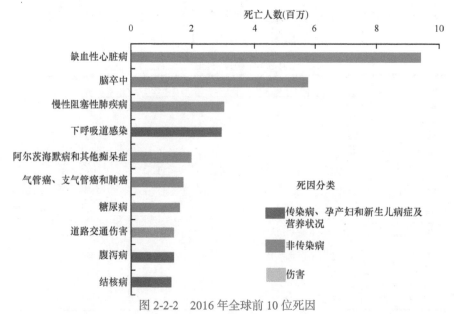

图 2-2-2 2016 年全球前 10 位死因

资料来源：World Health Organization.[2018-5-24].The top 10 causes of death. http：//www.who.int/news-room/fact-sheets/detail/the-top-10-cause-of-death.

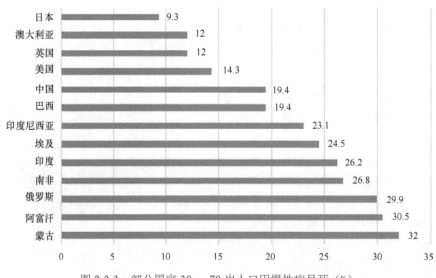

图 2-2-3 部分国家 30 ～ 70 岁人口因慢性病早死（%）

资料来源：World Health Organization，2014. Global status report on noncommunicable Diseases 2014. Geneva：WHO Press.

如果中国慢性病早死比例降低到日本等发达国家水平，到 2030 年，中国可以减少 1005 万例早死；如果中国采纳全球慢性病战略目标建议，每年减少 2% 因慢性病引起的早死，则 2015 ～ 2030 年，中国至少将减少 105 万人早死。

4. 慢性病对于平均期望寿命和健康期望寿命的影响

2012 年中国男性和女性平均期望寿命分别为 74 岁和 77 岁，健康期望寿命分别为 67 岁和 69 岁，男性和女性健康期望寿命均比平均期望寿命低 7 岁，这意味着由于主要慢性病等发病和失能而损失 7 年健康生命年（表 2-2-4）。

表 2-2-4　中国和部分国家平均期望寿命和健康期望寿命

国家	平均期望寿命（岁）			健康期望寿命（岁）			30～70 岁因慢性病死亡占总死亡比例（%）
	男性	女性	两性	男性	女性	两性	
中国	74	77	75	67	69	68	19
美国	76	81	79	67	71	69	14
日本	80	87	84	72	77	75	9
芬兰	78	83	81	68	73	71	11
德国	78	83	81	69	73	71	12
巴西	70	77	74	62	67	64	19
俄罗斯	63	75	69	55	66	60	30
印度	64	68	66	56	58	57	26
南非	56	62	59	49	53	51	27

5. 主要危险因素及其对死亡率的影响

如前所述，慢性病的主要危险因素有行为危险因素、生物代谢危险因素及环境、感染因素。表 2-2-5 列出了主要慢性病及其共同的行为危险因素（即吸烟、不健康饮食、有害饮酒与身体缺乏运动）之间的联系。另外，生物代谢因素有肥胖和超重、高血脂、高血糖和高血压。环境污染（大气环境污染和室内环境污染）及感染（如肝炎病毒、人乳头瘤病毒等感染）也是引起慢性病的原因。

表 2-2-5　心血管病等主要慢性病与吸烟等主要危险因素之间的联系

慢性病	吸烟	不健康饮食	有害饮酒	身体缺乏运动
心血管疾病	√	√	√	√
肿瘤	√	√	√	√
糖尿病	√	√	√	√
呼吸系统疾病	√			

资料来源：World Health Organization，2005. Preventing a chronic diseases：a vital investment. Geneva：WHO Press.

（1）吸烟：我国 2015 年吸烟人数超过 3 亿，15 岁以上人群吸烟率为 28.1%，其中男性吸烟率高达 52.9%，非吸烟者中暴露于二手烟的比例为 72.4%，每年因烟草导致的死亡人数超过 100 万。

（2）不健康饮食：高盐、高脂、多糖饮食是影响慢性病流行的主要因素。膳食高盐是导致高血压的一个重要因素，WHO 推荐每日食盐摄入量不超过 5g。我国的人均每日食盐摄入量从 1990 年的 7.06g 增至 2010 年的 10.8g，而蔬菜和水果摄入量却低于 WHO 推荐的标准。

表 2-2-6 为 1980～2003 年各类食物人均消费（cal）百分比变化。

表 2-2-6 1980 ～ 2003 年各类食物人均消费（cal）百分比变化

食物类别	中国	埃及	印度	墨西哥	南非
总卡路里	26.3	16.2	25.7	1.5	5.7
肉类	247	48.3	40.0	18.3	6.9
谷物	-13.9	17.6	13.8	-1.4	4.7
食糖和甜品	51.9	8.8	27.2	2.4	-18.3
水果	600	103	60.0	19.4	33.3
蔬菜	367	10.3	37.5	40.7	0.0
棕榈油	640	NA	730	2100	2400
豆油	635	35.5	48.2	50.0	189
菜油	259	-47.8	84.6	14.7	75.4

资料来源：FAOSTAT（粮农组织统计数据库）。http://www.fao.org/faostat/eh/#home.

注：1cal=4.2J。

（3）有害饮酒：2012 年成人的人均年酒精摄入量为 3L，饮酒者中有害饮酒率为 9.3%，其中男性为 11.1%。

（4）身体缺乏运动：WHO 定义身体运动为骨骼肌肉运动引起的有氧运动或者活动，包括工作、运动项目、家务劳动、旅行及康乐活动。身体缺乏运动是全球十大死亡危险因素之一，也是很多国家疾病负担增加的因素之一。缺乏身体运动人群较足够身体运动的人群死亡风险增加 20% ～ 30%。身体运动减少部分由于休闲时间运动减少及工作或者居家的静坐生活方式，交通工具的普及也是身体缺乏运动的原因之一。

2012 年中国成人经常锻炼率为 18.7%。身体运动也是中国慢性病经济负担的一个重要因素，大约 15% 主要慢性病的医疗和非医疗费用与缺乏身体运动有关。

（5）血压升高：2012 年全国 18 岁及以上成人有 25.2% 血压升高，食盐摄入量过高是导致血压升高的一个关键因素。

据估计，2001 年全球高血压费用为 370 亿美元，占全球卫生保健费用的 10%。在中欧和中亚，高血压费用占卫生费用的 25%。如果血压水平保持不变，10 年期间全球高血压费用约 10 000 亿美元，每年的间接费用将高达 3600 亿美元。

（6）血脂异常：根据中国慢性病及其危险因素监测（2010）结果，我国 18 岁及以上居民高胆固醇血症患病率为 3.3%，高低密度脂蛋白胆固醇血症患病率为 2.1%，低高密度脂蛋白胆固醇血症患病率为 44.8%，高甘油三酯血症患病率为 11.3%。

（7）超重和肥胖：近年来，我国已成为紧随美国之后的"第二大肥胖国"。2002 年和 1992 年我国居民营养调查显示，10 年间 0 ～ 6 岁幼儿超重和肥胖率由原来的 3.9% 增长至 5.4%，增长率 31.7%。约有 60% 的儿童期肥胖延续至成年期，进而增加高血压、高血脂、高血糖、心脑血管疾病、糖尿病等多种疾病的发病风险。1985 ～ 2010 年的 6 次全国学生体质与健康调研结果显示，近 30 年我国学生的肥胖检出率增长了 32 ～ 154 倍。以年增长值计算，近 30 年学生超重、肥胖检出率持续增长，并且 2005 年后乡村学生超重、肥胖检出率增长速度加快，超重和肥胖已形成城乡全面流行的态势。我国主要危险因素对死亡的影响见表 2-2-7。

表 2-2-7　中国 1990 年和 2010 年主要危险因素导致死亡的比例　（单位：%）

危险因素	1990 年	2010 年
吸烟	12.75	16.44
饮酒	4.4	4.62
高血压	16.60	24.60
超重和肥胖	1.67	4.37
高盐	7.06	10.18
缺乏身体运动	无资料	10.18

资料来源：Yang G, Wang Y, Zeng Y, et al, 2013. Rapid health transition in China, 1990-2010：Findings from the Global Burden of Disease Study 2010. Lancet, 381（9882）：1987-2015.

（8）糖尿病：2007 ～ 2008 年全国糖尿病调查结果显示，我国成人糖尿病患病率高达 9.7%，估算我国约 1 亿人患有糖尿病，与既往调查相比糖尿病的增长速度使人震惊，并且糖尿病发病年龄前移的现象比既往更为明显，在中青年人中糖尿病患病率增长速度更快。与 1994 年全国糖尿病调查相比，按照相同的诊断标准，25 ～ 34 岁组糖尿病患病率增加 8 倍，而在 55 ～ 64 岁组增加 3 倍。利用 2010 年中国慢性病及其危险因素监测数据和 2010 年全国疾病监测系统死因监测数据，有学者估算我国 2010 年成年居民糖尿病的疾病负担，结果显示，2010 年我国居民糖尿病平均每千人的伤残调整生命年为 19.12 人年，其中死亡损失寿命年为 1.16 人年（6%），伤残损失寿命年为 17.96 人年（94%），说明糖尿病的疾病负担主要来自残疾负担。结果还表明 DALY 的年龄分布呈倒 "U" 形，主要集中在 15 ～ 79 岁居民，其中 45 ～ 59 岁人群最高（30.39 人年），说明劳动力人群糖尿病的疾病负担较高。

综合考虑以上慢性病及其相关危险因素的现状和变化趋势，我国慢性病的发病、患病和死亡总体形势依然严峻，慢性病防控工作将面临巨大挑战。

（三）慢性病的疾病负担

1. 慢性病的疾病负担

通常用死亡率、发病率、平均期望寿命和疾病流行率等指标来衡量人群的健康状况。然而，随着人群主要疾病流行变化，传统指标已不能综合反映人群健康状态及变化趋势，尤其不能反映慢性病引起的死亡（生命数量）和伤残对居民健康及生活能力（生命质量）所产生的影响。因此，为了全面评估人群健康和疾病流行状况，"伤残调整生命年"[①]、健康寿命等被引入作为评估人群健康和疾病状况的新指标。

世界银行 2011 年关于中国慢性病的报告指出，2010 ～ 2030 年，4 种影响健康的主要因素——心肌梗死、脑卒中、糖尿病和慢性阻塞性肺疾病的负担（生命年损失）预计将增长近 50%。所有慢性病负担中，心血管疾病（心肌梗死和脑卒中）比例将超过 50%

①伤残调整生命年(disability adjusted life year,DALY)是由疾病死亡引起的和由疾病伤残而损失的健康生命年的综合测量，它由因早逝而引起的寿命损失和因失能引起的健康寿命损失两部分组成。计算一定人群的 DALY，就是将该人群的死亡损失寿命年（years of life lost, YLL）和伤残损失寿命年（years lived with disability, YLD）相加。它采用标准期望减寿年来计算死亡导致的寿命损失；根据每种疾病的失能权重及病程计算失能引起的寿命损失。DALY 是生命数量和质量以实践为单位的综合度量。一个 DALY 就是损失的一个健康生命年。

（表 2-2-8）。脑卒中对个体健康和生活造成的危害最大。这些主要慢性病导致的死亡所造成的负担将增长 80% 以上。"患慢性病"而非慢性病导致的死亡，"贡献"了慢性病总体负担的 90% 以上。此外，约有一半慢性病负担发生在 65 岁以下的人群。慢性病不断增长的趋势，意味着在未来数年，慢性病导致的健康损失、伤残将显著增加，我国医疗卫生系统的负担将日趋严重。

表 2-2-8　2012 年中国主要疾病的 DALY

疾病	YLL	YLD
心血管疾病	87 894.9	4 450.4
恶性肿瘤	5 6215.0	899.1
精神和行为紊乱	839.3	33 069.6
呼吸系统疾病	18 820.1	5 429.8
肌肉骨骼疾病	854.9	21 330.3
感染和寄生虫病	8 069.0	6 592.7
新生儿疾病	10 844.4	1 537.0
感官疾病	1.3	10 680.8
糖尿病	5 145.3	5 016.1

资料来源：World Health Organization，2012. World Health Statistics 2012. Geneva：World Health Organization.

2. 慢性病的经济负担

慢性病的经济负担是指疾病给社会、患者带来的经济损失及为防治疾病而消耗资源的货币体现，包括直接负担（成本）、间接负担（成本）和无形负担（成本）。然而，由于多种原因，我国还没有直接系统的长期观察和探讨与慢性病有关的经济负担研究，因而还无法全面评估慢性病有关的经济负担。本研究仅根据国内的一些局部或者个别慢性病的经济负担研究，并根据 WHO、世界银行关于疾病经济负担测量的方法和结果，对中国的慢性病经济负担做一个基本估计，主要目的是提示慢性病的经济负担现状及以后可能的发展趋势。希望本研究可作为一个引子，鼓励今后能够开展全面、系统的研究，不仅为评估慢性病的经济负担，而且为国民经济发展提供科学依据。

（1）直接经济负担：2003 年我国慢性病直接经济负担为 4847.73 亿元，占全部疾病直接经济负担的 73.56%。其中，居前 5 位的慢性病为脑血管疾病（392.75 亿元）、高血压（383.85 亿元）、其他类型心脏病（310.70 亿元）、恶性肿瘤（284.50 亿元）和冠心病（277.19 亿元），直接经济负担合计为 1648.99 亿元，占慢性病直接经济负担合计的 34.01%，占全部疾病直接经济负担的 25.02%。

（2）间接经济负担：2003 年慢性病间接经济负担为 3732.81 亿元，占全部疾病间接经济负担的 68.88%。其中，居前 5 位的疾病为恶性肿瘤、脑血管疾病、冠心病、其他类型心脏病、高血压，间接经济负担合计为 1744.54 亿元，占慢性病间接经济负担的 46.74%，占全部疾病间接经济负担的 32.19%。

（3）总经济负担及构成：2003 年慢性病总经济负担合计为 8580.54 亿元，占全部疾病总经济负担的 71.45%。其中，恶性肿瘤的总经济负担最多，为 868.49 亿元，占全部疾病总经济负担的 7.23%；其次分别为脑血管疾病（723.14 亿元）、高血压（622.51 亿元）、其他类型心脏病（602.50 亿元）、冠心病（576.89 亿元）。前 5 位疾病总经济负担合计为 3393.53 亿元，占慢性病总经济负担的 39.55%，占全部疾病总经济负担的 28.25%。

此外，我国伤害、精神疾病、环境等疾病和危险因素的疾病负担估计见表 2-2-9。

表 2-2-9　我国伤害、精神疾病、环境等疾病和危险因素的经济负担估计

	死亡数（万）	DALY（万元）	经济负担估计（亿元）
伤害	79.6	4 080	650
精神和神经性疾病	10	3 000	无资料
环境卫生			
环境污染	120	2 520	3 414
室内污染	100	2 130	NA
吸烟	140	3 000	410（2000 年）
肥胖	36	1 230	210（2003 年）

资料来源：Yang G, Wang Y, Zeng Y, et al, 2013. Rapid health transition in China, 1990. 2010：findings from the Global Burden of Disease Study 2010. Lancet, 381（9882）, 1987-2015.

3. 主要危险因素对疾病负担的影响

2010 年中国首要危险因素是综合饮食因素，贡献了 16.3% 的 DALY 和 30.6% 的死亡。饮食因素包括 14 个方面，主要是水果少、高盐、低谷物饮食。第二位危险因素是高血压，大约占 12% DALY 和 24.6% 死亡。第三位危险因素是吸烟，贡献了 9.5% DALY 和 16.4% 死亡。空气污染（$PM_{2.5}$）和室内空气污染分别是第四位和第五位危险因素。与二十国集团其他成员比较，中国的空气污染和室内空气污染都比较严重，不健康饮食和高血压也比较严重。

4. 慢性病的主要危险因素和社会影响因素

慢性病的发生和发展是由可改变和不可改变的危险因素决定的。不可改变的危险因素包括年龄、性别、遗传组成。虽然这些危险因素不是实施干预措施的主要对象，但是它们对于疾病总体负担的影响非常重要。几乎所有的慢性病患病率均随着年龄增长而增加。人口结构对疾病的构成有重大影响，仅仅由于人口快速老龄化这一单一因素（即使其他危险因素仍然保持稳定），中国慢性病仍然会持续增加。

（1）人口老龄化和慢性病增长：第二次世界大战以后，世界人口发生了前所未有的转变，这种变化在发展中国家尤为显著。我国人口再生产类型也大致经历了从"高出生率、高死亡率、低自然增长率"向"低出生率、低死亡率、低自然增长率"的转变过程。作为人口转变的结果，中国人口年龄结构发生了巨大变化，且这种转变非常迅速，无论是人口出生率还是死亡率变化速度和幅度均快于世界上绝大多数国家。中国人口的快速转变（尤其是出生率从高水平的迅速下降）导致人口老龄化的迅速到来。根据联合国估计的数据，1950 年、1960 年、1970 年、1980 年、1990 年和 2000 年我国 60 岁及以上老年人口占总人口的比例分别为 7.5%、6.5%、6.5%、7.9%、8.6% 和 10.0%。从数据可以看出，

中国大约在 20 世纪 70 年代开始人口老龄化，与我国开始实施计划生育政策的时间基本同步。到 2000 年中国人口年龄结构已基本转变为老年型，从 1970 年到 2000 年，中国 60 岁及以上老年人口从 5273 万增加到 1.28 亿。在经济发展水平尚不高的情况下，中国进入了"未富先老"的老龄社会。

中国人口老龄化的未来趋势具有高速和高龄化的特点。2000～2020 年，中国平均每年增加老年人口 571 万。到 2020 年，中国 60 岁及以上老年人口将达到 2.42 亿，老年人口比例将达到 16.9%。2020～2050 年，伴随着新中国成立后 20 世纪 60 年代至 70 年代中期的第二次生育高峰人群进入老年，中国老年人口数量开始加速增长，平均每年将增加 706 万。2030～2050 年是中国人口老龄化最严峻的时期，老年人口数量和老龄化水平都将迅速增长到前所未有的程度。到 2050 年，老年人口总量将超过 4 亿，比例增至 30% 以上。伴随人口老龄化过程的是老年人口的高龄化。预测到 2020 年，中国 80 岁及以上高龄老人将达到 2622 万人，占 60 岁及以上老年人口的 10.8%；到 2050 年，高龄老人将达到 9000 万左右，占老年人口的 20% 左右，即大约每 5 个老人中就有 1 个是高龄老人。

由于生育率和死亡率的迅速下降进展到生存率的提高，越来越多的人存活到中老年，使得易患慢性病人口的数量上升。然而，一个健康的老龄社会也会降低慢性病发病和患病的风险。因此，要正确认识人口老龄化和慢性病增长共同作用的影响。

（2）人口老龄化对慢性病增长的推动作用：世界银行关于《创建健康和谐生活，遏制中国慢性病流行》的报告，根据国家居民营养与健康状况调查、国家慢性病危险因素监测和死因监测数据，估计 2010～2030 年的 20 年中，40 岁以上的人群中慢性病患者人数将增长 2 倍甚至 3 倍，心肌梗死、脑卒中、慢性阻塞性肺疾病、糖尿病和肺癌 5 种慢性病的患者人数将从 2010 年的 8000 万左右增长到 1 亿 8000 万左右，这 5 种慢性病所导致的疾病负担将增长近 50%。该报告估计，从 2010 年到 2030 年，快速的人口老龄化将至少使慢性病负担增加 40%。

（3）人口老龄化和慢性病增长的共同作用对家庭和社会生活的影响：人口老龄化的影响远远超越了人口因素本身，还包括重要的经济、社会、文化、心理和精神因素。相对而言，人口老龄化对中国这样的发展中国家有着更为深刻的影响。这不但是因为我国的老龄化速度已经非常快，并且会持续下去，还因为我国慢性病同样呈现快速的增长趋势。应充分认识到快速的人口老龄化和快速的慢性病增长的共同作用对中国居民的家庭和社会生活带来的巨大影响。

提供老年人能够负担得起的卫生保健和生活照料是人口老龄化给政策制定者提出的众多问题中最为重要的一个：如此数量众多的老年人会拖垮我们的卫生保健和社会保险体系吗？在老年人寿命越来越长的同时，如何提高他们的生活质量？如何来帮助老年人，使他们保持自立和活力？ 2002 年在马德里召开的第二次世界老龄大会特别将"促进老年人健康"作为优先发展的重要方向之一。这一方面影响着"老有所养"和"老有所为"的老年人口规模，从而进一步影响老年人口的赡养负担；另一方面也是老年人能够独立自主、积极幸福生活的重要前提。

慢性病是导致残疾和老年人失能的最主要原因，慢性病的不断增加意味着未来残疾人口规模将呈现大幅度上升，对我国医疗保障体系和社会保障体系将构成越来越严峻的挑战。根据第二次全国残疾人抽样调查数据分析结果,2006年全国18岁及以上成年人口中,各类残疾9426.79万人次,各种慢性病致残5267.07万人次,占所有致残原因的55.9%,这一结果还是低估的。该分析结果还表明我国成年人主要致残慢性病包括白内障、脑血管病、骨关节病、精神分裂症、视网膜色素膜病变、痴呆等。脑血管病和骨关节病是导致肢体残疾的两种重要慢性病,2006年由这两种疾病导致的成年肢体残疾占39.4%;在成人视力残疾中,视网膜色素膜病变是位于白内障之后第二位致残原因,而已知视网膜病变是糖尿病最常见的并发症。利用2010年全球疾病负担研究数据、采用疾病所致伤残引起的YLD为指标的分析结果也表明,精神行为障碍、肌肉骨骼疾病、糖尿病、心血管疾病等是导致残疾的主要慢性病。全国老龄工作委员会办公室2011年发布的《全国城乡失能老年人状况研究》报告显示,2010年末全国城乡日常生活能力(ADL)丧失的老年人约3300万,占老年人口总数的19.0%,其中自理能力完全丧失的老年人约1080万,占老年人口总数的6.2%,大量文献资料表明慢性病是导致老年人失能的最主要原因。随着我国人口老龄化高峰的到来,将严重影响我国未来老年人照料需求的服务总量和费用支出,对于日益众多的独生子女家庭来说,会形成极大的照料压力。

然而,人口老龄化不是推动中国慢性病疾病负担和慢性病相关过早死亡增加的唯一危险因素。在过去30年里,中国可改变的慢性病危险因素,如吸烟、有害饮酒、不健康饮食习惯和久坐生活方式流行率稳步上升。这些行为危险因素增加与社会巨大变化(如收入增加、城市化及体力活动少的职业增加等)密切相关。中国室外和室内空气污染也是一项重要危险因素,对癌症、慢性肺病和心血管疾病的发生发展起着重要作用。感染因素如乙型肝炎病毒和丙型肝炎病毒感染、人乳头瘤病毒感染是发生肝癌和宫颈癌的重要原因。

(4)慢性病流行的主要社会影响因素:应对慢性病不仅是世界上可以预防疾病、残疾和死亡的最主要因素,也是可持续发展的重大挑战。中低收入国家不仅面临的慢性病负担大,还包括传统的健康挑战,即所谓的疾病双重负担。4种主要的疾病(心血管疾病、糖尿病、癌症和慢性呼吸系统疾病)都涉及4个主要危险因素:烟草使用、有害饮酒、缺乏身体活动和不健康的饮食。这些行为的原因进一步追溯到潜在的社会、经济、政治、环境和文化因素(及政策选择),被称为社会影响因素。应对慢性病,如同应对艾滋病和其他健康问题,不是简单地改变孤立的个人行为的问题,还需要在社会、经济、环境和文化背景上产生更广泛、深刻的变化。

1)城镇化:增加了慢性病流行的风险。城镇化是指由于人口从农村迁移到城市和郊区,从而导致生活在城市的人口比例增加。城镇化导致不健康生活方式的转变、环境污染、精神紧张和压力增加及不健康饮食、不健康行为习惯增多等;城镇设计缺乏行人通道、缺乏运动场所和设施导致缺乏身体活动;超重和肥胖比例增加。中国城镇人口在过去10多年迅速增加,从2000年的30%增加到2014年的60%。联合国人口署估计,到2040年中国将有10亿人生活在城市。

2)全球化:是国际整合的一个过程,能够减少贸易壁垒、增加交流,包括西方国家的生活方式也会影响发展中国家。最为典型的案例就是不健康的饮食习惯,如高热量的快餐饮食和静坐生活方式等,会导致发展中国家的儿童和年轻人形成不健康的生活方式,使儿童青少年吸烟率增加、超重和肥胖率增加等。

3）其他影响慢性病流行的社会因素：对一些高收入国家的调查研究显示，低收入阶层人群的心血管疾病流行率高于高收入人群。教育程度也是心血管疾病流行的一个因素，教育程度低的人群心血管疾病患病率高于教育程度高的人群；教育程度还影响糖尿病、肥胖的流行，教育程度低的人群糖尿病患病率和肥胖流行率高于教育程度高的人群。贫困人群与慢性病相关的主要危险因素如吸烟、不健康饮食、有害饮酒的流行率及慢性病患病率均高于高收入人群。这些研究再次证明慢性病和贫困密切相关，贫困人群危险因素流行率高且慢性病发病率高，慢性病治疗又会加剧贫困，从而形成恶性循环。

二、慢性病对经济和社会发展的影响

慢性病流行是目前多数国家人群早死和失能的主要原因，此趋势会持续下去。社会和经济发展并不必然会对健康造成负面效果，但慢性病对于社会和经济发展必然存在不利影响。因此，既要防止社会经济发展过程中形成不良生活方式、有害环境及各人群相互之间的不良影响，又要充分利用社会经济发展对预防疾病和促进健康有利的一面，消除贫困和疾病之间的恶性循环，减少不公平现象，造福人类（图2-2-4）。

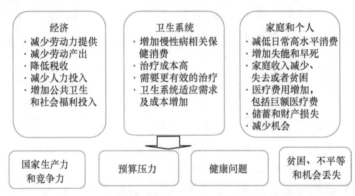

图 2-2-4　慢性病对经济、卫生系统和家庭的影响

（一）慢性病消耗有限的卫生资源，威胁现有的卫生系统

通过对1993年和2004年的第一次和第三次国家卫生服务调查相关数据的分析，测算5类慢性病的直接医疗费用方法是由出院人数、出院患者平均住院医疗费用、门诊人次数和门诊次均医疗费用求得结果。2003年5类慢性病的直接医疗费用为1209.42亿元，其中住院医疗费用为588.37亿元，门诊医疗费用为621.05亿元；5类慢性病的直接医疗费用构成了国家医疗总费用的重要组成部分（占21.05%），其中各病种（类）的费用负担在门诊和住院中表现不一，在城市主要以住院费用为主，农村则以门诊费用为主；自1993年以来，其年平均增长速度为14.37%，超过了同期GDP、卫生总费用和医疗总费用的增长速度，其中，门诊次均医疗费用和出院者平均住院医疗费用的增长速度大大超过同期的门诊人次数和出院人次数的增长速度，提示我国医疗行业存在垄断现象。

我国和部分国家2012年卫生费用比较见表2-2-10。

尽管慢性病的直接、间接费用都非常巨大，每年估计的费用从千亿到万亿美元，而且未来 20 年内慢性病预防控制经费随着人口增加，慢性病死亡和失能造成的生产力损失是巨大的（估计经费是根据慢性病发病率不变）。然而，由于我国在这方面的全面系统研究还很缺乏，不仅不能完全描述慢性病的影响，更不能为公共卫生政策提供有效的证据。因此，未来的公共卫生研究要重视相关的慢性病费用及其经济负担研究。

表 2-2-10　中国和部分国家 2012 年卫生费用比较

国家	人均 GDP（美元）	人均卫生费用（美元）	政府负担费用（美元）	卫生费用占 GDP 比例（%）
中国	11 890	321.1	180.4	5.4
美国	52 620	8 895.1	4 126.1	17.9
日本	36 440	4 751.6	3 919.6	10.1
芬兰	38 570	4 231.9	3 191.6	9.2
德国	42 860	4 683.2	3 572.3	11.3
巴西	14 350	1 056.5	490.4	9.3
俄罗斯	22 710	886.9	540.9	6.3
印度	5 080	61.4	20.3	NA
南非	11 970	644.6	308.7	NA

资料来源：World Health Organization. Global Health Observatory data repository：health financing. http：//apps.who.int/gho/data/node.main.HEALTHFINANCING?lang=e.

（二）慢性病减缓社会经济发展

多数慢性病发生在经济和社会生活方面充满活力的中年人群中。慢性病流行在很多方面对经济产生负面影响，包括影响提供劳动力、降低社会生产能力（缺工、影响患者卫生服务利用、减少经济产出）、减少税收、增加政府保健支出、降低人力投资回报和增加雇主成本等。

慢性病对社会经济发展造成严重影响，并严重阻碍减贫努力。据估计，在经济迅速增长的发展中国家中，仅因心脏病、脑卒中和糖尿病造成的影响，每年 GDP 增长率减少 1%～5%。另外，人们因为患慢性病担心寿命缩短而对存钱兴趣降低，也减少社会资本，比如受过教育的老师和技术熟练工人的死亡会减少继续提高技术能力和为社区工作的机会，再如照顾患病亲属失去挣钱的机会。很多方法已经用于评估疾病负担和经济增长的相关性，估计拉丁美洲地区到 2030 年前，每年因为慢性病使经济增长延缓 2%。

据粗略估计，与人口相关及慢性病负担相关的经济影响大于 GDP 增长的 2%，如果保持其他因素不变，到 2030 年卫生服务花费将增加 2%～4%。虽然是一个估计值，但表达的信息是明确的，如果不能有效控制慢性病流行，则慢性病对宏观经济的影响是巨大的。例如，慢性病的经济负担相当于 1986 年中国 GDP 的 2%～4%，即 80 亿～160 亿美元。随着我国经济规模的持续扩大，慢性病的不断增加所带来的经济负担巨大。

同样重要的预测是，如果中国允许未来 15 年医疗服务的利用率和单位成本持续增长

表 2-2-11　中国 2012 ～ 2030 年因慢性病可能引起的产出损失

疾病	损失（以 2010 年货币为单位，万亿美元）
糖尿病	0.49
缺血性心脏病	1.63
脑血管病	4.66
慢性阻塞性肺疾病	4.03
乳腺癌	0.19
总计	11.0

资料来源：Bloom DE, Cafiero ET, Jane-Liopis E, et al, 2011.The Global Economic Burden of Noncommunicable Diseases. Geneva：World Economic Forums.

超过 15 年，慢性病对经济的影响将是巨大的，势必会影响可持续发展，即慢性病的经济负担会达到 GDP 的 25%（相当于 2000 年支出超过 2750 亿美元），到 2030 年将会达到 5.5 万亿美元，超过 2014 年中国 GDP 的 50%。需要指出的是，这些数字并不重要，重要的是它有助于人们了解一个事实，即慢性病将威胁卫生人力、财政及相应的政策。

中国 2012 ～ 2030 年因慢性病可能引起的产出损失及主要慢性病对生产力损失的贡献率分别见表 2-2-11、图 2-2-5。

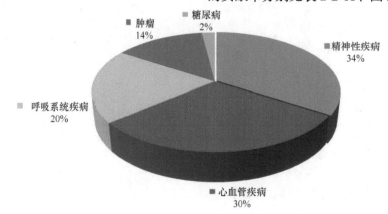

图 2-2-5　中国主要慢性病对生产力损失的贡献率

资料来源：Bloom DE, Cafiero ET, Jane-Liopis E, et al, 2011.The Global Economic Burden of Non-communicable Diseases. Geneva：World Economic Forums.

经济的影响案例

哈佛大学的一项研究表明，与卫生保健支出相比，2012 ～ 2030 年中国与慢性病相关的成本无论是绝对数量还是相对数量都是巨大的。中国的 5 个重要疾病（心血管疾病、癌症、慢性呼吸系统疾病、糖尿病和心理健康疾病）相关的累计成本是 278 400 亿美元。由于中国老年人口比例不断增加，在 GDP 高位的情况下产出损失就会更大。

中国：如果在 2010 ～ 2040 年降低心血管疾病的 1%，则产生相当于 2010 年中国 GDP 的 68% 或者 10.7 万亿美元的购买力。

埃及：非传染病可能会导致 GDP 损失 12%。

巴西：2005 年和 2009 年间慢性病的成本可能等于该国 2003 年 GDP 的 10%。

印度：消除慢性病理论上增加印度 2004 年 GDP 的 4% ～ 10%。

（资料来源：Bloom DE, Cafiero ET, Jane-Liopis E, et al, 2011.The Global Economic Burden of Non-communicable Diseases. Geneva：World Economic Forums.）

(三)慢性病流行是因病致贫、因病返贫的根源之一

慢性病流行和贫困是互相影响、互相作用的，慢性病和贫困相伴相随。慢性病患者的卫生保健费用支出、生产力下降及将一部分收入花费在行为危险因素的支出可能会使家庭陷入贫困处境，而贫困家庭要比高收入家庭的行为危险因素流行率高，因而形成慢性病和贫困的恶性循环。发展中国家高达90%的人口需要自费购买药品，慢性病治疗往往昂贵且需终身，估计全世界每年有1亿多人因必须支付卫生保健费用而陷入贫困。调查结果还显示，贫困地区吸烟率反而要比高收入地区高，贫困地区和贫困家庭的危险因素水平较高，也是慢性病和贫困形成恶性循环的一个因素。

慢性病不仅降低了劳动年龄人口的生产力，患者还需要购买药品及相应的卫生保健服务。WHO开展的42国研究表明，2%～3%的家庭因慢性病需支付高昂的卫生保健费用；如果有一位家庭成员患慢性病，则有1%～2%的家庭因此陷入贫困。对处于贫困边缘的家庭，慢性病的花费则导致贫穷。在南非进行的研究表明，如果有一位男性家庭成员患心脏病，则大约25%的家庭需要支付巨额卫生费用（占家庭年度花费的30%及以上），将使1/10生活在贫困线以上的家庭滑落到贫困线以下。就全球而言，低收入国家缺乏卫生保健服务，由慢性病自费导致贫困的现象很普遍。

(四)实践证明慢性病可以有效预防控制

过去多年的研究和实践已经掌握了慢性病流行的主要原因和干预手段，完全可以防止千百万患者过早死亡，避免因慢性病导致残疾所造成的生活能力丧失相关的沉重疾病负担。实施符合成本效益的预防和控制慢性病的干预措施可以有效遏制慢性病流行，大约80%的心脏病、脑卒中、2型糖尿病及40%的癌症都是可以避免的。

一些国家运用现有的知识已经大大提高了中老年人的预期寿命，而且大幅度改善了他们的生活质量。在芬兰、澳大利亚、加拿大、英国和美国，心脏病死亡率在过去的30多年间显著下降（图2-2-6），尤其在芬兰下降70%以上。波兰等中等收入国家近年也取得显著进展。这些国家之所以取得显著成就，主要是实施了针对慢性病主要危险因素的全民及个人干预措施，以及改善和调整了卫生服务系统，扩大了慢性病服务面。这些干

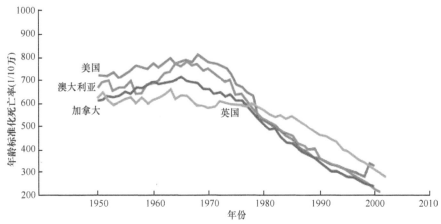

图2-2-6　1950～2002年美国、澳大利亚和加拿大30岁以上男性心脏病死亡率变化

资料来源：World Health Organization，2005. Preventing a chronic diseases：a vital investment.Geneva：WHO Press.

预措施的实施效果令人瞩目，WHO 估计，1970～2000 年，仅在美国就使 1400 万人免于心血管疾病死亡，同一时期英国使 300 万人免于心血管病死亡。

如果不采取行动，今后 15 年中国将有数以百万计的人由于慢性病过早死亡，而这种情况对于很多人本来是可以避免的。成年人的过早死亡对家庭生活、社会经济发展的影响是巨大的。

慢性病对中国的宏观经济影响显著。WHO 估计 2015～2025 年中国将因慢性病损失 17 万亿美元。如果能按照 WHO 的建议加强慢性病预防控制，并在经费上予以支持和保障，到 2030 年不仅将减少数以百万计的人过早死亡，这些被挽救的生命还会为国家经济增长带来巨大的经济效益，累计经济效益达 360 亿美元。

（五）慢性病预防控制的主要技术策略

1. 预防为主、防治结合

大量的多学科研究表明心脏病、脑卒中、糖尿病和一些肿瘤是可以预防的。而一些国家开展社区慢性病预防的案例从实践方面也证明了预防的可能性和可操作性（图 2-2-7）。

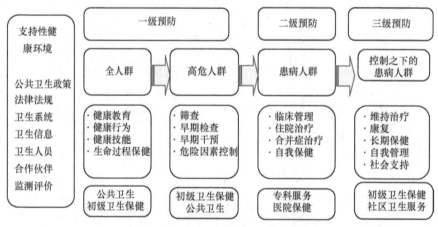

图 2-2-7　慢性病预防控制策略框架

资料来源：World Health Organization. National multisectoral NCD policies, strategies and plans. http://www.who.int/ncds/governance/policies/en/.

2. 全人群和高危人群途径相结合

有两种预防控制慢性病的途径，即针对普通人群（全人群）和具有高危险因素或者已患病人群（高危人群）的途径。

全人群策略是通过对全人群的干预降低危险因素水平，是针对病因而不是疾病采取的措施。即使小量地降低危险因素水平，如降低暴露于烟草和不健康因素、缺乏运动等危险因素水平，也会降低高胆固醇、高血压、高血糖及超重和肥胖流行率。

高危人群策略是针对高危险人群和已患病人群。这些干预会减少慢性病的发生风险，减少并发症，改善生活质量。

全人群预防和个体预防相辅相成，两者应当成为全面综合干预策略的一部分以满足整个社会的需要。

3. 实施符合成本效益的干预措施

WHO 根据慢性病预防控制措施的筛选标准（即干预措施是否符合成本效益、经济上可负担得起、群众可接受性等原则），总结了针对全人群的人群干预措施和针对高危人群和慢性病患者的个体干预措施及其成本测算。针对烟草使用、有害饮酒、不健康饮食和缺乏身体运动等危险因素与糖尿病、心血管疾病、呼吸系统疾病等均有针对性的预防控制措施（表 2-2-12）。需要指出的是，上述措施多数是在发达国家筛选出来的，特别是一些与经济核算有关的指标，具有相对性，在发展中国家的实施还需要进一步检验，也需要和当地实际相结合。

表 2-2-12　慢性病及其危险因素干预措施筛选建议

疾病或者危险因素	干预	实施成本（低成本：≤每人1美元高成本：≥每人1美元）	健康影响（DALY/百万）（小：≤ 100；大：≥ 1000）	成本效益（疾病负担转换）（非常好：≤人均 GDP，好：人均 GDP 1～3 倍）
危险因素				
使用烟草	烟草税收	低	大	非常好
	无烟工作场所	低	中度	好
	包装、标签和提高认知	低	中度	非常好
	禁止烟草广告	低	中度	非常好
有害饮酒	针对含酒精饮料税收	低	中度	非常好
不健康饮食和缺乏身体运动	减少食盐摄取	低	大	非常好
	食品税收（脂肪）和补贴（水果与蔬菜）	低	中度	非常好
	大量的咨询	非常高	大量	好
慢性病				
糖尿病	血糖控制	高	大量	好
心血管疾病	高血压药物治疗	低	大量	非常好
肿瘤	乳腺癌第一期治疗	低	中度	非常好
	宫颈癌筛查和治疗	低	中度	非常好
呼吸系统疾病	皮质类固醇吸入治疗哮喘	低	小	好

资料来源：World Health Organization，2010.Global status report on noncommunicable diseases 2010.Geneva：WHO Press.

4. 人群干预措施成本估计

研究结果证明人群平均血压降低 10%，心血管疾病死亡率会降低 25%。哈佛大学开展的一项针对中国和印度控制高血压经费需要的研究项目报告提出，如果在中国通过人群减盐策略和措施达到降低人群平均血压 3mmHg，则需要投资 5.35 亿美元（表 2-2-13）。

表 2-2-13　通过人群减盐策略降低平均血压 3mmHg 估计所需费用

国家	总人口（2009 年，千人）	降低 3mmHg（国际购买力，百万美元）
中国	1 338 613	535.45
美国	307 212	307.21
捷克	10 212	4.08
墨西哥	111 212	44.48
智利	16 602	6.64
伊朗	66 429	26.57
埃及	78 867	31.55
南非	49 052	19.62
巴基斯坦	174 579	69.83
印度	1 156 898	462.76

资料来源：Gaziano TA, Bitton A, Anand S, et al, 2009. The global cost of nonoptimal blood pressure. J Hypertens, 27（7）: 1472-1477.

5. 个体干预成本估计

个体干预措施包括针对心血管疾病、宫颈癌等疾病的早期筛查、咨询、药物治疗等符合成本效益的干预措施。据 WHO 估计，全球每年需要 114 亿美元实施这些措施。在低收入国家人均需要 1 美元，中高收入国家需要 3 美元。按照这个标准和 2010 年不变价格测算，中国每年至少需要 40 亿美元，即 240 亿人民币用于慢性病的早期筛查、健康咨询和重点疾病的治疗。哈佛同一研究显示中国采取药物控制高血压措施需要投入 43.3 亿美元（国际购买力价格）。

用于慢性病的投资，不仅每年可以挽救数百万人的生命，也会产生丰厚的经济回报。例如，中低收入国家若减少 10% 的缺血性心脏病和脑卒中的发生，估计每年这些国家会减少经济损失 250 亿美元，这是用于投资干预措施的 3 倍。

6. 中国慢性病预防控制需要经费估计

目前现有资料还不足以估计完全控制慢性病流行所需要的投资。然而，国内有关研究，结合 WHO 估计与其他国家的一些有关研究机构关于慢性病经费需求评估的方法和结果，可以大致估算某些疾病未来所需要的经费。例如，在高血压领域，以 2008 年为例，以世界银行建议的购买力测算控制中国高血压需要经费 43 亿美元，占当年 GDP 的 0.05%，占卫生总费用的 0.66%（表 2-2-14）。

虽然慢性病预防控制成本较高，但不作为的成本更高。用于非传染病预防和控制的成本，就是对未来的投资。

表 2-2-14　药物控制高血压需要经费估计及占 GDP 和卫生总费用的比例

国家	控制高血压总人群成本 （国际购买力，百万美元）	占 GDP 的比例（%） （2008 年，国际购买力）	占卫生总费用比例（%）
中国	4 346	0.05	0.66
美国	14 404	0.10	1.22
捷克	200	0.08	1.14
墨西哥	1 662	0.11	1.74
智利	411	0.17	3.20
伊朗	469	0.06	0.72
埃及	254	0.06	0.91
南非	230	0.05	0.54
巴基斯坦	150	0.03	1.71
印度	4 821	0.14	2.90

资料来源：Gaziano TA，Bitton A，Anand S，et al，2009. The global cost of nonoptimal blood pressure. J Hypertens，27（7）：1472-1477.

7. 中国慢性病预防控制的进程和历史经验

我国慢性病防治历经艰苦、曲折的过程，大致分为 3 个阶段：第一阶段（20 世纪 50 年代末至 1993 年），慢性病的预防控制主要以临床为主，重点放在慢性病治疗，有少量的现场人群防治研究；第二阶段（1994 ～ 2006 年），认识到慢性病预防控制不仅需要临床治疗，更需要公共卫生途径才能控制慢性病流行，强调公共卫生和临床医学并重的策略；第三阶段（2007 年至今），制定和实施慢性病有关的公共政策和工作规划，初步体现"将健康融入所有部门公共政策"的理念。

中国慢性病防治工作的发展过程中已逐步形成政府主导、多部门配合、社会力量广泛参与的良好局面；积极推动健康生活方式的支持性环境建设；建立起慢性病防控的机构和人员及相应的技术指南等体系；与慢性病防控有关的研发也得到长足进步；积极探索慢性病防治工作模式，取得了"大庆糖尿病防治"和"北京首钢心血管病防治"等具有中国特色和国际影响力的成果，逐渐形成慢性病综合防治策略。慢性病监测工作也经历了从无到有、从局部到整体、从横断面调查到连续性监测的发展过程，初步建成国家级慢性病信息监测系统。

然而，由于慢性病种类多，特别是与个人生活方式密切相关，慢性病预防控制是一个长期、艰巨的任务，需要坚持不懈的努力。在慢性病的预防控制工作中还存在诸多挑战和问题：决策者和公众还会认为慢性病的主要原因是个人行为和选择的问题，或者认为仅是一个纯粹的健康问题，对慢性病根植于社会及其对于社会严重性危害的认识不够；卫生系统停留在应对急性疾病和感染性疾病的模式上，还不足以应对大量人群，仍需要经常和长期的常规卫生服务及技术指导，特别是基层卫生技术力量远远无法达到满足实际的程度；对于不健康的卫生产品缺乏足够的法律和经济手段予以限制；此外，卫生信息薄弱，无法提供全面、及时及有效的健康和社会因素信息测量进展与支持慢性病预防控制工作。

三、慢性病预防控制的主要政策建议

综上所述，慢性病的流行及其在人群中不平等分布是影响慢性病的危险因素和社会因素共同作用的结果，控制慢性病的流行及减轻慢性病的疾病和经济负担需要全面综合的措施。另外，针对弱势群体和整个人口的政策、计划和行动都必须建立在包容性的、公平的经济产出和健康社会的基础之上。

（一）坚持预防为主的卫生工作方针，将慢性病纳入社会可持续发展规划和计划

目前影响居民健康的主要慢性病是可以预防控制的，虽然预防不可能消除疾病负担，但是却能够阻止慢性病的流行、减轻疾病负担。中国数十年来所实施的预防为主的疾病控制策略成效显著，应当坚持下去，并根据新形势的需要加以更新和完善。

国民社会经济发展规划不仅决定国家未来社会经济的发展方向，也关系到消除各种不公平和不平衡发展现象，应确保社会发展成果为全民共享，将其纳入国家社会经济发展规划，作为国家建设未来全面小康和健康老龄社会、实现中国梦的组成部分，并在相应的政策、经费等方面予以支持。国民社会经济发展规划应包括对国民健康和社会发展有重大影响的慢性病及其危险因素的控制，支持与其相关的卫生服务设施发展。特别是国家扶贫规划中要考虑将慢性病预防控制作为国家扶贫战略的一个组成部分，通过控制慢性病的发病和过早死亡大大减少慢性病花费及因病致贫、因病返贫现象的发生。

（二）加强政府领导，促进部门协调和合作

有效预防和减轻慢性病负担的干预措施不仅是卫生部门的事情，也是政府各部门的共同责任和义务，还需要私立部门和民间团体的共同努力，支持和实施慢性病预防控制政策、规划和项目。慢性病对于有关部门并不是增加额外工作，而是做好本部门与卫生有关的工作，共同努力以降低危险因素的影响。慢性病预防的很多工作是由非卫生部门负责的，如与健康饮食有关的食物政策，与健康城市、健康社区有关的规划，城市建设是由计划和城市规划部门管理的。因此，建议在现有的全国爱国卫生运动委员会基础上，扩大规模和职能，建立由政府主要负责人牵头的协调议事机构。明确健康工作的牵头部门，重新构建卫生行政部门的职责、权限。

（三）强化卫生法规建设和完善相关卫生经济政策

制定和完善有关限制与控制不利于健康的产品，支持有利于健康的产品或者要求生产企业提供产品的相关信息、促进健康生活方式的法律法规。国家需要立法限制烟草的包装、宣传、促销及控制公共场所吸烟，限制含酒精饮料的生产与销售；强制食品生产企业标识产品营养成分以便于消费者选择。也需要有关法规限制向青少年销售不健康食品，如限制在学校附近销售零食等。

1. 经济政策支持

增加政府资金投入，将保障健康生活方式的资金纳入本级财政预算；建立多渠道筹资机制，扩大融资渠道，鼓励社会及海内外各界人士对健康事业的资助和捐赠；建立健全专项资金制度，设立"全民健身专项基金""戒烟戒酒戒毒专项基金"等。

2. 设立健康产品税

鼓励健康食品消费，支持健康食品产业的发展。虽然实施预防措施需要投资，但是与收益相比，这些成本仍然很小。而且政府如果使用法规和财政手段对不健康的产品进行监管，通过提高税收或者价格阻止不健康的生产和消费模式，会在很大程度上自负盈亏。

3. 建立健康促进基金

吸烟和有害饮酒是慢性病的两个主要危险因素。世界上一些国家利用烟酒税收的一部分成立健康促进基金，推广全民健康生活，实现"取之于民，用之于民"的理念。例如，泰国10多年前就从国家烟草税抽取一定比例建立健康促进基金，用于全民健康教育、慢性病预防控制，对于泰国的慢性病预防控制起到了非常积极的作用，在国际上也形成了良好效应，成为国际上促进慢性病筹资、预防控制慢性病的良好案例。

鉴于中国烟草消耗量巨大，吸烟人数众多，如果能从烟草和酒业的消费税收中提取一定比例用于健康教育和慢性病预防控制，无疑将会大大促进中国的慢性病预防控制工作。

4. 建立慢性病预防控制专项经费

新中国成立以后，为了控制传染病的流行，国家设立了重大传染病控制专项资金，对于我国迅速控制传染病起到了巨大作用，也是我国控制重大传染病的一项经济政策措施和一条重要历史经验。考虑到慢性病的严重性、长期性和艰巨性、复杂性，建议我国设立慢性病预防控制专项经费，用于慢性病预防控制的健康教育、咨询活动，实施公共卫生法规，创建健康的生活环境和提高全民卫生文明，以降低全民危险因素水平，遏制慢性病流行的势头；建立糖尿病、高血压、肿瘤等重大疾病专项资金，宣传动员、普及卫生知识，开展人群筛查、咨询、治疗等工作，推动重点疾病的早期筛查和治疗，用于提高卫生文明程度，加强人才建设，降低慢性病的疾病负担和提高生命质量。同时也需要加强慢性病专业人员的培训和教育，从根本上提高基层卫生人员的慢性病知识和实际技能，为慢性病预防控制做出应有的贡献。

5. 实施全面、综合干预措施

慢性病预防控制必须采取全面、综合预防控制的方式。

所谓"全面"是指干预措施覆盖广泛、多层次、多场所（工厂、学校和社区），涵盖各个年龄段人群（幼儿、儿童、青少年、成人和老年人）及所有可能的地区（国家级、地区级及局部等）。

慢性病"综合预防"的概念是减少冠心病、高血压、脑卒中、2型糖尿病和许多肿瘤拥有的共同危险因素，即吸烟、不健康饮食、缺乏运动和有害饮酒，针对这些危险因素采取共同行动证明是最有效的干预方式。另外，可以将慢性病的卫生服务、疾病预防和健康促进通过初级卫生保健达到整合，避免过多项目重叠、影响卫生系统整体作用的发挥。

积极筛选和实施符合成本效益、效果良好的干预措施也是有效预防控制慢性病的关键。要根据不同时期、阶段和不同人群，全面、恰当地实施符合成本效益原则的各种预防策略，做到既能充分利用有限的卫生资源，又能满足各方面的需要。

6. 强化基层和初级卫生保健

慢性病的预防控制需要配套完整的社会保障网络、基层卫生网络、社区卫生服务网络及相应的卫生技术人员支持。积极推进城乡区域协调发展，减少由城乡、地区、人群间收入分配差距过大和社会分层带来的健康不公平，维护社会正义。关注弱势群体的健康促进工作，加大对流动人口、空巢老人、留守儿童、留守妇女等群体的扶助力度，解决他们在生活中的实际困难。

国家应当积极采取措施支持社会保障网络和基层网络建设，完善功能，强化服务能力。引导卫生服务落实在基层，促进基层卫生组织建设，将大多数慢性病问题解决在基层。解决由计划生育和迅速老龄化带来的抚养比提高问题，以及由社会保障制度不完善带来的"看病难""看病贵""养老难""养老贵"等问题对人民健康的负面影响。

提高基层卫生人员技术水平。根据慢性病的卫生服务实际需要，建立人才分布、分类、分层培养与就业统筹协调的机制／机构，规划与指导教育机构在人才培养上的规模和定位。制定或修订医药卫生人才从培养到就业全过程的各项政策、法规和章程，监督和指导各级卫生部门及医学教育单位对相关政策的贯彻与执行。

7. 继续坚持全民健康生活活动

影响慢性病发生、发展的危险因素根植于社会，也受到社会、环境和文化习俗的影响，吸烟、不健康饮食、缺乏运动、过量饮酒等是慢性病的相关病因。因此，慢性病预防控制不仅要降低危险因素水平，更重要的是改善滋生和影响生活方式的社会环境及经济政策，从根本上促进健康意识和建立健康的生活方式，从根本上预防控制慢性病。

普及健康知识，提高卫生文明意识，是预防疾病和促进健康的第一步。发挥社区和个人积极性，提升社区动员能力，创造健康环境；鼓励个体主动参与卫生活动，关心健康问题，发挥主观能动性。通过提升健康促进和疾病预防能力，使社区和人们有能力做出影响自己健康的决定及采取相应的行动，创造健康环境，预防和控制疾病。同时，促进居民掌握医护服务相关技能，获得自我保健能力。最后，无论是医护界还是非医护界，都必须具备健康促进和疾病预防的基本知识和技能，及时发现慢性病，正确使用卫生保健服务。

8. 强化慢性病卫生信息系统建设

目前，我国健康领域的信息收集分散，使用不足，资源缺乏与资源浪费并存、资源整合与信息共享不足、地区差异较大、条块分割等问题比较严重，尤其是与慢性病有关的人群疾病、死亡信息等基本生命统计信息系统还尚未建立起来。

我国在卫生信息数据的隐私及安全保护措施方面仍留有漏洞，需进一步建立信息化建设核心的数据保护法等。健康信息化管理机构的设置、人员编制、经费使用等也存在一定问题，需要进一步规范。

今后慢性病信息系统的建设重点：首先，要将慢性病信息作为国家卫生信息系统的重要部分；其次，促进生命统计信息系统建设，开展试点，逐步完善，争取尽快建立准确可靠的生命统计信息系统；再次，完善行为危险因素监测信息，破除机构和部门分割，早日完善和统一国家行为危险因素信息；最后，完善与慢性病有关的卫生经济信息，包括慢性病经济负担及慢性病和社会发展之间关联等相关信息，为卫生决策和国家发展计划提供科学依据。

（四）将慢性病纳入卫生整体改革并作为一项重要内容

慢性病应当被确定为国家长期卫生政策的一项重要内容和优先选项，并确保相应的慢性病预防控制资源。卫生领域的一个基本矛盾是有限的卫生资源和无限的卫生服务需求之间的矛盾。客观现实就是卫生资源短缺，无法满足所有卫生服务需求。因此，利用有限卫生资源使健康结果最大化是各级卫生决策者的首要挑战。要从预防的角度出发，确定卫生干预行动的重点领域和对象，通过减少危险因素和促进健康生活方式以降低患病率和发病率。落实慢性病预防控制主要措施的地点是在社区和基层，要将慢性病预防控制纳入初级卫生保健领域的一项重要内容进行规划和考评。国家免疫政策也要从预防肿瘤的角度考虑逐步将人乳头瘤病毒疫苗和幽门螺杆菌疫苗接种纳入免疫规划，或者针对重点人群进行试点以便全面推广。将高血压和糖尿病纳入卫生均等化框架就是良好的开端，还需要进一步扩展和细化相关措施。

WHO研究显示，如果实施一些符合成本效益的人群干预措施，以减少吸烟、饮酒、不健康饮食和缺乏身体运动等，估计每年中低收入国家需要20亿美元，人均少于40美分。个体干预措施包括针对心血管疾病、宫颈癌等疾病的咨询、药物治疗等具有成本效益的干预措施，将每年需要114亿美元。在低收入国家人均需要1美元，中高收入国家需要3美元。这些投资的健康结果可以使数百万人免于早死。经济层面相当于数十亿美元的回报。例如，中低收入国家若减少10%的缺血性心脏病和脑卒中发生，估计每年会减少经济损失250亿美元，这是用于干预措施投资的3倍。

一些针对有害健康产品的政策措施诸如对烟酒、含糖饮料等征税不仅增加税收，而且可将一部分用于健康事业。目前国际上已形成增加非传染病开支的趋势，很多国家都设立专门预算用于非传染病，而10年前2/3的国家并无慢性病的预算和经费。要充分促进慢性病预防控制投资以阻止慢性病及其相关费用的上升大潮。

预防和控制慢性病既是挑战，又是机遇。我们已经具备必要的预防和控制慢性病及其危险因素的知识、经验和干预措施。如果将已知知识应用于实际工作中，数以百万计的早死可以得到预防，也会避免生产力的损失和家庭出现因病致贫的境况。慢性病预防控制的成本很高，而不作为的成本更高。用于慢性病预防和控制的成本，就是对未来的投资。

专题组成员

邵瑞太　世界卫生组织慢性病预防控制和健康促进资深专家
孔灵芝　中华预防医学会
杨维中　中华预防医学会
梁晓峰　中国疾病预防控制中心
吴良有　国家卫生健康委员会疾病预防控制局
吴　静　中国疾病预防控制中心慢性非传染性疾病预防控制中心
张　娟　北京协和医学院
周脉耕　中国疾病预防控制中心慢性非传染性疾病预防控制中心
钟　军　北京大学
宋新明　北京大学
相　林　北京协和医学院
靳荣荣　北京协和医学院
闫开元　北京协和医学院
池睿欣　北京协和医学院
米元齐　北京协和医学院

参 考 文 献

国家卫生和计划生育委员会疾病预防控制局，2015. 中国居民营养和慢性病现状报告（2015）. 北京：人民卫生出版社.

胡建平，饶克勤，钱军程，等，2007. 中国慢性非传染性疾病经济负担研究. 中国慢性病预防与控制，15（3）：189-193.

胡善联，饶克勤，高军，等，2006. 中国居民常见疾病的经济负担 // 中华预防医学会第二届学术年会论文集. 北京：中华预防医学会，7：53-59.

李镒冲，刘晓婷，胡楠，等. 2013. 中国 2010 年糖尿病疾病负担. 中华流行病学杂志，34（1）：33-36.

杨文英，2011. 中国糖尿病患病现状和特点 // 中国医学科学院，2011. 中国医学科技发展报告. 北京：科学出版社：133-135.

中共中央国务院. [2018-10-25]. 中共中央国务院印发《"健康中国 2030"规划纲要》. http：//www.gov. cn/zhengce/2016-10/25/content-5124174.htm.

中国政府网. [2018-5-20]. 全国城乡失能老年人约 3300 万占总体老年人口 19%. http：//www.gov.cn/ jrzg/2011-03/02/content_1814376.htm.

中华人民共和国卫生部，2000. 2000 中国卫生统计年鉴. 北京：中国协和医科大学出版社.

中华人民共和国卫生部，2012. 2012 中国卫生统计年鉴. 北京：中国协和医科大学出版社.

Abegunde DO，Stanciole AE，2008. The economic impact of chronic diseases：how do households respond to shocks？Soc Sci Med，66（11）：2296-2307.

Adeyi O，Smith O，Robles S，2007. Public Policy and the Challenge of Chronic Noncommunicable Diseases. Washington DC：World Bank.

Ageing and Life Course，Dept of Noncommunicable Disease Prevention and Health Promotion Noncommunicable Disease and Mental Health Cluster，2002. Life course perspectives on coronary heart disease, stroke and diabetes: the evidence and implications for policy and research.Geneva: World Health Organization.

Applied Economics. Returns on investment in public health: an epidemiological and economic analysis prepared for the Department of Health and Ageing, 2003. Canberra: Department of Health and Ageing.

Bloom DE, Cafiero ET, Jane-Liopis E, et al, 2011. The Global Economic Burden of Non-communicable Disease. Geneva: World Economic Forum.

Bousquet J, Khaltaev N, 2007. Global surveillance, prevention and control of chronic respiratory diseases: a comprehensive approach.Geneva: World Health Organization: 155.

Coleman R, Gill G, Wilkinson D, 1998. Noncommunicable disease management in resource-poor settings: a primary care model from rural South Africa.Bull World Health Organ, 76（6）: 633-640.

Country Classification, 2010. Asia Pac Econc Lit, 5（1）: 171.

Ebrary I, 2002. WHO CVD-risk management package for low- and medium resource settings. Geneva: World Health Organization.

Economics. 2003. Returns on Investment in Public Health: An epidemiological and economic analysis. Commonwealth Department of Health & Ageing.

Ezzat A, 1996. Book review: National cancer control programmes, policies and managerial guidelines. Ann Saudi Med, 16（3）: 358.

Ezzati M, Lopez AD, Rodgers A, et al, 2004. Comparative quantification of health risks: global and regional burden of disease attributable to selected major risk factors. Geneva: World Health Organization.

Fuster V, Voute J, Hunn M, et al, 2007. Low Priority of Cardiovascular and Chronic Diseases on the Global Health Agenda: A Cause for Concern. Circulation, 116（17）: 1966-1970.

Gaziano TA, Bitton A, Anand S, et al, 2009. The global cost of nonoptimal blood pressure. J Hypertens, 27（7）: 1472-1477.

Grunfeld E, Zitzelsberger L, Evans WK, et al, 2004. Better Knowledge Translation for Effective Cancer Control: A Priority for Action. Cancer Causes Control, 15（5）: 503-510.

Hoffman K, Jackson S, Danel I, 2003. A review of the evidence for the effectiveness and costs of interventions preventing the burden of noncommunicable diseases: how can health systems respond? Latin America and the Caribbean Regional Office, World Bank.

Hu T W, Mao Z, Economic Analysis of Tobacco and Options for Tobacco Control: China Case Study [J]. 2010.

Hutubessy R, Baltussen R, Torres-Edejer TT, et al, 2002. WHO-CHOICE, Choosing interventions that are cost effective. Geneva: World Health Organization.

Implementing DPAS: Member State Experiences: http: //www.who.int/infobase/dpas/dpas.aspx

Jamison DT, Breman JG, Measham AR, et al, 2006. Priorities in Health.Washington DC: World Bank.

Ken,and Suzanne Jackson,2003. A Review of the Evidence for the Effectiveness and Costs of Interventions Preventing the Burden of Noncommunicable Diseases: How Can Health Systems Respond?. Toronto: University of Toronto.

King H, Gruber W, Lander T, 1995. Implementing national diabetes programmes: report of a WHO meeting. Geneva: World Health Organization.

Mathers CD, Loncar D, 2006. Projections of Global Mortality and Burden of Disease from 2002 to 2030. PLoS Med, 3: e442.

Milavetz G, 2008. Global Surveillance, Prevention and Control of Chronic Respiratory Diseases: A Comprehensive Approach. J Pharm Technol, 24（2）: 122.

Mulligan, Jo-Ann D, Walker JF, et al, 2006. Economic evaluations of non-communicable disease interventions in developing countries: a critical review of the evidence base.Cost Eff Resour Alloc, 4（1）: 7.

Multiple Risk Factor Intervention Trial Research Group，1990. Mortality after 10 1/2 years for hypertensive participants in the Multiple Risk Factor Intervention Trial. Circulation，82：1616-1628.

Murray CJL，Lopez AD，1996. The global burden of disease A. comprehensive assessment of mortality and disability from diseases，injuries，and risk factors in 1990 and projected to 2020. Cambridge：Harvard School of Public Health.

Nishtar S，Bile KM，Ahmed A，2006. Process，rationale，and interventions of Pakistan's National Action Plan on Chronic Diseases. Prev Chronic Dis，3（1）：A14.

Omran AR，1971.The epidemiologic transition. A theory of the epidemiology of population change. Milbank Mem Fund Q，49（4）：509-538.

Perlman F，2008. CSDH Final Report：Closing the Gap in a Generation：Health Equity Through Action on the Social Determinants of Health.Geneva：World Health Organization.

Puska P，1988. Comprehensive cardiovascular community control programmes in Europe. EURO Rep Stud，106：1.

Puska P，Koskela K，Pakarinen H，et al. 1976. The North Karelia Project：evaluation of a comprehensive community programme for control of cardiovascular diseases. Scand J Soc Med，4（2）：57-60.

Puska P，Tuomilehto J，Aulikki N，et al，1995. The North Karelia Project. 20 year results and experiences. Helsinki：The National Public Health Institute，Helsinki University Printing House：31-35.

Puska P，Vartiainen E，Laatikainen T，et al，2009. The North Karelia Project：From North Karelia to National Action. Helsinki：National Institute of Health and Welfare.

Shao R，Liu B，Legowski B，2007. Report of the global survey on the progress in national noncommunicable diseases prevention and control. Geneva：World Health Organization.

Stamler J，1995. Lessons from the Helsinki Multifactorial Primary Prevention Trial. Nutr Metab Cardiovasc Dis，5：1-5.

Stuckler D，2008. Population causes and consequences of leading noncommunicable diseases：a comparative analysis of prevailing explanations. Milbank Q，86（2）：273-326.

Stuckler D，Rocco L，Suhrcke M，et al，2006. Chronic Disease：An Economic Perspective. London：Oxford Health Alliance：17-29.

Tobacco Free Initiative，2004. Tobacco and poverty A Vicious Circle. Geneva：World Health Organization.

Tukuitonga, C. Keller, I., 2005. Implementing the World Health Organization Global Strategy on Diet, Physical Activity and Health. Scandinavian Journal of Nutrition, 49（3）：122-126.

Vartiainen E，Puska P，Pekkanen J，et al. 1994. Changes in risk factors explain changes in mortality from ischaemic heart disease in Finland.BMJ，309（6946）：23-27.

Waxman A，2005. Why a global strategy on diet，physical activity and health.World Rev Nutr Diet，95：162-166.

World Bank，2005. Dying too young：Addressing Premature Mortality and Ill Health Due to Non-Communicable Diseases and Injuries in the Russian Federation. Washington DC：World Bank.

World Bank，2011. Toward a Healthy and Harmonious Life in China：Stemming the Rising tide of Non-communicable Diseases. The World Bank Report Number 62318-CN.Washington DC：World Bank：6.

World Health Organization. Countrywide Integrated Noncommunicable Diseases Intervention Programme （CINDI: report of the meeting of CINDI Programme directors, Pécs, Hungary，13-15 November 1990）.

World Health Organization. [2018-5-25]. The top 10 causes of death. https：//www.who.int/news-room/fact-sheets/detail/the-top-10-causes-of-death.

World Health Organization. The Global Strategy for the Prevention and Control of Noncommunicable Diseases — Report of the Director General（Report from the 53rd World Health Assembly，Geneva，2000）.

World Health Organization，2002. The world health report 2002—Reducing risks，promoting healthy life.

Geneva: World Health Organization.

World Health Organization, 2003. Framework Convention on Tobacco Control. Geneva: World Health Organization.

World Health Organization, 2004. Diet, Nutrition and the prevention of chronic diseases. Report of a Joint WHO/FAO expert World Health Organization. Global Strategy on Diet, Physical Activity and Health. Geneva: World Health Organization: 149.

World Health Organization, 2004. Global Status Report: Alcohol Policy.Geneva: World Health Organization.

World Health Organization, 2004. Prevention of recurrent heart attacks and strokes in low and middle income populations: evidence-based recommendations for policy-makers and health professionals. Geneva: World Health Organization.

World Health Organization, 2004. The leading top 10 causes of death by broad income group. Geneva: World Health Organization.

World Health Organization. 2005. Global Strategy on Diet, Physical Activity and Health: a framework to monitor and evaluate implementation. Geneva: World Health Organization.

World Health Organization, 2005. Preventing a Chronic Diseases: a vital investment: WHO Global Report. Geneva: WHO Press.

World Health Organization, 2007. Reducing salt intake in populations. Report of a: WHO forum and technical meeting 5-7 October 2006, Paris, France. Geneva: WHO Press.

World Health Organization, 2008. Preventing a chronic diseases: a vital investment. Geneva: WHO Press.

World Health Organization, 2008. Projected deaths by WHO region, age, sex and cause for years 2005, 2015 and 2030//World Health Statistics. Geneva: World Health Organization.

World Health Organization, 2010.Global status report on noncommunicable disease 2010.Geneva: WHO Press.

World Health Organization, 2014. Comprehensive cervical cancer control: a guide to essential practice. Geneva: World Health Organization.

World Health Organization, 2014. Global status report on noncommunicable diseases 2014. Geneva: WHO Press.

World Health Organization. Chronic Respiratory Diseases and Arthritis Team, 2013. Screening for type 2 diabetes: report of a World Health Organization and International Diabetes Federation meeting. Geneva: World Health Organization.

World Health Organization. Global Health Observatory data repository: health financing. http: //apps.who.int/ gho/ data/node.main.HEALTHFINANCING?lang=e.

World Health Organization. National Multisectoral NCD Policies, Strategies and Plans. http://www.who.int/ ncds/ governance/policies/en/.

Yang G, Wang Y, Zeng Y, et al, 2013. Rapid health transition in China, 1990-2010: Findings from the Global Burden of Disease Study 2010. Lancet, 381（9882）: 1987-2015.

Yang W, Lu J, Weng J, et al, 2010. Prevalence of diabetes among men and women in China. N Engl J Med, 362（12）: 1090-101.

Younger K, Gascoine L, Menzies V, et al, 2018. A systematic review of evidence on the effectiveness of interventions and strategies for widening participation in higher education. J Further Higher Educ: 1-32.

Yu Z, Nissinen A, Vartiainen E, et al, 2000. Associations between socioeconomic status and cardiovascular risk factors in an urban population in China. Bull World Health Organ, 78: 1296-1305.

Zhang P, Zhang X, Brown J, et al, 2010. Global healthcare expenditure on diabetes for 2010 and 2030. Diabetes Res Clin Pract, 87（3）: 293-301.

专题三 精神卫生专题报告

摘 要

一、精神卫生面临的挑战和问题

从问题的普遍性、严重性及具备切实可行的防治措施来衡量,居精神障碍患病率前三位的物质使用障碍、焦虑障碍、抑郁障碍,致残率最高的以精神分裂症为主的精神病性障碍,以及应激事件后的心理危机被遴选为需优先关注的重大疾病。

(一)抑郁和焦虑障碍

抑郁障碍、焦虑障碍与物质使用障碍是精神障碍的主要病种,称为常见精神障碍,高居成人各种精神疾病患病率前三位。我国抑郁症的终身患病率为4%,年花费513.7亿元(合62.4亿美元),仅次于美国;因抑郁造成自杀和生产力缺失的代价5倍于直接花费在治疗上的费用。抑郁症也是最常见、最重要的与自杀关系最为密切的精神疾病。

抑郁和焦虑障碍与躯体疾病,尤其是肿瘤、糖尿病、关节炎、慢性疼痛、心血管疾病等慢性病的共病率高,互为危险因素。综合性医院门诊患者中抑郁焦虑障碍的患病率达到16.5%。共病情况下疾病负担更重,功能损害也更重。

抑郁症是一种典型的可以用生物 - 心理 - 社会模式解释并干预的精神障碍,有其生物学基础,而心理因素和社会文化因素在抑郁症的发生和转归中起重要作用。

(二)以酒精为主的精神活性物质使用障碍

归因于精神活性物质所致精神和行为障碍的残疾率为17/10万。酒精作为一个危险因素导致的疾病负担占全部疾病负担的4%。酒精依赖的发生率在3%~5%。除去酒精中毒引起的直接后果及饮酒所致的依赖,在全球范围内以下情况的20%~30%是由于酒精滥用所引起的:食管癌、肝癌、肝硬化、杀人、癫痫和机动车交通事故。

我国的饮酒问题,位列精神障碍单病种患病率的第一位或第二位,并随着经济发展有增高的趋势。我国目前还没有酒精所致危害的系统研究。据世界卫生组织保守估计,在中国1990年由酒精所致的死亡人数达到114 000人。

酒相关危害的公共意识与政府意识薄弱,饮酒及相关问题未从公共卫生角度去防控;受传统观念与酒文化的影响,在制酒企业广告的推波助澜下,饮酒人群的范围逐渐扩大、饮酒量逐渐增加。

(三)精神分裂症及精神病性障碍

以精神分裂症为代表的精神病性障碍,是高致残性疾病,占我国住院精神障碍患者的50%左右。患者因缺乏有效的治疗和康复,在精神症状的影响下行为失控而肇事的问题直接关系到公共安全和社会稳定。即便是登记在册的精神分裂症患者,时点治疗率也只有50.34%,从未治疗率为5.78%。

早期治疗精神分裂症是缓解症状、恢复社会功能、预防残疾的主要措施；巩固和维持治疗，辅以社会功能康复和应激应对，是预防复发、预防自杀或危害性行为、减轻残疾的主要策略。

（四）应激相关障碍

应激相关问题主要有两种情况，一是为数众多的经历急、慢性生活事件者，是各种精神障碍的高危人群，也可能触发严重躯体疾病；另一种情况是突发公共事件，社会影响大，常导致卫生资源的过度消耗，影响善后处理，给事件发生后重建生活造成很大困难与阻碍，是严重损害劳动能力的精神障碍之一。据多数调查报告，普通人群中至少50%的人一生中可能会经历至少1次创伤性事件。社区人群中创伤后应激障碍的终身患病率在1.3%～7.8%，1个月的患病率是0.2%。患创伤后应激障碍后，至少1/3患者因为疾病的慢性化而终身不愈，丧失劳动能力；一半以上的患者常伴有物质滥用、抑郁、各种焦虑障碍及其他精神障碍；此类患者的自杀率是普通人群的6倍。

二、干预技术和政策建议

（一）提高精神健康素养，预防精神疾病

大力普及心理健康和精神疾病的相关知识，针对各人群的心理社会特点和主要精神健康问题开展精神健康教育。鼓励精神障碍患者及其家属通过民间组织，帮助公众通过他们来了解疾病和疾病患者，减轻对精神疾病的偏见和歧视。

各级人民政府和社会机构、团体应当采取措施，加强心理健康促进和精神障碍预防工作，提供心理咨询服务，帮助人们认识和处理常见心理困扰，提高公众心理健康水平。可以通过政府购买服务、招募志愿者等方式，组织具有精神卫生专业知识的人员和社会力量，为社区居民提供公益性的心理健康指导。基层组织应创建有益于居民身心健康的社区和工作环境。

鼓励和支持新闻媒体、社会组织开展精神卫生的公益性宣传，普及精神卫生知识，引导公众关注心理健康，预防精神障碍发生。

（二）心理危机干预

心理危机的干预主要从两方面着手：一是减少创伤性事件的发生或减少暴露于创伤性事件的时间；二是提供及时有效的创伤后干预，减少后续精神障碍的发生。

各级人民政府和县级以上人民政府有关部门在制定包括心理援助在内的突发公共事件应急预案后，应当着力培养常备心理救援队伍。常规开设"心理热线"，随时提供可及的心理援助。

（三）抑郁障碍和焦虑障碍的预防策略

预防策略包括强化人群中的保护性因素，降低危险因素以减少抑郁焦虑发病的普遍性干预；对高危人群，如遭受过虐待的儿童、有品行问题的儿童家长和应对重大生活事件者、严重躯体疾病和慢病患者进行选择性干预。把精神卫生服务纳入基层全科医疗中，及时发现和干预，对降低症状严重程度及预防抑郁焦虑发作的效果显著。

（四）以酒精为主的物质使用障碍的预防策略

法律和政策层面的征税、限制使用和完全禁止各种形式的直接与间接的广告是减少酒精使用，进而预防精神活性物质所致精神障碍的有效方法。

成立类似戒酒会的民间自助团体也被证明是有效干预方法。

（五）精神分裂症和精神病性障碍的干预策略

精神病性障碍尚无普遍适用的预防方法，主要是以指向性干预为主的二级预防和三级预防。药物维持治疗是预防精神分裂症复发的主要治疗措施；辅以认知治疗可帮助患者有效应对残留症状、生活事件和病耻感，预防复发；而社区康复则是恢复社会功能、预防或减轻残疾，最终达到回归社会目标的重要措施。

医疗机构主导的针对精神分裂症患者的认知治疗和民政部门、残疾人联合会主导的社会功能康复，既需要大量经过训练的心理、康复和社会工作者，也需要相应的投入机制和工作机制。

我国在社区随访和治疗管理方面从 2004 年起步，从试点到逐步推广，已经有十几年的实施经验，但在全国范围还只能说是起步阶段，重点在药物治疗管理和防范危险行为。

三、保障和评估

（一）政策和制度保障

应整合现有资源，促进归口管理；加强制度建设，保障严重精神障碍管理治疗服务连续性；加强心理卫生服务的法制建设，将有关心理治疗、心理咨询的管理条款写入《中华人民共和国精神卫生法》，明确提出由卫生行政部门全面主管心理治疗和心理咨询工作，制定各项标准。完善心理治疗、心理咨询的人员管理和机构管理。

（二）服务体系保障

（1）依据《中华人民共和国精神卫生法》，建立由卫生计生部门负责、多部门共同参与的预防精神医学体系。改变目前重临床、轻预防，重治疗、轻康复，重医院、轻社区的防治模式。

（2）应将精神卫生服务体系纳入国家公共卫生体系。以精神卫生专科医疗机构和精神疾病预防控制机构为主体，设置精神科门诊或者心理治疗门诊的综合性医疗机构、专门从事心理治疗的医疗机构为辅助，社区卫生服务机构、精神障碍患者社区康复机构、精神障碍患者社区养护机构和心理咨询机构等为依托。

（3）在全国建立和完善精神卫生服务和监测网络。在区县一级建立精神卫生防治站，提供社区精神健康促进、治疗管理和康复服务。在全国设立监测哨点，动态收集精神疾病流行数据趋势。建立大数据库，把精神健康信息纳入居民健康档案。

（4）构建专科支持下的全科/综合医疗机构治疗常见精神疾病的工作机制。

（三）人员保障

精神疾病的治疗应由以医生为主的多学科综合团队负责，该团队由精神科医师、精神科护士、心理咨询和心理治疗专业人员、社工、康复师组成，按机构服务性质的不同，设置相应比例。急性期医疗机构以医生和护士占比最高。基层医疗和社区随访应由精神专科医师指导下的全科团队负责，接受精神专科医师的指导。社区康复由社工和康复师负责，与全科团队协调工作，接受精神专科医师、全科医师和精防医师的指导。

（四）评估指标

应分别从政策层面、精神卫生服务层面、精神健康促进和精神疾病预防工作方面、精神卫生信息系统建设、循证研究和服务人员队伍建设方面制订具体评估指标，以引导和推进新型预防体系建设。

一、我国精神卫生/精神医学/精神病学的发展历程

我国真正现代意义上的精神卫生服务历史并不长，从 1898 年在广州建立了我国的第一家精神专科医院至今，几个里程碑事件可以标志我国精神卫生事业的发展：一是分别于 1958 年、1986 年和 2001 年召开的三次全国精神卫生工作会议，三次调整工作指导原则和精神卫生工作规划。二是近 10 年制定的一系列国家政策和地方法规，特别是 2013 年 5 月实施的《中华人民共和国精神卫生法》，使精神卫生事业在法律保障和政策引导下有了长足发展。三是包含预防、医疗和康复服务的我国精神卫生服务体系初步建立，主要侧重于严重精神障碍的防治。

（一）三次全国工作会议和精神卫生工作规划，从起步到发展

1958 年在南京召开了"第一次全国精神卫生工作会议"，制定了 1958～1962 年精神卫生工作的 5 年计划，提出了"积极防治，就地管理，重点收容，开放治疗"的精神卫生工作指导原则。

1986 年 10 月在上海召开了"第二次全国精神卫生工作会议"，会后，国务院批转了卫生部、公安部、民政部共同签发的《关于加强精神卫生工作的意见》，制定了《精神卫生工作"七五"计划》。

2001 年卫生部、公安部、民政部、中国残疾人联合会等部门联合召开了"第三次全国精神卫生工作会议"，提出了"预防为主，防治结合，重点干预，广泛覆盖，依法管理"的新时期我国精神卫生工作指导原则。随后在 2002 年下发了《中国精神卫生工作规划（2002—2010 年）》。

2015 年开始了又一个《全国精神卫生工作规划（2015—2020 年）》。规划总目标设定为普遍形成政府组织领导、各部门齐抓共管、社会组织广泛参与、家庭和单位尽力尽责的精神卫生综合服务管理机制。健全完善与经济社会发展水平相适应的精神卫生预防、治疗、康复服务体系，基本满足人民群众的精神卫生服务需求。健全精神障碍患者救治救助保障制度，显著减少患者重大肇事肇祸案（事）件发生。积极营造理解、接纳、关爱精神障碍患者的社会氛围，提高全社会对精神卫生重要性的认识，促进公众心理健康，推动社会和谐发展。具体目标中除了完善协调机制、健全服务网络、缓解人员紧缺、落实救治救助外，还包括以抑郁为代表的常见精神障碍和心理行为问题防治能力明显提升，以精神分裂症为代表的严重精神障碍的康复工作初具规模，以及通过普及心理卫生保健

和心理健康知识，设立心理危机干预中心，明显改善精神卫生工作的社会氛围。

（二）制定一系列政策、法规，精神卫生事业有了长足发展

1. 加强行政管理和财政投入

1998 年，精神卫生工作被纳入公共卫生管理。2006 年 5 月，卫生部在疾病预防控制局内成立了精神卫生管理处，主管全国的精神卫生工作。2006 年 11 月，国务院批准建立精神卫生工作部际联席会议制度[①]。联席会议由卫生部、中共中央宣传部、国家发展和改革委员会、教育部、公安部、民政部、司法部、财政部、人事部、劳动和社会保障部、国家食品药品监督管理局、国务院法制办公室、中华全国总工会、共青团中央、中华全国妇女联合会（简称全国妇联）、中国残疾人联合会（简称中国残联）、全国老龄工作委员会办公室（简称全国老龄办）17 个部门和单位组成，卫生部为牵头单位。2007 年又增加了文化部、中国科学院为成员单位。

2004 年财政部首次拨付精神疾病防治专款，支持地方严重精神障碍管理治疗项目，在全国 60 个示范区开展社区精神疾病康复工作和提供肇事肇祸贫困患者的医疗救助等，开始了国家精神疾病信息网络系统建设。2009 年严重精神障碍被纳入国家基本公共卫生服务，为精神疾病患者提供均等化服务。建设精神卫生防治体系被纳入卫生事业发展"十一五"规划，国家投资 150 亿元对约 600 所精神卫生机构进行改扩建设。

2. 出台政策支持

2004 年，国务院办公厅转发了卫生部等 7 个部门联合制定的《关于进一步加强精神卫生工作的指导意见》，就"重点人群心理行为干预，加强精神疾病的治疗与康复工作，加快精神卫生工作队伍建设，加强精神卫生科研和疾病监测工作，依法保护精神疾病患者的合法权益"等提出了具体指导意见，并由此形成了我国政府当前精神卫生政策的框架。

2008 年 17 个部门联合印发《全国精神卫生工作体系发展指导纲要（2008 年—2015 年）》，就我国精神卫生工作中还存在预防、识别和处理精神疾病与心理行为问题的力度不够、总体服务资源不足且管理分散、地区差异明显、防治机构和人员队伍缺乏、尚未建立有效的机构间工作衔接机制、精神疾病社区管理和康复薄弱等问题，将第三次全国精神卫生工作会议制定的工作指导原则进行了细化，强调了要推进精神卫生工作体系建设，并提出了具体目标。

2017 年 1 月，22 个部门联合印发《关于加强心理健康服务的指导意见》，提出了到 2020 年，全民心理健康意识明显提高；到 2030 年，全民心理健康素养普遍提升的基本目标。

3. 提供法律保障

在上海、宁波、深圳、北京、杭州、无锡、武汉的精神卫生地方性法规先后颁布实施的基础上，历时 27 年的磨砺，2012 年 10 月 26 日，第十一届全国人民代表大会常务委员会第二十九次会议审议并通过了《中华人民共和国精神卫生法》，自 2013 年 5 月 1 日起正式实施。

《中华人民共和国精神卫生法》共七章八十五条，对精神卫生工作的方针原则和管理机制、心理健康促进和精神障碍预防、精神障碍的诊断和治疗、精神障碍的康复、精神

---

① 2017 年已经被取消，由国务院防治重大疾病工作部际联席会议制度取代。

卫生工作的保障措施、精神障碍患者合法权益的维护等都做了规定。明确了精神卫生工作实行政府组织领导、部门各负其责、家庭和单位尽力尽责、全社会共同参与的综合管理机制，共同维护和促进心理健康。

（三）我国精神卫生服务体系及国际精神卫生服务趋势

1. 精神卫生工作对象

全国精神卫生防治体系覆盖所有的人群，包括儿童和青少年、成人、老年人。这些人群存在于不同的状态下，即普通人、心理亚健康者、常见精神障碍患者、严重精神障碍患者（包括急性期、恢复期）、慢性精神疾病患者（包括康复训练期、收养期），面临着医疗问题和非医疗问题。

2. 精神卫生工作内容

对普通人群主要以提供心理健康教育和心理咨询或辅导的预防性服务为主。社区卫生服务中心、乡镇卫生院、妇幼保健院等基层卫生机构，以及各年龄组人群学习、生活、工作的机构是提供普通人群预防性服务的主要场所。

对心理亚健康者，除了提供心理健康教育和心理咨询或辅导的预防性服务以外，还提供心理危机干预和精神疾病的早期识别服务。社区卫生服务中心、乡镇卫生院、妇幼保健院等基层卫生机构，综合医院（精神科及其他相关科），精神专科医院，具备心理治疗人员的其他医疗机构是提供心理亚健康者医疗服务的主要机构；具备心理咨询人员和（或）职业指导人员的机构提供非医疗服务。

以抑郁、焦虑、物质使用障碍为主的常见精神障碍患者是精神疾病患者的主体人群，占精神疾病患者总数的90%以上，其中病情严重的部分患者需要门诊和住院治疗。精神专科医院、综合医院（精神科及其他相关科）、社区卫生服务中心、乡镇卫生院、妇幼保健院等基层卫生机构对轻型精神疾病患者提供医疗服务，病情严重者需要转诊到精神专科机构医治，同时需要患者家庭和所在的单位、学校、社区提供适当的支持。

严重精神障碍患者（包括精神分裂症、双相情感障碍、妄想性精神障碍、分裂性情感障碍等）在人群中占1%左右。精神专科机构提供严重精神障碍患者急性期的门诊、住院治疗，负责患者报告和登记。恢复期患者可以继续在精神专科机构接受医院内巩固治疗，或者回到社区，在社区卫生服务中心或乡镇卫生院接受随访治疗。患者家庭和所在单位、学校、社区对他们提供的适当支持，能够有助于患者及早恢复生活能力和社会功能，减少残疾，重新回到社会。

慢性精神疾病患者是指遗留有部分功能残疾的常见或严重精神障碍患者。轻度的或短期的残疾一般可以通过康复训练得到大部分或部分恢复。慢性患者在康复训练期需要继续监测病情变化，接受随访治疗，得到生活、职业功能训练及康复指导，这些服务主要由社区卫生服务中心、乡镇卫生院等基层卫生机构提供，或承担慢性患者康复功能的精神专科机构提供。残疾程度较重或时间较长的康复困难的收养期患者，主要由养护机构提供照料服务和简单治疗、训练。承担慢性患者康复/照料职能的精神专科机构，在机构设置、卫生人力配置等方面均应与承担急性住院职能的精神专科机构有所不同，但目前尚未实现。

3. 我国现有精神卫生工作体系

我国精神卫生工作体系涵盖 18 个部门和组织，共同处理精神卫生工作中涉及的医疗问题和非医疗问题（图 2-3-1）。

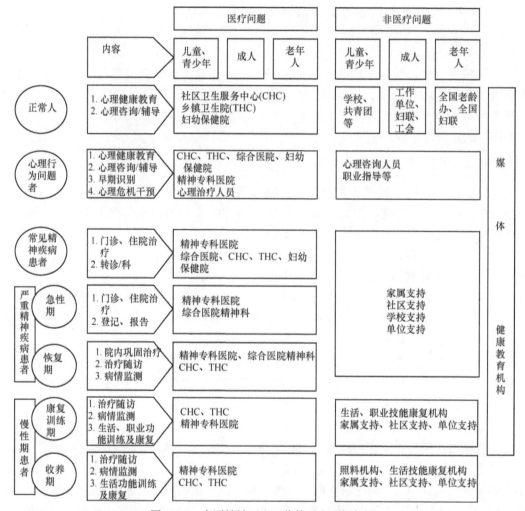

图 2-3-1　全国精神卫生工作体系宏观框架图

资料来源：卫生部疾病预防控制局，2009.精神卫生政策研究报告汇编.北京：人民卫生出版社.

在精神卫生工作体系中，正常人群的心理健康教育和心理辅导工作，主要由卫生、宣传、教育、文化部门及工会、共青团、妇联、老龄办等部门和组织承担。心理卫生和行为问题的干预工作，主要由精神卫生医疗机构承担。近年来，教育部门、妇联、青年团、工会和非政府组织设立的非医疗机构，以及民营非医疗机构提供的心理行为问题干预服务快速增加。精神疾病患者的诊疗和康复工作，主要由精神卫生医疗机构、基层医疗卫生机构、精神疾病康复机构承担。其中，精神疾病康复机构主要由民政部门、残联设立。

4. 国际精神卫生服务趋势

全球的精神卫生服务框架如图 2-3-2 所示。这些服务的内容和提供服务所需要的资源有所不同。从自我照管、社区非专业照料，到初级卫生保健中的精神卫生服务，再到社区专业精神卫生服务和综合医院中的精神卫生服务，以及精神专科服务和住院服务，其对投入和人员的要求逐步提高，相应获得服务所需要的费用也逐级增加。反之，人群中对各种精神卫生服务的需要，则是按这个顺序逐级减少的。理想的精神卫生服务模式，应该是各种服务的综合（图 2-3-3）。

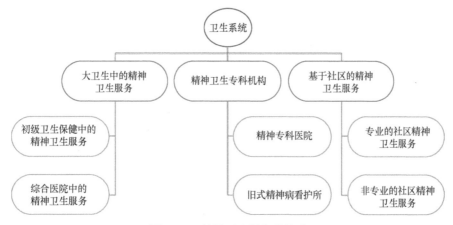

图 2-3-2　精神卫生服务的构成

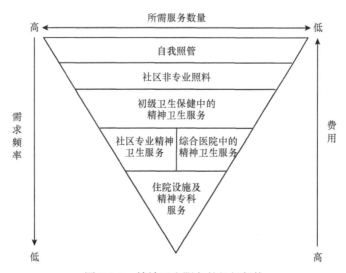

图 2-3-3　精神卫生服务的组织架构

资料来源：张明园，2011.精神卫生政策与实践.北京：人民卫生出版社.

国际精神卫生服务的趋势可以用 3 个关键词来概括：一是精神卫生服务与大卫生的整合 [关键词一：回归医学主流（mainstreaming）]，包括 4 个层面——整合进基层卫生机构，整合进综合医院，建立初级、二级、三级医疗服务间的联系，以及整合进其他已制定的卫生社会项目。二是创建基于社区而不是基于机构的专业和非专业的精神卫生服务 [关键词二：基于社区的服务（community based）]。三是在这个大平台下，精神专科机构从服务一线退为最后的防线 [关键词三：去机构化（deinstitutionalization）]，缩小规模，提供高质量的服务。

5. WHO 提出精神卫生行动计划

基于精神疾病负担的最新数据和需要在政府层面上全面协调卫生和社会部门来应对，WHO 于 2012 年 5 月底第六十五届世界卫生大会上通过了 WHA65.4 决议，颁布《精神卫生行动计划（2013—2020 年）》。该行动计划制定了四大行动目标（表 2-3-1），6 个具体指标，明确建议各成员国、WHO 秘书处和国际、国内合作伙伴需要采取的行动。

表 2-3-1　WHO《精神卫生行动计划（2013—2020 年）》行动目标

目标 1：加强对精神卫生的有效领导和政府主导
指标 1.1　到 2020 年，80% 的国家制定或更新与国际和地区人权条约相一致的精神卫生政策
指标 1.2　到 2020 年，50% 的国家制定或更新与国际和地区人权条约相一致的精神卫生法
目标 2：提供基于社区的全面、整合和有效的精神卫生服务和社会照护服务
指标 2　到 2020 年，严重精神障碍的服务覆盖率增加 20%
目标 3：实施促进精神健康和预防精神障碍的策略
指标 3.1　到 2020 年，80% 的国家至少有两个全国性、多部门的精神卫生促进和精神障碍预防项目
指标 3.2　到 2020 年，各国家的自杀率降低 10%
目标 4：加强精神卫生信息系统、证据和研究
指标 4　到 2020 年，80% 的国家每两年通过国家卫生和社会信息系统常规收集和报告精神卫生指标（至少是核心指标）

资料来源：World Health Organization，2013.Mental health action plan 2013-2020.Geneva：WHO Press.

二、挑战和问题

随着医疗技术的发展，人类对人体作为一个生物的认识和对躯体疾病的认识有了快速发展，而对于我们的精神世界和精神疾病的认识还相对滞后。2007 年 9 月 *Lancet* 出版专题系列讨论全球精神卫生问题，开篇第一文便是《没有精神健康就没有健康》（*No health without mental health*）。

（一）有关精神卫生和精神疾病的几个概念

1. 精神卫生 / 精神健康 / 心理健康

精神健康和心理健康，又称精神卫生，可以通用或根据使用习惯选择使用，在英文中也是同一个短语：mental health。精神健康是和躯体健康相对应的概念。精神健康不仅仅指没有精神疾病，它对个人、家庭和社会都是至关重要的。

WHO 对精神健康的描述是一种完好的状态，个体能够认识到个人的能力，能够应对日常生活中正常的压力，能够卓有成效地工作，能够对社会有所贡献。

2. 精神障碍

精神障碍（mental disorder），是一种医学诊断，在国际疾病分类与诊断标准中称为"精神与行为障碍"，指各种生物、心理、社会等因素所致的伴有痛苦体验和（或）功能损害的情感、认知、行为等方面改变的异常现象。英文称为 mental and behavioral disorders。其中常见精神障碍如恐惧症、抑郁症，隐蔽性精神障碍如异装癖、恋物癖，严重精神障碍如精神分裂症、妄想性精神障碍、双相障碍。精神疾病，一般仅指符合诊断标准的精神障碍，而未包括行为障碍。也可将其理解为精神障碍的同义词。

精神障碍按《疾病和健康相关问题国际统计分类》（第十次修订本）（ICD-10）分为十大类 72 小类近 400 种（表 2-3-2）。

心理障碍，并非医学名词，泛指一个人由于生理、心理或社会原因而导致的各种异常心理过程、异常人格特征、异常行为方式，是一个人表现为没有能力按照社会认可的适宜方式行动，以致其行为后果对本人和社会都是不适应的。当心理活动异常的程度达到医

表 2-3-2　ICD-10 的精神障碍分类
F0 器质性精神障碍
F1 使用活性物质所致精神行为障碍
F2 精神分裂症、分裂型障碍和妄想型障碍
F3 心境（情感）障碍
F4 神经症性、应激相关及躯体形式障碍
F5 伴生理紊乱及躯体因素的行为综合征
F6 成人人格和行为障碍
F7 精神发育迟滞
F8 心理发育障碍
F9 通常起病于儿童青少年期的行为情绪障碍

学诊断标准，就被称为心理障碍。心理障碍强调的是这类心理异常的临床表现或症状，并不将其当作疾病看待。此外，使用心理障碍一词容易被人们所接受，社会歧视感较轻。类似的名称还有心理行为问题、心理行为异常等。

由此可见，精神障碍和心理障碍，两者都是指偏离常态，造成困扰的精神活动状态。只是精神障碍更多从医学角度去定义、理解，以及指导干预和治疗，是医学诊断；而心理障碍，更多地从心理学、行为学、社会学角度去定义，去描述其表现和症状。

原本是没有心理疾病这个定义的，只是如此称呼的人较多，似乎比精神疾病更容易接受。心理疾病可以理解为精神障碍的同义词。本来称心理障碍就是为了试图避免从医学的角度去定义和诊断，而疾病又恰恰是一个医学概念。既然如此，还是称作精神障碍或者精神疾病。

3. 精神病

精神病（psychosis），又称精神病性障碍，是精神障碍中最严重的类别之一。其特点：一是有幻觉、妄想、严重思维障碍等精神病性症状；二是丧失现实检验能力，常因此影响认识或控制能力。精神分裂症为代表性疾病。

严重精神障碍的定义不太严格，指严重影响患者功能的一组精神疾病，除精神分裂症外，还包括偏执性障碍、双相障碍（旧称躁狂抑郁症）、痴呆和精神发育迟滞等。按我国以往的流行病学调查资料推算，估计全国约有 1600 万严重精神障碍患者。

4. 精神残疾

精神残疾（psychiatric disability），指因精神障碍导致的残疾。据 2007 年全国残疾人第二次抽样调查估计，全国共有精神残疾 614 万患者。精神发育迟滞所致残疾，则归类于智力残疾，估计全国共有 554 万患者。另外，在 1352 万多重残疾者中，还有相当比例的精神和（或）智力残疾。

（二）精神疾病的特点

与躯体疾病相比，精神疾病主要有以下几个特点。

1. 病因不明

迄今为止，绝大多数精神疾病仍未能找到确切病因，生物学早期检测指标和辅助诊断技术手段不多甚至缺乏。在预防方面，大多数精神疾病的预防缺乏病因学措施；在诊断方面，疾病识别和诊断主要依据精神科专业人员对患者思维、情感等精神症状的掌握和分析，多数类别的诊断标准基于现象学而非病因学；在治疗方面，主要针对疾病症状控制而非发病因素。

2. 高患病率

我国浙江省、山东省、青海省、甘肃省天水市等地近年来完成的流行病学调查显示，成人精神疾病患病率为 17.5%，其中心境障碍（如抑郁症）为 6.1%、物质使用障碍（如酒精依赖）为 5.9%、焦虑障碍（如焦虑症）为 5.6%、精神病性障碍（如精神分裂症）为 1%。据此推算，我国有严重精神障碍患者约 1600 万，受到情绪障碍和行为问题困扰的 17 岁及以下儿童和青少年约有 3000 万，而妇女、老年人、受灾人群等所特有的各类精神和行为问题，也都日渐显著。

3. 高致残性

严重精神疾病的病程有迁延趋势，如果得不到及时治疗，容易导致精神残疾；部分患者对治疗的依从性差，常常导致病情复发、加重。尽管人群中严重精神疾病的患病率不高（约为 1%），但致残率高。

4. 有危害社会风险

部分精神疾病症状特殊，如精神分裂症，患者病中缺乏内省能力，约 10% 病情严重的患者具有危害自身，或者伤害他人的行为或行为倾向，有一定社会危害。

5. 患者家庭负担重

精神疾病，尤其是严重精神障碍的慢性、长期、致残等特性，常常导致患者及其家庭因病致贫、返贫，因贫放弃治疗，患者被关锁或者流浪街头。

6. 社会疾病负担重

据 WHO 研究，1999 年全球疾病负担（DALY）中，神经精神疾病占 10.5%（中国为 14.2%），居各类疾病首位。2005 年，单个疾病的负担占总负担 2% 以上的高负担疾病中，抑郁症、酒精和药物使用障碍、精神分裂症、双相障碍、痴呆位列其中（表 2-3-3）。预计我国神经精神疾病负担到 2020 年将上升至全国疾病总负担的 1/4，其中仅精神分裂症、抑郁症等 6 类精神疾病所占疾病负担就高达 17.4%。

表 2-3-3 全球非传染病负担（DALY，2005 年）

排名	系统	DALY（%）	排名	神经精神疾病	DALY（%）
1	神经精神	28	1	抑郁症	10
2	心血管	22	2	酒精和药物使用障碍	4
3	恶性肿瘤	11	3	双相障碍	2
4	感觉器官	10	3	痴呆	2

续表

排名	系统	DALY（%）	排名	神经精神疾病	DALY（%）
5	呼吸	8	3	精神分裂症	2
6	消化	6	4	癫痫	1
7	肌肉骨骼	4		其他精神障碍	3

7. 社会经济损失大

世界经济论坛（World Economic Forum，WEF）2011 年发表研究报告指出：癌症、糖尿病、精神疾病、心脏病和呼吸系统疾病这五大慢性病，在未来 20 年对全球经济的冲击将达到 47 万亿美元。这五大慢性病在 20 年里累计造成的 GDP 损失，估计相当于全球年生产总值的 4%。该报告还特别指出，仅精神疾病造成的损失，估计就达 16 万亿美元，相当于上述全球损失成本的 1/3。我国仅抑郁症，按 2002 年价值估计的经济代价就达 513 亿，其中直接花费 80 亿（16%），间接花费巨大。

（三）精神疾病的流行状况

精神疾病谱中，以生物学因素为主要发病机制的精神分裂症、双相障碍等的患病率和发病率相对稳定，而随着我国人均预期寿命的延长、社会变革的加快，老年精神卫生问题、心身疾病、共病问题将日益突出，抑郁症、焦虑症和患病率将有上升趋势。

进入 21 世纪后的调查数据显示，常见精神障碍的患病率显著高于早年，有的病种甚至高达 50 倍之多，如 1993 年报告的情感性精神病终身患病率为 0.83‰，2000 年世界卫生调查的结果是 4.1%。除诊断界定和研究方法不同的因素外，实际患病人数增加也是不容忽视的原因。以精神分裂症为代表的严重精神障碍则变化不大。于 2015 年完成的全国最新流行病学调查结果显示 5 类主要精神障碍现患率最高的为焦虑障碍（4.98%），而后依次为心境障碍（4.06%）、酒精和药物使用障碍（1.94%）、间歇暴发性障碍（1.23%）、精神分裂症及其他精神病性障碍（0.61%）。65 岁老年期痴呆患病率为 5.56%。近年报告的结果与国际上其他地区具有可比性，但总体上低于美国和欧洲发达国家（表 2-3-4、表 2-3-5）。

表 2-3-4　21 世纪后我国几个地区大型精神疾病流行病学调查报告的
主要精神障碍类别的现患率　　　　　　　　　　（单位：%）

疾病分类	四省市（2001～2005 年）	河北省（2004 年）	上海市（2009 年）#	全国流行病学调查（2015 年）
心境障碍	6.1	7.3	7.52	4.06
焦虑障碍	5.6	5.3	3.91	4.98
物质使用障碍	5.9	2.0	5.45	1.94
人格与行为问题	—	—	4.22	1.23
精神病性障碍	1.0	0.6	0.74	0.61
器质性障碍	0.3	2.3	0.12	—
其他精神障碍	0.3	1.4	1.81	—
任一障碍*	17.5	16.2	18.25	—

*任一障碍：指患有至少 1 种纳入该次调查的精神障碍，不重复计算共病诊断。

#工作报告，未发表资料。

表 2-3-5　各国常见精神障碍的 12 个月患病率　　　　（单位：%）

国家	焦虑	抑郁	冲动	物质使用障碍	任一障碍
中国	5.3	4.1	1.9	1.0	8.9
日本	8.4	6.5	3.2	0.6	13.0
黎巴嫩	17.1	12.5	2.2	0.5	23.7
墨西哥	13.3	8.1	2.5	3.6	20.8
尼日利亚	6.4	3.4	0.0	0.3	9.2
乌克兰	11.3	15.1	4.4	4.0	24.5
美国	30.0	19.3	11.9	6.2	40.0

资料来源：World Health Organization，2004. World Health Report 2004. Geneva：World Health Organization.

（四）需优先关注的重大疾病

从问题的普遍性、严重性，以及具备切实可行的防治措施来衡量，居精神障碍患病率前三位的物质使用障碍、焦虑障碍、心境障碍中的抑郁症，致残率最高的以精神分裂症为主的精神病性障碍，以及应激事件后的心理危机被遴选为需优先关注的重大疾病。

1. 抑郁和焦虑障碍

抑郁、焦虑和酒精使用障碍，是精神障碍高患病率的主要病种，称为常见精神障碍。全球各地的患病率相差很大（表 2-3-5），但均高居成人各种精神疾病患病率前几位。

抑郁症是最常见、最重要的与自杀关系最为密切的精神疾病。绝大多数自杀者在自杀死亡前有抑郁症状的存在，其中约 60% 可诊断为抑郁症。我国自杀者中的 63% 有精神障碍，其中抑郁症患者占 40%。抑郁障碍患者的年自杀率约 100/10 万。有 75% 的自杀患者在其自杀前 6 个月内与内外各科医师有过接触，而 50% 的自杀患者从未与心理医学科或精神科医师接触过。

如前所述，2005 年单个疾病的负担占总负担 2% 以上的高负担疾病中，抑郁症、酒精和药物使用障碍、精神分裂症、双相障碍、痴呆位列其中（表 2-3-3），而抑郁症居神经精神疾病之首。

根据 2002 年的数据估算，我国抑郁症的年花费是 513.7 亿（合 62.4 亿美元），高于多个发达国家，仅次于美国，其中间接费用高达 432.8 亿，占 84%；因抑郁造成自杀和生产力缺失的代价 5 倍于直接花费在治疗上的费用。加强抑郁症的治疗投入，可以挽回更多的间接损失。

抑郁症与焦虑障碍和物质使用障碍的共病率在精神障碍中最高，分别占 63% 和12%。抑郁症与躯体疾病，尤其是肿瘤、糖尿病、关节炎、慢性疼痛、心血管疾病等慢性病的共病率高，互为危险因素。例如，关节炎、背痛、头痛者中抑郁的比例是普通人的 1.9～3.2 倍，慢性疼痛患者、糖尿病患者中抑郁症的患病率是普通人群的 2 倍，有报道肿瘤患者抑郁高达 50%；反之，抑郁者发生肿瘤、心血管疾病、脑卒中的风险更高，有显著抑郁症状者 10 年内发生脑卒中的风险是只有些许抑郁症状者的 2 倍。在一项为期24 年 356 万人的队列研究中可以看到，患有自身免疫性疾病或有感染住院史的患者，患心境障碍的风险分别增加了 45% 和 62%，假如同时具有这两个因素，患心境障碍的风险则进一步升高。共病情况下的疾病负担更重,功能损害也更重。预防和治疗抑郁和焦虑,有利于慢性病的控制和躯体疾病的康复。

抑郁症是一种典型的可以用生物-心理-社会模式解释并干预的精神障碍,有其生物学基础,而心理因素和社会文化因素在其发生和转归中起重要作用。无论从患病率、疾病负担、经济代价,还是预防和治疗策略方面考虑,抑郁症都是应该优先关注的疾病。

抗抑郁药物治疗的有效率为60%～80%,综合物理、心理、药物等治疗方法可提高有效率。轻度抑郁者可以单用心理治疗。焦虑障碍包括惊恐发作、广泛性焦虑障碍和恐惧障碍,心理治疗有效,严重者可辅以药物治疗。

抑郁和焦虑障碍尽管常见但也可治疗,然而在公众中存在许多认识误区,对抑郁症的正确识别率只有35%,焦虑症更低,只有21%。更由于精神疾病的病耻感,患者很少为心理问题求助于医疗专业人员,更少求助于精神科医生和心理卫生工作者,导致其早期识别率和治疗率低。大量患者以形形色色的躯体不适症状或躯体疾病就诊于各类专科、全科、中医科等进行躯体检查和治疗,既延误了抑郁和焦虑的治疗,又浪费了医疗资源。综合性医院门诊患者中抑郁和焦虑障碍的患病率达到16.5%。

2. 以酒精为主的精神活性物质使用障碍

精神活性物质使用障碍(以下简称物质使用障碍),主要包括烟草、酒精、非法(法律上被禁用)药物(如鸦片、大麻、可卡因和新型毒品等),以及有精神活性物质的处方药和溶剂(如镇静催眠药等)的急性中毒、有害使用和依赖。归因于精神活性物质所致精神和行为障碍的残疾率为17/10万(419/2 526 145),其中男性残疾率是女性的15.5倍,离婚者是在婚者的7.1倍,无工作者是有工作者的1.8倍,文盲是高中及以上受教育程度者的3.7倍。

饮酒问题在我国很突出,位列各地调查中常见精神障碍单病种的第一位或第二位,并随着经济发展有增高趋势。我国最早的1982年流行病学调查报告显示,酒精使用精神障碍的患病率仅为0.09‰,1993年为0.68‰,2009年的报告是5.8%,男性是女性的48倍。酒精作为一个危险因素导致的疾病负担占全部疾病负担的3.6%,酒精消费是低收入国家的主要死因之一。酒精依赖的发生率在3%～5%。除去酒精中毒所引起的直接后果及饮酒所致的依赖,估计在全球范围内以下情况的20%～30%是由酒精滥用所引起的:食管癌、肝癌、肝硬化、杀人、癫痫和机动车交通事故。据WHO保守估计,1990年中国由酒精所致的死亡人数达到114 000人,损失211.8万生命年,经"残疾校正"后损失485.4万生命年。

尽管我国饮酒问题日趋严重,人均饮酒量、酒依赖率将会在5～10年后与西方国家及日本、韩国类似,成为重要的公共卫生问题,但我国目前还没有酒精所致危害的系统研究。酒相关危害的公共意识与政府意识薄弱,饮酒及相关问题未从公共卫生角度去防控;受传统观念与酒文化的影响,在制酒企业的广告推波助澜下,饮酒人群的范围逐渐扩大、饮酒量逐渐增加。

3. 精神分裂症及精神病性障碍

以精神分裂症为代表的精神病性障碍,虽然患病率不是很高,成年人中为0.4%～0.8%,但致残率高,疾病负担重,一直是我国精神卫生防治工作的重点。精神分裂症患者占我国住院精神疾病患者的 50% 左右。

2006 年第二次全国残疾人抽样调查资料显示，≥15 岁人群精神残疾的残疾率为 0.6%，其中精神病性障碍致残构成比最高，占 2/3。精神分裂症患者也是自杀的高危人群，有 9%～24% 的精神分裂症患者死于自杀，美国报告其自杀率为普通人群的 50 倍。精神障碍患者肇事肇祸问题直接关系到公共安全和社会稳定。上海市 2005 年 7 月 1 日至 2006 年 6 月 30 日全市因肇事肇祸（及有肇事肇祸倾向）原因登记的精神疾病患者 1068 例，73.03% 是精神分裂症患者。缺乏有效的治疗和康复，在精神症状的影响下行为失控是造成精神病患者肇事的主要原因。即便是登记在册的精神分裂症患者，时点治疗率也只有 50.34%，从未治疗率为 5.78%。

精神分裂症早诊早治是缓解症状、恢复社会功能、预防残疾的主要措施；巩固和维持治疗，辅以社会功能康复和应激应对，是预防复发、预防自杀、防止发生危害性行为、防止或减轻残疾的主要策略。

4. 应激相关障碍

经历生活事件后发生的短期心理失衡或精神症状称心理危机，如果精神症状持续存在，则称为应激相关障碍，主要有经历严重精神创伤后导致的急性应激反应和延迟发生的创伤后应激障碍，以及一般创伤事件或慢性生活事件所导致的适应障碍，或者由心理因素所致的精神症状表现。

据多数调查报告，普通人群中至少 50% 的人一生中可能会经历至少 1 次创伤性事件。社区人群中创伤后应激障碍的终身患病率在 1.3%～7.8%；1 个月的患病率是 0.2%。患创伤后应激障碍后，至少 1/3 以上的患者因为疾病的慢性化而终身不愈，丧失劳动能力；一半以上的患者常伴有物质滥用、抑郁、各种焦虑障碍及其他精神障碍，此类患者自杀率是普通人群的 6 倍。

应激相关问题主要有两种情况，一是为数众多的经历急、慢性生活事件者，是罹患其他各种精神障碍的高危人群，也可能触发严重躯体疾病；另一种情况是突发公共事件，社会影响大，常导致社会卫生资源的过度消耗，影响善后处理，给事件发生后重建生活造成很大困难与阻碍，是严重损害劳动能力的精神障碍之一，有重要公共卫生意义。

及时、有效的心理援助和后续的危机干预，可以预防或减少应激相关障碍的发生，减轻疾病慢性化造成的功能损害。

（五）需要与需求、需求与服务的差距

鉴于医疗资源、经济支付能力、对疾病的认识和偏见等因素的影响，精神疾病的治疗率和卫生服务资源的利用率仍相对较低。

1. 治疗率低

根据 WHO 2000 年对上海和北京的调查数据，一年中有任何一种程度的精神障碍（包

括焦虑、抑郁、行为问题、酒药依赖等）但从未治疗的人达到96.6%，即便是中重度患者，也有80.2%。而这只是中国两个城市的调查结果，如果推算到全国各地的情况，以及中国的人口绝对数，需要治疗而未治的人数则会相当惊人。

2. 专科求医率更低

精神疾病患者很少为心理问题求助于精神科医生。全国5个城市、14家三甲医院门诊患者调查显示，抑郁和焦虑障碍是综合医院就诊者中的常见问题。抑郁障碍、焦虑障碍、抑郁和焦虑共病的校正患病率分别为12.0%、8.6%和4.1%，有其中任一诊断的患病率为16.5%。不同科室就诊者中的患病率存在差异。但是，正确识别和治疗情况不容乐观。有必要加强非精神专科医生对常见精神疾病的识别和处理能力。

3. 国际社会普遍存在对精神障碍的忽略和投入不足

以抑郁症和癌症为例，同样是可能导致死亡的疾病，全球有0.35亿的人患有抑郁症，2/3的自杀者有抑郁症，在英国的治疗率不到1/4，在我国估计不足10%；全球有0.32亿人患癌症，而绝大多数诊断出来的患者均接受治疗。2013年美国国立卫生研究院（National Institutes of Health，NIH）对癌症研究的投入是53亿元，抑郁症投入不过4.15亿元，所有精神障碍研究投入也仅22亿元；同样，欧盟用于精神卫生研究的投入1年共0.054亿元，其中用于抑郁症研究的投入是1年800万元，而用于癌症的投入则达2.05亿元。

三、干预技术和政策建议

精神疾病以循证为基础的危险因素和保护因素分为社会、环境和经济因素（表2-3-6），以及与个体和家庭有关的因素（表2-3-7）两个层面。

表 2-3-6　与精神卫生有关的主要的社会、环境和经济因素

危险因素（risk factors）	保护因素（protective factors）
使用药物和酒精（access drug and alcohol）	赋权（empowerment）
迁移（displacement）	少数民族融合（ethnic minorities integration）
隔离和疏远（isolation and alienation）	积极的人际互动（positive interpersonal interactions）
教育、交通和住房缺乏（lack of education，transport，housing）	参与社交（social participation）
邻里不和（neighbourhood disorganization）	社会责任心和忍受性（social responsibility and tolerance）
同伴排斥（peer rejection）	社会服务（social services）
社会环境差（poor social circumstances）	社会支持和社区网络（social support and community networks）
营养不良（poor nutrition）	
贫穷（poverty）	
种族不平等和歧视（racial injustice and discrimination）	
社会弱势（social disadvantage）	
城市化（urbanization）	
暴力和少年犯罪（violence and delinquency）	
战争（war）	
工作压力（work stress）	
失业（unemployment）	

表 2-3-7　与个体和家庭有关的精神障碍的危险因素和保护因素

危险因素	保护因素
学业失败和厌学（academic failure and scholastic demoralization）	适应能力（adaptability）
注意缺陷（attention deficits）	应对应激的能力（ability to cope with stress）
慢性或痴呆患者照料者（caring for chronically ill or dementia patients）	自主性（autonomy）
	应对逆境的能力（ability to face adversity）
虐待和忽视儿童（child abuse and neglect）	早年的认知刺激（early cognitive stimulation）
慢性失眠（chronic insomnia）	运动锻炼（exercise）
慢性疼痛（chronic pain）	安全感（feelings of security）
沟通异常（communication deviance）	情感驾驭能力（feelings of mastery and control）
早孕（early pregnancies）	良好的父母养育方式（good parenting）
虐待老人（elder abuse）	文化教育（literacy）
情绪不成熟和失控（emotional immaturity and dyscontrol）	正性依恋与早期亲情关系（positive attachment and early bonding）
过度使用精神活性物质（excessive substance use）	父母与子女间正性的相互影响（positive parent-child interaction）
暴露于攻击、暴力和创伤（exposure to aggression, violence and trauma）	解决问题的技巧（problem-solving skills）
家庭冲突或家庭破裂（family conflict or family disorganization）	亲社会行为（pro-social behaviour）
孤独（loneliness）	自尊（self-esteem）
出生体重低（low birth weight）	生活技巧（skills for life）
社会阶层低（low social class）	处理社交和冲突的技巧（social and conflict management skills）
内科疾病（medical illness）	社交情感的发展（socioemotional growth）
神经化学物质失衡（neurochemical imbalance）	处理应激（stress management）
父母患精神疾病（parental mental illness）	家人和朋友的社会支持（social support of family and friends）
父母物质滥用（parental substance abuse）	
围产期并发症（perinatal complications）	
个人损失与居丧（personal loss-bereavement）	
工作技能和习惯差（poor work skills and habits）	
阅读障碍（reading disabilities）	
感觉障碍或器质性障碍（sensory disabilities or organic handicaps）	
社交能力差（social incompetence）	
应激性生活事件（stressful life events）	
孕期使用药品毒品（substance use during pregnancy）	

资料来源：World Health Organization, 2004. Prevention of mental disorders：effective interventions and policy options summary report. Geneva：World Health Organization.

　　根据问题的严重性、资源的有效性和干预的可行性，针对前述需优先关注的精神障碍，建议从普遍性（universal interventions）、选择性（selective interventions）和针对性（indicated interventions）3 个层面实施干预。

（一）提高精神健康素养，促进精神健康，预防精神疾病

　　健康素养（health literacy）被定义为"获得、理解及使用有助于促进并保持健康的信息的能力"。Jorm 等进一步延伸了健康素养的概念，引入了"精神健康素养"（mental health literacy）这一术语，并将之定义为"帮助人们认识、处理或者预防精神障碍的相关知识和信念"。精神健康素养是一种综合能力，包括识别具体疾病的能力，知道怎样获取精神卫生信息，对危险因素和病因的了解，对自助和可获得的专业帮助的了解，有助

于疾病识别和恰当求助行为的良好态度。如果人们经历了严重的心理问题，或者与有这些问题的人频繁接触，就会设法去处理这些症状，而他们处理这些症状的行为则会受到其精神健康素养的影响。如果处理得当，他们的行为可减轻其症状并进一步改变他们的精神健康素养。在这样一种框架下，无论是经历心理问题的人，还是与有心理问题者频繁接触的人，都可以被视为最初处理这些症状的人群。增强公众精神卫生知识和技能，提高精神健康素养是预防精神障碍、早期发现和早期治疗精神障碍的基本要素。

美国等地的多次调查显示，提高精神卫生素养可以提高对精神疾病的识别率和治疗率，但无助于减轻歧视。Pescosolido 等对美国 1996 年和 2006 年针对精神分裂症、抑郁症和酒精依赖相关精神健康素养的调查结果进行了比较，发现遗传学观念与推荐治疗有关，却与对预后的信心无关。与 1996 年的 54% 相比，2006 年有更多的公众（67%）将精神分裂症和抑郁症归因于神经生物因素，同时支持看精神科医生的比例也明显增加，如推荐抑郁症患者去看精神科医生的比例从 1996 年的 75% 增加到了 2006 年的 85%，但是对这些精神疾病患者的社会距离感和危险感却没有明显降低。Angermeyer 等用趋势分析的方法研究了德国东部 1993～2001 年公众的精神健康素养及对精神分裂症与抑郁症患者社会距离感的变化，也得出了类似的结论。结果显示，1993 年仅 17.1% 的受访者对精神分裂症可正确识别，2001 年增至 22.4%；抑郁症的正确识别率也从 26.9% 增加到37.5%。在病因方面，认识到生物因素的人群比例明显增加，社会心理压力的支持率仍然维持在较高水平。在精神分裂症患者的求助方式上，推荐去看精神卫生专家拥有了最高的支持率，推荐接受精神科药物治疗和心理治疗的比例也明显增加。然而，对精神分裂症患者与重症抑郁患者的社会距离感却没有明显改变。对上海与澳大利亚等地的调查均发现，精神健康素养与受教育程度和年龄有关，受教育程度低、年龄大者，精神健康知识相对更缺乏，需要有针对性的更适合他们的传播方式。

1. 促进精神健康，预防精神疾病的具体措施

（1）大力普及心理健康和精神疾病的相关知识：针对受教育程度低者和老年人群开发通俗易懂的教育素材和教学方式；针对儿童、青少年、孕产妇、在职人员和老龄人群各自心理社会特点和主要精神健康问题开展精神健康教育。

（2）减轻歧视和偏见：鼓励精神疾病患者及其家属通过民间组织，帮助公众通过他们来了解疾病和患者，减轻对精神疾病的偏见和歧视。

（3）提供心理咨询服务：帮助人们认识和处理常见心理困扰，如婚恋问题、人际关系问题、学习困难、家庭成员矛盾、成长的烦恼等。

2. 提高公众精神卫生素养的相关政策建议

（1）政府主导，购买服务：各级人民政府和县级以上人民政府有关部门应当采取措施，加强心理健康促进和精神障碍预防工作，提高公众心理健康水平。

乡、镇人民政府和街道办事处可以通过政府购买服务、招募志愿者等方式，组织社会力量和具有精神卫生专业知识的人员，为社区居民提供公益性的心理健康指导。

（2）社会各界和机构组织承担相应职能，提供良好身心健康环境。

1）居民委员会、村民委员会应当协助所在地人民政府及相关部门开展心理健康促进、精神卫生知识宣传教育等活动，创建有益于居民身心健康的社区环境。社区卫生服务机构应当为居民委员会、村民委员会提供技术指导。

2）用人单位应当创造有益于职工身心健康的工作环境，关注职工的心理健康；对处于职业发展特定时期或者在特殊岗位工作的职工，应当有针对性地开展心理健康教育。

3）教育部门应当会同卫生计生部门将学生心理健康教育纳入学校整体教育工作中，开展学生心理问题与精神障碍的评估和干预。

4）各级各类学校应当对学生进行精神卫生知识教育；配备或者聘请心理健康教育教师、辅导人员，并可以设立心理健康辅导室，对学生进行心理健康教育。学前教育机构应当对幼儿开展符合其特点的心理健康教育。

5）教师应当学习和了解相关的精神卫生知识，关注学生心理健康状况，正确引导、激励学生。教育行政部门和学校应当重视教师心理健康。学校和教师应当与学生父母或者其他监护人、近亲属沟通学生心理健康情况。

6）鼓励和支持新闻媒体、社会组织开展精神卫生的公益性宣传，普及精神卫生知识，引导公众关注心理健康，预防精神障碍的发生。

7）有条件的监狱、看守所、拘留所、强制隔离戒毒所等场所，应当对服刑人员及被依法拘留、逮捕、强制隔离戒毒的人员等，开展精神卫生知识宣传，关注其心理健康状况，必要时提供心理咨询和心理辅导。

（二）心理危机干预

经历重大生活事件、自然灾害或意外事故、暴力行为等人为灾难性事件，是对心理的巨大冲击，常导致经历者出现急性或延迟性应激反应。创伤性经历和重大生活事件也是焦虑、抑郁、酒精使用障碍等精神疾病的危险因素。其中受害者，以及从事危险性较大的职业和从事救助或治疗灾难性创伤受害者的职业人群都是创伤后应激障碍的高危人群。减少创伤暴露和及时、有效的心理危机干预是预防创伤相关应激障碍和精神疾病的主要措施。

1. 减少创伤性事件的发生或减少暴露于创伤性事件的时间

通过各种手段减少人为创伤性事件，如儿童虐待、暴力、性侵犯、伤亡事故等事件的发生；采取有效的交通安全措施和工地安全措施；改善邻里间的治安状况和加强对枪支的管理控制；学校采取有效干预方案减少攻击性行为、违法行为及欺凌弱小的行为以减少灾难性事件的发生；有效减少儿童虐待也有助于减少灾难性事件的发生。

暴露于灾难性事件中的时间长短也是决定是否发生精神障碍的重要因素。因此，对于无法避免和预测的自然灾害、即将或已经发生的人为灾害，应减少在灾难情景中体验的时间。当事件发生时，应能及时察觉和干预。

2. 及时有效的创伤后干预减少后续精神障碍的发生

（1）灾难性事件发生后，保障经历者的安全、保障睡眠和休息、保障合理饮食，是稳定情绪、减少应激反应的基本应对措施；有条件时可组织开展文体活动、放松训练，以转移注意、减轻焦虑。严重睡眠障碍者可以使用药物助眠。

（2）第一时间提供支持和陪伴，心理教育和个案管理对急性创伤个体有帮助，也有利于下一步的治疗性干预；鼓励经历创伤者利用自身内在的力量和社区支持网络，以减少后续更多治疗的必要性。

（3）心理危机干预技术：效果比较肯定的是早期使用认知行为疗法和各种形式的团体心理治疗。

（4）重大灾难中干预对象至少包括与灾难事件有关的4类人员：①亲历事件的幸存者；②事件遇难者或幸存者的亲属；③事件的现场目击者，包括现场救援人员；④事件的其他相关人员，如非现场救援人员，公共突发事件发生地附近区域人员等。干预重点从第一级逐步扩散到第四级，普适性教育覆盖全部对象。早期心理干预根据具体情况，分别采用全面整体干预与个别重点干预。

3. 政策建议

（1）制定预案：各级人民政府和县级以上人民政府有关部门制定的突发事件应急预案应当包括心理援助的内容，常备心理救援队伍。发生突发事件，履行统一领导职责或者组织处置突发事件的人民政府应当根据突发事件的具体情况，按照应急预案规定，组织开展心理援助工作。

（2）心理援助：发生自然灾害、意外伤害、公共安全事件等可能影响学生心理健康的事件时，学校应当及时组织专业人员对学生进行心理援助。

（三）抑郁障碍的预防策略

一系列可变的危险因素与保护因素都会影响抑郁的发病和复发，这些危险因素和保护因素在各个年龄阶段，甚至自婴儿期起便始终存在。我们已确认抑郁特定的危险因素（如父母患抑郁、抑郁素质性认知）与一般的风险因素（如不正确的教养、虐待忽视儿童、应激性生活事件、遭受欺负等），以及保护因素（如自主感、自尊、自我效能、应激耐受能力和社会支持等）。所以，抑郁在人群中有效的干预途径应该是综合性的。

1. 普通性干预

强化人群中的保护性因素、降低危险因素可减少抑郁的发病。例如，着眼于解决儿童青少年问题的社交技能和认知训练的学校干预方案，为年龄较大的患者实行体能锻炼的干预方案，对儿童进行以家庭为基础的早期家庭咨询方案等均为加强保护因素；通过家长教育、家庭整体干预来减少虐待和忽视儿童，通过改善学校环境和加强家校联系减少儿童遭受欺负现象的发生等均为降低危险因素。研究证明这些干预可有效降低人群中发生情绪和行为问题的比例。

2. 选择性干预

（1）家长干预方案：是为那些孩子有品行问题的家长设计的，目的在于通过提供信息及对家长养育孩子的行为方法进行训练，改善家长的心理社会状态。这种干预手段表明，随着儿童品行症状的改善，家长的抑郁症状也可减少大约30%。

（2）重大生活事件后干预：着眼于应对重大生活事件的选择性干预措施有显著减少抑郁症状的作用，并可长期持续。例如，针对丧父丧母及父母离异儿童，以及失业者与罹患慢性疾病的老年人进行干预，通过对婴儿、青少年及父母患抑郁的家庭进行干预，以阻止抑郁及相关问题的代际传递。

（3）减少经济不稳定与贫穷：普遍采取措施减少经济不稳定与贫穷，普通人群的抑郁发生率也会大幅度下降。尽管尚无科学证据表明这些措施通过何种特殊作用来减少抑郁，但其作用是肯定的。

（4）把精神卫生服务纳入综合和基础医疗服务：WHO 号召全球把精神卫生纳入基层医疗，为此启动了精神卫生差距行动规划（mhGAP）项目，以逐渐提高中低收入国家综合医疗机构，特别是基础医疗服务机构精神卫生服务的范围和质量，提高这些机构中医务人员识别与处理常见心理障碍的水平，并在综合医疗机构提供高质量专业精神卫生服务。

患有严重躯体疾病和慢性躯体疾病的人发生各类精神疾病的风险是健康人的 2.19 倍，某些疾病如肿瘤风险可高达 4 倍，慢性病和抑郁互为危险因素，且抑郁焦虑共病的慢性病患者更容易不遵从疾病管理规定，生活质量更差，疾病负担更重。《精神卫生行动计划（2013—2020 年）》中提到，精神疾病经常对癌症、心血管病和 HIV 感染 / 艾滋病等其他疾病造成影响并受到其影响，有证据显示，抑郁症使人易患心肌梗死和糖尿病，而这两者都会转而提高发生抑郁症的可能性。因此需要共同的服务和资源筹集工作。许多高危因素，如社会经济地位低下、饮酒和压力，都是精神疾病和其他非传染病共有的。

干预策略之一是在慢性病常规管理中纳入焦虑和抑郁症状监测，及时发现高危者，提供指向性干预；二是在卫生专业人员指导下组织慢性病患者的同伴小组，除交流躯体疾病管理知识外，还纳入精神卫生内容，交流心理保健经验，提供社会支持。

3. 指向性干预

针对抑郁症状比较严重但尚不能诊断为抑郁障碍的人群，着眼于减少或预防抑郁症状是非常重要的，因为严重的抑郁症状会增加抑郁症发生的风险。此外，抑郁症状会降低生产力，降低个人操持家务的能力和个人精力，进而降低愉快感和生活满意度。

及时干预对减轻抑郁程度及预防抑郁发作的效果显著。这些干预主要以心理咨询和心理治疗为主，指导高危人群和早期患者如何进行积极的思考、摒弃消极的思维方式及提高解决问题的技巧。既往这些干预主要通过面对面的咨询进行，随着网络应用的发展，通过书面自助材料、大众媒体和互联网在更大范围内对高危人群进行干预的尝试越来越多。

限于目前的资源和个人因素，实行心理咨询和心理治疗有困难，而抑郁症状较重或对功能影响较明确者，可以尝试早期药物干预。现有抗抑郁药物中，选择性 5- 羟色胺再摄取抑制剂是比较安全并有肯定疗效的可选药物。

焦虑障碍常先于抑郁发作，这一发现使得人们去发掘以循证为基础的方案预防焦虑障碍的潜在可能。尤其是对于特定的儿童及青少年，这一方案可作为一种间接策略来减少其患抑郁症的风险。

（四）焦虑障碍的预防策略

焦虑障碍与抑郁障碍一样，是最常见的精神障碍之一。焦虑障碍由一系列不同的障碍组成，包括广泛性焦虑、惊恐障碍、社交恐惧症、场所恐惧症和对其他特定事物或场景的恐惧。大多数焦虑障碍首发于或起源于儿童及青少年期，因而这些年龄段的人群成为初级预防的一个重点。焦虑障碍是儿童最常见的精神病理表现形式，许多人直到青少年及成年阶段，也并未摆脱焦虑障碍的困扰。

1. 普通性干预

由于焦虑和抑郁有很高的共病率，因而抑郁障碍的预防策略也同样适用于预防焦虑障碍。循证预防措施随靶人群的不同而不同，有的着眼于焦虑障碍本身，有的着眼于危险因素及保护因素的类型，有的则注重对灾难性事故的预料和反应或干预方法的应用。

2. 选择性干预

父母患有焦虑的儿童和遭受过虐待行为的儿童是高危人群。焦虑障碍特殊的或普遍性的危险因素有灾难性事件，儿童成长过程中的习得（如过分焦虑的父母的榜样作用，或遭受过分焦虑的父母的过度控制），缺乏控制感，自我效能低；保护因素为应对方式与社会支持。早期的负性生活事件促成神经生物学的易感性，这种易感性在成年期会通过长期存在的神经生物学应激反应系统的改变，使其易患情感与焦虑障碍。

加强情感顺应力、强化认知技巧和事前教育是预防焦虑发生的重要策略。可以通过认知行为训练的方法进行，有多个成功案例。例如，澳大利亚的"朋友"项目（FRIENDS program）以一个有效的焦虑治疗方案为基础，将其转化成一个模式化的预防方案，有一般的、选择性的及指向性的预防措施的版本供人们选用，适用于 7～16 岁儿童的焦虑预防，它被广泛应用于学校、健康中心与医院。"朋友"告诉儿童更有效地应对焦虑的技巧，为其建立情感调适能力、解决问题的能力与自信力。一项对照研究表明，此方案用于实验前有严重焦虑的儿童，干预 6 个月后，随访发现第一次发作并诊断为焦虑障碍的儿童比例由 54% 下降到 16%。对照研究还表明，当此方案用于一般学生人群及特选高危儿童与青少年组时，焦虑症状发生率都显著下降。"朋友"干预方案在瑞典、荷兰与美国也得到采用。

3. 指向性干预

对焦虑水平升高的儿童，除可进行澳大利亚"朋友"干预方案外，对照研究还表明，对惊恐障碍初次发作的患者，短期的认知专题讨论会能降低其复发的风险，在 6 个月的随访中，研究组中惊恐复发有 2%，而对照组则为 14%。

（五）以酒精为主的物质使用障碍的预防策略

1. 普通性干预

预防精神活性物质使用的众多宣传和教育尝试被证明效果不佳，或不能持久，抑或投入产出比太低。能在国际、国内、地区和局部地方执行的、针对成瘾物质的有效干预措施（法律和政策层面）包括征税、限制使用和完全禁止各种形式的（直接与间接的）广告。这些政策干预通过减少成瘾物质的使用，进而预防精神活性物质所致的障碍。

价格是决定酒精和烟草消费的最大因素。将烟草价格税提高 10%，在高收入国家可以降低 5% 的烟草使用和消费，在中低收入国家可以降低 8%。酒的情况与此相似，将酒的价格提高 10%，可以减少高收入国家 7% 和低收入国家大约 10% 的长期消费。此外，提高酒的税收可以减少酒精性肝病、交通事故发生，还可减少其他有意或无意的损伤（如家庭暴力）和有害使用酒精对精神卫生所产生的负面影响。

提高法定最小饮酒年龄的法律减少了年轻饮酒者的出现。减少酒的销售时间、控制酒的产量、限制酒的使用，都可以降低酒的消费和饮酒相关问题的发生，但这个有效的政策在我国面临执行难的困境。我国立法限制在公共场合及私人工作场所吸烟就是先例。虽然公共场所禁烟可以降低 4% ～ 6% 的吸烟发生率，使吸烟者的平均日吸烟量减少10%，但因执行力度远远不够，难以达到期望的效果。

禁止酒类广告的国家与不禁止酒类广告的国家相比，酒精消耗降低 16%，交通死亡事故减少 10%。

2. 选择性和指向性干预

WHO 数据显示，每 8 ～ 10 个危险或危害性大的酒精滥用者中有 1 个能被成功干预。高收入国家中，每 1 个 DALY（在基础照料的环境中使用简短建议法预防）所花的预防费用大约是 2300 世界货币单位。

一般认为简单的干预措施对减少酒精的危害性是非常有效的，如一个同桌人给予饮酒者简短的建议；酒精使用问题筛查后的简短干预程序。不过，2015 年 4 月一项纳入两组各近千名受试者的对照干预研究的荟萃分析发现，简短干预的效果并不肯定。欧美地区广泛开展的戒酒者自助协会卓有成效，国内也在开始尝试。

（六）精神分裂症和精神病性障碍的干预策略

精神分裂症的发病机制复杂且尚未明了，它主要由遗传因素所致，环境因素也通过与遗传易感性的相互作用而对精神分裂的发病起作用。遗传易感性较为复杂，现在一般认为是多个微效基因联合作用所致。

精神病性障碍尚无普遍适用的预防方法。虽然近年对临床前期的精神病高危综合征／弱精神病症状的早期干预开展了很多研究，但对降低转化率、防止发展为临床相的精神分裂症是否有效尚无定论。针对精神分裂症的有效预防措施还是以指向性干预为主的二级预防和三级预防，即早期识别、早期诊断、早期治疗、管理和康复，以提高疗效，预防或减轻疾病所致残疾。

1. 早发现、早治疗

精神分裂症主要起病于青壮年期，12 ～ 26 岁是发病高峰期。可以建立以该年龄段人群为主要对象的区域性早期监测机制。

通过媒体对人们进行公共卫生教育，提高社区对精神健康的意识，提高年轻人及其家人和其他相关的社区人员对精神卫生知识的知晓率，可提高发病时的识别能力，促进早期求助行为，使 12 ～ 25 岁初发精神病的年轻人尽早寻求帮助，以避免治疗延误，降低复发和残疾风险。

2. 防复发、防残疾

药物维持治疗是预防精神分裂症复发的主要治疗措施；辅以认知治疗可帮助患者有效应对残留症状、生活事件和病耻感，预防复发；而社区康复则是恢复社会功能、预防或减轻残疾，最终达到回归社会目标的重要措施。

我国在社区随访和治疗管理方面，从试点到逐步推广已经有近15年的实施经验，但在全国范围还只能说是起步阶段，重点在药物治疗管理和防范危险行为。

医疗机构主导的针对精神分裂症患者的认知治疗和民政部门、残联主导的社会功能康复，既需要经过训练的大量心理、康复和社会工作者，也需要相应的投入机制和工作机制。

（七）保障

精神障碍的预防和精神卫生的促进需要将地方和国家的公共卫生及卫生保健政策进行整合，在政府部门间整合。这种整合将使各部门在健康、社会和经济利益方面产生"双赢"的效果。

1. 存在的问题

随着我国精神卫生事业的加快发展，精神卫生管理体制和机制，尤其是现有防治体系中的各种矛盾和问题日益凸显。如何改善精神卫生服务的公平性、合理性、可及性和连续性，预防和治疗精神疾病，已经成为摆在我们面前非常现实而紧迫的任务。当前我国精神卫生防治体系建设中存在的问题主要表现在以下方面。

（1）领导管理体制不健全。

虽然各级领导已经逐步提高了对加强精神卫生工作重要性的认识，但从全国来看，精神卫生工作的领导管理体制仍存在分工不明确、部门职责不清、管理和协调机制较弱等问题。不少地区至今还未建立精神卫生工作的领导体制和管理协调机制；已经建立相关机制的一些地区，因管理、职责分工、经费保障等方面的问题，运转存在困难。

（2）偏见和歧视普遍存在，精神卫生知识知晓率和患者治疗率低下。

强烈的偏见和歧视，导致患者及其家属不敢公开就诊甚至干脆不去就诊；对精神卫生知识和对精神疾病防治知识的宣传不足，也常使人们放弃对精神疾病的治疗。一些精神障碍患者辗转于各综合性医院之间，其精神疾病未被识别出来或未得到合适处理，不仅延误治疗，而且给患者自身带来经济和精神上的沉重负担，同时还浪费医疗资源。

治疗率低带来的直接后果就是致残率高、患者家庭和整个社会的照料负担增加、劳动力资源丧失加重、迫使国家财政不断加大对慢性严重精神残疾者防治和安排等方面的支出、因精神疾病而肇事肇祸所造成的损失，以及为社会安定和综合治理所需付出的人力物力不可避免的增加。2006年在全国30个省、自治区、直辖市179个派出所辖区内精神疾病患者危害社会治安情况的专项调查显示，在这些辖区628万常住人口中，肇事肇祸精神疾病患者占0.33‰，其中35%的患者监护工作没有落到实处，有触犯刑律行为的患者中，仅9%曾被公安机关送院治疗，33.6%被关锁在家，11.2%流散于社会。治疗率低既有精神疾病本身特点的原因，更主要的还是反映了社会经济环境、大众对于精神卫生的认识程度及精神卫生服务水平的问题。精神卫生服务利用程度受医疗保险政策和政府贫困救助政策影响尤为明显，如在保障较为到位的上海市，贫困家庭患者的住院率已经达到95%。

（3）医疗服务资源不足，机构布局不合理，功能定位和质量标准欠清晰。

随着社会对精神卫生问题关注的增加，许多部门和组织都迫切需要接受过精神卫生理论、知识和技术培训的有关工作人员为相应的人群提供服务。但我国现有的专业人员队伍，无论在数量上还是质量上都难以适应这些需求。由于精神卫生机构待遇低、设备陈旧落后、工作环境和条件相对艰苦，以及社会对此工作存在种种偏见，医学院校毕业生大多不愿意从事精神卫生工作，现有的高层次人才流失也相当严重。

综合医院与各类基层卫生服务机构中，25% ～ 40% 的患者有心理问题或伴有心理问题，但大多数医务人员在学校教育和继续教育中都没有机会接受精神卫生知识和技能培训，对精神障碍和心理行为问题的识别和处理能力较低，甚至延误诊治并造成医疗资源的浪费。早年在上海开展的一项 WHO 合作研究发现，在综合性医院就诊的抑郁症患者，竟无一例接受抗抑郁药物治疗；进入 21 世纪后一个类似研究报道，仅有 8.5% 被诊断出焦虑或抑郁的人被建议到精神科就诊，6.4% 的人被给予精神科药物。

精神卫生医疗机构布局不尽合理，东西部之间、城乡之间差距较大，由于经济发展不平衡，这些机构相对集中于东部和省会城市，西部和许多贫困落后地区则资源严重不足。城市社区和农村县、乡、村精神卫生防治网络均未普遍建立。精神卫生专科医疗机构业务水平参差不齐，各级各类精神卫生机构的功能定位还不够明确，缺乏统一管理。现有的各级精神卫生医疗机构功能重点在医疗，其预防和康复等功能相对薄弱甚至缺乏。

（4）以疾病治疗为导向的封闭式住院服务为主，预防和康复服务体现不足；以严重精神障碍的诊疗为主，预防干预心理问题和常见精神障碍的能力不足。

2. 全面保障

随着市场经济的发展和医疗体制改革的深入，我国的精神卫生工作在尚未弥补先天不足的情况下又同时面临了新的挑战。实现重点精神障碍的预防和治疗策略需要政策、体系、人员、科研和筹资的全面保障。

（1）政策保障

1）整合现有资源，促进归口管理。

根据区域精神卫生防治发展规划，统筹规划现有各级各类精神卫生专业机构的发展方向，明确划分承担严重精神障碍急性住院服务和慢性住院服务机构的功能定位，按照不同的服务功能确定建设要求和人员、设备等配置要求。

促进现有不同部门所属的精神卫生专业机构的资源整合，逐步实现归口管理。现有民政部门、公安部门所属的精神卫生专业机构，应被纳入本省的区域精神卫生防治规划中整体规划，并根据机构的现有状况，明确划分为提供严重精神障碍急性住院和慢性住院的机构，接受当地卫生行政部门的业务归口管理。

卫生计生部门所属的精神卫生专业机构可以接受民政部门的委托提供"三无"精神病患者的急性和慢性服务。具备条件的卫生计生部门所属的精神卫生专业机构，可以接受公安部门的委托提供肇事肇祸精神病患者的急性和慢性服务。

2）加强制度建设，保障严重精神障碍管理治疗服务连续性。

建立完善严重精神障碍管理治疗网络。健全精神卫生防治技术管理和指导网络，加强全国严重精神障碍管理治疗信息系统的运行保障；各省卫生行政部门要制定患者转诊、信息交换、服务监督等制度；各地市卫生行政部门要明确承担任务机构的严重精神障碍管理治疗的工作职责和服务划分区域，形成本地区严重精神障碍管理治疗的服务责任网络、技术指导和管理网络。

国家财政承担对有肇事肇祸倾向的严重精神障碍危险性评估和管理治疗的管理、紧急事件应急处置、对其中无支付保障的贫困患者的基本医疗经费补助、基层精神卫生防治工作人员的培训、严重精神障碍管理治疗信息网络运转等经费；各级地方财政承担严重精神障碍管理治疗工作的日常管理经费。

3）加强心理卫生服务的法制建设。

以《中华人民共和国精神卫生法》为基础，制定心理治疗、心理咨询的配套法规，明确提出由卫生计生部门全面主管心理治疗和心理咨询工作，制定各级各类心理治疗、心理咨询人员的培训要求、执业准入标准、继续教育要求、执业伦理规范、各类心理卫生服务间咨客及患者转介制度等。完善心理治疗、心理咨询的人员管理和机构管理。

（2）体系保障

1）建立预防精神医学体系。

依据精神卫生法，建立由卫生计生部门负责、多部门共同参与的预防精神医学体系。改变目前重临床、轻预防，重治疗、轻康复，重医院、轻社区的防治模式。

2）应将精神卫生服务体系纳入国家公共卫生体系。

以精神卫生专科医疗机构和精神疾病预防控制机构为主体，设置精神科门诊或者心理治疗门诊的综合性医疗机构，专门从事心理治疗的医疗机构为辅助，社区卫生服务机构、精神障碍患者社区康复机构、精神障碍患者社区养护机构和心理咨询机构等为依托。

3）在全国建立和完善精神卫生服务和监测网络。

在区县一级建立精神卫生防治站，提供社区精神健康促进、治疗管理和康复服务。在全国设立监测哨点，动态收集精神疾病流行数据趋势。建立大数据库，把精神健康信息纳入居民健康档案。

4）构建专科支持下的全科/综合科治疗常见精神疾病的工作机制。

常见精神疾病包括焦虑、抑郁和酒精使用障碍等。通过信息平台，专科医生与全科医生/非精神专科医生组合，共同管理和治疗患者，实现双向转诊、在线会诊、按需约诊。

WHO和世界家庭医生组织提出了把精神卫生整合在基层医疗中的七大理由：①精神障碍的患病率趋高，疾病负担巨大，不仅患者个人、家庭的负担沉重，也导致整个社会的经济负担巨大；②精神健康问题和躯体健康问题相互交织、整合有助于提供整体服务；③精神障碍的高患病率和低治疗率之间的落差巨大，在基层医疗服务中提供精神卫生服务有助于填补鸿沟；④精神卫生基层医疗服务提高了可获得性；⑤精神卫生基层医疗服务减少歧视和耻感，侵犯患者人权的可能性小，推动对患者人权的尊重；⑥精神卫生基层医疗服务相对价廉，成本效率好；⑦精神卫生基层医疗服务的健康结局好，特别是有二级医疗服务网络和社区网络支持时。

（3）人员保障：精神疾病的治疗应由以医生为主的多学科综合团队负责，该团队由精神科医师、精神科护士、心理咨询和心理治疗专业人员、社工、康复师组成，按机构服务性质的不同，设置相应比例。急性期医疗机构以医生和护士占比最高，基层医疗和社区随访应由精神专科医师指导下的全科团队负责，该团队由全科医师、公卫医生、全科护士、社工、康复师、心理咨询人员组成，通过查房、电话或网络咨询、信息管理系统等途径接受精神专科医师的指导。社区康复由社工和康复师负责，与全科团队协调工作。接受精神专科医师、全科医师和精防医师的指导。

（4）科研保障：支持开展循证研究，鼓励和支持开展与预防、指向性干预及与服务和政策相关的研究。注重研究结果的转化和应用。

（八）建议

根据精神疾病的流行情况和疾病负担，以及可防可治性，提出以下精神卫生服务体系建设的建议。

（1）尽快启动全民健康促进系列行动计划，明确倡导精神健康素养。

没有精神健康就没有健康。各领域各行业普遍开展心理健康教育及心理健康促进工作，分层、分人群设立针对性项目。学校结合德育教学普遍开设心理健康课，企事业单位和社会团体常规组织精神卫生知识辅导活动，街道社区按人口比例培养一批初步具有精神卫生核心知识和给予第一援助能力的"心理健康促进员"。专业团体和机构与媒体形成长期合作机制开展精神卫生知识科学普及工作。

（2）县级以上人民政府制定突发事件应急预案应当包括心理援助内容，依托精神卫生专业机构，常备心理救援队伍，参与重大公共卫生事件的应急救助。

（3）把精神卫生服务纳入综合和基础医疗服务，提高这些机构中医务人员识别与处理焦虑障碍、抑郁障碍和躯体形式障碍等常见精神障碍的水平。在综合医疗机构提供高质量专业精神卫生服务，在基层医疗机构建立与专科的联络诊疗机制，提供基本精神科药物，在专科医师指导下随访和治疗常见精神障碍。

（4）禁烟控酒，提高烟酒税收，禁止此类广告，以降低消耗，继而减少烟酒依赖。

（5）持续治疗是预防精神分裂症复发的重要方式，为精神分裂症患者的药物治疗提供财政保障，制定基本抗精神病药物费用减免政策，恢复或动员社会力量建立专门用于精神疾病患者康复的"福利工厂"，促进其回归社会。

（九）评估指标

1. 领导力和政府方面

更新的精神卫生政策和规划应有针对需优先关注的重大疾病的相关内容。

2. 精神卫生服务

（1）健全精神卫生服务体系和服务网络建设，扩大覆盖面。

（2）在扩大严重精神障碍的服务覆盖面、提高治疗率和随访率、提高服务质量的同时，全面开展社区康复，探索药物治疗基础上的认知行为治疗。

3. 推进精神健康促进和精神疾病预防工作

（1）至少开展两个全国性的、多部门参与的精神健康促进和精神疾病预防项目。

（2）组织开展精神障碍发生状况、发展趋势等的监测和专题调查，动态测评居民群众精神健康素养，保持精神卫生知识知晓度逐步上升。

（3）建立重大灾难后心理援助应急机制，提供个体心理危机干预服务，提高抑郁和焦虑的治疗率，使自杀率稳中有降。

4. 加强精神卫生信息系统建设和循证研究

除全国严重精神障碍患者信息系统要覆盖全国80%的区县级外，还应把焦虑和抑郁等常见精神卫生问题监测信息纳入慢性病管理系统和居民健康档案。

5. 健全精神卫生服务的人员队伍

按人口比例配备精神专科医师、精神专科护士、心理咨询师和心理治疗师、精神科社工和康复治疗师，达到中等发达国家水平。

专题组成员

何燕玲　上海交通大学医学院附属精神卫生中心
张明园　上海交通大学医学院附属精神卫生中心
马　弘　北京大学第六医院
谢　斌　上海市精神卫生中心
于　欣　北京大学第六医院
严　俊　国家卫生健康委员会疾病预防控制局

参考文献

卜时明, 康华, 沈剑, 等, 2005. 社区在册精神分裂症患者治疗率及影响因素研究. 上海精神医学, 17（S1）: 50-52.

何燕玲, 马弘, 张岚, 等, 2009. 综合医院就诊者中抑郁焦虑障碍的患病率调查. 中华内科杂志, 48（9）: 748-751.

何燕玲, 张岚, 刘哲宁, 等, 2012. 综合医院就诊者中焦虑障碍的检出率. 中国心理卫生杂志, 26（3）: 165-170.

江开达, 2007. 抑郁障碍防治指南. 北京: 北京大学医学出版社: 34.

李凌江, 于欣, 2010. 创伤后应激障碍防治指南. 北京: 人民卫生出版社.

李学海, 孟国荣, 朱紫青, 等, 2007. 上海地区精神疾病患者肇事肇祸的现状分析. 上海精神医学, 19（6）: 331-333.

栗克清, 崔泽, 崔利军, 等, 2017. 河北省精神障碍的现况调查. 中华精神科杂志, 40（1）: 36-40.

刘云涛, 黄悦勤, 马亚婷, 等, 2014. 中国≥15岁人群精神残疾的描述性流行病学研究. 中华流行病学杂志, 35（2）: 124-128.

马亚婷, 黄悦勤, 李恒, 等, 2013. 我国归因于精神活性物质所致精神和行为障碍的残疾现况调查. 中国心理卫生杂志, 27（11）: 820-824.

石其昌, 章健民, 徐方忠, 等, 2005. 浙江省15岁及以上人群精神疾病流行病学调查. 中华预防医学杂志, 39（4）: 229-236.

舒良, 2007. 精神分裂症防治指南. 北京: 北京大学医学出版社: 35-134.

汪依帆, 王伟, 何燕玲, 等, 2014. 上海市社区就诊居民心理健康服务需求调查. 医学与社会, 27（04）:

82-85.

卫生部疾病预防控制局，2008. 精神卫生政策研究报告汇编 . 北京：人民卫生出版社 .

卫生部疾病预防控制局，2009. 精神卫生政策研究报告汇编 . 北京：人民卫生出版社 .

徐广明，肖水源，费立鹏，等，2009. 1986-2006 年唐山地区精神科住院患者年出院人次与病种变化趋势 . 中国心理卫生杂志，23（9）：643-647.

张明园，2011. 精神卫生政策与实践 . 北京：人民卫生出版社 .

Alonso J，Chatterji C，He Y，2013.The Burden of Mental Disorders-From the WHO World Mental Health Surveys. New York：Cambridge University Press.

Angermeyer MC，Holzinger A，Matschinger H，2009. Mental health literacy and attitude towards people with mental illness：a trend analysis based on population surveys in the eastern part of Germany. Eur Psychiatry，24（4）：225-232.

Benros ME，Waltoft BL，Nordentoft M，et al，2013. Autoimmune diseases and severe infections as risk factors for mood disorders，a nationwide study. JAMA Psychiatry，70（8）：812-820.

Chapman DP，Perry GS，Strine TW，2005. The Vital Link Between Chronic Disease and Depressive Disorders. Prev Chronic Dis，2（1）：A14.

Charlson FJ，Baxter AJ，Cheng HG，et al，2016. The burden of mental，neurological，and substance use disorders in China and India：a systematic analysis of community representative epidemiological studies. Lancet，388（10042）：376-389.

Dadds MR，Spence SH，Holland DE，et al. 1997. Prevention and early intervention for anxiety disorders：A controlled trial. J Consult Clin Psychol，65（4）：627-635.

Demyttenaere K，Bruffaerts R，Posada-Villa J，et al，2004. Prevalence，severity and unmet need for treatment of mental disorders in the World Health Organization World Mental Health Surveys. JAMA，291（5）：2581-2590.

Gardenswartz CA，Craske MG，2001. Prevention of panic disorder. Behav Ther，32（4）：725-737.

GBD 2013 DALYs and HALE Collaborators，Murray CJ，Barber RM，et al，2015. Global，regional，and national disability-adjusted life years（DALYs）for 306 diseases and injuries and healthy life expectancy（HALE）for 188 countries，1990-2013：quantifying the epidemiological transition. Lancet，386（10009）：2145-2191.

Glass JE，Hamilton AM，Powell BJ，et al，2015. Specialty substance use disorder services following brief alcohol intervention：a meta-analysis of randomized controlled trials. Addiction，110（9）：1404-1415.

Greenberg PE，Kessler RC，Birnbaum HG，et al，2003. The economic burden of depression in the United States：how did it change between 1990 and 2002?J Clin Psychiatr，64（12）：1465-1475.

Jorm AF，2000. Mental health literacy-Public knowledge and beliefs about mental disorders. Br J Psychiatry，177：396-401.

Jorm AF，Korten AE，Jacomb PA，et al，1997. "Mental health literacy"：A survey of the public's ability to recognise mental disorders and their beliefs about the effectiveness of treatment. Med J Aust，166（4）：182-186

Katon W，Schulberg H，1992. Epidemiology of depression in primary care. Gen Hosp Psychiatry，14（4）：237-247.

Ledford H，2014. Medical research：If depression were cancer. Nature，515（7526）：182-184.

Lopez AD，Mathers CD，Ezzati M，et al，2006. Global Burden of Disease and Risk Factors.Washington DC：World Bank.

Lowry-Webster HM，Barrett PM，Dadds MR，2001. A universal prevention trial of anxiety and depressive symptomatology in childhood: preliminary data from an Australian study. Behav Change, 18（1）: 36-50.

Murray CJL, Lopez AD, 1996. The global burden of disease: a comprehensive assessment of mortality and disability from diseases, injuries, and risk factors in 1990 and projected to 2020. Cambridge: Harvard School of Public Health.

Pescosolido BA, Martin JK, Long JS, et al, 2010. "A disease like any other"? A decade of change in public reactions to schizophrenia, depression, and alcohol dependence. Am J Psychiatry, 167（11）: 1321-1330.

Phillips MR, Yang G, Zhang Y, et al, 2002. Risk factors for suicide in China: A national case-control psychological autopsy study. Lancet, 360（9347）: 1728-1736.

Phillips MR, Zhang J, Shi Q, et al, 2009. Prevalence, treatment, and associated disability of mental disorders in four provinces in China during 2001-05: an epidemiological survey. Lancet, 373（9680）: 2041-2053.

Prince M, Patel V, Saxena S, et al, 2007. No health without mental health. Lancet, 370（9590）: 859-877.

Saffer H, Dave D, 2002. Alcohol consumption and alcohol advertising bans. Appl Econ, 34（11）: 1325-1314.

Shen YC, Zhang MY, Huang YQ, et al, 2006. Twelve-month prevalence, severity, and unmet need for treatment of mental disorders in metropolitan China. Psychol Med, 36（2）: 257-267.

Teh-wei Hu, Yanling He, Mingyuan Zhang, et al, 2007. Economic costs of depression in China. Soc Psychiatry Psychiatr Epidemiol, 42（2）: 110-116.

Von Korff MR, Scott KM, Gureje O, 2009. Global Perspectives on Mental-Physical Comorbidity in the WHO World Mental Health Surveys. J Nerv Ment Dis, 198（5）: 391.

Wang J, He Y, Jiang Q, et al, 2013. Mental health literacy among residents in Shanghai. Shanghai Arch Psychiatry, 25（4）: 224-235.

World Health Organization, 2004.Prevention of mental disorders: effective interventions and policy options summary report.Geneva: World Health Organization.

World Health Organization, 2008. Integrating mental health into primary care: a global perspective. Geneva: WHO Press.

World Health Organization, 2008. The global burden of disease: 2004 update. Geneva: WHO Press.

World Health Organization, 2012. Mental Health Action Plan 2013-2020.Geneva: World Health Organization.

Yueqin Huang, Yu Wang, Hong Wang, et al, 2019. Prevalence of mental disorders in China: a cross-sectional epidemiological study. Lancet Psychiatry, 6: 211-224.

专题四 妇幼健康问题与防治对策研究报告

摘 要

中国约有8.8亿妇女儿童，占总人口的2/3。做好妇幼工作对于提高全民健康水平、推动社会经济可持续发展、构建社会主义和谐社会具有战略性意义。中国政府一贯重视妇女儿童的生存和健康状况，签署了多项国际公约以保护妇女儿童权益。在各级妇幼工作者的努力下，我国在保护妇女和儿童生存与发展方面取得了巨大成绩，提前实现了联合国千年发展目标（millennium development goals, MDGs）中降低孕产妇死亡率（MDG5a）和5岁以下儿童死亡率（MDG4）目标，被世界卫生组织（World Health Organization, WHO）、世界银行（World Bank, WB）、全球妇女儿童健康合作伙伴组织（Partnership for Maternal, Newborn &Child Health, PMNCH）、全球卫生政策和系统研究联盟（Alliance for Health Policy and System Research, AHPSR）列为全球10个妇幼卫生高绩效的国家之一。但是中国的妇幼卫生仍然存在很多问题和挑战，需要继续加强和改善。

一、研究目的

全民健康与医药卫生事业发展战略研究咨询项目妇幼卫生子课题。

二、研究方法

研究采取了理论研究与实证分析相结合的方法，综合运用了文献研究、访谈等方法。采用文献研究法全面复习已有的研究文献、政策文件，构建研究课题的文献依据和理论基础；通过访谈法了解妇幼卫生管理人员、国内和国际专家对中国妇幼卫生的评价和建议。

三、主要研究结果

（一）主要成绩

1. 孕产妇和儿童死亡率持续降低，妇女儿童的健康水平逐步提高

近20年来，我国孕产妇死亡率和儿童死亡率持续显著下降，孕产妇死亡率由1991年的88.8/10万下降至2013年的21.7/10万，下降了75.6%，于2014年实现了联合国MDG5a；中国5岁以下儿童死亡率由1991年的61‰下降到2014年的11.7‰，于2007年提前实现了MDG4。经过WHO、WB、PMNCH和AHPSR的评估，中国被列为全球10个妇幼卫生高绩效的国家之一。

2. 妇幼保健服务全面开展，妇女儿童重大健康问题逐步得以解决

我国已经形成了一整套包括孕前保健、产前检查、高危孕产妇筛查与管理、住院分娩、新生儿保健、产后访视和儿童保健在内的孕产期和儿童系统保健服务模式。2013 年全国孕产妇产前检查率、产后访视率和系统管理率分别达到 95.6%、93.5% 和 89.5%，住院分娩率达到 99.5%。随着住院分娩率的不断提高，孕产妇死亡率明显呈逐步下降趋势。2009 年深化医改启动后，妇幼卫生作为公共卫生工作的重要组成部分，实施了国家基本公共卫生服务项目和妇幼重大公共卫生服务项目，加大了对妇幼卫生的投入，着力解决了一些影响妇女儿童健康的主要问题。

3. 妇幼保健服务体系不断健全

目前我国已经建成了一个遍布城乡、相对完整的，包括国家妇幼保健中心和省、市、县三级妇幼保健院、所，并延伸至社区和乡镇卫生院的一个分层负责、各有侧重、根在基层的妇幼保健服务网络，是我国开展妇幼保健服务最为重要的组织形式。计划生育与卫生合并后，县、乡、村三级卫生服务网络得到了进一步加强。

4. 妇幼卫生法律法规逐步完善，妇幼保健管理日趋规范

1995 年 6 月 1 日实施的《中华人民共和国母婴保健法》，以及《中华人民共和国母婴保健法实施办法》《中华人民共和国婚姻法》《中华人民共和国妇女权益保障法》《中华人民共和国未成年人保护法》《女职工劳动保护规定》等法律法规为保护我国妇女儿童健康提供了法律基础与保障。同时，中国政府先后制定和实施了《中国妇女儿童发展纲要（1995—2000 年）》《中国妇女儿童发展纲要（2001—2010 年）》《中国妇女儿童发展纲要（2011—2020 年）》，把妇女和儿童健康纳入国民经济和社会发展规划，作为优先发展的领域之一。"一法两纲"《中华人民共和国母婴保健法》《中国妇女发展纲要》《中国儿童发展纲要》的实施，使母婴保健服务在行政管理、技术规范、监督评估等环节得到了进一步加强和提高。

5. 国际合作广泛开展

妇幼卫生是中国卫生系统开展国际交流与合作最为广泛的领域之一。多年来，中国政府与 WHO、联合国儿童基金会、联合国人口基金、世界银行等国际组织在儿童保健、妇女保健、计划生育和生殖健康等领域开展了长期友好和富有成效的合作与交流。合作项目的开展在改善妇幼保健机构和基层医疗卫生机构设施设备条件，培养妇幼卫生专门人才，引进先进的管理和服务理念及适宜技术等方面起到了积极作用。

（二）存在的问题

虽然我国的妇幼保健工作取得了很大成绩，但与广大妇女儿童日益增长的医疗保健需求仍不完全适应，还存在以下问题和挑战。

（1）虽然我国已实现联合国 MDG4 和 MDG5a，但是，由于庞大的人口基数，我国孕产妇和儿童死亡的绝对数在全球所占比例仍居高不下。2014 年我国仍有 20 万左右的 5 岁以下儿童死亡，且 50% 发生在新生儿期。大多数孕产妇和儿童死亡是由可预防或可治疗原因造成的。

（2）妇女儿童健康状况在城乡、地区和人群之间存在明显差距，改善西部地区、农村地区及流动、留守人口中的妇女儿童健康状况是当今妇幼卫生工作的重点和难点。

（3）妇女儿童生存与健康状况受到社会、经济、文化、法律和制度等因素的广泛影响。现行妇幼卫生政策与其他社会政策之间缺乏有效的协调和配套机制。虽然近年来医疗保险的地域分布和保险覆盖率都取得了长足进展，但对年幼儿童的关注仍然不足，他们中间的一些人还游离在社会保障体系之外。

（4）妇幼卫生服务体系还不够健全，基层妇幼卫生服务能力不强，质量不高，尤其是贫困地区、边远山区和少数民族地区的服务可及性差、利用不足。妇幼卫生服务队伍的能力建设仍面临挑战，服务人员业务素质、稳定性、服务效率、服务的可及性和服务质量都亟须进一步改善。

（5）妇幼卫生信息对妇幼卫生决策的作用还没有得到充分利用，还未完全形成以证据为基础的决策、计划和筹资等。现有妇幼卫生的设计和管理，多遵循以项目为主导的管理模式，缺乏全方位的协调统筹，尚未建立稳定的投入和补偿机制。

（6）妇女儿童健康问题依然突出：妇女乳腺癌、宫颈癌、艾滋病和梅毒等疾病仍然威胁着广大妇女的身心健康；尚未制定青少年健康与发展战略，对青少年性与生殖健康教育和其他高风险行为干预不够；未婚人群计划生育服务尚未全面有效开展，每年有统计的人工流产高达 1300 万例，其中约 55.9% 是重复流产，不仅损害妇女健康，造成了不必要的经济损失，也是引起不孕不育症高发的原因之一。

（7）当前我国儿童用药面临"三缺"现象，即儿童适宜制剂缺乏、儿童用药信息缺乏和儿童用药知识缺乏。

（8）出生人口性别比失衡呈上升趋势，从 1982 年的 109 升高至近年来的 118（以女性为 100）。

（三）国际经验对我国的启示

（1）美国、澳大利亚的基层机构比较完善，服务能力强，其妇幼保健和医疗服务已融入基层医疗保健机构的常规工作中。我国的妇幼保健服务体系已建成相对完善的省、市、县三级妇幼保健机构，经过几十年的建设和发展，其服务能力逐步增强。但承担大量基层妇幼工作的社区和乡镇卫生院服务能力还比较薄弱，应作为今后的工作重点。

（2）基层机构、上级妇幼保健院和医院要分工协作，建立良好的转诊系统。

（3）保障妇幼卫生的经费投入，完善经费投入机制。

（4）加强妇幼卫生人才培养，改善和规范培养机制。

（四）建议

（1）努力实现尚未达标的国际目标：①中国虽然已经实现联合国 MDG4 和 MDG5a，但实现全面可及的生殖健康服务的联合国 MDG5b 还面临挑战。MDG5b 的目标是到 2015 实现生殖健康全面覆盖，包括四项评估指标：避孕率；青少年生育率；孕前保健覆盖率；没有满足的计划生育服务需求。②与发达国家相比，我们的工作仍有较大差距，如 2013 年，我国孕产妇死亡率和 5 岁以下儿童死亡率分别为 12/10 万和 23.2‰，同期法国孕产妇死亡率为 9/10 万、英国为 8/10 万、日本为 6/10 万，同期 5 岁以下儿童死亡率世界发达地区平均水平为 6‰，其中日本为 3‰、韩国为 4‰、美国为 7‰。

（2）提高服务质量和改善服务公平性：我国由于地区发展不平衡导致的孕产妇和儿童死亡率的地区差异还很大，全国平均水平的达标并不能代表各省各地区的达标进展情况，对西部、边远贫困、少数民族、流动、留守妇女和儿童要给予重点关注；同时，孕产妇和 5 岁以下儿童死亡大多数归因于可预防和可避免的原因。一些有证据的、富有成本效益的基本干预措施，如早期新生儿保健和护理等需要进一步推广。

（3）实现联合国可持续发展目标（sustainable development goals, SDGs）及其他目标：SDGs 形成了一系列新目标和子目标，包括减少孕产妇死亡、终结可预防的新生儿和儿童死亡、全民健康覆盖等，此外还有全球孕产妇和婴幼儿营养实施计划及终结儿童肥胖等目标。

（4）妇幼卫生应成为慢性病防治的优先领域：据 WHO 估计，2012 年全球因慢性病导致的死亡多达 3800 万，中国有 860 万。中国每年有 300 万人因患上某些本可预防的疾病而过早死亡。妇幼保健工作应成为预防慢性病的重要措施，涉及慢性病的胎儿起源，孕产期营养与保健对妇女、儿童慢性病预防的作用，高血压、肥胖的儿童期预防，控烟对慢性病控制和妇女儿童健康的影响，宫颈癌防治，儿童意外伤害控制等。

（5）调整完善生育政策后，二孩生育需求增加，高龄产妇比例提高，合理布局、利用优质医疗保健服务资源，提高产科服务可及性和服务质量，确保计划生育二孩政策平稳顺利实施；同时，多部门协调合作努力降低非意愿妊娠。

（6）妇幼卫生信息和信息化工作：继续加强妇幼卫生信息工作。开展基层人员培训，完善标准、质控和评价机制，做好数据分析利用。全面推进国家人口出生基础信息库建设，推进妇女儿童电子卫生保健和移动卫生保健服务技术。

（7）消除针对妇女和儿童的暴力行为，改善卫生系统的应对能力。

（8）关爱青少年：大多数慢性病有关的行为和条件开始于生命的第二个 10 年，如吸烟和酒精使用、饮食和体育锻炼、超重和肥胖，这些行为和因素会严重影响青少年的健康和发展，将来还会影响成年时期的健康。

（9）妇幼卫生是全球卫生的重要组成部分，我国在学习发达国家经验的同时，要及时总结本国经验并加强和其他国家的交流，尤其是非洲国家和"一带一路"沿线国家。

（10）实现以上目标需要以下支持体系：①为妇幼卫生事业发展提供法律和制度保障。②建立制度化的妇幼卫生经费投入机制，对基于生命周期的基本妇幼保健服务实行专项投入，保证妇幼卫生事业发展与社会经济发展同步。③加强妇幼卫生服务提供人员的能力建设，提高专业素质。合理解决妇幼卫生服务人员的待遇，稳定基层妇幼卫生队伍。④深入开展针对妇女儿童健康问题的研究，特别是以全生命周期为基础的妇女儿童患病情况与健康服务的研究、妇幼卫生与慢性病关系的研究，同时要关注儿童伤害及基于性别的暴力等公共卫生问题。

一、我国妇幼卫生的发展历程与贡献

（一）妇幼卫生的发展历程

中国的妇幼卫生发展源远流长，早在《山海经·西山经》中就有服"蓇蓉"避孕的记载；《烈女传》中有胎教的纪录；隋唐时期，太医署已开设少小科，宋代妇产科已发展为独立专科，成为九科之一。明代薛铠著作《保婴撮要》提出了烧灼法断脐，清代亟斋居士著作《达生编》提出了临产孕妇的六字真言"睡""忍痛""慢临盆"以保母子安全。

随着西方医学的传入，现代妇产科也逐步进入中国。中华民国至新中国成立前期，杨崇瑞（1891—1983 年），妇产科医师，医学教育家，中国近代妇幼卫生事业创始人，早在 1921 年就在北京开办了孕妇检查所，1929 年又多方呼吁筹建了北平国立第一助产学校和附属产院，亲任校长，著名妇产科和妇幼保健专家林巧稚、严仁英都曾在这里工作过。当时的国立助产学校在教育改造旧产婆的同时，还培养了一批高级助产士担任妇幼卫生师资和骨干，这所学校培养的人才对早期妇幼事业的发展起到了积极作用。1933 年，杨崇瑞又先后创办了南京中央助产学校、妇幼卫生事务所和节育指导所等。截至新中国成立，全国已有公、私立产科医院及儿科医院、妇幼保健所 126 所，床位 2825 张；助产学校 54 所；助产士 13 900 人，接生员 32 061 人。虽然服务机构和人员数量与当时的服务需求有很大差距，但为我国助产教育和妇幼卫生工作打下了良好的基础。

新中国成立到改革开放前的妇幼卫生工作跌宕起伏，随着国家政治经济形势的发展变化而变化。新中国成立初期，经济基础差，健康状况落后，人均寿命 35 岁，婴儿死亡率高达 200‰，孕产妇死亡率高达 1500/10 万，破伤风是新生儿死亡的首要原因。妇幼卫生局作为新成立的中华人民共和国卫生部的 5 个职能部门之一，将妇幼保健工作的主要任务确定为团结、改造旧产婆，推广新法接生，培养接生员，减少产褥热和新生儿破伤风的发病及死亡，在全国上下组织了妇幼卫生工作队，开展了轰轰烈烈的妇幼卫生工作，有效控制了产褥热和新生儿破伤风，使孕产妇死亡率和婴儿死亡率迅速下降。1957 年全国已建成妇幼保健院、所、站 4599 所，是我国历史上设置妇幼保健专业机构数量最多的一年。在第二个五年卫生事业计划期间，我国妇幼工作者适应当时生产、生活的需要，在农村普遍办起了产院和农忙托儿所；针对小儿营养不良，妇女闭经、子宫脱垂发病率高的情况，组成医疗队深入农村，开展以防治闭经、子宫脱垂和小儿营养不良为中心的普查普治。1960 年，在党中央"调整、巩固、充实、提高"的方针下，妇幼卫生机构经历了新中国成立后首次兼并和撤销，以致出现新法接生率下降的情况。1965 年，周恩来总理接见中华医学会全国妇产科学术会议代表时指示：计划生育和妇幼卫生工作要面向农村，面向多数，基层卫生人员要会接生，能治妇女病。会后卫生部提出了"妇幼保健只能加强，不能削弱，要有专人负责这一工作"。从此，妇幼保健专业机构逐步恢复。但是，初步恢复的妇幼事业在"文化大革命"中和其他行业一样受到严重影响：卫生部业务司局撤销，卫生人才培养停顿，服务设施设备滞后。由此带来的直接后果是农村新法接生率下降，城市医疗服务质量下滑，工厂的女工卫生室、孕妇休息室无人管理甚至取消。1975 年，国务院批转了卫生部《关于全国卫生工作会议的报告》，强调了对赤脚医生、卫生员、接生员的培训，提出了把妇幼卫生、计划生育提到重要议事日程，加强领导，使卫生部妇幼卫生局得以恢复，随着计划生育工作的推行，也带动了妇幼保健工作的开展。

1980年以后，妇女保健由单纯的新法接生、妇女病普查普治发展到开展围产期保健服务。儿童保健也突破了一般性定期体检，从胎儿发育保护发展到加强婴幼儿健康的系统保健管理，包括母乳喂养、托儿所管理和小儿四病防治。计划生育工作也由单纯的提倡节制生育发展到推行优生优育。启动了基本卫生保健工程，围绕"2000年人人享有卫生保健"推广妇幼保健服务项目。1980年《妇幼卫生工作条例（试行草案）》颁布，1986年进一步修订完善，明确了妇幼卫生工作的指导思想、任务、组织机构、人员编制及有关政策，为妇幼卫生的发展指明了方向。这个时期也开始从技术和管理上对妇幼工作进行规范，制定了《家庭接生常规》、《农村助产人员管理条例》、《城乡儿童保健工作要求》、《城乡托儿所工作条例》及《计划生育管理工作条例》。为了及时准确掌握信息，我国孕产妇死亡、儿童死亡和出生缺陷监测网在这一时期也建立起来。这个阶段妇幼保健机构在重新组建后功能得以尽快恢复，保健服务内容进一步明确，服务水平得到提升，妇女儿童健康状况明显改善。20世纪80年代末期，卫生部与WHO、联合国儿童基金会（UNICEF）和联合国人口基金（UNFPA）在妇幼卫生领域的交流与合作也逐步开展起来。

1990年以后，妇幼卫生进入快速发展时期：中国政府持续关注妇女儿童的健康，把降低孕产妇和儿童死亡率列为优先解决的问题，为保护妇女儿童生存与发展，制定、实施了一系列法律、法规和政策。1994年10月27日全国人民代表大会常务委员会发布的《中华人民共和国母婴保健法》为保护中国妇女儿童健康奠定了坚实的法律基础。国务院先后制定发布和实施了《中国妇女发展规划纲要》和《中国儿童发展规划纲要》，把妇女和儿童健康纳入国民经济和社会发展规划，并作为优先发展的领域之一。中国逐步形成以"一法两纲"为核心，包括《中华人民共和国宪法》《中华人民共和国婚姻法》《中华人民共和国妇女权益保障法》《中华人民共和国未成年人保护法》《中华人民共和国人口与计划生育法》等法律法规在内的妇女儿童健康保障体系，以妇幼保健专业机构为核心，以城乡基层医疗卫生机构为基础，以大中型综合医疗机构和相关科研教学机构为技术支持的妇幼保健服务网络遍布城乡、分层负责，为妇女儿童提供从出生到老年的、全方位的医疗保健服务。妇幼卫生信息也为妇幼卫生政策决策和干预措施的制定发挥了积极作用。从1996年开始，出生缺陷监测网、孕产妇死亡监测网和5岁以下儿童死亡监测网实现"三网合一"。目前监测区县达到336个，覆盖人口1.4亿，出生缺陷监测医院783个，在64个区县开展了出生缺陷人群监测，成为世界上最大的妇幼卫生监测网络；2009年深化医疗卫生体制改革，妇幼卫生作为公共卫生工作的重要组成部分，先后启动实施了国家基本公共卫生服务项目和妇幼重大公共卫生服务项目，依托项目加大对妇幼卫生的投入，着力解决影响妇女儿童健康的主要问题。

2013年6月，卫生部与国家计划生育委员会宣布合并为国家卫生和计划生育委员会，下设妇幼健康服务司负责妇女卫生、儿童卫生、计划生育和出生缺陷防治工作。随后，各级计生与卫生管理机构、服务机构和人员也开始了合并，合并后的服务机构更名为妇幼保健和计划生育服务中心，职能上划分为四大部分：孕产期保健中心、儿童保健中心、妇女保健服务中心和计划生育服务中心。

截至 2014 年，全国共有妇幼保健专业机构 3045 所，其中国家妇幼保健中心 1 所，省级机构 26 所，地市级机构 360 所，县区级机构 2562 所，其他 96 所，妇幼保健从业人员 28.5 万；妇产医院 495 所，儿童医院 89 所，工作人员近 10 万。全国共有乡级以上计划生育服务机构 35 296 所，从业人员 24 万。这支庞大的妇幼计生队伍成为维护妇女儿童健康不可或缺的重要力量。

（二）妇幼卫生在疾病预防控制中的作用与贡献、经验与教训

1. 作用与贡献

妇幼卫生指标是最基础的医疗卫生和人群健康指标，也是衡量社会经济和人类发展的综合性指标。如果一个国家或地区在发展过程中不能使妇女和儿童的生存状况得到改善，不能使社会弱势群体满足最基本的生存与发展需求，那么这种发展不应被认为是成功的；妇幼卫生是卫生事业中社会效应最大、惠及面最广的领域，妇幼卫生政策和服务的改善，将直接惠及 2/3 的人口。妇幼生存状况的改善和健康水平的提高，对国家社会经济发展的积极作用是多重的。

（1）妇女、儿童健康水平得到改善：孕产妇死亡率和婴儿死亡率分别由新中国成立初的 1500/10 万和 200‰ 下降至 2014 年的 21.7/10 万和 8.9‰，5 岁以下儿童死亡率已降至 11.7‰，分别于 2007 年和 2014 年实现联合国 MDG4 和 MDG5a；中国政府积极推行以提高住院分娩、推广新法接生为主的消除新生儿破伤风的策略取得了良好成效，WHO 于 2012 年 10 月宣布：孕产妇和新生儿破伤风作为一个公共卫生问题已在中国彻底消除。

（2）为实施计划生育基本国策发挥了重要的作用："控制人口数量、提高人口素质"是中国计划生育的基本国策，妇幼卫生服务承载了推行基本国策贯彻的职能，在提供技术服务、提高人口素质方面发挥着基础性的作用。

（3）对中国社会和经济发展做出了重要贡献："健康中国 2020"战略研究表明，1990～2005 年，中国人均预期寿命从 68.6 岁提高到 73 岁，其中 48% 归因于 5 岁以下儿童死亡率的下降。

妇幼卫生服务的改善，减少和避免了出生缺陷、儿童残疾和伤害导致的不良后果，直接降低了社会发展成本，减少了补偿性生育，增加了人力资源的健康存量，间接为社会经济发展创造了财富。

2. 经验与教训

（1）党和政府对妇女、儿童健康工作给予了高度的重视和支持，使中国形成了世界上独一无二的妇幼卫生服务体系。但是，过去对妇幼卫生定位出现摇摆，致使妇幼卫生在发展过程中几经波折，对妇幼卫生事业的发展造成了一定的影响。

（2）纵观妇幼卫生的发展历史，从最初的提倡新法接生、改造旧产婆，到 20 世纪 60 年代妇女病普查普治，到 70 年代与计划生育结合开展工作，到 80 年代以推广孕产期保健服务为中心，到 90 年代母亲安全、住院分娩，充分体现了不同发展时期，妇幼保健工作的重点随健康需求不断进行转移和调整。

（3）妇幼卫生与国家经济、社会、文化、政治发展关系密切。社会经济的发展对降低我国孕产妇和儿童死亡率起到重要作用，其他政策如减少贫困、计划免疫、改水改厕、

清洁饮用水等也为实现千年发展目标做出了积极贡献。

（4）我国的妇幼保健工作一直深受国际社会的影响，从 20 世纪 90 年代的《儿童生存、保护和发展世界宣言》，到 2000 年联合国千年发展目标及 2010 年《全球妇女儿童健康与发展策略》，国际背景对促进我国妇女儿童的健康和发展起到了积极的作用。

二、妇幼保健在疾病预防控制中的作用与贡献、经验与教训

（一）妇幼卫生的定义、内涵和特色

妇幼卫生是我国卫生事业的重要组成部分，它以妇女、儿童为主要服务对象，贯彻以保健为中心，以保障妇女、儿童健康为目的，实行保健与临床相结合，面向群体，面向基层和预防为主的工作方针。

妇幼卫生服务以母婴健康为重点，以妇女儿童全生命周期健康为基础，运用现代的医学技术，对妇女儿童健康状况进行监测，针对主要健康问题进行常规性的预防保健工作，采取有效防治措施，不断改善妇女儿童的健康水平和生活质量，提高人口素质，属于公共卫生范畴。

妇女是人类的母亲，儿童是世界的未来，妇女和儿童占人口总数的 2/3。妇女、儿童健康是人类生存和发展的基础，对促进社会经济的发展起着重要作用。妇幼卫生的主要指标——孕产妇死亡率和婴儿死亡率是国际上评价一个国家人口与健康状况，以及社会经济发展和文明程度的重要指标。实现妇幼卫生的功能与目标，需要全社会共同努力。

（二）妇幼保健服务的定义、内涵和特色

妇幼保健服务是以妇女、儿童这一特定的群体为服务对象，以儿童各年龄阶段生长发育特点和妇女生殖生理特征为理论基础，针对影响妇女儿童健康的生理、心理、社会和环境等因素，综合运用预防医学、临床医学、行为科学、心理学、社会学和管理学等多学科知识和方法，通过卫生系统和全社会的协同参与，落实保健策略和干预措施，保障妇女儿童健康和发展。

1995 年 6 月 1 日实施的《中华人民共和国母婴保健法》规定了母婴保健技术服务包括以下内容。

（1）有关母婴保健的科普宣传、教育和咨询。

（2）婚前医学检查。

（3）产前诊断和遗传病诊断。

（4）助产技术。

（5）实施医学上需要的节育手术。

（6）新生儿疾病筛查。

（7）有关节育、不育、生育的其他生殖保健服务。

我国妇幼保健服务具有以下特点。

（1）从服务提供机制上看，国家、省、市、县妇幼保健机构和乡镇妇幼专干构成了自上而下、遍及城乡的服务网络，各级机构分层负责、逐级指导、职责明确，是提供妇

幼保健服务的核心力量。

（2）以法律的形式规定了妇幼卫生的工作方针和服务内容：以保健为中心，以保障生殖健康为目的，保健与临床相结合，面向群体、面向基层和预防为主。这就要求以服务群体保健为基础，为妇女儿童提供健康教育、预防保健、计划生育咨询指导、常见病筛查、妇幼卫生信息等公共卫生服务，同时开展妇女儿童常见病治疗、孕产期并发症和合并症诊治、助产技术、计划生育和出生缺陷防治等与妇女儿童健康密切相关的基本卫生服务。

（3）妇幼保健服务是公共卫生服务的重要组成部分。

传统的妇幼保健服务以孕产期保健和5岁以下儿童健康为核心。随着社会经济的发展和服务需求的改变，WHO提出了提供连续的围绕生命周期（health thought life course，HTLC）的妇幼保健服务，以生命周期为基础的妇幼保健服务应包括计划生育，安全流产，孕前保健，产前检查，安全分娩，产后访视，新生儿保健，儿童早期发展，儿童体检及常见病防治，疫苗接种，营养改善，青春期保健，出生缺陷防治，HIV和其他性传播疾病（sexually transmitted infection，STI）的防治，更年期保健和老年期保健等。妇幼保健服务内容随妇女儿童服务需求和健康状况的改变而变化。

生命周期理论强调了在生命的关键时期、重要节点的妇幼保健服务，妇幼卫生涵盖的关键节点应该包括孕产期、新生儿期、儿童期、青少年期、更年期和老年期。只有在生命周期中妇女儿童健康的重要节点和在覆盖所有关键点的动态保健体系与维护妇女儿童权利的有利环境中提供综合的妇幼保健服务，才能最大限度发挥基本妇幼保健的作用和保障必需的服务提供。

（三）妇幼卫生与公共卫生的关系

公共卫生是国家公共服务需要优先考虑和发展的领域，也是最基础的社会公益事业。妇幼卫生隶属于公共卫生，是国家公共服务需要优先考虑和发展的领域。

基本妇幼保健服务，是指在一定经济社会资源约束条件下，直接影响妇女和儿童健康的服务，特别是与降低孕产妇死亡率和降低儿童死亡率相关的"优先"服务是"基本"服务。根据经济学理论，基本的妇幼保健服务可以分类如下：第一类是具有典型公共产品性质的服务；第二类是具有私人产品性质，但具有消费正外部性的服务；第三类是具有典型私人产品性质的服务。

公共产品性质的服务包括妇幼保健服务的宣传、孕产妇的动员与转诊等，根据公共产品理论，这类服务因为具有消费的非竞争性和受益的非排他性的典型公共产品性质，市场机制不会提供。具有消费外部性的服务包括产前检查、产后访视及新生儿保健、新生儿筛查、计划免疫、儿童体检等，这类服务是面向私人提供的，且具有消费的竞争性和受益的排他性，但其消费具有很强的正外部性。根据外部性理论，市场机制是失灵的，市场均衡数量低于社会最优水平，在资源配置上存在效率损失。

根据经济学理论，各项妇幼保健服务的性质不同，政府干预的程度也就不同。基本妇幼保健服务中，健康教育类的公共产品性质的服务应当完全由政府通过公共支出筹资，免费向社会提供。对那些具有消费外部性的私人产品类服务，一般则由政府对消费者提供财政补贴，以提高其消费水平；但根据私人需求表达情况的不同又可以分为两类：第一是住院分娩、产前检查、新生儿筛查、计划免疫、儿童体检等服务，社会公众对其作用有基本的认识，因此，私人需求曲线基本表达了服务利用的效用水平，只是未考虑到外部边际收益，这类服务政府给予财政补贴则可；第二是产后访视、新生儿访视等，尽管其产品属性属于私人产品，但由于社会对其重要性缺乏足够的认识，私人需求曲线不仅没有考虑到外部边际收益，而且也远低于服务利用真实的效用水平，这类服务也应当完全由政府通过公共支出筹资，免费提供。

在实践中，各国政府对妇幼保健服务干预的范围与程度，除依据各项妇幼保健服务的经济学属性出发的市场失灵程度外，还受经济社会发展水平和意识形态的影响。随着经济发展水平提高，政府提供的妇幼保健服务范围越广，提供的服务数量越多。中国目前正处于工业化中期，涉及民生的公共服务方面与发达国家相差甚远。但是，中国的经济发展已经为提供基本妇幼保健服务奠定了坚实的物质基础。自从党的十六大以来，党中央、国务院对逐步实现城乡基本公共服务均等化等方面的重大民生问题非常重视，在党和国家的重要文献中多次强调逐步实现基本公共服务均等化的重要性。显然，基本的妇幼保健服务被当作党和政府提出的基本公共服务中的一个组成部分被提供，保证孕产妇和儿童对基本妇幼保健服务的公平获得是实现公共服务均等化目标的一个重要内容。

三、妇幼保健人才队伍建设与发展历程

（一）妇幼保健服务人才的定义、特点

妇幼卫生人力资源是卫生人力资源的重要组成部分，是保障妇女儿童健康最基本、最重要的资源，是贯彻落实《中华人民共和国母婴保健法》、《中国妇女发展纲要》和《中国儿童发展纲要》的执行者。妇幼卫生人力资源是以妇女儿童为主要服务对象，以母婴保健服务为重点，针对妇女儿童整个生命周期的生理特点，运用现代医学技术，针对其主要健康问题提供卫生保健服务，以不断提高妇女儿童的健康水平和生活质量、提高出生人口素质为目标的医疗卫生保健服务，提供者主要包括卫生管理人员、医生、护士、助产士和妇幼保健人员等。妇幼卫生人力资源是妇幼机构中最重要的资源，是妇幼保健机构生存和发展的前提和基础。

妇幼卫生专业本身的独特性，决定了妇幼卫生人力资源既要有面向群体，提供预防为主的群体性卫生保健服务的能力，又要有针对患病的个体，解决个体健康问题的服务能力。根据我国有关法律法规的规定，妇幼保健人员的基本职责包括妇幼保健的科普宣传、教育和咨询；婚前医学检查；产前诊断和遗传病诊断；助产技术；计划生育服务；新生儿疾病筛查；围绕节育、生育和不育的其他生殖保健服务。此外，针对当地妇女儿童主要健康状况开展调查研究，为政府部门制定相应干预措施提供依据也是妇幼保健工作者的重要职责。

（二）妇幼人才队伍建设的现状与发展趋势

基本情况：《2014 中国卫生和计划生育统计年鉴》显示，2013 年中国妇幼机构总人数、卫生技术人员、执业 / 助理医师、注册护士分别达到 285 180 人、235 741 人、91 335 人、

94 065 人；2005～2013 年妇幼机构中卫生技术人员占总人数的比重一直维持在 80% 左右，变动不大；2013 年执业 / 助理医师占卫生技术人员的比重为 38.74%（表 2-4-1）。

表 2-4-1　中国妇幼保健机构人员情况

年份	人员总数	卫生技术人员数	占总人数比例（%）	执业 / 助理医师人数	占技术人员比例（%）	注册护士	医护比
2005	231 531	187 250	80.87	85 385	45.60	59 969	1.42
2008	283 738	229 500	80.88	97 045	42.29	81 679	1.19
2010	328 559	267 850	81.52	107 664	40.20	104 090	1.03
2011	352 072	287 394	81.63	110 047	38.29	116 139	0.95
2013	285 180	235 741	82.66	91 335	38.74	94 065	0.97

资料来源：中华人民共和国国家卫生和计划生育委员会，2014. 中国卫生和计划生育统计年鉴. 北京：中国协和医科大学出版社 .

分布及学历构成：北京大学公共卫生学院 2011 年对全国 29 省 44 区县医疗保健机构的调查显示，2010 年中国每万人口拥有妇幼卫生工作人员 5.50 人，每平方公里拥有妇幼卫生工作人员 0.09 人，2010 年中国妇幼卫生工作人员按人口分布的基尼系数是 0.324，按地理面积分布的基尼系数是 0.665。中国妇幼卫生人力资源按人口分布的公平性尚可，但按地理面积分布的公平性较差，妇幼卫生人力资源配置需要进一步改善。从教育背景来看，在各级妇幼保健机构中，不同学历卫生技术人员构成比见表 2-4-2，省、市、县区妇幼保健机构中，本科及以上学历卫生技术人员比例分别为 68.7%、58.7% 和 33.9%。

表 2-4-2　不同级别妇幼保健机构卫生技术人员学历构成

学历	省级		地市级		县区级	
	总数	比例（%）	总数	比例（%）	总数	比例（%）
硕士及以上	4 665	21.0	8 540	8.0	2 729	1.3
学士 / 本科	10 567	47.7	54 490	50.7	69 436	32.6
大专及以下	6 937	31.3	44 259	41.3	140 769	66.1
合计	22 169	100	107 289	100	212 934	100

资料来源：2016 年全国妇幼卫生信息分析报告 .

助产人力资源：在很多国家，助产士是提供妇幼保健服务的主要力量。但我国的助产士教育和使用存在诸多问题：没有建立完善的助产士管理和职业发展制度；缺乏多层次和多阶段的助产士教育；助产士职责不清；缺乏助产士评价体系等。

（三）妇幼保健人才培养

1985 年同济医科大学率先招收妇幼卫生专业学生，随后全国有 8 所院校开办了妇幼卫生专业。但是，由于各校培养的人才在知识结构上各有所侧重，或多或少存在临床技能或预防保健技能不足的情况，毕业学生不能完全满足保健与临床相结合的工作要求。

2000年教育改革和院校合并后，妇幼卫生本科教育一度严重萎缩，近年来虽有所缓和，但截至2014年全国仍然只有5所院校开设了妇幼保健专业。妇幼卫生在职教育和培训对提高妇幼队伍的整体水平起了很大的作用，大多数地区并没有制定妇幼在职人员长期培训规划，妇幼保健机构也缺乏专项培养经费，现行培训大多靠不同的项目支撑。

（四）存在的问题和对策

（1）总体上看，虽然妇幼人员承担着为2/3人口服务的任务，但妇幼保健人员总体数量不多，学历和职称偏低，并且分布不合理，不能完全适应我国妇女儿童日益增长的健康需求及当前医疗卫生体制改革关于加强基层卫生服务的需要。

（2）需要采用有效的激励措施吸引妇幼卫生人才到基层工作。激励措施包括经济激励措施和非经济激励措施。经济激励措施包括艰苦地区津贴、住房补贴、免费交通、带薪年假等；非经济激励措施包括价值观、子女上学、继续教育机会、职业发展、基础设施、工作环境、居住条件等可持续的激励措施。

（3）2009年国务院颁布《中共中央国务院关于深化医药卫生体制改革的意见》，明确要求建立住院医师规范化培训制度。2011年国务院印发了《国务院关于建立全科医生制度的指导意见》，2013年卫生部、国家发展和改革委员会等6部委联合下发《关于加强卫生人才队伍建设的意见》，明确了院校医学教育、毕业后医学教育和继续医学教育三个阶段的目标和任务。未来妇幼卫生人力队伍的建设与发展应纳入国家卫生人才的总体发展规划之中。

（4）WHO建议可以通过优化卫生工作者职责促进普遍获得关键、有效的孕产妇和新生儿健康干预措施。合理安排使用卫生与计生合并后的人力资源将有助于缓解人力资源不足的问题。

四、妇幼卫生工作的现状与未来的发展

（一）妇幼卫生工作的现状与成绩

中国约有8.8亿妇女儿童，约占总人口数的2/3。做好妇幼工作对于提高全民健康水平、推动国家社会经济可持续发展、构建社会主义和谐社会具有全局性和战略性意义。中国政府一贯重视妇女儿童的生存和健康状况，签署了多项国际妇女儿童保护公约，制定了《中华人民共和国母婴保健法》和《中国妇女发展纲要》、《中国儿童发展纲要》等一系列促进妇幼卫生事业发展的法律法规和政策保障。多年来，各级妇幼卫生工作者以保护妇女儿童健康权益、提高妇女儿童健康水平为目标，不断推动妇幼卫生服务体系建设，开展妇幼公共卫生服务项目，普及妇幼卫生适宜技术，有效改善妇幼卫生服务的可及性，在保护妇女和儿童生存与发展方面取得了巨大成绩。

1. 孕产妇和儿童死亡率持续降低，妇女儿童的健康水平逐步提高

近20年来，我国孕产妇死亡率和儿童死亡率持续显著降低，妇女儿童常见病、多发病防治水平明显提高。孕产妇死亡率由1991年的88.8/10万下降至2013年的21.7/10万，下降了75.6%，提前一年实现了联合国MDG5a（图2-4-1）；城市与农村孕产妇健康公平

性得到改善，1991～2013 年，城市与农村孕产妇死亡率的差距从 1991 年的 2.2 倍，下降到 2013 年的 1.1 倍（图 1-1-1）。

中国 5 岁以下儿童死亡率由 1991 年的 61‰ 下降到 2014 年的 11.7‰，于 2007 年提前 8 年实现 MDG4（图 2-4-1）。同时，新生儿死亡率也大幅下降，从 1991 年的 33‰ 下降到 2013 年的 6.3‰。农村与城市新生儿死亡的差距也在逐步缩小，1991 年农村高出城市 2 倍，2013 年仍高出 1 倍。儿童营养、生长发育情况有所改善。由于中国在实施与妇幼健康相关的千年发展目标成绩显著，被 WHO、WB、PMNCH 和 AHPSR 评为全球 10 个妇幼卫生高绩效的国家之一。

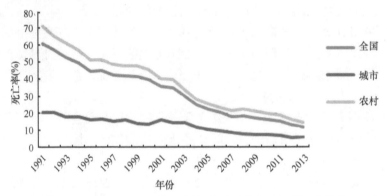

图 2-4-1　1991～2013 年中国 5 岁以下儿童死亡率变化趋势

资料来源：中华人民共和国国家统计局，2014. 中国统计年鉴 2014. 北京：中国统计出版社.

2. 妇幼保健服务全面开展，妇女儿童重大健康问题逐步得以解决

我国从 1978 年开始试行孕产期系统保健模式，目前已经形成了一整套包括产前检查、高危孕产妇筛查与管理、住院分娩、新生儿保健、产后访视和儿童保健在内的孕产期和儿童系统保健服务模式。2013 年全国孕产妇产前检查率、产后访视率和系统管理率分别达到 95.6%、93.5% 和 89.5%；全国住院分娩率达到 99.5%，其中农村住院分娩率已达 99.2%。随着全国住院分娩率的不断提高，孕产妇死亡率呈明显下降趋势（图 2-4-2、图 2-4-3）。

2009 年深化医改以来，妇幼卫生作为公共卫生工作的重要组成部分，国家基本公共卫生服务项目和妇幼重大公共卫生服务项目启动实施，基本公共卫生项目包括免疫规划、孕产期健康管理和 0～6 岁儿童系统管理等；重大项目包括农村孕产妇住院分娩补助项目，农村妇女宫颈癌和乳腺癌检查试点项目，增补叶酸预防神经管缺陷项目，预防艾滋病、梅毒和乙肝母婴传播项目，贫困地区儿童营养改善项目，提高农村儿童重大疾病医疗保障试点工作，贫困地区新生儿疾病筛查项目，地中海贫血防控试点。通过这些项目的实施加大了对妇幼卫生的资金投入，着力解决了一些影响妇女儿童健康的主要问题。

3. 妇幼保健服务体系不断健全

妇幼保健机构是我国最早建立的公共卫生服务机构，这些以妇女儿童为主要服务对象的妇幼卫生专门机构，从无到有，从小到大，逐步发展，目前已形成了一个遍布城乡、相对完善的（包括国家妇幼保健中心和省、市、县三级妇幼保健院、所，并延伸至社区

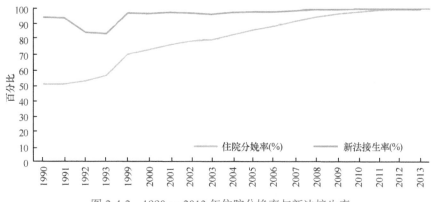

图 2-4-2　1990 ～ 2013 年住院分娩率与新法接生率

资料来源：中华人民共和国国家统计局，2014.中国统计年鉴 2014.北京：中国统计出版社.

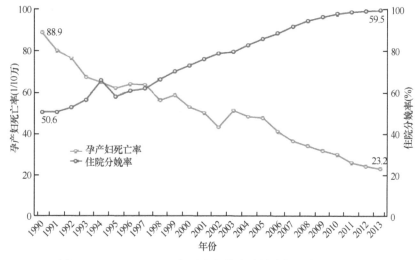

图 2-4-3　1990 ～ 2013 年孕产妇住院分娩率与孕产妇死亡率

资料来源：中华人民共和国国家统计局，2014.中国统计年鉴 2014.北京：中国统计出版社.

和乡妇幼专干）分层负责、各有侧重、根在基层的妇幼保健服务网络，是我国开展妇幼保健工作最为重要的组织形式。特别是县、乡、村三级卫生服务网络的建立，以及正在整合的计划生育服务系统，在提高妇女儿童享有妇幼卫生基础服务的可及性和公平性方面发挥了不可替代的作用。

4. 妇幼卫生法律法规逐步完善，妇幼保健管理日趋规范

1995 年 6 月 1 日实施的《中华人民共和国母婴保健法》，2001 年 8 月国务院颁布的《中华人民共和国母婴保健法实施办法》《中华人民共和国婚姻法》《中华人民共和国妇女权益保障法》《中华人民共和国未成年人保护法》《女职工劳动保护规定》等法律法规共同为保护我国妇女儿童健康提供了法律保障。同时，为履行中国政府对世界儿童问题首脑会议和国际社会的庄严承诺，中国政府先后制定和实施了《中国妇女发展纲要（1995—2000 年）》《九十年代中国儿童发展规划纲要》《中国妇女发展纲要（2001—2010 年）》《中国儿童发展纲要（2001—2010 年）》《中国妇女发展纲要（2011—

2020 年）》《中国儿童发展纲要（2011—2020 年）》，把妇女和儿童健康纳入国民经济和社会发展规划，作为优先发展的领域之一。

"一法两纲"的实施，使母婴保健服务在行政管理、监督检查和技术标准等各个环节得到进一步规范。卫生部先后制定了《母婴保健专项技术服务许可及人员资格管理办法》《母婴保健专项技术服务基本标准》《出生医学证明管理办法》《产前诊断技术管理办法》《孕前保健服务工作规范》《妇幼保健机构管理办法》《全国儿童保健工作规范》《新生儿疾病筛查管理办法》《托儿所幼儿园卫生保健管理办法》等一系列规范和政策指南，使母婴保健服务在行政管理、监督检查和技术规范等各个环节基本实现有法可依。

中国妇幼卫生信息系统在降低孕产妇和儿童死亡及改善妇女儿童健康工作中发挥了积极作用。从 1996 年开始，出生缺陷监测网、孕产妇死亡监测网和 5 岁以下儿童死亡监测网实现"三网合一"，目前监测点覆盖 334 个县（区）、1.4 亿人口，其中，城市 124 个区、农村 210 个县；东部、中部和西部地区分别有 89 个县区、119 个县区、126 个县区。有出生缺陷监测医院 765 所。"三网合一"监测系统目前已成为世界上最大的妇幼卫生监测网络之一。全国妇幼卫生监测提供的相关数据为各级政府制定卫生政策特别是妇幼卫生政策提供了科学依据，也是国家统计局及相关国际组织获取中国卫生信息的主要渠道。

5. 国际合作广泛开展

妇幼卫生是中国卫生系统开展国际交流与合作最为广泛的领域之一。多年来，中国政府与 WHO、UNICEF、UNFPA 和 WB 等国际组织在儿童保健、妇女保健、计划生育和生殖健康等领域开展了长期友好和富有成效的合作与交流，在改善妇幼保健机构和基层医疗卫生机构设施设备条件、培养妇幼卫生专门人才、引进先进的管理和服务理念及适宜技术等方面起到了积极作用。

（二）妇幼保健工作存在的问题及原因

近年来我国的妇幼保健工作取得了很大成绩，但与广大妇女儿童日益增长的医疗保健需求仍不完全相适应，还存在以下问题和挑战。

（1）近 20 年来我国孕产妇和儿童死亡率下降较快，已实现相关的联合国千年发展目标，但是，由于庞大的人口基数，我国孕产妇和儿童死亡的绝对数在全球所占比例仍居高不下。根据 WHO 估算（依据 1990～2009 年数据），我国孕产妇死亡绝对数居全球第八位，5 岁以下儿童死亡绝对数居全球第五位。当前，孕产妇死亡的主要原因是产后出血、妊娠期高血压、羊水栓塞和心脏病；5 岁以下儿童的死亡集中发生在出生后 1 年以内，特别是出生后 4 周内。儿童死亡的主要原因包括早产或低出生体重、出生窒息、肺炎、伤害、先天畸形和腹泻。新生儿死亡率一直下降缓慢，2014 年约有 52% 的 5 岁以下儿童死亡发生在新生儿期。新生儿死亡的主要原因是早产、产时并发症和先天畸形。营养不良仍然是威胁母婴健康的主要因素。

（2）妇幼卫生在城乡、地区和人群之间存在明显差距，改善西部地区、边远贫困地区及流动、留守人口中的妇女儿童健康状况是当今妇幼卫生工作的重点和难点。2014 年西部地区孕产妇死亡率是东部的 2.6 倍，5 岁以下儿童死亡率是东部的 3.1 倍。同时，妇幼保健系统还无法有效覆盖流动人口和少数民族人口等社会边缘或弱势群体，留守儿童健康也面临巨大挑战。

（3）妇幼卫生宏观目标与服务提供方式之间存在矛盾，妇幼卫生发展面临严峻挑战。在政府投入不足的情况下，一些妇幼保健机构功能定位出现摇摆，被迫出现"趋利"倾向，出现"重医疗、轻预防保健，重有偿服务、轻无偿服务"的现象，妇幼卫生服务公益性、公平性和普惠性降低。服务提供与服务需求之间存在错位现象，一方面大中城市服务资源向高端集中，临床服务设施、服务种类日趋多样化，人员资质、服务质量水平较高，但忽视了对当地妇幼保健群体工作的引领和研究职能；另一方面，在中国农村地区，乡镇卫生院的医疗卫生条件、服务能力普遍不足，妇幼卫生服务质量亟待提高。

（4）妇女儿童生存与健康状况受到社会、经济、文化、法律和制度等因素的广泛影响。但现行妇幼卫生政策与其他社会政策之间缺乏有效的协调和配套机制：中国已经构建起有利于推进妇幼卫生服务的法律和政策体系，并在实施和操作层面上做出了相应的制度安排。但由于妇幼卫生服务对象的特殊性，以及儿童群体在享有医疗卫生服务方面的"边缘化"特征，虽然近年来医疗保险的地域分布和保险覆盖率都取得了长足进展，但对最年幼儿童的关注仍然不足，他们中间的一部分仍游离在社会保障体系之外，而事实上正是这些儿童的死亡风险最高，他们所面临的健康风险增加了家庭的负担。妇幼卫生服务法制环境的进一步完善，不仅需要妇幼卫生政策法规本身的完善，也需要包括农村发展、教育政策、扶贫政策、女性发展政策、计划生育政策等其他社会政策的支持和协调。

（5）妇幼卫生服务体系不够健全，基层妇幼卫生服务能力不强，服务质量不高，尤其是贫困地区、边远山区和少数民族地区的妇幼卫生服务可及性差、利用不足。中国妇幼卫生服务队伍的能力建设仍面临挑战，儿科医师短缺，从业人员业务素质、队伍的稳定性、服务效率、服务的可及性和服务质量都亟须得到进一步改善。

（6）信息对妇幼卫生决策的作用还未得到充分开发利用，还没有完全形成以证据为基础的决策、计划和筹资。现有妇幼卫生工作的设计和管理，多以项目管理为主导，缺乏全方位的协调统筹，尚未建立稳定的妇幼卫生投入和补偿机制；从我国孕产妇和儿童死亡的原因来看，大多数孕产妇和儿童死亡是由可预防或可治疗原因造成的。但是，一些与降低死亡密切相关的基本干预措施，如早产儿保健，母乳喂养，肺炎、腹泻患儿的综合管理等以证据为基础的具有成本效益的适宜技术和干预措施尚未全面开展，肺炎、腹泻疫苗也没有得到大力推广应用，2008年0～5个月纯母乳喂养率还不足30%；新生儿期死亡占5岁以下儿童死亡的50%左右，但还没有专门的针对新生儿的全面综合有效的干预措施。

（7）妇女儿童健康问题仍然突出：妇女乳腺癌、宫颈癌和艾滋病、梅毒等重大疾病严重威胁着广大妇女的身心健康，现行宫颈癌、乳腺癌筛查覆盖率低且筛查质量不高，筛查后随访和治疗需要进一步改善，宫颈癌疫苗还没有成为有效的干预措施；国家缺乏青少年健康与发展战略，对青少年性与生殖健康教育和其他高风险行为干预不够；未婚人群计划生育服务尚未全面有效开展，每年有统计的人工流产高达1300万，其中约55.9%是重复流产，而且出现低龄趋势；不孕不育症的发生比例还很高；对老年人的生殖健康问题重视不够；做好妇幼卫生是预防成年期慢性疾病的基础，但目前对此没有给予足够重视等。

（8）当前我国儿童用药面临"三缺"现状，缺乏儿童适宜制剂、儿童用药信息及儿童用药知识。也就是说我国儿童用药适宜品种少、适宜剂型和规格缺乏、超说明书用药现象普遍，药物临床试验基础薄弱、不规范处方行为和不合理用药等问题比较突出。

（9）在没有干预措施的情况下，出生人口性别比的区间应为 103 ～ 107（以女性为100）。近几十年，中国的人口结构发生了巨大变化，生育率下降，出生人口性别比失衡呈上升趋势，从 1982 年的 109 升高至近年来的 118。出生人口性别比持续升高反映出女孩生命权受损和性别歧视，对女性发展造成不利影响。

（三）妇幼保健工作未来的需求

（1）为妇幼卫生事业发展提供制度保障。在进一步完善妇幼卫生法律法规制定与实施的同时，加强执法监督和社会管理。将妇幼卫生指标明确纳入妇女儿童事业发展规划，纳入国家社会经济发展规划。

（2）加大妇幼卫生经费投入，建立制度化的经费投入机制。由政府对基于全生命周期的基本妇幼保健服务实行专项投入，保证妇幼卫生事业发展与社会经济发展同步，增加对贫困地区和重点人群的资金投入。同时建立对基本妇幼卫生服务项目的资金导向机制，增强妇幼卫生资金投入的效率和有效性。

（3）建立起覆盖全人群、功能完善、分工合理的妇幼卫生服务和管理体系：坚持妇幼保健机构承担政府职责、体现公益性质的专业机构性质。以妇幼保健专业机构为龙头，以城市社区卫生服务和农村基层卫生服务为依托，以预防和保健为重点，将妇幼卫生的服务重心降低，使乡村两级成为妇幼卫生公共服务的重点。合理、有效整合各级妇幼保健机构和计划生育服务机构，加强县、乡、村三级服务网络的建设。建立并完善各级妇幼卫生服务之间相互转诊的良性循环机制。

（4）强化妇幼卫生服务体系的服务质量、效率和公平性。突出重点地区和重点人群，实施以生命周期关键节点为基础的妇幼保健服务，注重提高贫困人口、流动人口等社会弱势群体和边缘群体享有服务的可及性。逐步完善妇女儿童的医疗保险制度，保证妇女儿童都能够享有优质的产前、产科和新生儿保健的基本服务。

（5）加强妇幼卫生服务提供人员的能力建设和队伍建设，加强妇幼卫生的学科构建与发展，依托学科培养人才为建立具有良好职业道德和业务素质的专业队伍，需要在培养高级、专门人才的同时，特别注重对农村和基层初级人才的培养和培训，切实提高农村基层妇幼卫生服务提供者的基本知识和技能。合理解决乡、村两级妇幼卫生服务人员的待遇，稳定基层妇幼卫生队伍。

（6）进一步加强妇幼卫生信息的收集和利用，提高信息质量，使之成为政府管理和政策制定的基本依据。同时要逐步开展生命监测，促进信息共享，大力推进妇幼卫生信息化建设，更好地利用信息和信息化手段为妇女儿童健康服务。

（7）以项目带动妇幼健康问题重点和难点的解决，并通过项目的辐射和扩散作用进一步提高妇幼卫生的整体服务水平及质量。

（8）深入开展针对妇女儿童健康问题的研究，特别是以全生命周期为基础的妇女儿童患病情况与健康服务的研究、妇幼卫生与慢性病关系的研究，了解儿童伤害及基于性别的暴力的预防和应对等公共卫生问题。

（四）妇幼保健工作未来面临的问题

1. 尚未实现的国际目标

一是中国虽然已经宣布分别于 2007 年和 2014 年实现联合国 MDG4 和 MDG5a，但对于 MDG5b 的进展情况还不十分明晰。MDG5b 的目标是到 2015 年实现生殖健康全面覆盖，具体包括 4 项评估指标：避孕率；青少年生育率；孕前保健覆盖率；没有满足的计划生育服务需求。二是与发达国家相比，我们的工作仍有较大差距，如 2013 年，法国孕产妇死亡率为 9/10 万，英国为 8/10 万，日本为 6/10 万；5 岁以下儿童死亡率世界发达地区平均水平为 6‰，其中日本为 3‰、韩国为 4‰、美国为 7‰。

2. 服务质量和服务公平性问题还很突出

全国平均水平的达标，并不能代表各省各地区的达标进展情况。我国由于地区发展不平衡导致的孕产妇和儿童死亡率的地区差异还很大，2014 年西部地区孕产妇死亡率是东部的 2.6 倍，5 岁以下儿童死亡率是东部的 3.1 倍。同时，虽然死亡率下降明显，但仍有大约 3500 名孕产妇和 20 万名 5 岁以下儿童死亡，且大多数死于可预防和可避免的原因。一些重要而基本的干预措施，尤其是针对早期新生儿（出生 1 周以内）的保健和护理，还没有得到全面实施，不规范的医疗保健服务成为影响服务质量的重要原因。

3. 后 2015 年发展议程及全球新目标

后 2015 年发展议程将形成一系列的新目标和子目标，即可持续发展目标，包括减少孕产妇死亡、终结可预防的新生儿和儿童死亡、全民健康覆盖等，以及全球孕产妇和婴幼儿营养实施计划和终结儿童肥胖等。

4. 妇幼卫生应成为慢性病防治的优先领域

据 WHO 估计，2012 年全球因慢性病导致的死亡多达 3800 万，其中，中国占 860 万。中国每年有 300 万人因患上某些本可预防的疾病而过早死亡。妇幼保健应成为预防慢性病的重要内容，包括慢性病的胎儿起源，孕产期营养与保健对妇女、儿童慢性病预防的作用，高血压、肥胖的儿童期预防，控烟对慢性病控制和妇女儿童健康的影响，宫颈癌防治，儿童意外伤害控制等。

母乳喂养对儿童的生存、健康、营养和发育有着深远影响。母乳提供了婴儿在前 6 个月成长所需的所有营养素、维生素和矿物质。此外，母乳中有来自母亲的抗体，可以帮助抵抗疾病。WHO 和 UNICEF 建议，婴儿出生后前 6 个月内应纯母乳喂养，不添加其他辅助食品。6 个月时，应添加其他辅助食品，并继续母乳喂养到孩子 2 岁。尽管母乳喂养好处很多，但很多母亲仍然使用母乳代用品喂养婴儿。配方奶喂养婴儿花费很高，并且营养成分不及母乳。配方奶喂养使儿童面临感染、污染等危险，并增加成年后患某些慢性病的风险。2008 年，中国 0～6 个月儿童纯母乳喂养率为 28%，城市和农村分别为 16% 和 30%。事实上，大部分母亲可以分泌足够的乳汁来保证婴儿的正常生长和发育。母亲未能进行纯母乳喂养的原因之一是深受大量销售的婴儿配方奶粉的干扰。其他原因为亲朋好友、医护人员的错误建议，或是重返工作岗位后，未能在母乳喂养方面得到足够的支持。母乳喂养需要得到支持、保护和促进。

1982 ~ 2002 年，中国 7 ~ 17 岁儿童超重和肥胖率增加了 3 倍。2002 年，城市 7 ~ 17 岁儿童超重加肥胖的占比为 11.5%，大城市更高达 16.7%。预防儿童超重和肥胖是中国面临的新问题。

5. 流动和留守人口的妇幼保健服务

中国正经历着大规模人口流动。1982 年，流动人口总量仅为 660 万人，2013 年流动人口总量达到 2.45 亿，占当年总人口的 18%。大量的人口流动也造成大量的妇女、儿童和老人留守家中。2010 年，流动儿童 3581 万人，留守儿童 6973 万人，受人口流动影响的儿童总数达 1.06 亿，占中国儿童总人数的 38%。也就是说，2010 年中国每 10 名儿童中就约有 4 名直接受到人口流动的影响。流动与留守妇女儿童的妇幼保健服务，特别是如何将流动孕产妇和儿童纳入流入地的系统管理和保健中，降低流动儿童死亡率、确保流动和留守平等接受基本公共服务是未来的一项重要任务。

6. 国家二孩政策新形势的挑战

2014 年国家调整完善生育政策后，二孩生育需求增加，高龄产妇比例提高，需要合理布局和利用优质医疗保健服务资源，提高产科服务可及性和服务质量，确保二孩生育政策平稳顺利实施。

7. 全球化对妇幼健康的影响

全球化是指全球联系不断增强，人类生活在全球规模的基础上和全球意识的崛起，国与国之间在政治、经济和贸易上的互相依存。妇女儿童是脆弱群体，全球化对他们的健康影响将更为显著。应充分利用南南合作和"一带一路"的机遇，认真总结中国经验，加强我国和其他国家在妇幼保健领域的交流和合作。

8. 妇幼卫生信息工作

继续加强妇幼卫生信息工作。进一步完善信息标准，强化基层人员培训，完善质控和评价机制，做好数据分析利用。全面推进国家人口出生基础信息库建设，使信息更好地为妇幼保健工作服务。

推进妇幼健康信息化建设。妇女儿童电子卫生保健和移动卫生保健服务技术对加快改善妇幼健康的潜力很大（尤其是在支持国家民事登记和生命统计系统方面）。应根据我国实际情况制定和实施国家关于妇女儿童的电子卫生保健计划，开发适用标准，并支持进行评价。

9. 改善计划生育服务，减少非意愿妊娠

我国每年有统计的人工流产数量多，且呈现低龄化、未育者比例高，重复流产率高等特点。1994 年国际人口与发展大会行动纲领指出：从任何角度来看，都不应该把人工流产当作计划生育方法。所有国家政府的相关机构和非政府机构应该改善计划生育服务，把降低人工流产率作为公共卫生的措施之一。人工流产不仅造成巨大的经济损失，也与继发不孕密切相关。遏制人工流产高发的主要措施应包括通过多种渠道，加强性与生殖

健康教育；加强流产后避孕和产后避孕服务与管理；把计划生育服务作为公共卫生服务的一个重要组成部分；形成多部门共同参与的加强计划生育服务、减少非意愿妊娠的综合策略。

10. 消除针对妇女和儿童的暴力

WHO 将暴力定义为"蓄意运用躯体的力量或权利，对自身、他人、群体或社会进行威胁或伤害，造成或极有可能造成损伤、死亡、精神伤害、发育障碍或权益的剥夺"。因此，暴力并不限于严重的躯体暴力行为，也包括心理 / 精神暴力、性暴力和忽视。这种暴力定义已被国际社会广泛接受，并反映在联合国《儿童权利公约》（Convention on the Rights of the Child，CRC）第 19 条中。应预防和制止针对妇女和儿童的暴力，积极参与推动预防和制止家庭暴力立法的实施进程，提高卫生系统积极应对暴力的能力。

11. 关爱青少年

WHO 将 10～19 岁这一人群定义为青少年。《全球青少年健康报告》中的新数据表明，全球达到推荐的体育锻炼标准的青少年不到 1/4；在一些国家，3 名青少年中就有 1 名肥胖；每个区域的大多数国家，一半以上的低男性年龄组青少年报告上一年度曾发生严重伤害。从国际社会讲，青少年健康已被看作联合国后 2015 年议程的重要内容，与多个健康问题，如酒精及其他精神刺激物质的使用、HIV 感染、伤害、精神卫生、营养、性和生殖健康、烟草使用及暴力等相关。与大多数慢性病有关的行为和因素开始于生命的第二个 10 年，如吸烟和酒精使用、饮食和体育锻炼、超重和肥胖，这些行为和因素不仅严重影响青少年的健康和发展，还会影响其成年时期的健康。虽然仅仅提供卫生服务不可能避免造成青少年健康和死亡的众多问题，但卫生服务在应对和治疗第二个 10 年产生的健康或健康有关的行为和条件方面发挥着关键作用。此外，卫生服务还能提供相关信息，解答青少年或其父母对青少年发展的问题。

五、我国妇幼卫生体系和国外妇幼卫生体系的比较

（一）全球妇幼卫生发展状况及中国所处的位置

20 世纪 70 年代以来，几乎全部有关发展的联合国大会和各国首脑会议，都高度重视妇幼健康，无一例外地把孕产妇和儿童生存状况作为测度各国发展的最重要指标，也作为各国促进人类进步的优先行动领域。在 2000 年 9 月，出席联合国千年首脑会议的各国领导人共同签署了《联合国千年宣言》，庄严承诺要全力以赴实现消除贫困、发展教育、倡导平等、改善环境等 8 项重大发展目标。2010 年，联合国又颁布了《全球妇女儿童发展策略 2010—2015》，启动了全球"每一个妇女，每一个儿童"的行动。这充分表明：在国际社会和世界各国，妇幼卫生指标不仅作为基础健康指标在使用，更是被作为衡量各国社会发展的综合性指标。妇女和儿童的生存状况折射着国家（或地区）的发展与进步，也代表着国家（或地区）的形象和地位。

全球孕产妇死亡率从 1990 年的 380/10 万下降到 2013 年的 210/10 万，孕产妇死亡数量从 52.3 万下降到 28.9 万，以此下降速率，大多数国家难以实现在 1990 年的基础上将

孕产妇死亡率下降 3/4 的 MDGs 目标。从联合国跨部门孕产妇死亡评估情况来看，中国孕产妇死亡数量居全球第十位，印度（50 000）和尼日利亚（40 000）的孕产妇死亡数量占全球死亡数的 1/3，而中国所在的西太平洋地区有一半的孕产妇死亡发生在中国；全球 5 岁以下儿童死亡率从 1990 年的 90‰ 下降到 2013 年的 46‰，约 44% 的死亡发生在新生儿期；2013 年全球大约 630 万 5 岁以下儿童死亡，约 280 万死于新生儿期。从区域分布来看，撒哈拉以南的非洲占 62%，南亚占 24%。中国 5 岁以下儿童的死亡数占西太平洋地区的 70% 左右。

（二）全球实现 MDGs 高绩效国家情况比较

经过 PMNCH、WHO、WB 和 AHPSR 的联合评估，从全球 144 个国家评选出以下 10 个在实现联合国 MDGs 进程中取得较好成绩的国家（表 2-4-3）。这些国家虽然各有特色，但都投入了具有成本效益的干预措施，如分娩保健服务、计划免疫和计划生育，同时在卫生相关领域也取得了一系列进展，如教育、妇女参政、清洁水和卫生设施的可及性等。

表 2-4-3　全球 10 个实现 MDGs 高绩效国家主要指标的比较

孟加拉	老挝
2011 年将 5 岁以下儿童死亡率下降至 53‰，较 1990 年的 151‰ 下降了 65%	2012 年将 5 岁以下儿童死亡率下降至 71‰，较 1990 年的 163‰ 下降了 56%
1990 ～ 2010 年，孕产妇死亡率从 574/10 万降至 194/10 万	1990 ～ 2013 年，孕产妇死亡率从 1100/10 万下降至 220/10 万
免疫接种覆盖率从 1985 年的 2% 上升到 2010 年的 82%	女童基础教育覆盖率从 1992 年的 54% 上升到 2012 年的 95%
通过信息化技术的使用，5 岁以下儿童出生登记从 2006 年的 10% 上升到 2009 年的 50% 以上	清洁水资源的可及性从 1994 年的 40% 提升到 2011 年的 70%
柬埔寨	**尼泊尔**
2010 年将 5 岁以下儿童死亡率下降至 54‰，较 1995 年的 127‰ 下降了 57%	2011 年将 5 岁以下儿童死亡率下降至 54‰，较 1991 年的 162‰ 下降了 67%
1990 ～ 2010 年，孕产妇死亡率从 803/10 万下降至 206/10 万	1991 ～ 2011 年，孕产妇死亡率从 850/10 万下降至 170/10 万
熟练接生员接生或住院分娩率由 2000 年的 32% 上升到 2010 年的 71%	总和生育率从 1991 年的 5.3 下降到 2011 年的 2.6
2004 ～ 2011 年，人均 GDP 增长了 54.5%	2007 年发布的临时宪法保护了免费的基本卫生服务和健康作为人的基本权利
中国	**秘鲁**
2013 年将 5 岁以下儿童死亡率下降至 12‰，较 1991 年的 61‰ 下降了 80%；	1991 ～ 2013 年，将 5 岁以下儿童死亡率从 78‰ 下降至 21‰
1991 ～ 2013 年，孕产妇死亡率从 80/10 万下降至 23/10 万；加强基层卫生人力资源建设	1991 ～ 2013 年，孕产妇死亡率从 265/10 万下降至 93/10 万
农村获得改善水资源的人口从 1995 年的 86.7% 提高到了 2011 年的 94.2%，获得改善卫生设施的人口比例从 2000 年的 43% 提高到了 2011 年的 69%	住院分娩率从 2007 年的 76% 上升到 2012 年的 86% 5 岁以下儿童慢性营养不良发生率从 2007 年的 27% 下降到 2013 年的 17%
埃及	**卢旺达**
2012 年将 5 岁以下儿童死亡率下降至 21‰，较 1990 年的 85‰ 下降了 75%	2010 年将 5 岁以下儿童死亡率下降至 76‰，较 1992 年的 151‰ 下降了 50%
1992 ～ 2012 年，孕产妇死亡率从 174/10 万下降至 54/10 万	1992 ～ 2010 年，孕产妇死亡率从 611/10 万下降至 476/10 万
获得改善水资源的人口从 1990 年的 93% 提高到了 2011 年的 99%，获得改善卫生设施的人口比例从 72% 提高到了 2011 年的 95%	熟练接生覆盖率从 2000 年的 31% 上升到 2010 年的 69% 2013 年，妇女占国会议员总数的 64%

续表

埃塞俄比亚	越南
2011 年将 5 岁以下儿童死亡率下降至 88‰，较 2000 年的 166‰ 下降了 47%	2012 年将 5 岁以下儿童死亡率下降至 23‰，较 1990 年的 58‰ 下降了 60%
2000 ~ 2011 年，孕产妇死亡率从 871/10 下降至 676/10 万	1990 ~ 2009 年，孕产妇死亡率从 233/10 万下降至 69/10 万
通过雇佣 4 万卫生人员开展针对妇女儿童的以社区为基础的服务	经培训接生人员接生覆盖率从 1997 年的 77% 上升到 2012 年的 98%

（三）美日韩及金砖国家孕产妇和 5 岁以下儿童死亡率比较

美日韩和金砖国家孕产妇和 5 岁以下儿童死亡率见表 2-4-4。

表 2-4-4　美日韩及金砖国家孕产妇和 5 岁以下儿童死亡率比较

国家	孕产妇死亡率（/10 万）			5 岁以下儿童死亡率（‰）		
	2000 年	2008 年	2013 年	2000 年	2008 年	2013 年
美国	13	17	28	9	8	7
日本	8	7	6	5	3	3
韩国	14	11	27	5	5	4
巴西	69	55	69	30	22	14
印度	318	24	190	91	69	53
俄罗斯	45	34	24	20	11	
南非	155	27	140	74	67	44
中国	53	34.2	23	39.7	18.5	12

资料来源：World Health Organization，2013. World Health Statistics 2013. Geneva：World Health Organization.

（四）部分国家妇幼卫生服务体系的比较

（1）服务提供：大部分国家妇幼卫生服务和其他卫生服务并不分开，将妇幼卫生服务体系融入整个医疗卫生体系之中。从横向看，各国公立与私立机构并存，共同为妇幼人群提供保健和医疗服务；从纵向看，各类机构侧重提供不同的服务，构成了层次分明的服务体系，通过底层机构向高层机构转诊来保证卫生服务的提供。基层的全科医生、诊所或社区卫生服务中心主要提供健康咨询、预防保健服务和常见病诊治，并负责将患者转诊到医院接受专科和入院治疗；专科医院和综合医院主要为重症患者提供诊断和救治；科研机构则围绕其研究方向提供一些专项服务。美国的妇幼卫生服务机构有个体医生门诊和服务综合体两类，前者为家庭医生，主要承担基本妇幼保健服务和常见病诊治，是整个妇幼卫生服务体系的基础；后者包括公立医院、私立医院和企业医院等，主要提供专科服务。俄罗斯近年来大力发展初级卫生保健，倡导将保健服务放在基层提供，然而，由于苏联大力发展妇幼医疗预防机构网的建设，因此俄罗斯各地还有许多妇产科和儿科的专科联合诊所。

（2）妇幼卫生经费筹集：总体上讲，妇幼卫生经费来源包括政府拨款、社会保险、商业保险、个人支付及社会捐赠。美国妇幼卫生经费主要来源是保险公司，而马来西亚和俄罗斯的妇幼卫生经费主要来源是政府拨款。

（3）人才培养：全科医生是提供基本妇幼保健服务的主要力量。对全科医生的培养主要有两种模式：一是本科毕业后，经过一段时间的临床培训和实践，才能获得相应资格，如美国和澳大利亚；另一种是将全科医生作为独立专业，以专业形式开展系统教育，如马来西亚和俄罗斯；助产士作为向孕产妇提供基本保健服务的人员，其培训方式在各国有所不同，如在美国助产士要经过 7 年的护理专业教育获得学士学位，再经产科专业的研究生教育。

（五）国际视角和不同国家间政策与服务的比较

近十多年，随着世界的发展和各国经济、知识文化水平的不断改善和提高，越来越多的国家对妇幼卫生的关注重点已经由过去的强调医疗技术逐步转向更加关注妇幼卫生的社会、经济、文化和政治等综合性的公共政策问题，其中妇女儿童平等获得服务的权利，以及提高服务的可及性更是成为倍受关注的焦点。与此同时，近年妇幼卫生服务提供的重点和优先领域也在发生转变，很多国家不仅倡导重视服务的提供和服务质量，而且特别关注在享有妇幼卫生服务方面消除不平等、提高可及性等。

1. 为孕产妇和新生儿、儿童健康创造有利的支持性环境

WHO 和 UNICEF 都认为：一些包括性别不平等在内的社会文化因素妨碍了妇女和女童从高质量的卫生服务工作中获益。世界范围内妇幼保健数十年来的甚微进展，与许多国家的妇女在经济、文化等诸方面都处于弱势地位及妇女权益缺乏关注有关。如果是因为文化、社会或者家庭阻碍而无法得到必要的医疗卫生服务和保健，单纯扩大服务范围和增加服务提供的意义是不大的。近年来将孕产妇、新生儿和儿童健康视为整体的理念逐渐兴起，使人们意识到整体性的措施效果更为明显。因此，基本的措施是应该捍卫全世界妇女的权益，并采取措施保护她们的生命，从而为妇女和儿童营造一个有利的支持性环境。

2. 建立持续的保健护理体系以保障基本妇幼卫生服务的提供

世界部分国家在妇幼卫生服务实践方面的另一个新趋势，就是倡导以家庭为基础，提供综合的、持续的、系统的和可及的妇幼卫生服务，即妇幼卫生服务一体化。《阿拉木图宣言》指出，满足母婴与儿童的卫生保健需求需要一种综合解决方案，这一点已经得到越来越多的卫生政策制定者和从业者的认可，他们对建立公共医疗卫生服务整体框架产生兴趣并给予支持。随着框架的不断完善 [如儿童疾病综合管理（integrated management of child-hood illness，IMIC）]，已经逐步将多个不同的妇幼卫生服务计划合并成一个新的全面模式：为母亲、新生儿和儿童提供连续的保健服务——持续保健体系（图2-4-4）。该模式旨在超越传统的、单一的、专攻疾病的保健干预，其主要前提是只有在妇女儿童生命周期中的重要节点和在覆盖所有关键地点的动态保健体系与维护妇女儿童权利的有利环境中提供综合的妇幼保健服务，才能最大限度发挥基本妇幼保健的作用和保障必须服务的提供。其具体理念如下。

（1）只有向小区和家庭提供便捷高效的综合服务才能最有效且可持续地提高母婴与儿童的健康水平。

（2）将医疗设施、出诊与门诊服务、小区与家庭护理等不同保健模式动态地整合在一起才能最大限度地发挥保健体系的作用。

（3）强化保健体系以改善母婴健康需要全面立体地整合服务方式，不能孤立地采取某种单一模式。

（4）一种以有效循证干预为中心、以结果为导向的卫生保健方式对制定工作日程、政策及控制和评估工作进程十分有效。

（5）要提高母婴与儿童保健水平，计划、政策与合作伙伴相互配合才能收到最好效果。

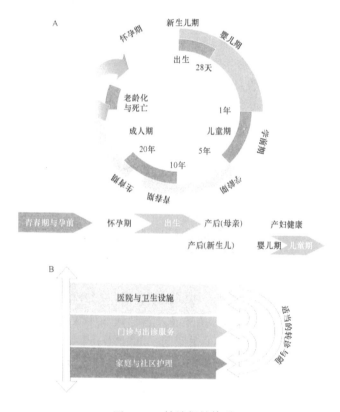

图 2-4-4　持续保健体系

资料来源：Kerber KJ，de Graft-Johnson JE，Bhutta ZA，et al.Continuum of care for maternal，newborn，and child health：from slogan to service delivery. Lancet，370（9595）：1358-1369.

3. 将性别观念纳入公共卫生体系中

改善母婴健康不仅需要为孕产妇提供更有效和广泛的服务，更需要从根本上改变妇女受歧视和受虐待的状况，从而保障妇女权利。性别歧视因传统习俗和经济、社会及政治因素而产生并长久存在，有着许多负面影响。研究表明，教育能有效降低母婴死亡风险，但很多妇女往往因性别歧视而丧失受教育的机会，这使她们无法或是不懂得去获得足够的卫生保健服务与必要的生活技能以保护自己不受包括 HIV 在内的性传播感染，避免过短的生育间隔、暴力及剥削的侵害。

为母婴健康创造有利环境需要打破导致性别不平等的社会、经济和文化的桎梏。为保证目标人群能够及时和有效地获取服务，应当将性别观点纳入公共卫生。公共卫生方面的性别主流化显示出处理影响健康结果的社会、文化和生物因素的作用，并且因此改善规划效率、覆盖面和公平性，在制定政策和规划的所有阶段均应考虑妇女和男性的不同需求。最终目标是实现两性平等。

4. 强化卫生体系，改善孕产妇及新生儿的健康状况

通过保健服务一体化和创造有利于维护妇女和儿童权益的社会环境，向其提供经组合、扩展并行之有效的及在经济上可负担的干预措施，就可能推动孕产妇和新生儿生存和健康状况取得较大改善。但其前提是需要采取实际行动强化当前的卫生体系，而在发展中地区，医疗保健体系往往存在管理不善、资金匮乏及人员短缺等问题。因此，各国政府和地方及国际组织正就发展卫生系统的关键性措施逐渐达成共识。

（1）加强基于事实的数据收集及对发展趋势、水平、风险的分析，并加强对孕产妇和新生儿死亡及发病率的原因调查与干预。

（2）加强人力资源、培训和监督，扩大卫生工作者的队伍及其服务能力的提高。

（3）开展社会动员以刺激对卫生保健的需求。

（4）制定公平的财政方案以确保公平和可持续的资金供应。

（5）改善和确保卫生保健服务的质量。

（6）通过协作形成政治承诺和领导力。

上述的观点和理念正在逐步为各国政府和国际机构所接纳，对于扩大综合性基础服务组合及发挥社区伙伴关系在妇幼保健中杠杆作用的意义已渐渐达成共识。将诺言转化为有目标的行动，比强有力的语言或坚定的承诺需要付出更多的努力。这需要政府、国际团体、社会组织及家庭和社区自身的协同互动，承担起改善母亲和新生儿健康状况的职责，以彰显国家和国际社会对人权的尊重及对人类进步所做出的承诺。

对一些与中国经济、卫生水平发展相似国家的妇幼卫生策略的研究比较，给当前医疗卫生体制改革、发展过程中的中国妇幼卫生带来了很多的启示。

（1）经济发展对于妇幼卫生的进步具有重要作用，但不是唯一的、决定性的因素，从上述在该领域取得成就的国家来看，都是在政府高度重视和法律政策的保证下，才得以实现卫生水平的不断提高，有的国家甚至出现了妇幼卫生发展超前于该国社会经济发展的现象，如斯里兰卡。因此，中国应当为妇幼卫生事业发展提供制度保障，在进一步完善妇幼卫生法律法规制定与实施的同时，加强执法监督和社会管理。将妇幼卫生指标明确纳入妇女儿童事业发展规划，纳入国家社会经济发展规划，以及各级政府政绩考核指标体系。

（2）各国的经验表明：将妇幼卫生纳入公共卫生领域，在基本服务项目上实行由政府买单的免费服务，对于促进其可及性、公平性，使高质量的服务能够覆盖和惠及贫困人口、流动人口等社会弱势群体和边缘群体具有关键性的作用。同时在妇幼卫生领域逐步建立医疗救助制度，以保证妇女儿童都能够享有优质的产前、产科和新生儿保健的基本服务。当然这也需要国家对此进行财政上的支持，增加对农村贫困地区妇幼卫生服务的财政投入；同时要提高政府卫生资源的效率，除政府投入外，还可以通过保险、补助、控制价格、保偿制等方法真正解决贫困人口利用妇幼保健服务的需求。此外，为有效提高妇幼卫生资金的使用次序，应当强化计划和预算的能力，建立绩效

考核指标和规范的财务开支评价制度，从而使政府有动力去管理增加的政府资源，保证其正确运用。

（3）将妇幼卫生政策与更宽泛的社会政策协调配套，能够有力地促进妇幼卫生政策和服务的推行与取得成效。在发展中国家，妇幼卫生问题的本质是发展。所以推动妇幼卫生进步必须与国家和社会的整体发展相联系。

（4）妇幼卫生服务的重心和基础在基层、在社区，因此服务重心下移，在卫生资源配置薄弱、综合性大医院难以触及的地方设立妇幼保健中心等，成为多国在妇幼卫生领域取得瞩目成效的制胜法宝之一。同时这些国家也注重对这些基层服务机构的设施配备、人员培训和技术指导，以提升其服务能力和质量。这一做法能很好地适应妇幼保健的特点，因为这一群体会出现在社会的每一个角落，而他们中间面临更大风险，可能罹患疾病的人恰恰是处于边远、落后、农村地区的弱势群体，基层社区妇幼卫生服务中心起到了重要的拾遗补缺作用。

（5）无论是发达国家还是发展中国家的成功经验都表明，高质量、训练有素的专业技术人员是保证妇幼卫生服务的决定性要素，他们不仅能为妇女、儿童提供适宜的服务，且有能力处理紧急情况和事件，而后者正是孕产妇和婴幼儿死亡高发的原因。因此，中国应制定有效的人力资源发展战略，建立具有良好职业道德和业务素质的专业队伍，并在培养高级、专门人才的同时，特别注重对农村和基层初级人才的培养，切实提高基层妇幼卫生服务提供者的基本知识和技能。

（6）以项目为载体推动妇幼卫生服务的完善和妇幼卫生水平的提高，是发展中国家的一种普遍做法。以项目带动妇幼健康问题重点和难点的解决，并通过项目的辐射和扩散作用进一步提高妇幼卫生的整体服务水平及质量。从各国（包括中国）的具体实践来看，一个最突出的特点就是强调因地制宜，根据自身的实际情况，找出妇幼卫生的薄弱环节或影响最大的问题，开展有针对性的干预项目，以期在有限时间内实现特定的目标和可见的成效。目前各国妇幼卫生项目的潮流就是强调项目的综合性、一体化和项目间的整合。

（7）发达国家的实证经验表明，加强妇幼卫生信息的动态收集和监测，建立有效的政策和管理回应机制是政府有效管理和适宜政策制定的基本依据。

六、妇幼保健在重大疾病预防控制中的作用

案例1：降低孕产妇死亡率，消除新生儿破伤风

"降低孕产妇死亡率，消除新生儿破伤风"项目（2000～2014年）是由卫生部、国务院妇女儿童工作委员会和财政部在2000年开始实施的。项目初期涉及中西部12个省份的378个贫困县，2005年该项目扩展到全国22个省区市的1000个县，覆盖人口达到3亿多，项目最终扩展到29个省区市的2297个县，覆盖8.3亿人口。财政累计投入25.2亿元。该项目目标是通过促进住院分娩来降低孕产妇死亡率和消除新生儿破伤风。项目地区主要通过以下三项措施来提高住院分娩率：健康教育、改善基础服务设施和社会动员。

该项目进行了大胆创新：一是补助策略由传统的补供方改为供需均补，也就是孕妇可以从地方政府或地方政府主管的妇幼保健机构获得交通和分娩的直接补助，通过此方

法促进住院分娩率的提高；二是省级医院产科专家为县级妇幼保健机构提供技术支持，加强地方转诊和培训，提高工作人员的业务能力；三是建立产科急救中心及快速转诊绿色通道网络，使当地医疗机构的产科服务和技术质量得到改善。绿色通道是快速产科急诊服务或为高危妊娠和高危孕妇提供的三级转诊网络，覆盖村、乡、县。该项目的实施，不仅提高了农村地区住院分娩率（2013 年全国住院分娩率已提高到 98%），同时也改善了对高危孕产妇筛查、转诊和抢救的能力，加大了健康教育力度，营造了支持母亲安全行动的良好社会氛围，对降低孕产妇和儿童死亡率、消除新生儿破伤风、改善农村地区（尤其是贫困地区和少数民族地区）妇女儿童的健康状况，产生了极为重要的作用。

案例 2：预防艾滋病、梅毒和乙肝母婴传播项目

近年来，中国艾滋病女性感染人数迅速上升，艾滋病通过母婴传播危害儿童健康。2002 年，卫生部在 5 省区的 8 个县（市、区）启动了预防艾滋病母婴传播试点工作。2010 年，项目覆盖面扩展到全国 1156 个县（市、区）。2009 ~ 2010 年中央财政共投入 9.2 亿元支持项目地区预防艾滋病母婴传播工作。截至 2014 年底，为 1350 多万孕产妇提供了艾滋病咨询和检测服务，项目地区艾滋病母婴传播率由 34.8% 下降至 6.1%。同时，为整合服务资源，提高干预效果，工作内容由单纯艾滋病防治扩大到预防艾滋病、梅毒、乙肝三种疾病，率先在全球提出整合的预防艾滋病、梅毒和乙肝母婴传播策略。2015 年，中国预防艾滋病、梅毒、乙肝母婴传播工作已经覆盖所有的省区市，艾滋病、梅毒、乙肝的检测率分别提高到 98.2%、99.5% 和 98.9%，能够最大限度地发现感染的孕产妇，预防艾滋病、梅毒和乙肝的母婴传播。

七、妇幼保健发展趋势

（一）健康需要

1. 基于全生命周期的保健服务

要覆盖全生命周期，针对生命不同阶段的主要健康问题及主要影响因素，确定若干优先领域，强化干预，实现从胎儿到生命终点的全程健康服务和健康保障。全生命周期有两个着力点：一是要提供公平可及、系统连续的健康服务，二是要实现更高水平的全民健康。在生命周期中，妇女和儿童应当获得服务的重要节点包括孕前期、孕期、分娩期、产后期、新生儿期、儿童期、青春期、更年期和老年期。只有在生命周期中的重要节点进行及时、合理、有效、连续的和以证据为基础、以人为中心的服务，才能最大限度满足妇女儿童健康需求，并发挥基本妇幼保健的作用。全生命周期方法的主要组成部分包括孕前（婚前）保健、孕期保健、分娩期保健、新生儿保健 / 产后保健、婴儿保健、儿童保健、青春期保健、更年期保健、健康老龄化和晚年的保健关怀。全生命周期为公共卫生行动提供了重要视角，有助于加深认识，说明儿童期、整个青春期、生育期及以后时期中采取的干预措施，如何在之后的生活中对健康产生影响并影响后代健康，也就是说，生命中一个阶段的行为影响其他阶段，也被其他阶段所影响。

全生命周期理论也清楚揭示，做好妇幼保健服务是预防成年期慢性病的早期、关键措施。

2.关注每一个生命个体

中国已在国家层面实现联合国 MDG4 和 MDG5a，但是，由于经济发展很不平衡，孕产妇、儿童死亡率在地区之间、城乡之间、不同人群之间存在较大差异。促进以省为单位全面实现联合国千年发展目标，改善卫生服务的公平性非常重要。此外，也要认识到由于地区、城乡差异，困扰妇女、儿童健康的主要问题也存在不同。在发达地区，出生缺陷、意外伤害、心理健康、糖尿病和其他非传染病已成为困扰儿童健康的主要问题。在贫困的农村地区，引起孕产妇和儿童死亡的主要问题仍然与妇幼保健技术服务质量紧密相关，如出生窒息、早产、新生儿感染性疾病、肺炎、腹泻、产后出血、妊娠合并症等。

新的全球妇幼健康目标随着联合国 2015 年后可持续发展框架的讨论而逐步建立起来，终结可预防孕产妇、新生儿、儿童和青少年的死亡，消除儿童肥胖，全生命周期的营养干预，重视生命周期中最关键脆弱的人群如新生儿、儿童、青少年和青年，改善性和生殖卫生教育、服务和权利。同时还应关注非传染病、心理卫生和针对妇女儿童的暴力伤害等新问题。

（二）组织管理

创新性服务提供框架的核心思想是整合，就是超越目前分散的、单一的、独立的、专攻某个卫生问题或疾病的保健干预方式，做到服务提供的资源整合和资源共享，以服务对象（妇女和儿童）为中心，提供综合的、持续的、系统的、可及的围绕生命周期的妇幼保健服务。早在 1978 年，《阿拉木图宣言》就指出，满足母婴与儿童的卫生保健需求需要一种综合解决方案，这一点得到越来越多的卫生政策制定者和从业者的认可，他们对建立公共医疗卫生服务整体框架产生兴趣并给予支持，且已经逐步将多个不同的妇幼卫生服务计划合并成一个新的全面模式：为母亲、新生儿、儿童、青少年、中年、老年妇女提供连续的保健护理——持续保健服务体系。WHO 提出了一个关于"卫生服务整合"的工作定义（working definition），即组织和管理卫生服务，保证人们在需要卫生服务的时候能够方便地获得、实现预期目标并具有经济效益。所需提供的基本服务包括基础保健、良好的母婴与儿童护理、充足的营养、改善饮水和卫生的环境及生活习惯；主要的服务模式为家庭和社区服务、出诊和门诊服务，以及卫生设施服务。

卫生服务整合的含义和国际趋势

关于"整合"含义，不同的人有不同的理解，相互之间既有差别，又有交叉重叠之处。国际上比较普遍认同的含义有以下几种：第一，"整合"是指为某一特定人群提供结合预防保健和治疗服务为一体的服务包，这一特定人群经常但并不总是以人的生命周期来划分的，如儿童疾病的综合管理、怀孕和分娩的综合管理、青少年和成人疾病的综合管理等。从需求者角度，这一整合形式的目的是保证他们能"一站式"获得所有的服务。第二，"整合卫生服务"是指一个多功能的服务提供点——在一个地点，为一个社区的人群提供一定范围内的服务。鉴于提供服务层级的不同（初级、二级或三级），这个多功能服务点也是有所区别的，如有多功能诊所、多功能巡诊点或医院。从需求者角度，这一整合方式让他们能在一个地点获得综合的服务，而不需要跑几个不同的地方。第三，"整合卫生服务"是指在一段时间内获得连续性的服务。例如，为艾滋病患者提供终身的服务，为孕前、孕期、分娩期、新生儿期和儿童期这几个人生的特殊阶段提供连续性的服务。第四，"整合"是指不同层级卫生服务之间的垂直整合，如地区医院、保健中心和服务站。这种情况下，向上或向下转诊将变得通畅，但同时管理者需要考虑哪些服务当由哪一层级机构提供合适的问题。以上4种理解各有侧重，WHO关于"卫生服务整合"的工作定义就是在综合以上4种理解的基础上提出的。根据这一定义，整合可以从多个维度、多个层次去实现。对需求者而言，卫生服务整合是指可以获得连续、衔接的卫生服务；对提供者而言，卫生服务整合是指原本分散的技术服务、管理支持和财务支持能够同时被提供、管理和评估。

服务的整合具有许多潜在的优势，如可以减少重复检查、节约开支，提高服务效益，能针对不同的人群提供一套综合服务，并能开展以服务对象为中心的医疗保健工作，使服务对象通过1次访视就可以获得多项服务，从而增加卫生部门的效益，并减少转运和机会成本。具体的干预策略主要有3种，一是附加服务，即在现有的服务项目中增加其他服务；二是综合性服务，即某一特定专科卫生服务中心提供综合性的服务，如在传染病的治疗方面，除提供普通门诊服务外，还提供下班后的门诊服务和上门提供特殊的服务，在妇幼保健中心和其他独立诊所提供计划生育方面的保健服务；三是将基本服务包扩大，如将儿童疾病的预防与保健等整合管理形成增强型儿童保健服务包。整合目的是通过在一个地方提供多项服务，或者将分散的服务包进行整合，以方便服务对象，提高服务对象对服务的利用，但尚缺乏从筹资、费用支付和补偿的角度展开的研究和实践。

（三）人力资源

在过去的10年，中国医生和护士数量不断增加；但是，卫生工作者偏好城市和较高收入地区，因而我国妇幼卫生人力资源还存在着分布不均、质量不高、基层人员严重短缺的问题。为了适应新的服务内容和服务模式，需要继续加强人力资源培训，特别是全科医师、儿科医师和助产士的培养，扩大和稳定为妇女儿童健康服务队伍，并不断提高其服务能力。应充分考虑全科医师、住院医师规范化培训和部分院校助产士培训相结合，充分考虑保健与临床相结合的妇幼工作的特点，采用各种经济的和非经济的激励措施，确保妇幼保健服务能及时、高质量提供。要根据基层妇幼工作的内容确定人才需求。特别注重对农村和基层初级人才的培养，切实提高基层妇幼卫生服务提供者的基本知识和技能。

（四）适宜技术

1. 国际组织推荐

（1）2004年WHO颁布的全球生殖健康策略强调下列5个核心要素。

1）改善产前、分娩、产后和新生儿保健。

2）提供高质量计划生育服务，包括不育症服务。

3）消除不安全流产。

4）遏制性传播疾病，包括艾滋病、生殖道感染（RTI）、宫颈癌和其他妇科疾病。

5）促进性健康。

（2）2006年WHO西太平洋地区发布区域儿童生存策略，主要包括以下干预措施。

1）经培训的助产人员提供孕期、产时和产后服务。

2）新生儿保健。

3）母乳喂养和辅食添加。

4）微营养素的补充。

5）儿童和母亲的免疫接种。

6）儿童疾病综合管理。

7）使用经灭蚊剂处理的蚊帐（在疟疾流行地区）。

（3）WHO在2010年发布以生命周期的关键节点为基础的服务包（略），包含计划生育、安全流产、孕期保健、分娩保健、产后保健、新生儿保健、婴儿期保健和儿童保健的内容。

（4）2014年WHO西太平洋地区发布区域新生儿健康策略。

2. 国家卫生部（卫生和计划生育委员会）妇幼健康司也下发了一系列的适宜技术的服务指南。

（1）儿童健康相关技术

1）《新生儿疾病筛查技术规范》。

2）《全国儿童保健工作规范》。

3）《托儿所幼儿园卫生保健工作规范》。

4）《新生儿访视技术规范》。

5）《儿童健康检查服务技术规范》。

6）《儿童喂养与营养指导技术规范》。

7）《儿童营养性疾病管理技术规范》。

8）《儿童高铅血症和铅中毒预防指南》。

9）《儿童高铅血症及铅中毒分级和处理原则》。

（2）妇女健康相关技术

1）《孕产期保健工作管理办法和孕产期保健工作规范》。

2）《预防艾滋病、梅毒和乙肝母婴传播工作实施方案》。

3）《农村妇女"两癌"检查项目管理方案》。

4）《农村孕产妇住院分娩补助项目管理方案》。

5）《增补叶酸预防神经管缺陷项目管理方案》。

6）《孕前优生健康检查项目管理方案》。

7）《产前诊断技术管理办法》。

8）《人类辅助生殖技术管理办法》。

八、未来发展规划与建议

（一）"十三五"规划——第一步（2015～2020年）

1. 努力实现中国妇女、儿童规划纲要目标及卫生发展"十三五"规划

2010年，国务院颁布了《中国妇女发展纲要（2011—2020年）》和《中国儿童发展

纲要（2011—2020 年）》，确定了妇女、儿童健康发展的主要目标和策略措施。

（1）妇女与健康主要目标

1）妇女在整个生命周期享有良好的基本医疗卫生服务，妇女的人均预期寿命延长。

2）孕产妇死亡率控制在 20/10 万以下。逐步缩小城乡区域差距，降低流动人口孕产妇死亡率。

3）妇女常见病定期筛查率达到 80% 以上。提高宫颈癌和乳腺癌的早诊早治率，降低死亡率。

4）妇女艾滋病感染率和性病感染率得到控制。

5）降低孕产妇重度贫血患病率。

6）提高妇女心理健康知识和精神疾病预防知识知晓率。

7）保障妇女享有避孕节育知情选择权，减少非意愿妊娠，降低人工流产率。

8）提高妇女经常参加体育锻炼的人数比例。

（2）儿童与健康主要目标

1）严重多发致残的出生缺陷发生率逐步下降，减少出生缺陷所致残疾。

2）婴儿和 5 岁以下儿童死亡率分别控制在 10‰ 和 13‰ 以下。降低流动人口中婴儿和 5 岁以下儿童死亡率。

3）减少儿童伤害所致死亡和残疾。18 岁以下儿童伤害死亡率以 2010 年为基数下降 1/6。

4）控制儿童常见疾病和艾滋病、梅毒、结核病、乙肝等重大传染病。

5）纳入国家免疫规划的疫苗接种率以乡（镇）为单位达到 95% 以上。

6）新生儿破伤风发病率以县为单位降低到 1‰ 以下。

7）低出生体重发生率控制在 4% 以下。

8）0 ～ 6 个月婴儿纯母乳喂养率达到 50% 以上。

9）5 岁以下儿童贫血患病率控制在 12% 以下，中小学生贫血患病率以 2010 年为基数下降 1/3。5 岁以下儿童生长迟缓率控制在 7% 以下，低体重率降低到 5% 以下。

10）提高中小学生《国家学生体质健康标准》达标率。控制中小学生视力不良、龋齿、超重 / 肥胖、营养不良发生率。

11）降低儿童心理行为问题发生率和儿童精神疾病患病率。

12）提高适龄儿童性与生殖健康知识普及率。

13）减少环境污染对儿童的伤害。

2. 卫生发展"十三五"规划建议

（1）完善覆盖城乡的妇女儿童的基本医疗卫生制度和保障制度，优化卫生资源配置，增加农村和边远地区妇幼卫生经费投入，促进妇女、儿童基本医疗卫生服务的公平性和可及性；为妇女儿童提供全生命周期基本保健免费服务。

（2）完善妇女、儿童健康与权益的法规体系和保护机制，依法保护妇女儿童合法权益；做好针对妇女儿童暴力的预防和及时有效的卫生应对措施。

（3）实施孕产妇和婴幼儿营养全面实施计划，旨在"从发育的最初阶段开始解决儿童营养不良双重负担问题"。

（4）妇幼保健也是当前中国医改的重要组成部分，要有效整合利用妇幼保健和计划生育服务体系，优化使用妇幼保健和计划生育服务资源，为妇女儿童提供全面友好的服务。

（5）促进信息化建设，利用信息技术为妇女儿童健康提供更好、更便捷的服务。

（6）基于全生命周期的理论，开展有针对性的、以证据为基础的、以人为中心、连续的保健服务，特别关注以下优先事项：生殖卫生（避孕信息和服务、性健康和安全人工流产服务），产妇健康（熟练的接生人员、在卫生设施分娩、产科急救护理和产后保健），死产（处理产科并发症、产妇感染和疾病及产妇营养不足），新生儿健康（处理早产并发症），儿童健康（针对肺炎、腹泻和疟疾），以及青少年健康（性教育和普遍获得生殖卫生服务）。

（7）有计划地在幼儿园、中小学和大学开展性与生殖健康教育。

（8）加强流动和留守孕产妇及儿童的保健服务与管理。

（9）加强妇幼卫生人才队伍建设，提高妇幼保健卫生服务能力和水平。

（10）将妇幼保健服务延伸至青少年，青少年期将使在儿童生存和早期发展方面取得的公共卫生成就变得可持续。同时，青少年期还提供了宝贵的机会，来修正第一个生命10年中产生的问题。

（11）将妇幼保健服务延伸至健康而积极的老年妇女保健服务。

3. 国际目标

（1）孕产妇和婴幼儿营养全面实施计划。

（2）降低新生儿死亡西太平洋地区行动计划。

（二）"十四五"发展——第二步（2020～2025年）

2025年应实现的国际目标如下。

（1）肺炎和腹泻的预防和控制：在2025年前消除由肺炎和腹泻导致的儿童死亡［全球综合行动计划：肺炎与腹泻的预防和控制（GAPPD）］。

可以通过以下措施进行消除：①预防肺炎和腹泻的新疫苗包括流感嗜血杆菌偶联疫苗、肺炎链球菌偶联疫苗、轮状病毒疫苗。②加强病例管理，包括低渗口服补液盐、补锌、治疗不严重肺炎的短效抗生素和治疗严重肺炎的阿莫西林口服制剂。③有据可查的其他有效预防模式，包括减少室内空气污染、洗手。

（2）慢性病防治目标

1）5岁以下儿童生长迟滞率降低40%。

2）育龄妇女贫血率降低50%。

3）低出生体重率降低30%。

4）儿童超重率增长0%。

5）成人和青少年超重及肥胖率增长0%。

6）出生后最初6个月纯母乳喂养率至少提高50%。

7）降低并保持儿童消瘦率至5%以下。

8）人群盐/钠摄入均值相对降低30%。

（3）终结儿童肥胖：全球儿童超重或肥胖婴幼儿（0～5岁）的人数从1990年的3200万增加到2013年的4200万。绝大多数超重或肥胖儿童生活在发展中国家，其增长幅度高于发达国家 30% 以上。如果按目前的趋势继续下去，到 2025 年，超重婴幼儿人数将增加到 7000 万。若不进行干预，肥胖婴幼儿在儿童期、青少年期和成人期可能将继续肥胖。儿童期肥胖症与范围广泛的严重并发症相关联，加大过早发生糖尿病和心脏病等疾病的风险。从出生到 6 个月的纯母乳喂养是预防婴儿肥胖的一种重要方法。

消除所有形式的营养不良，其中包括到 2025 年实现国际社会针对 5 岁以下儿童生长迟缓和消瘦所约定的相关目标，并满足青少年女童、孕妇、泌乳期妇女和老人的营养需求。

（三）"十五五"发展——第三步（2025～2030年）

1. 联合国可持续发展议程

2015 年 9 月，联合国可持续发展峰会通过了一份由 193 个会员国共同达成的成果文件，即 2030 年可持续发展议程。这一包括 17 项可持续发展目标和 169 项具体目标的纲领性文件（简称联合国可持续发展目标、联合国可持续发展议程或 SDG），将推动世界在今后 15 年内消除极端贫穷、战胜不平等和不公正及遏制气候变化，也应该成为中国的远期目标之一。这些目标包括：

- 目标 1. 在世界各地消除一切形式的贫穷
- 目标 2. 消除饥饿，实现粮食安全，改善营养和促进可持续农业
- 目标 3. 确保健康的生活方式，促进各年龄段所有人的福祉
- 目标 4. 确保包容性和公平的优质教育，促进全民享有终身学习机会
- 目标 5. 实现性别平等，增强所有妇女和女童的权能
- 目标 6. 确保为所有人提供水和环境卫生并对其进行可持续管理
- 目标 7. 确保人人获得负担得起、可靠和可持续的现代能源
- 目标 8. 促进持久、包容性和可持续经济增长，促进实现充分和生产性就业及人人有体面工作
- 目标 9. 建设有复原力的基础设施，促进具有包容性的可持续产业化，并推动创新
- 目标 10. 减少国家内部和国家之间的不平等
- 目标 11. 建设具有包容性、安全、有复原力和可持续的城市和人类住区
- 目标 12. 确保可持续消费和生产模式
- 目标 13. 采取紧急行动应对气候变化及其影响
- 目标 14. 保护和可持续利用海洋和海洋资源促进可持续发展
- 目标 15. 保护、恢复和促进可持续利用陆地生态系统、可持续管理森林、防治荒漠化、制止和扭转土地退化现象、遏制生物多样性的丧失
- 目标 16. 促进有利于可持续发展的和平和包容性社会，为所有人提供诉诸司法的机会，在各级建立有效、负责和包容性机构
- 目标 17. 加强实施手段，重振可持续发展全球伙伴关系

以上与卫生密切相关的是目标 3，主要涵盖以下具体指标：

- 到 2030 年，将全球孕产妇死亡率减至每 10 万活产少于 70 人死亡
- 到 2030 年，消除新生儿和 5 岁以下儿童可预防的死亡率
- 到 2030 年，消除艾滋病、结核病、疟疾和被忽视的热带疾病等流行病，防治肝炎、

水传播的疾病和其他传染病

·到 2030 年，通过预防和治疗及促进心理健康和精神福祉，将非传染病导致的过早死亡率减少 1/3

·加强药物滥用管理，包括麻醉药品滥用及酗酒的预防和治疗

·到 2020 年，将全球公路交通事故造成的死伤人数减半

·到 2030 年，确保普及性健康和生殖健康保健服务，包括普及计划生育、普遍获得信息和教育，并将生殖健康纳入国家战略和方案

·实现全民健康覆盖，包括提供金融风险保护，人人享有优质的基本保健服务，人人获得安全、有效、优质和负担得起的基本药物和疫苗

·到 2030 年，大幅减少危险化学品及空气、水和土壤污染导致的死亡人数和患病人数

·酌情在所有国家加强执行世界卫生组织《烟草控制框架公约》

·支持研发防治主要影响发展中国家的传染性和非传染性疾病的疫苗和药品，根据《关于与贸易有关的知识产权协议与公共健康的多哈宣言》的规定，提供负担得起的基本药品和疫苗，《多哈宣言》确认发展中国家有权充分利用关于为保护公众健康提供灵活变通办法，尤其是为所有人提供各种药品的《与贸易有关的知识产权协议》的各项条款

·大幅增加卫生筹资，并增加招聘、培养、培训和留用发展中国家，尤其是最不发达国家和小岛屿发展中国家卫生工作者

·加强各国，特别是发展中国家采取预警措施、减少风险及管理国家和全球健康风险的能力

2. 妇女、儿童和青少年健康全球战略（2016—2030）

（1）愿景：到 2030 年，各种环境下的每一位妇女、儿童和青少年均能实现其身体和精神健康及幸福的权利，拥有社会和经济机会，并且完全能够参与建设繁荣、可持续的社会。

（2）总体目标和具体目标（与计划到 2030 年实现的可持续发展目标一致）

1）生存：终结可预防的死亡。

·将全球孕产妇死亡率降低到每 10 万例活产不到 70 例死亡

·将各国新生儿死亡率降低到每千例活产 12 例死亡

·将各国 5 岁以下儿童死亡率至少降低到每千例活产 25 例死亡

·终结艾滋病、结核病、疟疾、被忽视的热带病和其他传染病的流行

·使非传染病造成的过早死亡减少 1/3，促进精神健康和福祉

2）繁荣：确保健康和福祉。

·终结各种形式的营养不良，处理儿童、少女、孕妇和哺乳妇女的营养需求

·确保普遍获得性和生殖卫生保健服务（包括计划生育服务）及权利

·确保所有女童和男童都能实现高质量的幼儿期发展

·大幅度减少污染相关死亡和疾病

·实现全民健康覆盖，包括个人经济风险保护和获得高质量的基本服务、药物及疫苗

3）变革：扩大促进性环境。

· 消灭极端贫困

· 确保所有女童和男童完成初等和中等教育

· 消除所有针对妇女和女童的有害做法、歧视和暴力

· 实现普遍获得安全且可负担的饮用水及环境卫生

· 加强科学研究，提高技术能力和鼓励创新

· 为所有人提供法律身份，包括出生登记

· 加强促进可持续发展的全球伙伴关系

专题组成员

温春梅　世界卫生组织驻中国代表处前技术官员

张维宏　比利时根特大学及布鲁塞尔自由大学

孙　菊　武汉大学

参考文献

杜玉开，刘毅，2014. 妇幼卫生管理学. 北京：人民卫生出版社.

刘雪蓓，任正洪，宋培歌，等，2015. 中国妇幼卫生人力资源配置及公平性分析. 中国生育健康杂志，26（1）：11-13.

钱序，陶芳标，2014. 妇幼卫生概论. 北京：人民卫生出版社.

世界卫生组织，2013. 通过任务转移优化卫生者职责，从而改进关键孕产妇和新生儿健康干预措施的获得情况（执行摘要）. 日内瓦：WHO 出版社.

世界卫生组织，2015. 以人为本的综合卫生服务全球战略（2016—2026）.

卫生部，世界卫生组织，联合国儿童基金会，等，2007. 中国孕产妇及儿童生存策略研究. 北京：卫生部.

卫生部妇幼保健与社区卫生司，2006. 妇幼卫生政策研究课题结果汇编. 北京：卫生部妇幼保健与社区卫生司.

温春梅，2011. 中国少数民族地区妇幼保健服务提供模式研究. 武汉：华中科技大学.

姚楠，王芳，刘晓曦，等，2013. 国外妇幼卫生服务体系的现状与启示. 中国初级卫生保健，27（06）：34-36.

中华人民共和国国家统计局，2014. 中国统计年鉴2014. 北京：中国统计出版社.

中华人民共和国国家卫生和计划生育委员会，2014.2014 中国卫生和计划生育统计年鉴. 北京：中国协和医科大学出版社.

中华人民共和国国家卫生和计划生育委员会妇幼健康司，全国妇幼卫生监测办公室，全国妇幼卫生年报办公室，中国疾病控制中心妇幼保健中心，2016. 2016 年全国妇幼卫生信息分析报告.

中华人民共和国国务院，[2011-08-08]. 中国儿童发展纲要（2011—2020 年）.http：//www.scio.gov.cn/zlk/xwfb/46/11/Document/976030/976030-1.htm.

中华人民共和国外交部，联合国驻华系统. [2018-5-20]. 中国实施千年发展目标报告（2000—2015）. http：//www.fmpcr.gov.cn/web/wjb-673085/zzjg-673183/gjjjs-674249/xgxw-674251/t1283856.shtml.

Bongaarts J，2016. WHO，UNICEF，UNFPA，World Bank Group，and United Nations Population Division Trends in Maternal Mortality：1990 to 2015 Geneva：World Health Organization，2015. Popul Dev Rev，42（4）：726-726.

Dick B，Ferguson BJ，2015. Health for the world's adolescents：a second chance in the second decade. J Adoles Health，56（1）：3-6.

Kerber KJ, de Graft-Johnson JE, Bhutta ZA, et al. Continuum of care for maternal, newborn, and child health: from slogan to service delivery. Lancet, 370 (9595): 1358-1369.

United Nations Secretary-General, 2015. Global Strategy for Women's and Children's Health. New York: United Nations.

United Nations, 2010. The Global Strategy for Women's and Children's Health. New York: United Nations.

United Nations, 2015.Sustainable Development Goals (SDGs). New York: United Nations.

World Health Organization, World Bank, Partnership for Maternal, Newborn & Child Health, Alliance for Health Policy and System Research, 2014. Success Factor for Women's and Children's Health.Geneva: WHO Press.

专题五 老年卫生健康问题与防治对策研究报告

摘 要

一、我国老年卫生的现状、存在的主要问题和挑战

（一）形势研判

1. 人口老龄化呈高速化特点，关系每个家庭、国计民生和社会稳定

我国是世界上老龄人口规模最大的国家，也是世界上老龄化速度最快的国家之一。截至 2015 年底，全国 60 岁及以上老年人口达 22 200 万，占总人口的 16.1%，其中 65 岁及以上人口为 14 386 万，占总人口的 10.5%。我国老龄化有以下 6 个特点：①规模巨大；②增长迅速；③地区失衡；④城乡倒置；⑤女多于男；⑥未富先老。人口老龄化的进程对社会经济发展、居民生活方式、健康与疾病流行模式均有显著影响，也是我国卫生、福利、社会服务等部门面临的巨大挑战。

2. 快速老龄化致老年人失能和生活质量下降问题突出，整体健康状况堪忧

由于生理功能的变化，老年人身体各系统功能均呈退行性改变，健康水平和躯体功能下降，失能和残疾的风险增大。研究表明，我国老年人群的慢性病患病率呈逐年增高的趋势，从 2003 年的 50.1% 上升到 2008 年的 59.5%，而到 2013 年，60 岁以上老年人群中仅高血压单病的患病率就达到 58.3%。在各年龄组、性别、地区都呈现出上升趋势。

3. 快速老龄化相关的政策、机构、队伍、资源和社会支持体系准备不足

人口老龄化对我国经济、社会、政治、文化等方面发展有深刻影响，养老、医疗、社会服务等方面的需求及压力也越来越大。2003 年我国 60 岁以上老年人群中，医生诊断应住院但未住院比例为 35.1%，到 2008 年下降至 31.9%。尽管呈现下降趋势，但仍约有 1/3 应住院老年人没有得到住院服务。总体上，还有 8.7% 的老年人没有享受任何的社会医疗保障。在过去相当长的时间内，我国居住环境、公共环境、居家环境建设缺乏长远规划，未充分考虑人口年龄结构变动的要求。不少地方在城镇化建设中，忽视了前瞻性与战略性，在规划、设计、建设、管理与服务中留下了许多"问题"设施和"问题"城市。

（二）我国老年人群的主要健康问题

1. 共病

有数据显示，老年人同时伴有多重疾病的比例为 55% ～ 98%，在 80 岁及以上人群中共病占 80%。老年共病的危害巨大，主要表现在：①增加医疗资源的使用；②影响老年人群的健康和生活质量；③存在多重用药、治疗不连续、过度医疗等严重的医疗服务问题。

2. 失能

我国目前城市老年人生活自理困难者占 17.5%，其中部分自理困难者占 8.5%，完全

不能自理者占 9.0%。男性不能自理者比例低于女性，城市低于农村。自理困难的比例随年龄增长而上升，70 岁以后更加明显。

3. 失智

我国阿尔茨海默病(Alzheimer's disease，AD)患者数量明显上升，2010 年为 569 万(385 万~ 753 万)，AD 发病率为 6.25/1000 人年，患病率随年龄增长呈上升趋势。卒中后痴呆(post stroke dementia，PSD)在 65 岁以上人群中患病率为 27.3%，男女无差异，年龄越大患病率越高；55 岁以上的卒中患者发病后 5 年内的痴呆患病率为 20%～30%。

（三）国内外的主要经验、教训和主要措施

经济发达国家的医疗保险制度有三种类型：①国家医疗保险型；②社会医疗保险型；③市场式的医疗保险制度。我国的人口老龄化特征与发达国家不同，是未富先老。因此在老年人卫生服务政策上应有所不同，对于一些发达国家的社会保障制度，我国目前由于经济原因还不能实现。我国政府在力所能及的范围内，对老年人（主要是城市的老年人）的健康服务主要有三种形式：①医疗保障（城镇职工医疗保险和新型农村合作医疗）形式的医疗服务；②国家基本公共卫生服务项目（老年人的年度体检）；③日常的健康促进。目前我国的老年卫生体系尚不完善，如何形成适合我国国情的、全面连续的为老年人群服务的医疗和卫生体系，是今后亟待解决的问题和任务。

二、战略与措施建议

（一）战略建议

1. 促进四个方向的战略转移

（1）国家卫生管理体制、行政职能和卫生资源的使用应由单纯重视急性传染病的防疫向传染病和慢性病两者并重的综合防治转移。

（2）老年医学研究的主体由主要依靠医疗卫生部门向多学科、全社会转移。

（3）老年保健服务的重点由单个患者或少数城市为中心向群体和广大农村转移。

（4）老年病防治的模式由被动治疗疾病为主导向主动改善生存环境、预防疾病、维护功能和促进健康转移。

2. 抓好六个方面的工作

（1）制定实施健康老龄化的国家战略。

一个目标：健康老龄化要坚持预防为主，倡导科学健康的生活方式，着重提高老年人的生命质量，促进健康老龄化的实现。

一个体系：建立以社区为核心、以家庭为基础、以专业老年机构（如卫生、养老）为依托的集预防、医疗、康复、护理、临终关怀为一体的服务体系。

两个保障：完善推进老年医疗保障制度，积极建立老年照护保障制度。

三个结合：把健康老龄化与医改相结合，与发展社区卫生服务相结合，与重点慢性病（老年病）防治相结合。

（2）健康老龄化立法和公共政策建设：在加快建设根本性、全局性、稳定性和长期性的相关公共政策与制度，加强社会保障制度与措施完善的同时，探索建立适合中国国情的老年社会保险制度，并进一步结合社会现实，修改完善《中华人民共和国老年人权

益保障法》。

（3）建立适应健康老龄化的卫生服务体系：构建基层卫生服务体系和社区-家庭双向互动操作模式；促进各类养老机构的建设，适度发展老年专科医院或综合医院老年病科；重点加强老年人长期照护体系相关的制度性建设。

（4）制定实施健康老龄化重大行动计划：包括老年人群重点健康问题的防治管理，失能及康复老年人的长期护理照护，社区老年人群健康档案的建立完善、定期健康体检及健康教育和国家基本公共卫生服务的实施，如计划免疫、膳食指导等。

（5）建立和支持健康老龄化的多元化投入机制：在国家提高相关投入比例的基础上，社会、家庭、个人均要体现其相应责任。根据我国"未富先老"的实际情况，政府应建立多方投入机制，扩大健康老龄化事业的筹资渠道，接纳慈善机构、民间组织、营利性机构、私人资本等各责任主体资本的投入，并建章立制，确立服务规范和合理收费的标准。

（6）健康老龄化的人才培养和科技创新：加快适应健康老龄化的卫生保健服务队伍的建设；加强相关的科学研究和技术创新，发展新方法、新技术、新产品和新市场。

（二）措施建议

1. 选择有可预防手段的主要健康问题进行重点干预

（1）跌倒预防：伤害是继心血管疾病、恶性肿瘤和呼吸系统疾病后我国老年人第四位死因。伤害的主要原因是跌倒；在65岁及以上人群中，伤害致残疾的比例达到6.2%。目前，国内外在预防患者跌倒的照护方法上均进行了许多有益的探索，如跌倒风险评估与分级护理、预防跌倒流程管理等。

（2）脑卒中康复管理：脑卒中具有高发病率、高致残率的特点，我国每年新发脑卒中患者约200万人，其中70%～80%的脑卒中患者因为残疾不能独立生活。循证医学证实，脑卒中康复是降低致残率最有效的方法，也是脑卒中组织化管理模式中不可或缺的关键环节。

（3）老年贫血预防：老年贫血发生率随年龄增长而增高，尤以85岁以上最高。老年贫血除治疗相关疾病外，可通过长期均衡膳食预防营养缺乏性贫血。建议在老年人群中开展个体化均衡膳食的健康教育。

（4）老年肺炎预防：与年轻人相比，老年人更易感染肺炎，可导致相关疾病的发病率和病死率明显增加，还会增加并发症的危险，而接种肺炎疫苗是预防老年人肺炎的有效手段。

2. 加强基层及老年卫生服务人员对主要健康问题的干预知识和技能的培训

依托社区医生这一共同的基础性服务骨干和网络底层，应加强基层卫生服务人员和老年卫生专业服务人员的专业培训，使其具备系统的老年人群主要健康问题的病因、诊断、发展历程和防治技术等方面的知识及技能体系。同时，在社区医生的职责说明中明确细化，建立基本的考核督导制度，纳入绩效考评，以规范实施。

3. 研究和探索适合国情的老年人医养结合模式

在国家提高相关投入比例的基础上，充分调动社会、家庭及个人各方面的积极性与投入，以建立多部门、多维度、分级保障（可自理、半自理和失能）的老年卫生服务体系和多种养老模式。

一、我国老年卫生体系发展历程与贡献

（一）老年卫生体系的建立与发展历程

我国老年医学与老年卫生的历史悠久且密不可分。早在先秦时期《黄帝内经》就系统地论述了保健之道，提出"治未病"预防保健的指导思想，为后世传统老年医学的发展奠定了理论基础。唐代著名医学家孙思邈所著《千金要方》《千金翼方》，着重叙述老年病的防治，并将抗老增寿与预防老年病统一起来，从而创造了我国老年医学的雏形，推动了传统老年医学的发展。宋代陈直编撰了我国第一部老年医学专著《养老奉亲书》（1085 年），对老年人生理、病理、心理及老年病的防治进行了精辟的阐述，为我国的老年研究开启了新思路。明、清两代传统老年医学发展达到新高峰，对衰老、抗衰老及老年病的诊治和预防，从理论到实践均有较系统、全面的阐述，标志着传统益寿延年的理论趋于成熟、深化。

老年医学作为发展较晚的一门专业学科，多以 1942 年世界上第一个"老年医学会"在美国成立和 *Journal of Gerontology* 专刊的出刊作为现代老年医学问世的标志。这与 20 世纪 40 年代以来，由环境因素、生活方式、卫生服务等因素引起的心脑血管疾病、恶性肿瘤等疾病的发病率和死亡率大幅度增加，医学模式向生物 - 心理 - 社会医学模式转变及人口老龄化日趋严重的大背景密切相关。我国现代老年医学始于 20 世纪 50 年代，1958 年中国科学院动物研究所建立了老年学研究室，并在新疆地区进行了百岁老人调查，为我国进一步深入开展健康长寿的研究积累了宝贵资料；1964 年中华医学会在北京召开了首届老年医学学术会议，而后十年动乱期间老年医学的发展相对停滞；1979 年中国共产党第十一届中央委员会第三次全体会议（简称十一届三中全会）以后，老年医学又蓬勃发展起来，1981 年正式成立中华医学会老年医学分会，并开展了相关的学术交流和科研工作。

与此同时，主要老年疾病的防治工作一直受到党和国家的高度重视。我国在 1954 年颁布的第一部宪法就规定"劳动者在年老、疾病或者丧失劳动能力的时候，有获得物质帮助的权利"，以国家根本大法的形式保证老年人的健康权利。由于此时期我国人口年龄结构尚处在年轻型，虽然未制定专门针对老年卫生的法律法规，但当时的公费医疗、农村合作医疗和老年特困群体救助制度，以及公立医疗卫生机构、赤脚医生等保证了城乡老年人的基本卫生保健需求，人均寿命由新中国成立前的 35 岁逐步提高到 1980 年的 69 岁。随着我国人口年龄结构基本进入成年型，并呈现老年人口快速增长的趋势，中国老龄问题全国委员会于 1982 年颁布了《关于老龄工作情况与今后活动计划要点》，将老年卫生保健工作列入国家计划。卫生部于 1985 年颁布了《关于加强我国老年医疗卫生工作的意见》，指出加强老年医疗卫生工作"已是当务之急"。1987 年，老龄问题正式写入党的十三大报告。同年湖南省颁布了全国第一个保护老年人合法权益的地方性法规，随后各省、自治区、直辖市纷纷出台老年人保护条例等地方法规，均有专门条款规定要重视发展老年卫生保健事业，并提出了开设老年门诊、老年专科、家庭病床，老年人就医优先等具体措施。1994 年，十部委联合下发《中国老龄工作七年发展纲要（1994—2000 年）》，明确提出老年卫生保健事业的发展目标。1995 年，卫生部成立老年卫生工作领导小组和老年卫生工作专家咨询委员会。1996 年，我国保护老年人合法权益的专项法律《中华人民共和国老年人权益保障法》颁布实施。

（二）老年卫生体系在疾病预防控制中的作用与贡献

随着我国老龄化程度的加剧及老年医学的学科发展，老年流行病学作为老年卫生的重要分支，优先于其他部分发展起来。1994 年 10 月中华医学会老年医学分会成立了老年流行病学学组，并于 1995 年 4 月、1997 年 4 月、2000 年 4 月、2002 年 3 月、2005 年 7 月举行了五次全国老年流行病学学术会议。目前国内有些院校增设了"老年医学"课程，全国出版有《中华老年医学杂志》《中国老年学杂志》《中华保健医学杂志》《老年医学与保健》《中国老年保健医学》等杂志。

老年流行病学的主要研究任务：①调查老年人常见病发病情况，主要疾病的分布和频率；②研究预测老年人常见疾病谱的变迁，预测老年病发病规律及变化趋势；③了解老年人致残、致死的原因；④调查分析常见老年病的病因及危险因素，制定科学有效的一、二级预防措施；⑤评价预防措施的效果；⑥调查城乡老年人健康状况、生活质量，并研究提高生活质量的措施；⑦长寿的综合性调查；⑧老年保健及社区服务等。我国的老年流行病学工作始于 20 世纪 50 年代，70 年代末、80 年代初，我国的老年流行病学专家对老年人的健康状况、老年人生理正常值、老年人长寿原因、老年人多发病和常见病的分布及原因、老年人的社会生活、老年人的生理状态等进行了研究；进入 20 世纪 90 年代，在上述研究的基础上开展了对老年人常见病和多发病的监测和登记、老年人常见疾病的综合防治试点研究；20 世纪 90 年代末，我国老年流行病学工作者面对日益严重的老龄化挑战，在社区开展了家庭病床、老年人健康促进示范试点、老年人社区服务模式的研究等。

二、老年卫生和老年医学

（一）老年卫生的定义、内涵、特色

老年卫生是公共卫生理论与实践中的一个以老年人的主要健康卫生问题及对策为主要研究内容的重要分支和领域，不是严格意义上的学科概念。它是运用老年医学和预防医学理论，研究老年常见病的病因、危险因素和保护因素，同时采取有效预防措施，加强卫生宣传，推进合理的生活方式和饮食营养，提高老年人自我保健意识，以防止老年疾病的发生和发展，在概念的内涵上可等同于老年预防医学。研究的主要内容包括流行病学、营养学、运动医学、养生学、心理卫生、健康教育等。研究的主要任务是制定预防老年人常见病、多发病和保护老年人身心健康的措施，对疾病进行早期发现、早期诊断和早期治疗；同时开展宣传教育工作，普及预防老年人疾病的保健知识，如饮食卫生与营养、体育锻炼与健身、卫生习惯与健康、生活规律与长寿等。老年卫生讲求"群体预防"，社区服务工作是其重要环节，通过社区服务对老年人群实行疾病监测和一级预防，会对促进健康老龄化起到极其重要的作用。

（二）老年医学的定义、内涵、特色

老年医学（geriatrics）是医学的一个分支，是研究人类衰老的机制、人体老年性变

化、老年病的防治及老年卫生与保健的科学，是老年学的主要组成部分；其研究对象是60岁及以上（特别是75岁以上）老年人。它目前是隶属于临床医学下的二级学科。老年医学的主要内容包括老年基础医学、老年临床医学、老年预防医学、老年康复医学、老年社会医学等内容。老年医学的目标：①促进老年人尽可能独立生活在社区，使生活在医院或护理院的老年人数保持最少及护理的时间最短；②提供最满意的、可获得的生活质量和自理，使老年人能够全面积极地生活；③预防老年疾病，尽早发现和治疗老年病；④减轻老年人因残疾和疾病所遭受的痛苦，缩短临终依赖期，对生命最后阶段提供系统的医疗和社会支持。

（三）相互之间的内在联系

老年医学是现代医学的一个分支学科，由基础医学、临床医学、预防医学等学科组成，各个学科间相互联系和渗透。各学科在发展中形成了各自的研究对象和任务，但其促进个体和群体健康的目标是相同的。老年流行病学作为老年预防医学的骨干学科之一，为实现预防疾病、促进健康的目标发挥特殊而重要的作用。预防疾病是老年医学的重要目标，它既包括增强老年人健康体质、防止疾病发生，也包括防止疾病的发展和阻止伤残，从而使老年人除了能生活自理及长寿，还能促进和提高其生活质量，防止病残，促进健康老龄化的实现。从这个意义上说，老年流行病学可看成是老年医学的"战略学"。

三、老年卫生人才队伍建设与发展历程

（一）老年卫生人才的定义、特点

目前，我国的老年卫生人才队伍建设尚未成体系。综合老年卫生的定义和内涵，我们认为，老年卫生人才是指那些从事医疗卫生相关工作，能为老年人群提供有针对性的卫生服务及健康指导，帮助老年人进行疾病预防和慢性病控制，从而达到健康老龄化目标的复合型卫生人才。人才特点：①身份多样，可以是护理人员、社区工作者、康复医师、全科医生、疾病预防控制人员等；②工作地点多元化，可在社区、医院、老年公寓、护理部门、康复部门等从事对老年人群的健康促进、卫生服务等工作；③知识技能层次丰富，包括老年医学、老年流行病医学、老年护理学、老年康复学、老年心理学等；④服务人群特殊，即年龄大于60岁的老年人群。老年人随着生理发展的自然进程，存在新陈代谢减慢、抵抗力下降、生理功能下降等生理特征及特殊的心理特征和健康需求，因而老年卫生人才要充分了解并考虑他们的特殊性，为其提供有针对性的卫生服务和健康指导。

（二）老年卫生人才的培养方式和主要机构

1. 学历教育

老年卫生人才的培养目前仍依托于五年制医学教育体系，临床医学、预防医学、中医及康复专业的医学生或者护理专业学生通过完成五年本科学习，掌握基本的医学知识技能后，可参加各个医院或者医学院组织的各老年医学培训班，继续学习老年卫生的相关知识技能；同时，也可以选择老年医学专业攻读硕士或博士学位进一步深造。

2008年初，为了适应老龄化社会发展，有效整合现有老年医学学科资源，提高学科发展的质量和速度，高效率推进人才培养和学科建设，由首都医科大学附属的九大医院及北京老年医院的老年医学科共同组建了首都医科大学老年医学系。这是国内首个老年医学系，用以培养老年医学、老年卫生的高级专业人才，也是首都医科大学老年医学专业硕士和博士培养基地。现有博士生导师6人，硕士生导师21人，主任医师及教授56人，副主任医师及副教授113人。

中国人民解放军总医院老年医学研究所为该院特设的老年病专科医院和老年医学研究基地，是目前国内唯一的国家教育部老年医学国家重点学科（2002年），首批老年医学硕士、博士授予点（1992年）及博士后流动站，全军老年医学重点实验室（2001年），衰老及相关疾病研究北京市重点实验室（2012年）。该所培养了相关专业的硕士、博士及博士后百余人，是全军老年卫生、保健及管理人才的培训基地。

2. 继续教育

针对老年健康领域的知识、技能需要，目前国内有多个机构举办了老年健康相关课程、进修班。由于缺少详细统计，下面分别就课程和进修班开展情况举例说明。

（1）老年医学相关课程举例：四川大学华西临床医学院老年医学中心面向临床/非临床专业学生开设了"老年病学"的选修课，共16学时，1学分；2000年开课，以理论讲授为主，辅以实习。该课程以老年人常见的各种综合征为主线，从非内科角度认识老年疾病。

上海交通大学医学院附属仁济医院老年病科开设了"老年医学"的课程，范围覆盖广泛，从大学本科生的选修课到硕士生和八年制的必修课，从上海市继续教育二类学分到国家级继续教育一类学分。该课程共分8个部分16学时，内容的选材着重突出衰老的基本概念，衰老影响着老年病的发生、发展与转归，体现出老年常见病、多发病及危重病的临床特点和应对策略的特殊性。

江汉大学中医系面向针灸推拿专业的学生开设了"中医老年病学"的选修课，共24学时。该课程以中医基础理论、中医诊断学、中药学、方剂学等学科为基础，阐述老年病证的症候、病因病机及诊治规律，指导中医老年病的诊治。

北京大学医学网络教育学院开设了"老年护理学"的课程，该课程主要介绍老年护理有关理论、老化的相关理论、老年人的评估方法、老年人的心理卫生、老年保健、老年人日常生活护理及老年人与疾病。

（2）老年健康相关培训班举例：国际老年学与老年医学协会、中国老年医师协会、首都医科大学老年病学系、首都医科大学宣武医院暨北京市老年病医疗研究中心自2011年开始，每年主办一次"老年医学高级研修班"，旨在促进老年医学年轻医师的临床和科研水平，进一步加强全球化老年医学科研网络的建立。

由中国人民解放军总医院和全军保健专业委员会主办的"全军保健医护培训班"已成功举办6届，目的是在全军保健专业人才中深入普及老年保健知识，提高各军队医院的医护保健水平，推动多学科老年疾病保健护理在全军医院的循证应用和团队管理。

由中国老年学学会老年医学委员会举办的"全国老年病急症诊治进展学习班"已成功举办6期，旨在通过对国际上新近及相对成熟的老年病急症救治技术的讲解，结合国内正在组建的"老年健康服务体系"及老年病发展现状的介绍，为广大从事老年病诊疗保健与管理的专业人员提供老年病急症救治进展的知识技能培训。

由中华医学会肠外肠内营养学分会主办的全国"老年疾病营养支持的循证应用"学术研讨会已成功举办了6届，旨在深入普及肠外和肠内营养的知识，提高学术水平，推动多学科老年疾病营养支持在国内的科学使用。

由四川大学华西医院老年医学中心和中国医师协会共同举办的"老年病适宜性技术培训班"，面向四川省内各地市州多个综合性医院老年科、养老机构中从事老年医学临床和基础工作的人员，围绕常见老年疾病或老年综合征的临床诊断、综合评估及治疗技术等进行讲解或讨论。

（三）老年卫生人才队伍建设的现状与发展趋势

虽然我国的老年卫生事业起步基本与国际同步，县级以上的医疗机构中基本都设置有老年科或干部科，其服务对象也由以前的精英老年人群向普通老年人群延伸扩展。然而，我国的老年卫生人才队伍建设尚未形成梯队和体系。由四川大学华西医院老年医学中心丁群芳牵头完成的对四川省3所大型医疗机构96位从事老年卫生工作者的问卷调查显示，老年卫生工作者的来源"五花八门"。其中，从事老年病专业5年以下的比例最高，占38%；对老年综合征很熟悉的医师比例仅为11%，没听说过者占14%；对老年综合评估不了解者占20%，接受过培训者仅为8%；在日常工作中，将对患者进行综合评估作为常规工作者占12%，完全没有做过者占20%；40.82%的老年科医生认为专业知识程度需要提高。此外，我国目前尚无老年卫生工作者的晋升考核机制，大多数医疗机构的老年卫生工作者的晋升方向只能是内科的某个亚专科；只在很少的医疗机构，如北京医院、中国人民解放军总医院、北京大学的附属医院、空军军医大学西京医院等，老年病科医生有独立的晋升途径。老年卫生医学教育相对滞后，高等医学院校的本科教育没有将老年卫生设置为必修课，即使开设了这门课的院校，目前也没有统编教材，而老年医学、老年流行病学的教材相对较多，如于普林统编的《老年医学》（2002，2019），范炤统编的《老年流行病学》（2008），张建、范利主编的《老年医学》（2009），郭明华、李小鹰主编的《老年保健医学培训教程》（2012）等。

因此，规范的老年卫生专业人才体系的建立迫在眉睫，我们应该汲取发达国家的先进经验，兼顾我国的特点和国情，建设建立正规化和体系化的老年卫生人才培养体系。

四、老年卫生工作的现状与未来的发展

（一）老年卫生工作的现状

随着20世纪末我国开始进入老龄化阶段，应对人口老龄化已上升到国家战略的高度，其重要标志是2000年制定下发的《中共中央、国务院关于加强老龄工作的决定》。2001年，国务院印发《中国老龄事业发展"十五"计划纲要（2001—2005年）》，提出了老年人卫生保健发展的目标、任务和措施。同年，卫生部印发《关于加强老年卫生工作的意见》，对加快老年卫生事业发展做出具体部署。2006年印发的《中国老龄事业发展"十一五"规划》明确指出"建立健全以社区卫生服务为基础的老年医疗保健服务体系"。老年卫

生保健工作还被纳入《全国健康教育与健康促进工作规划纲要（2005—2010年）》《中国护理事业发展规划纲要（2005～2010年）》《中国精神卫生工作规划（2002—2010年）》等一系列卫生工作发展规划。2006年颁布实施的《国民经济和社会发展"十一五"规划纲要》把实施爱心护理工作，加快发展面向高龄病残老年人的护理服务设施纳入规划重点。同年，国务院办公厅制定《关于加快发展养老服务业的意见》也提出，支持发展老年护理、临终关怀服务业务，加快培养老年医学等专业人才。2009年，国务院印发的《医药卫生体制改革近期重点实施方案（2009—2011年）》提出"定期为65岁以上老年人做健康检查"。2009—2011年，我国为约11.1亿符合条件的65岁以上老年人进行免费健康体检。老年人作为重点人群，到2011年健康档案建档率城乡分别达到90%和50%。卫生部在老年卫生工作方面主要开展了以下四项工作。

一是着力健全了基层医疗卫生服务网络，提高了老年卫生服务能力。截至2011年底，全国已有基层医疗卫生机构总数91.8万个，转变了基层医疗卫生机构服务模式，加强了基层医疗卫生队伍建设和人员培训力度，并鼓励基层机构建立全科医生团队、开展家庭签约医生服务。近年来，基层医疗卫生机构防治常见病、多发病的能力逐步增强，提高了老年人医疗卫生服务的可及性。

二是巩固扩大了新型农村合作医疗覆盖面，提升老年人医疗保障水平。截至2011年底，全国新型农村合作医疗参合人数达到8.32亿，参合率达到97.5%，98.7%的县区市开展了新型农村合作医疗（简称新农合）门诊统筹，有效地减轻了农村老年居民就医负担。

三是强化了老年人健康管理和慢性病预防控制，促进了老年人健康水平的提高。自2009年，卫生部将老年人健康管理作为国家基本公共卫生服务的内容之一，制定了《国家基本公共卫生服务规范》，开展疾病防控的健康教育，在建立居民健康档案基础上，每年为65岁以上老年人免费提供1次体格检查、辅助检查和健康指导。2012年5月，卫生部、国家发展和改革委员会等15个部委局联合印发了《中国慢性病防治工作规划（2012—2015年）》，慢性病防治规划的实施为提高老年人健康水平和生命质量，实现最大程度延长老年人独立、自主生活时间这一健康老龄化目标创造了条件。

四是大力发展了老年病医院、康复医院和护理院，以期满足老年人医疗护理需求。近年来，卫生部制定了《社区护理管理指导意见（试行）》《中国护理事业发展规划纲要（2011—2015年）》和《"十二五"时期康复医疗工作指导意见》，修订完善了护理院和康复医院基本标准。积极发展护理院、老年病院、康复医院等面向老年患者的延续性医疗服务机构。提出"十二五"期间要逐步建立和完善"以机构为支撑、居家为基础、社区为依托"的长期护理服务体系，逐步构建分级医疗、急慢分治的医疗模式。

尽管既往我国的老年卫生工作取得了一些成就和发展，但老年卫生的现状依然非常严峻。

1. 形势研判

（1）老龄化呈高速化特点，关系家庭、国计民生和社会稳定。

21世纪伊始，我国进入人口老龄化快速发展阶段。我国是世界上老龄人口规模最大的国家，也是世界上老龄化速度最快的国家之一。根据最新统计数据表明，截至2015年底，全国60岁及以上老年人口22 200万，占总人口的16.1%，其中65岁及以上人口14 386万，占总人口的 10.5%。预计在未来 30 年内，65 岁和 80 岁以上人口数量将大幅上升。2030 年 65 岁及以上老年人数量将增至 2.4 亿左右，其中高龄老人（80 岁以上）将增至 4000 万以上。

人口老龄化进程对社会和经济发展、居民生活方式、健康与疾病流行模式均带来显著影响，卫生、福利、社会服务等部门将面临巨大挑战。我国老龄化有以下 6 个特点：①规模巨大。目前我国老龄人口相当于日本人口（1.9 亿），2025 年相当于美国人口（3 亿），2040 年近 4 亿。②增长迅速。65 岁以上老年人占总人口的比例从 7% 提升到 14%，大多数发达国家至少用了 45 年的时间，而我国只用 27 年就完成了这个历程。同时，老龄化的增长趋势在 21 世纪内不会改变，预测在未来 100 年时间里我国人口还将不断老龄化（图 2-5-1）。③地区失衡。老龄化程度由东向西的区域梯次，东部地区明显快于西部，最早进入老龄化的上海（1979 年）和最迟进入的宁夏回族自治区（2012 年）相比，时间跨度长达 33 年。④城乡倒置。老龄化发展分布不均衡，发达国家城市老龄化高于农村，而我国农村老龄化发展趋势比城市更为迅猛。我国农村老年人口比例高于城镇 1.24 个百分点，城乡倒置将持续到 2040 年。⑤女多于男。60 岁以上人口男女性比例为 1 ：1.058（2015 年

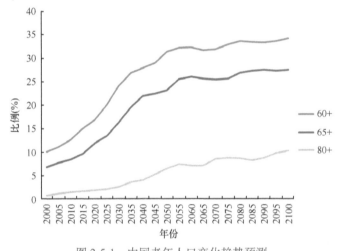

图 2-5-1　中国老年人口变化趋势预测

资料来源：杜鹏，翟振武，陈卫，2005. 中国人口老龄化百年发展趋势 . 人口研究，29（6）：90-93.

国家统计局数据），而女性老年人的 60% 都是 80 岁以上人口。⑥未富先老。发达国家经济发展与老龄化同步（进入老龄社会时人均 GDP 一般在 5000 ～ 10 000 美元以上），我国是在尚未实现现代化、经济尚不发达的情况下提前进入了老龄社会。

（2）快速老龄化致老年人失能和生活质量下降问题突出，整体健康状况堪忧：由于生理功能的变化，老年人身体各系统功能均呈退行性改变，健康水平和躯体功能下降，失能和残疾的风险增大。研究表明，我国老年人慢性病患病率逐年增高，从 2003 年的 50.1% 上升到 2008 年的 59.5%，在各年龄组、性别、地区都呈现出上升趋势。2003 年低龄、中龄、高龄老年人的慢性病患病率分别为 45.3%、57.8%、51.4%，至 2008 年分别上升至 52.3%、68.0%、68.3%。至 2013 年，60 岁以上老年人群中仅高血压单病的患病率就达到 58.3%。《中国居民营养与慢性病状况报告（2015 年）》显示，2012 年中国居民慢性病死亡率为 533.0/10 万（约死亡 731 万人），占全部死亡数的 86.6%。

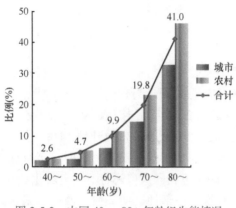

图 2-5-2　中国 40 ~ 80+ 年龄组失能情况

慢性病是导致老年人群躯体功能障碍、生活自理能力下降（失能、残疾）、健康期望寿命损失和生活质量下降的最重要原因。调查显示，60 岁以上的残疾老人占残疾人口的 53.24%，其中听力、语言和视力的失能情况较严重。目前城市老人生活自理困难的比例为 17.5%，有部分自理困难者占 8.5%，完全不能自理者占 9.0%。男性不能自理的比例低于女性，城市低于农村（图 2-5-2）。自理困难的比例随年龄增长而上升，70 岁以后更加明显。失能和半失能老年人约 3300 万，占老年人口总数的 19%。详见表 2-5-1。

表 2-5-1　中国老年人群日常生活自理能力分布情况

分组	总计			男性			女性		
	人数	部分困难（%）	不能自理（%）	人数	部分困难（%）	不能自理（%）	人数	部分困难（%）	不能自理（%）
年龄（岁）									
60 ~ 69	4 239	7.1	5.7	2 150	6.0	5.4	2 089	8.2	6.0
70 ~ 79	2 457	9.4	11.4	1 097	7.9	9.5	1 360	10.6	12.9
≥ 80	573	15.5	23.6	256	14.7	19.2	317	16.1	27.1
城乡									
城市	3 758	4.8	5.0	1 709	3.9	4.1	2 049	5.6	5.8
农村	3 511	12.5	13.3	1 794	10.4	11.1	1 717	14.8	15.6
合计	7 269	8.5	9.0						

资料来源：上海市疾病预防控制中心，2014.全球老龄化与成人健康研究（SAGE）2007—2010.上海：上海科学技术出版社.

（3）快速老龄化相关的政策、机构、队伍、资源和社会支持体系准备不足：人口老龄化使养老、医疗、社会服务等方面的需求及压力越来越大。老年人是对卫生服务需求高且卫生资源消耗大的特定人群。社会保障与卫生资源的庞大消耗形成了社会代际分配问题，是人口老龄化形成社会经济负面效应的主要构成，这一问题在我国未富先老的背景下显得尤为突出。

2003 年我国 60 岁以上老年人中，医生诊断应住院但未住院比例为 35.1%，至 2008 年下降至 31.9%。尽管呈现下降趋势，但仍约有 1/3 的应住院老年人没有得到住院服务。2008 年调查农村老年人医保覆盖率为 93.9%，高于城市地区的 86.3%。农村地区以新农合为主，覆盖率为 89.1%；城市地区以城镇职工医疗保险为主，覆盖率为 64.9%。总体上，还有 8.7% 的老年人没有享受任何的社会医疗保障。在老年人的主要经济生活来源上，城乡差异存在且在扩大。因此，在统筹城乡的基础上，应该加快老年人公共服务均等化，尤其是在离退休金养老金方面，农村地区更需要加快速度。

在机构和资源方面，以环境为例，在过去相当长的时间内，我国人居环境、公共环境、居家环境建设缺乏长远规划，未充分考虑人口年龄结构变动的要求。大多数基础公共设施和建筑都是针对健康的、无残疾的群体，忽视老年群体的需求。不少地方在城镇化建设中，忽视了前瞻性与战略性，在规划、设计、建设、管理与服务中留下了许多"问题"设施和"问题"城市。2010年我国城乡老年人口调查数据显示，老年人群对住房条件的满意度为47.2%，农村老人满意度为44.7%（表2-5-2）。

此外，户外环境建设也不利于老年人出行，如老年人过马路，缺少声音和光的提示标识；老年人到医院挂号、诊疗、交费、化验、检查等程序烦琐，没有老年人看病绿色通道；没有为老年人提供无障碍信息和感兴趣的广播、电视和电影等。还值得注意的是，目前我国老年人家庭户中近一半是空巢家庭；同时存在其他弱势群体，如女性老年人群、高龄老年人群、丧偶老年人群和未婚老年人群，他们经济收入来源比较单一，易发生贫困。随着人口老龄化程度增加，高龄老人、高龄空巢老人、高突发病的老人会进一步增多，该如何建立和利用社会化养老、机构养老的机制仍需要进一步探索。

在社会参与中，我国老年人群中有近60%参与了家庭照料，而家庭之外的社会参与比例还较低，城市老年人群就业和参加志愿服务的比例都较低。对老年人群社会参与的意愿研究显示，老年人群参与社会活动的意愿较高，但是因缺乏组织、缺乏社会支持体系等阻碍了老年人的社会参与。因此，国家和社会相关组织在促进老年人社会参与方面需出台切合实际的政策保障及积极创造对老年人方便的社会参与环境，促进老年人的社会参与。

表2-5-2　老年人群对住房条件满意的比例

分组	总计		男性		女性	
	人数	比例（%）	人数	比例（%）	人数	比例（%）
年龄（岁）						
60～69	7 504	46.4	3 838	46.9	3 666	45.9
70～79	9 036	47.4	4 797	47.1	4 239	47.7
≥80	3 446	50.1	1 703	52.1	1 743	48.6
城乡						
城市	10 032	50.2	4 877	51.0	5 155	49.5
农村	9 954	44.7	5 461	44.7	4 493	44.7
合计	19 986	47.2	10 338	47.5	9 648	46.8

资料来源：吴玉韶，郭平，2014. 2010年中国城乡老年人口状况追踪调查数据分析. 北京：中国社会出版社.

2. 我国老年人群主要健康问题

（1）共病：老年共病是指2种或2种以上慢性病、老年综合征和（或）老年问题（如抑郁、老年痴呆、尿失禁、衰弱、营养不良等）共存于同一老年人，共病间可以有相互联系，也可以是互相平行而互不关联的。有数据显示，老年人同时伴有多重疾病的比例在55%～98%，在80岁及以上的老年人中共病占80%。老年共病的危害巨大，主要表现在：①增加医疗资源的使用。美国一项研究显示，有1种慢性病的老年人平均每年医疗花销为211美元，而有≥4种慢性病的老年人平均每年花销可达13 973美元。②影响老年人群的健康和生活质量。共病老年人发生不良事件和死亡率的风险显著增加，功能状态和生活质量下降。③存在严重的医疗服务问题。共病老年人往往要去多个专科就诊，在现有专科诊治模式下，经常会造成多重用药、治疗不连续、过度医疗等医源性问题。然而，目前共病处理面临着许多挑战，如单病种诊疗指南所依据的临床研究往往没有考虑到共病与高龄（＞75岁）；共病处理需要多学科团队，但实际上相关的支持与协作不够，社会保险对高质量照料的补偿亦不够。

（2）失能：日常生活能力（ADL）反映了老年人群的生活质量和日常生活照料的家庭及社会负担。我国目前城市老人生活自理困难的比例为17.5%，有部分自理困难者占8.5%，完全不能自理者占9.0%。男性不能自理的比例低于女性，城市低于农村。自理困难的比例随年龄增长而上升，70岁以后更加明显。详见表2-5-1。

工具性日常生活能力（IADL）主要反映社会参与，能力丧失会影响老年人的社会参与行为，使其更加依赖生活辅助设施。我国老年人群IADL有困难的比例为5.4%，男性低于女性，城市低于农村。自理困难人群所占的比例随年龄增长而上升，70岁以后更加明显。详见表2-5-3。

表 2-5-3　中国老年人群 IADL 的分布情况

分组	合计			男性			女性		
	人数	部分困难（%）	不能自理（%）	人数	部分困难（%）	不能自理（%）	人数	部分困难（%）	不能自理（%）
年龄（岁）									
60～69	4 235	1.6	1.4	2 145	0.9	1.3	2 090	2.3	1.5
70～79	2 455	3.2	3.5	1 097	2.4	3.4	1 358	3.8	3.5
≥80	572	7.8	10.7	255	7.4	9.8	317	8.1	11.5
城乡									
城市	3 754	2.1	2.1	1 706	1.6	2.1	2 048	2.4	2.0
农村	3 508	3.2	3.6	1 791	2.1	3.0	1 717	4.4	4.3
合计	7 262	2.6	2.8	3 497	1.9	2.6	3 765	3.3	3.1

资料来源：上海市疾病预防控制中心，2014.全球老龄化与成人健康研究（SAGE）2007—2010.上海：上海科学技术出版社.

（3）失智

1）阿尔茨海默病（AD）：是一种多病因神经变性疾病。1990～2010年，我国AD患者数量明显上升，1990年为193万（115万～271万），2000年为371万（284万～458万），2010年为569万（385万～753万）。我国老年人群AD发病率为6.25/1000人年，患病率随年龄增长呈上升趋势（表2-5-4）。2014年一项样本量为10 276人的65岁及以上老年人群的调查发现，AD的患病率为3.21%，男性低于女性，城市低于农村，随着年龄增长呈上升趋势（表2-5-5）。目前，AD已成为我国重要的公共卫生问题，因女性期望寿命长，需要更加引起关注，为老年人群提供早期诊断、预防和康复服务。

表 2-5-4　中国 55 岁以上人群 AD 患病率

年龄（岁）	55～	60～	65～	70～	75～	80～	85～	90～94	95～99
患病率（%）	0.23	0.55	1.27	2.73	5.52	10.44	18.54	30.86	48.19

资料来源：Chan KY，Wang W，Wu JJ，et al，2013. Epidemiology of Alzheimer's disease and other forms of dementia in China，1990-2010：a systematic review and analysis. Lancet，381（9882）：2016-2023.

表 2-5-5　中国 65 岁以上人群 AD 患病率

分组	城市		农村	
	人数	患病率（%）	人数	患病率（%）
性别				
男	2 633	1.27	1 746	1.95
女	3 463	3.54	2 434	6.30
年龄				
65～69	1 767	0.63	1 450	0.95
70～75	2 088	1.26	1 141	2.30
76～79	1 399	2.61	950	5.24
≥80	842	9.15	639	14.49
合计	6 096	2.44	4 180	4.25

资料来源：Jia J，Wang F，Wei C，et al，2014. The prevalence of dementia in urban and rural areas of China. Alzheimers Dement，10（1）：1-9.

2）卒中后痴呆（PSD）：根据卒中后不同时间发生的痴呆临床特点和病理学特征不同，将 PSD 分为早期 PSD（卒中 3 个月内）和晚期 PSD（卒中 3 个月后）。香港某医院住院的 297 例卒中患者发病后 3 个月检查，55 例（18.5%）发生 PSD。调查山东半岛沿海地区 65 岁以上 233 434 名老年人，发现 PSD 患病率为 27.3%，男女性无差异，但城市女性高于农村女性，且年龄越大患病率越高。国外研究显示，卒中后 3 个月内的痴呆发病率较高（30% 左右），然后有所下降，3 年后再次增高至与 3 个月时相近。有研究对 191 例卒中患者连续观察 4 年后发现，PSD 的患病率在 12 个月时为 6.3%，24 个月为 9.4%，36 个月为 17%，48 个月为 21.5%。

3. 对策

（1）选择有可预防手段的主要健康问题进行重点干预

1）跌倒预防：伤害是继心血管病、恶性肿瘤和呼吸系统疾病之后我国老年人第四位死因。根据第四次卫生服务调查显示，我国老年人群伤害发生率为 53.7‰，男性高于女性，农村高于城市；家庭成为发生伤害的第一地点，占 49.3%，严重伤害的主要原因是跌倒；在 65 岁及以上人群中，伤害致残疾率达到 6.2%（表 2-5-6）。因此需要重点对家庭环境进行检查和改善，预防老年跌倒的发生。国内外预防患者跌倒护理方法总结详见表 2-5-7、表 2-5-8。

表 2-5-6　中国老年人群 2008 年伤害发生情况

发生地点	构成比（%）	严重程度	构成比（%）	发生原因	构成比（%）
道路	28.5	导致残疾	6.2	跌倒	74.7
工作场所	11.9	住院 10 天及以上	13.9	交通事故	6.3
家庭	49.3	住院 1～9 天	8.2	动物咬伤	4.9
学校	0.4	就诊 / 休息 1 天及以上	71.7	硬物击伤	2.9
公共场所	5.9			烧伤 / 烫伤	1.3

发生地点	构成比（%）	严重程度	构成比（%）	发生原因	构成比（%）
其他地点	4.0			锐器伤	2.3
				他伤	0.5
				意外中毒	2.3
				其他	4.8

资料来源：卫生部统计信息中心，2009.2008 年中国卫生服务调查研究第四次家庭健康询问调查分析报告.北京：中国协和医科大学出版社。

表 2-5-7　国内预防跌倒措施

措施	定义	举例
跌倒风险分级护理	采用跌倒风险评估量表对患者进行评估，根据评分判定的不同危险度，采取相应干预措施	美国 Morse 跌倒评估量表、骨科老年患者跌倒风险评估表
跌倒流程管理方法	护理流程管理是把每项护理工作按合理的程序组成一个环环相扣的工作过程，以达到提高护理质量目的	刘琼芳等对 6840 例住院患者实施预防跌倒管理流程，包括全面评估、高危跌倒标识等，使护理服务质量和患者满意度提高
健康教育模式	不同健康教育模式包括以人为本、因人施教的个体化健康教育和说教式的集体健康教育	袁瑗等对 160 例妇科住院患者实施预防跌倒个体化健康教育，并与实施前集体健康教育对比，表明个体化健康教育能提高患者对跌倒危险因素的认知，有效降低跌倒发生率
专科护士预防跌倒工作模式	专科护士制订防跌倒工作计划，对全院护理管理人员、护士进行培训，通过专科护士巡查、检查、督促患者预防跌倒措施落实，并开展复杂疑难病例会诊讨论、总结分析	周君桂等将该模式应用于老年科，结果表明，护理人员及患者或其家属的防跌倒知晓率提高，跌倒发生率明显下降

资料来源：王倩，王燕，2013.国内外预防患者跌倒护理方法研究进展.护理学杂志，28（05）：87-90.

表 2-5-8　国外预防跌倒措施

措施	定义	举例
循证护理方法	国外现有超过 20 年的关于跌倒预防干预措施的大量研究，质量被许多可信的国际组织认可	Noonan 等将跌倒活动纳入公共卫生模型，将跌倒的循证干预措施转变成以社区为基础的项目，并通过传播这些项目来确保循证干预广泛采用和实施
跨学科方法	运用多学科理论、方法和成果进行综合研究，有两种形式：①多学科的合作研究；②利用其他学科的成果和方法进行本学科的课题研究	Elliott 等对 35 个社区居住的 ≥ 55 岁成年人进行跨学科跌倒风险筛查的前后测试试点研究，证明跨学科跌倒筛查的可行性
职业疗法	医疗实践中有目的地安排工作来治疗肉体或精神伤残，使患者尽可能具有生活自理能力，并掌握一定劳动技能	虽然职业疗法在跌倒预防研究中有描述，但职业角色在许多领域的证据仍然缺乏
民众介入	以民众介入为基础措施，将其定义为整合的、全社区、多策略的措施，用来减少老年人跌倒相关的伤害	McClure 等以民众为基础的方法在澳大利亚、丹麦、挪威与瑞典进行长达 8 年的试验指出，与跌倒相关的伤害减少了 6% ～ 33%
团体组织	形成组织以长期科学指导老年人实现主动预防跌倒	加州卓越跌倒预防中心

资料来源：王倩，王燕，2013.国内外预防患者跌倒护理方法研究进展.护理学杂志，28（05）：87-90.

2）脑卒中康复管理：脑卒中具有高发病率、高致残率的特点，我国每年新发脑卒中患者约 200 万，其中 70% ～ 80% 的脑卒中患者因为残疾不能独立生活。脑卒中康复的根本目的是最大限度地减轻功能障碍和改善功能，预防并发症，提高 ADL，最终使患者回归家庭，融入社会。研究已证实，脑卒中康复是降低致残率最有效的方法，包括脑卒中的三级康复体系、公众健康教育、脑卒中的二级预防和脑卒中的康复流程。国家"十五"科技攻关课题"急性脑血管病三级康复网络的研究"亦表明，三级康复可以使患者获得更好的运动功能、ADL 评分、生活质量，减少并发症，是适合我国现阶段推广的脑卒中康复治疗体系（图 2-5-3 ～图 2-5-5）。卒中单元（stroke unit）是脑卒中住院患者的组织化医疗管理模式，采取多学科、多专业人员的团队工作方式，强调早期康复治疗。规范的康复流程和治疗方案对降低急性脑血管病的致残率、提高患者生活质量具有十分重要的意义。

3）老年贫血预防：贫血是老年人中一个常见的临床问题，第三次国际健康与营养状况调查（NHANES Ⅲ）显示，65 岁以上人群中男性和女性的贫血发生率分别为 11.0% 和 10.2%；85 岁以上人群中贫血发生率达 20% 以上。老年贫血的主要原因：①失血或营养缺乏导致的贫血（34%）；②慢性病 / 炎症或慢性肾功能不全相关贫血（32%）；③原因不明的贫血（34%）。

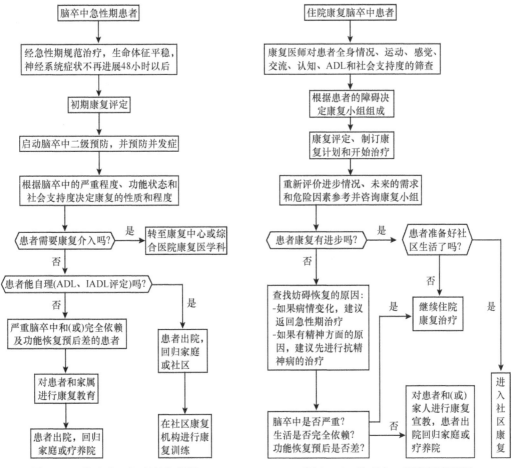

图 2-5-3 脑卒中一级康复流程图　　　　　图 2-5-4 脑卒中二级康复流程图

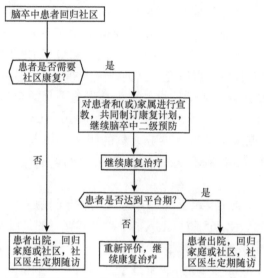

图 2-5-5　脑卒中三级康复流程图

老年贫血除治疗相关疾病外，还可通过长期均衡膳食预防营养缺乏性贫血。2013 年中国慢性病及其危险因素监测结果显示，我国老年人群蔬菜水果摄入不足比例为 54.5%，该比例随年龄增长而上升，女性高于男性（56.1% 比 52.7%），农村高于城市（58.6% 比 49.1%）。另外，2010 年监测结果显示我国老年人群奶类的日摄入量平均为 33g，距离推荐量 300g 还相差甚远，农村老年人群奶类摄入量平均为 18.6g，远低于城市老年人群（62.8g），详见表 2-5-9、表 2-5-10。营养情况在个体间存在很大差异，因此建议在老年人群中开展个体化均衡膳食的健康教育。

表 2-5-9　中国老年人群蔬菜水果摄入不足率　（单位：%）

	合计	男性	女性
地区			
东部	57.2	55.5	58.7
中部	51.2	49.2	53.2
西部	54.2	52.7	55.6
城乡			
城市	49.1	48.3	49.7
农村	58.6	56.0	61.2
合计	54.5	52.7	56.1

资料来源：王临虹，2015. 中国慢性病及其危险因素监测（2013）. 北京：人民卫生出版社.

表 2-5-10　中国老年人群每日人均食物摄入情况

分组	蛋类		奶类		豆制品	
	人数	摄入量（g）	人数	摄入量（g）	人数	摄入量（g）
性别						
男性	9 496	28.7	9 500	32.1	9 490	31.3
女性	10 415	24.8	10 436	33.8	10 402	26.0

续表

分组	蛋类		奶类		豆制品	
	人数	摄入量（g）	人数	摄入量（g）	人数	摄入量（g）
年龄（岁）						
60～69	12 755	27.0	12 779	30.2	12 750	29.8
70～79	5 927	26.1	5 928	37.1	5 918	27.4
≥80	1 229	26.7	1 229	35.7	1 224	25.4
城乡						
城市	8 240	31.6	8 270	62.8	8 235	38.1
农村	11 671	24.3	11 666	18.6	11 657	24.0
合计	19 911	26.7	19 936	33.0	19 892	28.6

资料来源：中国疾病预防控制中心，2012.中国慢性病及其危险因素监测报告（2010）.北京：军事医学科学出版社．

4）老年肺炎预防：与年轻人相比，老年人更易感染肺炎，可导致相关疾病的发病率和病死率明显增加，还会增加并发症产生的危险。接种肺炎疫苗是预防肺炎的有效手段，然而，我国老年人肺炎疫苗的接种率都相对较低。资料显示，北京社区老年人的肺炎疫苗接种率为 2.1%，上海接种率不到 1%。根据 2012 年的美国老年报告，2010 年美国老年人肺炎疫苗的接种率为 60%，且接种率在逐年上升。

世界卫生组织指出，年龄超过国家规定的老年年龄范围者为推荐优先接种肺炎疫苗的主要对象。我国规定老年人的年龄起点标准是 60 周岁，因此对于 60 岁及以上的人群都应该是推荐优先接种肺炎疫苗的对象。

（2）加强基层及老年卫生服务人员健康干预知识和技能培训：依托社区医生这一共同的基础性服务骨干和网络底层，加强基层卫生服务人员和老年卫生专业服务人员的专业培训，使之具备系统的老年人群主要健康问题的病因、诊断、发展历程和防治技术等方面的知识及技能体系。在社区医生和老年卫生工作人员中建立和形成一套规范的管理模式，包括老年人群主要健康问题的预警机制、三级预防技术、健康问题的分级评估及对应处置、双向转诊模式及随访管理等。将为所服务老年人群建立健康档案，进行健康教育，常规开展健康体检，将评估健康风险作为社区医生和老年卫生服务工作人员日常工作内容的重要组成部分，对有慢性病和健康问题的老年人进行规范管理、重点干预，根据评估结果提供相应级别的护理照顾和措施，对暂无健康问题的老年人定期进行健康教育，预防健康问题的发生发展；并将以上内容在社区医生的职责说明中明确细化，建立基本的考核督导制度，纳入绩效考评，以规范实施。

（3）适合国情的老年人医养结合模式的研究：健康老龄化事业是公益性福利事业，在国家提高相关投入比例的基础上，社会、家庭及个人均要体现其相应责任。根据我国未富先老的实际情况，政府应建立多方投入机制，扩大健康老龄化事业的筹资渠道，接纳慈善机构、民间组织、营利性机构、私人资本等各责任主体资本投入，并建章立制，确立服务规范和合理收费的标准，既对社会资本敞开大门，又利用制度力量限制暴利。

从而探索建立适合我国国情的医养结合模式，建立多部门、多维度、分级保障（可自理、半自理和失能）的老年卫生服务体系和多种养老模式，即以社区为核心，构建基层卫生服务体系和"社区 - 家庭"双向互动的操作模式；重点加强长期护理的制度性建设、加强发展养老机构，适当发展老年专科医院或综合医院老年病科；建立和完善社会医疗保险制度、护理保障制度。

（4）完善老年卫生相关的制度与法规建设：①加快建设根本性、全局性、稳定性和长期性的相关公共政策与制度；②加强社会保障制度与措施的完善，如养老保险、社会救助、社区服务、住房保障、老年教育、法律援助等；③探索适合我国国情的老年社会保险制度，将医疗保险、护理保险有机结合；④进一步加强立法支持，结合当今社会现实，修改完善《中华人民共和国老年人权益保障法》。

（二）老年卫生工作需求

1. 健康需求

人口老龄化是社会经济发展的必然结果，针对愈加庞大的老年人群，健康老龄化（successful aging，SA）是实现社会健康发展的保障和基石。综合国内外研究趋势，健康老龄化应是指 65 岁以上的老年人日常生活、生理功能没有问题，一般体力活动方面没有太大困难，认知功能没有受损，自评健康状况为良好或好，目前心境及情绪的自我评价好或尚好，是生物 - 心理 - 社会上的健康老人。健康老龄化要求社会上占相当比例的老年人群体的绝大多数是健康老人，重点是寿命质量而非简单满足寿命的长度；要求尽可能排除病理性衰老，把器官功能受损和生活不能自理的时间压缩到生命最后一个很短的时间内，甚至实现无疾而终。老年卫生工作应针对老年人的生理特点，增加和完善失能老人的中长期临床及照护服务、生命末期老人的舒缓治疗和临终关怀等，减少、减轻老年病，加速健康老龄化，实现健康老龄社会。

2. 服务需求

我国是世界上唯一老龄人口过亿的国家，随着寿命的延长，老年人易患疾病的发病率和伤残率上升，我国 60 岁以上老年人近半数患有高血压等慢性病，对医疗卫生和保健服务造成较大压力。国家卫生服务调查研究第三次和第四次家庭健康询问调查分析报告显示，随着年龄的增长，老年人的两周患病率逐渐上升，高龄老人上升最快。同时，城市老年人口的两周患病率高于农村。而慢性病患者的增加是老年人两周患病率上升的主要原因。2003 年老年人口的两周患者中有 71.8% 是慢性病，到 2008 年该比例增加至 79.2%，城市地区从 79.6% 增加至 84.7%，农村地区从 58.7% 增加至 75.2%。

我国老人养老模式大多以家庭养老为主，社区是老年人生活的基本环境，多样化有针对性的社区老年服务机构需求量较大；同时，我国现有医院的绝大多数属于综合性医院。在功能上服务于老年人的医院如老年慢性病治疗护理机构、康复机构、晚期患者临终关怀机构很少，布局也欠合理。2012 年我国有康复医院 322 家，护理院 135 家，老年病医院 119 家，相对于 2008 年的 265 家、106 家、92 家均有所增加；设有康复医学科的社区卫生服务机构数远多于设有该科室的三级医院的数量，2012 年分别为 2541 家和 702

家。设有临终关怀科的三级医院数量相对很少，2012 年总计 7 家，设立率为 4.9%，且全部集中于东中部。截至 2015 年，全国各类养老服务机构和设施 11.6 万个，比 2014 年增长 23.4 %，其中注册登记的养老服务机构 2.8 万个，社区养老服务机构和设施 2.6 万个，互助型养老设施 6.2 万个；各类养老床位 672.7 万张，比 2014 年增长 16.4%（每千名老年人拥有养老床位 30.3 张，比 2014 年增长 11.4%），其中社区留宿和日间照料床位 298.1 万张。这些老年专业性卫生机构都呈现出从东部到中部、西部，数量依次递减的趋势。

一项北京地区老年人群的调查显示，老年人群对医疗服务内容的需求主要集中在对疾病早期诊断与治疗、建立家庭病床、出诊、家庭护理等项目，在服务要求上，强调方便和服务质量。可见在预防为主的基础上，提供便利、基本、可及的医疗服务，使其获得良好的健康指导，提高自我保健能力，是大多数老年人的实际需求。

3. 人才需求

2012 年我国康复医院有卫生人员 22 473 人，其中卫生技术人员 15 975 人；护理院有卫生人员 5125 人，其中卫生技术人员 3080 人；老年病医院有卫生人员 11 994 人，其中卫生技术人员 9303 人。这些卫生人员多数分布在东部、中部地区，尤其是护理院的卫生人员，绝大多数集中于东部地区。2012 年较 2008 年的各项数据均有所增加，但绝对数仍显不足。

如前所述，我国的老年卫生人才建设尚未形成体系，重视老年医学专业人才的培养，增设老年医学、老年卫生学专业学历教育，培养高级骨干专业人才，增办老年医学专业、老年护理专业及全科医师专业培训班，培训老年病防治、老年医疗、护理、康复、生活照料、心理保健等老年健康服务的专业人员及技术骨干，建立起支撑老年卫生服务的专业队伍及体系是当务之急。

4. 规范需求

目前许多医院都已瞄准老年医疗需求这一新的市场，一些医院已经或正在准备改为老年病医院，各种形式的老年护理院、慢性病院、康复院、临终关怀医院纷纷上马。但针对不同需求的老年人的服务，无论在技术、服务内容或管理水平上都缺乏规范标准，许多机构从设备、管理、服务水平到医疗、护理人员业务水平均待提高和规范化。对相关专科医院和机构的设置及改建应有计划性，以防止无序竞争的局面出现，保证老年卫生服务事业的健康发展。

5. 社会保障需求

人口老龄化要求解决的社会问题很多，其中经济支持、健康保障、生活照料是最基本的。老年人是医疗保健高需求人群，同时又是最不具备支付能力的人群。应尽快建立健全老年人医疗保险制度和补偿方式，特别是对慢性病护理照料补偿保险。由于我国人口老龄化速度快于社会经济发展速度，老年人医疗费用的增长与社会承受能力之间存在较大差距。要实现社会发展与基本医疗费用间的平衡，使老年人尤其是农村老年人，都能享有基本的卫生保健服务，要使老年人总体上达到与小康生活水平相适应的健康水平，政府、卫生行政部门应采取措施，加强宏观领导，加快区域保障体系建设，在政策上给予老年卫生服务一定倾斜；同时动员社会、政府各部门、医疗机构和社会组织及个人广泛参与，以最大限度地提高对老年人群医疗保健的服务能力。

五、国内外老年卫生体系的比较

（一）国外对老年人的医疗保健政策

世界上有许多国家在20世纪60年代以后开始进入老龄化社会，这些国家一般都属于发达国家，具有比较强大的经济实力。经济发达国家的医疗保险制度有三种类型：①国家医疗保险型；②社会医疗保险型；③市场式的医疗保险制度。

日本作为亚洲最早实施社会医疗保险制度的国家，1938年颁布《国民健康保障法》，主要用于工人及其家属；1961年在农村实行医疗保险，即实现全民皆保险；1972年日本为70岁以上的老年人单独建立老年医疗保险制度，即一种公费医疗性质的医疗保险制度，不需要这些老年人交钱，经费来自于政府财政。再如实行自由市场式医疗制度的美国，1965年经国会通过、1966年正式实施的《老年医疗保险法》，对象是年满65岁的老年人，这种制度称为Medicare，是一种公费医疗性质的医疗保险制度，经费亦来自于政府财政。

美国的老年医疗健康体系与普通医疗体系有很大的不同，主要由老年病医院（或综合医院的老年科）及长期照护（long-term care，LTC）机构构成，两者相互衔接，形成一个全面、有层次、连续的为老年患者服务的医疗体系。其中，老年病学仍是朝阳学科，独立运营的老年病医院极少，多数综合医院的老年病科只有十几张床位或仅有老年科门诊。老年病医院的分科与我国完全不同，包括老年病门诊、外伤护理门诊、康复门诊、急症医护病房、急症长期监护病房、康复科、老年精神病科病房等。LTC体系是近20多年来在美国快速发展并已形成较完善体系的、针对有慢性疾病及残疾的老年人设立的一个医疗服务系统，由亚急性照护病房、护理院、辅助生活机构、社区及居家医疗护理、临终关怀等机构组成。其中，老年科医师通过综合评估结果将患者安置在医院、护理院、社区或家庭进行治疗或照料，有针对性地帮助老年患者拟定长期照料计划，决定患者接受哪个层次的医保服务，即发展而成的转诊医学（transitional care）。

老年综合评估是目前国外广泛应用的专门针对老年患者的一种特殊的多层面、多学科的诊断过程或工具，是老年病学的核心技术，用于确定衰弱老人的医疗、心理、功能状况和社会环境等因素，以便于进一步进行全面、协调的治疗和指导长期随访。它可以发现老年患者潜在的问题，促进诊断的准确性，同时通过全面的诊断和治疗促进老年人功能状态和生活质量的改善，减少不必要的药物治疗，缩短住院时间。

（二）我国对老年人的健康服务政策

我国各个地区在20世纪90年代之后陆续进入老龄化，但我国的老龄化特征与其他国家不同，是未富先老，因此在老年人卫生服务政策上应有所不同，对于一些发达国家的社会保障制度，我国目前由于经济原因还不能实现。我国政府在力所能及的范围内，对老年人（主要是城市的老年人）健康服务形式主要有三种：①医疗保障（城镇职工医疗保险和农村的新农合）形式的医疗服务；②国家基本公共卫生服务项目（老年人的年度体检）；③日常的健康促进。

1. 医疗保障中对老年人的照顾

我国新近推出的医疗保障制度的特点是"社会统筹与个人账户相结合"，社会统筹主要用于住院，个人账户主要用于门诊。在医疗保障中政府对老年人的医疗照顾通过两方面表现出来，以具有代表性的北京市城镇基本医疗保险制度为例说明。

（1）个人账户体现的老年卫生服务：退休职工不需向个人账户交费，且社会统筹基金每月划拨给退休人员个人账户的经费多于在职职工。单位所缴纳的社会统筹基金对不满70周岁的退休人员，按上一年本市职工月平均工资的4.3%划入其个人账户；对70岁以上的退休人员，按上一年本市职工月平均工资的4.8%划入其个人账户。而退休人员绝大多数是老年人，对退休人员的优待就是对老年人的优待。

（2）大额医疗互助资金体现的老年卫生服务：大额医疗互助资金是用来分担个人账户不足以交纳门诊医疗费用或住院费，超过社会统筹基金规定的封顶线时的个人负担。在起付线和分担比例上对老年人的优待表现在：①起付线不同，退休人员在一个年度内门诊、急诊医疗费用累计超过1500元的部分由大额医疗互助资金分担，完全自付的部分比在职职工少500元；②超过起付线的部分，分担比例不同。在职职工个人支付50%，大额医疗互助资金支付50%；不满70周岁的退休人员个人支付40%，互助资金支付60%；70周岁及以上的退休人员，个人支付30%，互助资金支付70%。

2. 医疗服务中对老年人的优待

（1）在社区卫生服务中对老年人的照顾：1997年《中共中央、国务院关于卫生改革与发展的决定》公布以后，各地陆续开展了社区卫生服务活动，在各地的工作中都把老年人作为社区卫生服务的重点人群，老年人成为健康档案和家庭病床的主要服务对象。

（2）在医疗卫生设施建设上对老年人的关怀：近年来，各地陆续建立了一些老年病医院，专门收治老年患者。这些医院凡隶属于卫生行政部门的，收费较低（均会获得部分经济补贴），平均住院日也控制得相对不严格（一般是90天），给老年人就医和得到生活护理提供了极大方便。

3. 日常的健康促进对老年人的照顾

为保证老年人平时有合理的活动，全国各地的公园都对老年人提供了优惠，比如离休干部可以免费游览，退休人员可用很低的价格购买年票和月票。此外，各大医疗机构定期对社会免费开设健康大课堂，普及卫生防病知识，进行健康促进活动。

（三）国外老年健康服务政策对我国的启示

1. 确立现代老年病学的理念

传统医疗模式主要针对疾病本身，常常"只见病，不见人"，同时以专科治疗为主，且细分程度越来越高，缺乏整体系统的分析评估与干预，从而不适合老年患者。临床上应确立现代老年病学理念，将"老年综合征"及"老年综合评估"等作为我国老年病学教育的核心内容与技术。对现有的老年病科医师进行现代老年病知识培训势在必行，这不仅包括全科的培训及老年综合征与老年综合评估的相关内容，还有诸如姑息医学（palliative medicine）及转诊医学等内容。

2. 发展老年病相关的学科

老年综合评估的特点是团队评估与干预，团队中包括护士、营养师、康复师、药师、精神心理医生等。因此，相关学科的发展直接影响老年病学科的发展，应大力发展老年护理、康复、营养、心理与精神病学等相关学科。

3. 建立有中国特色且面向大众的老年医疗、康复、护理、养老服务体系

目前，我国大多数医院的老年病科是干部病房，在人口日益老龄化、国家经济实力不断增强、政府越来越重视民生的今天，必须建立面向普通大众的老年病科和有我国特色的老年医疗、康复、护理、养老服务体系。要实现这一目标，一是要政府重视，委托专业学会组织专家借鉴欧美的成功经验，制定我国老年病科设置标准和执业要求，同时明确规定在哪些医疗、康复护理机构必须设置老年病科；二是要制定统一的老年医院、老年护理康复院及养老院的设置标准，明确其收治对象范围；三是打破现有机制和体制的限制，纵向整合老年服务资源，建立分层次的、连续性的、专业的医疗、康复、护理、养老服务体系，实行良性互动，而不是各自为政；四是要充分发挥以老年病科医师为主的专业技术团队的作用，以专业技术团队为纽带，实现不同层次医疗机构间的技术指导和双向转诊。

六、老年卫生体系发展的趋势

（一）健康需要

加强老年基础医学与临床医学研究，提供对老年疾病更有效的防治措施，使临床医学与基础医学更好地结合，除药物、手术治疗外，还要适当配合心理治疗和康复治疗以期收到更大的实效，提高老年人群的生存质量。同时新技术、新方法的转化应用也将使老年人疾病的防治诊断工作更为方便、准确、经济、有效。

继续深入开展老年预防医学工作，增强老年人的健康体质，使他们不但长寿，而且享有较高的生活质量。老年保健工作是建设健康老龄社会的基石任务，全面开展老年流行病学调查研究，设计多种形式适合社区老年居民需要的社区医疗卫生保健体系，在社区内建立社区医院、老年病门诊、临终关怀医院及病房，培训基层家庭医师及家庭护士，提高老年常见病、多发病的防治水平，建立和健全适合我国国情的、多层次的老年人医疗保健制度，进一步促进提高老年人群的健康水平已成为国家的重大需求。

同时广泛开展老年健康教育，普及保健知识，增强老年人运动健身和心理健康意识。注重老年精神关怀和心理慰藉，提供疾病预防、心理健康、自我保健及伤害预防、自救等健康指导和心理健康指导服务，重点关注高龄、空巢、患病等老年人的心理健康状况。鼓励为老年人家庭成员提供专项培训和支持，充分发挥家庭成员的精神关爱和心理支持作用。

（二）组织管理

健康老龄化是全社会的要求，必须从全社会、全方位予以关注。建立以居家为基础、社区为依托、机构为支撑的养老服务体系，使居家养老和社区养老服务网络基本健全。

将老年医疗卫生服务纳入各地卫生事业发展规划，加强老年病医院、护理院、老年康复医院和综合医院老年病科建设，有条件的三级综合医院应当设立老年病科。基层医疗卫生机构积极开展老年人医疗、护理、卫生保健、健康监测等服务，为老年人提供居家康复护理服务。基层医疗卫生机构应加强人员队伍建设，切实提高开展老年人卫生服务的能力。

重点发展居家养老服务。建立健全县（市、区）、乡镇（街道）和社区（村）三级服务网络，城市街道和社区基本实现居家养老服务网络全覆盖；80%以上的乡镇和50%以上的农村社区建立包括老龄服务在内的社区综合服务设施和站点。加快居家养老服务信息系统建设，做好居家养老服务信息平台试点工作，并逐步扩大试点范围。培育发展居家养老服务中介组织，引导和支持社会力量开展居家养老服务。鼓励社会服务企业发挥自身优势，开发居家养老服务项目，创新服务模式。大力发展家庭服务业，并将养老服务特别是居家老年护理服务作为重点发展任务。积极拓展居家养老服务领域，实现从基本生活照料向医疗健康、辅具配置、精神慰藉、法律服务、紧急救援等方面的延伸。

大力发展社区照料服务。把日间照料中心、托老所、星光老年之家、互助式社区养老服务中心等社区养老设施，纳入小区配套建设规划。本着就近、就便和实用的原则，开展全托、日托、临托等多种形式的老年社区照料服务。

统筹发展机构养老服务。按照统筹规划、合理布局的原则，加大财政投入和社会筹资力度，推进供养型、养护型、医护型养老机构建设。积极推进养老机构运营机制改革与完善，探索多元化、社会化的投资建设和管理模式。进一步完善和落实优惠政策，鼓励社会力量参与公办养老机构建设和运行管理。优先发展护理康复服务。在规划、完善医疗卫生服务体系和社会养老服务体系中，加强老年护理院和康复机构建设。政府重点投资兴建和鼓励社会资本兴办具有长期护理、康复促进、临终关怀等功能的养老机构。根据《护理院基本标准》加强规范管理，地（市）级以上城市至少要有一所专业性养老护理机构。研究探索老年人长期护理制度，鼓励、引导商业保险公司开展长期护理保险业务。

切实加强养老服务行业监管。进一步完善养老机构行政管理的法律法规，建立养老机构准入、退出与监管制度，做好养老机构登记注册和日常检查、监督管理工作。寄宿制养老机构等关系老年人安全和健康的场所，要列入消防安全和卫生许可制度管理范围。

（三）人力资源

加强老年卫生学科教育和专业人才培养。按照老年卫生事业发展规划和重点发展领域，统筹部署职业教育、高等教育学科专业设置，培养技能型、应用型、复合型人才，做好人力资源支撑，为基层社区和各级医疗机构输送高质量老年卫生专业人才，服务老年卫生事业发展。

同时广泛开展双边、多边国际交流，增进了解。积极发挥我国在国际老龄领域的重要影响，深化国际合作。积极研究借鉴国外应对人口老龄化理念和经验，为我国老年卫生事业发展培养人才。

七、未来发展规划与建议

（一）积极推动四个方面的战略转移

国家卫生管理体制、行政职能和卫生资源的使用应由单纯重视急性传染病的防疫向传染病和慢性病两者并重的综合防治转移。结合老年人群重要健康问题的流行情况和分布广度，慢性病是影响我国老年人群生命健康和生活质量的主要问题，国家卫生管理体制、行政职能和卫生资源的使用均应对此有所偏重。

老年医学研究的主体由主要依靠医疗卫生部门向多学科、全社会转移。老龄化的快速进程造成的影响和挑战是广泛的，其应对方法和策略也不应仅仅局限于医疗卫生科技的发展，而应涵盖社会各方面的进展和配合，如城市布局、环境优化、政策支持等，均需根据现有的老龄化社会现实情况，进一步推进各自领域的研究，为健康老龄化社会的形成贡献力量。

老年保健服务的重点由以单个患者或少数城市为中心向群体和广大农村转移。如前所述，我国的老龄化存在城乡倒置的特点，广大老年人群分布在农村和中小城市城镇，故而老年保健服务的主要对象也存在于农村和中小城市城镇，扩大优质老年保健服务覆盖面，将是我国全面建设健康老龄社会的重要举措。

老年病防治的模式由以被动治疗疾病为主导向主动改善生存环境、预防疾病和促进健康转移。健康老龄化的标准不仅是没有疾病状态，更重要的是提高老年人群的生活质量和幸福指数，完善他们的社会功能，故而出现疾病后被动寻求治疗的模式将被主动预防、健康促进、提高老年人生活质量的积极模式所取代。

（二）切实抓好六个方面的工作

1. 制定实施健康老龄化的国家战略

一个目标：健康老龄化要坚持预防为主，倡导科学健康的生活方式，着重提高老年人生命质量，促进健康老龄化的实现。

一个体系：建立以社区为核心、以家庭为基础、以专业老年机构（如卫生、养老）为依托的集预防、医疗、康复、护理、临终关怀为一体的服务体系。

两个保障：完善推进老年医疗保障制度，积极建立老年护理保障制度。

三个结合：把健康老龄化与医改相结合，与发展社区卫生服务相结合，与重点慢性病（老年病）防治相结合。

2. 健康老龄化立法和公共政策建设

在加快建设根本性、全局性、稳定性和长期性的相关公共政策与制度，加强社会保障制度与措施（如养老保险、社会救助、社区服务、住房保障、老年教育、法律援助等）完善的同时，探索适合我国国情的老年社会保险制度（如有机结合医疗保险和护理保险），并进一步加强立法支持，结合社会现实，修改完善《中华人民共和国老年人权益保障法》。

3. 建立适应健康老龄化的卫生服务体系

（1）构建基层卫生服务体系和"社区-家庭"双向互动模式：以社区为核心，着力建设基层卫生服务团队，构建基层卫生服务体系，培养基础老年卫生服务人才多面手，以实现"社区-家庭"双向连接互动的长期照护模式。

（2）发展养老机构，适当发展专科医院或综合医院老年病科。

（3）重点加强长期护理的制度性建设：①重心下沉，医院住院护理转为社区失能残障护理；②结合老年人颐养方式、生活特点制订不同的护理方案；③建立护理评级制度，确定不同失能的不同护理需求，避免浪费；④培养护理队伍，加强护理内容、操作与流程的制度化建设。

4. 制定实施健康老龄化重大行动计划

此行动计划包括老年人群重点健康问题的防治管理、失能及康复老年人的长期护理照护、社区老年人群健康档案的建立完善、定期健康体检及健康教育和国家基本公共卫生服务的实施，如计划免疫、膳食指导等。

5. 建立和支持健康老龄化的多元化投入机制

健康老龄化事业是公益性福利事业，在国家提高相关投入比例的基础上，社会、家庭及个人均要体现其相应责任。政府应建立多方投入机制，扩大健康老龄化事业的筹资渠道，接纳慈善机构、民间组织、营利性机构、私人资本等各责任主体资本投入，并建章立制，确立服务规范和合理收费的标准。

6. 健康老龄化的人才培养和科技创新

（1）加快适应健康老龄化的卫生保健服务队伍的建设，包括老年卫生服务相关的多学科多专业的人才队伍，如医疗服务、预防保健、失能康复、护理照料、临终关怀等。可采用院校招生培养、转换专业、在职转岗培训的多种培养方式，将培养规划纳入全科医生和专科人才培养规划。

（2）加强相关的科学研究和技术创新，发展新手段、新方法。科学研究和技术创新主要有以下三方面：①创新针对老年人群主要健康问题的预防保健和医疗的适宜技术；②创新适宜的老年健康产品，使之国产化、规模生产，成本价格降低，人人可以享用；③创新可提高老年人群生活质量的医疗保健产品，如人工髋关节、假肢等器官替代产品，智能拐杖、心脏支架等器官辅助产品，直立床、股四头肌训练椅等康复训练辅助产品等。

专题组成员

何　耀　中国人民解放军总医院老年医学研究所
杨姗姗　中国人民解放军总医院老年医学研究所
曾　静　中国人民解放军总医院第二医学中心

参 考 文 献

杜鹏，翟振武，陈卫，2005. 中国人口老龄化百年发展趋势. 人口研究，29（6）：90-93.
范炤，2008. 老年流行病学. 北京：军事医学科学出版社.

郭明华，李小鹰，2012. 老年保健医学培训教程. 北京：人民军医出版社.

刘军，解晨，2008. 老年疾病护理观察 1200 问. 济南：山东科学技术出版社.

秦虹云，瞿正万，2012. 上海浦东新区慢性躯体疾病老年人共病抑郁障碍调查. 临床精神医学杂志，22（03）：169-171.

上海市疾病预防控制中心，2014. 全球老龄化与成人健康研究（SAGE）2007—2010. 上海：上海科学技术出版社.

唐胜南，杨华，2002. 现代老年医学基础. 郑州：郑州大学出版社.

王超，杜蕾，路孝勤，等，2011. 中国老年卫生保健体系的建立和发展现状. 中国老年学杂志，4（31）：1256-1259.

王临虹，2015. 中国慢性病及其危险因素监测（2013）. 北京：人民卫生出版社

王倩，王燕，2013. 国内外预防患者跌倒护理方法研究进展. 护理学杂志，28（05）：87-90.

王真行，徐冰，2014. WHO 关于肺炎球菌疫苗的意见书. 国外医学（预防、诊断、治疗用生物制品分册），27（1）：22-25.

卫生部统计信息中心，2009. 2008 年中国卫生服务调查研究第四次家庭健康询问调查分析报告. 北京：中国协和医科大学出版社.

吴玉韶，郭平，2014. 2010 年中国城乡老年人口状况追踪调查数据分析. 北京：中国社会出版社.

吴兆苏，姚崇华，赵冬，2003. 我国人群脑卒中发病率、死亡率的流行病学研究. 中华流行病学杂志，24（3）：236-239.

于普林，2019. 老年医学. 北京：人民卫生出版社.

张建，2004. 中国老年卫生服务指南. 北京：华夏出版社.

张建，范利，2009. 老年医学. 北京：人民卫生出版社.

张通，李丽林，毕胜，等，2014. 急性脑血管病三级康复治疗的前瞻性多中心随机对照研究. 中华医学杂志，84（23）：1948-1954.

中国疾病预防控制中心，2012. 中国慢性病及其危险因素监测报告（2010）. 北京：军事医学科学出版社.

钟华，戚龙，吴正蓉，等，2014. 共病多重用药的对策. 现代临床医学，40（06）：467-468.

仲来福，2008. 卫生学（第7版）. 北京：人民卫生出版社.

Altieri M, Di Piero V, Pasquini M, et al, 2004. Delayed post stroke dementia: a 4-year follow-up study. Neurology, 62（12）: 2193-2197.

Chan KY, Wang W, Wu JJ, et al, 2013. Epidemiology of Alzheimer's disease and other forms of dementia in China, 1990-2010: a systematic review and analysis. Lancet, 381（9882）: 2016-2023.

Jia J, Wang F, Wei C, et al, 2014. The prevalence of dementia in urban and rural areas of China. Alzheimers Dement, 10（1）: 1-9.

Kokmen E, Whisnant JP, O'Fallon WM, et al, 1996. Dementia after ischemic stroke: a population-based study in Rochester, Minnesota（1960-1984）. Neurology, 46（1）: 154-159.

Marengoni A, Angleman S, Melis R, et al, 2011. Aging with multimorbidity: A systematic review of the literature. Ageing Res Rev, 10（4）: 430-439.

Strasser DC, Falconer JA, Stevens AB, et al, 2008. Team training and stroke rehabilitation outcomes: a cluster randomized trial. Arch Phys Med Rehabil, 89（1）: 10-15.

Stroke Unit Trialists' Collaboration, 2013. Organised inpatient（stroke unit）care for stroke. Cochrane Database Syst Rev, 39（1）: D197.

Thorsén AM, Holmqvist LW, de Pedro-Cuesta J, et al, 2005. A randomized controlled trial of early supported discharge and continued rehabilitation at home after stroke: five-year follow-up of patient outcome. Stroke, 36（2）: 297-303.

专题六 非故意伤害现状与对策研究报告

摘 要

据世界卫生组织（WHO）统计，在全球范围内每年因伤害导致 500 万人以上死亡和数以千万计损伤。已有研究证据表明，伤害和暴力完全可通过实施有效干预措施获得较好的预防与控制效果，如系安全带、戴头盔和强制血液酒精浓度限制可以预防道路交通伤害，预防儿童开启的容器可防止中毒等。

我国每年因伤害引起的直接医疗费至少 650 亿元，因伤害休工而产生的经济损失达 60 多亿元。因伤害死亡人数 70 万～75 万，占死亡总人数的 9% 左右。尽管中国伤害总死亡率比全球伤害总死亡率低（65/10 万比 84/10 万），但中国的伤害死亡率是大部分发达国家伤害总死亡率的 2 倍。中国的伤害谱和全球的伤害谱颇为相似：全球伤害死亡占全死因的 9%（中国也为 9%）；全球男性伤害死亡率为女性的 2 倍（中国为 1.9 倍）。三个主要的伤害死亡原因：全球道路交通伤害占所有伤害的 25%（中国占 28%）；全球自杀占所有伤害的 16%（中国占 13%）；全球溺水占所有伤害的 9%（中国占 13%）。与 WHO 其他地区相比，中国火灾和人际暴力相关的死亡率较低，但女性的自杀率、溺水及跌落死亡率在全世界最高。

2015 年，全球共有 125 万人死于道路伤害，全球道路交通伤害的死亡率为 17.4/10 万，其中低收入国家的死亡率最高，为 24.1/10 万人，而高收入国家最低，为 9.2/10 万人。中低收入国家的机动车拥有量仅为全球登记机动车的 50%，但 90% 的道路交通伤害死亡发生在中低收入国家。

自 20 世纪 90 年代，中国机动车产量上涨了 3 倍，这直接造成了道路交通伤害发生率和死亡率的大幅度上升。但难以解释的是，自 2002 年以来公安部交通管理局公布的道路交通伤害死亡率持续下降，这与卫生部门的监测结果不一致，并且两种数据来源的同年份死亡率相差数倍，提示我国应整合各种数据，提高道路交通伤害数据的质量。

目前我国城乡处于快速机动车化阶段，这对我国道路交通伤害防控提出了巨大挑战，尤其是在经济落后的地区。农村地区交通伤害死亡率高的原因尚不完全清楚，但可能与更差的道路状况、更少的交警管理、更多的高危险道路使用者、较少的急诊医疗服务及更高的酒后驾车率有关。道路交通伤害预防措施的重点应放在高危人群。

我国农村地区的自杀死亡率是城市地区的 2～3 倍，在 20 世纪女性自杀死亡率略高于男性，进入 21 世纪后男女性自杀率接近，男性自杀率略高于女性。这与西方国家的情况非常不同，在西方国家农村自杀率与城市大致相等，男性自杀死亡率是女性的 2～4 倍。中国独特的自杀特征的主要决定因素在于农村地区的自杀方式多见服用烈性杀虫剂自杀。很多有自杀行为的人因为人与人之间的强烈矛盾，一时冲动想要自杀，因为他们所选择的方法是服用高致死性农药，而当地的卫生服务机构不能有效地处理这些烈性杀虫剂中毒，使得农村地区自杀行为的死亡例数增加。而且，女性自杀行为发生率显著高于男性，可能也是中国女性自杀死亡率高于男性的一个主要原因。通过死因模型预测比较，女性高自杀率可以在一定程度上解释中国女性伤害死亡率（比男性）高的原因（8%）。另一个重要差异是西方国家 90% 以上的自杀者患有精神障碍，但中国只有 63% 左右的自杀死亡者符合精神障碍诊断标准，而 37% 的自杀死亡者和 60% 的自杀未遂者不符合精神障碍的诊断标准。有自杀未遂既往史、有抑郁情绪和其他精神障碍仍然是自杀的重要危险因素，但急性社会心理危机、慢性社会心理压力大（特别是家庭矛盾）、冲动性、解决问题的能力弱与自杀的危险性升高关系密切。

我国有相当多的人口居住在湖泊、江河等水域附近。但会游泳和知晓水中生存技能的人口比例很低，溺水发生率相对较高。溺死在中国南部更为常见，高发于 4～9 月。溺水是 14 岁以下少年儿童的第一杀手，占儿童总死亡数的 14%。1～4 岁儿童溺死最常发生在家中的蓄水容器和洗澡盆中；5～9 岁儿童溺死最常发生在沟渠、池塘、水库；10 岁以上的儿童溺死最常发生在池塘、湖泊、江河。农村中溺水死亡率大概是城市的 3 倍（10.7/10 万比 3.3/10 万）；男性溺死率是女性的 1.7 倍（10.9/10 万比 6.5/10 万）。在其他国家已证实，教儿童游泳是预防溺水的有效方法。中国溺水死亡预防应侧重在评估教导儿童游泳技巧的有效性上，特别是开展农村儿童游泳安全技巧培训，当然，对预防 1～4 岁小儿溺死、洪水淹死（如天灾）等，可借鉴发达国家采取的成功干预综合模式，包括消除水域危险，建立救生员培训及调度规则，建设游泳安全场所，加大儿童监管力度，颁布并实施对蓄水容器的强制容量限度标准，执行摆渡船舶登记制度，实施摆渡人员培训与登记制度，落实搭乘摆渡船和参加水上运动强制穿戴个人救生衣制度等。

据 WHO 估计，全球每年有 42.4 万人死于跌落，超过 80% 的跌落死亡发生在中低收入国家，其中 60 岁以上年龄组死亡率最高。每年全球有 4.7 万儿童和青少年死于跌倒，即每天 129 名儿童因跌倒致死，而每个跌落致死的儿童就伴随有 690 名儿童因跌伤而缺课。非致死性跌倒也是儿童进入急诊室救治的最常见原因和导致儿童长期失能的首位原因。在 15 岁以下儿童中，跌倒造成的非致死性伤害占伤残调整生命年（DALY）损失原因的第十三位。65 岁以上老人，每年跌倒率为 28%～35%，50% 以上的因伤住院和 40% 以上的伤害死亡由跌倒引起。跌倒是我国居民第四位伤害死亡原因，根据全国伤害监测数据显示，我国居民跌倒病例数占伤害总病例数的 30% 以上，在儿童青少年和老人伤害中所占比例最大。跌倒是老年人因伤害致死、致残、住院和就诊的首因，也是儿童因伤致残、致死和潜在寿命年损失的主要原因。

综上，我国伤害预防工作目前存在以下问题和挑战。

（1）目前伤害预防与控制工作面临没有部门管理的尴尬状况。

（2）很少地区或机构设立伤害预防与控制工作的专业科室，负责伤害防控工作人员并非专职而且不固定。

（3）伤害控制的经费投入很少，严重阻碍伤害预防研究及防制工作的开展。

常见多发的伤害和突发伤害事件的损失及社会政治影响已可比传染病和慢性病。挽救生命，维护稳定，实现国家中长期战略发展目标，伤害预防工作不可或缺，必须引起整个社会的高度重视。针对当前我国伤害预防与控制工作面临的主要问题，结合我国国情，建议尽快采取以下策略。

（1）组建国务院安全卫生和紧急救援委员会，加强部门与行业合作，制定国家长远伤害行动计划，定期发布伤害防控工作进度报告；发布伤害控制发展指南，开展安全活动和紧急救援准备。

（2）加强伤害预防与控制的专业人才队伍和能力建设。明确各级国家卫生计生部门在伤害防控中的核心职能，重申和明确伤害在人类疾病谱（包括传染病、慢性病、伤害）中的位置，建议在各级疾病预防控制中心必须设置专门处（科）室，承担日常伤害防控工作。尽快加强各级伤害防控专业队伍的培养和培训工作。

（3）继续完善国家伤害监测体系，构建伤害预防的网络信息平台。需要研究、开发既规范标准又经济合理的非致死性伤害监测体系，尽快建立国家伤害监测数据的共享使用机制，向社会公众和学者开放监测数据，提高利用数据服务决策的能力；定期开展全国伤害流行病学调查，了解我国不同地域的常见伤害和群体伤害发生本底及其发展趋势，掌握我国伤害的发生状况、变化趋势及主要影响因素，为制定和改进国家伤害防制规划、干预行动和政策提供基础数据，为国家制定伤害防控重大研发计划提供支持。

（4）把伤害防控研究纳入国家中长期科学研究规划，加大其支持力度。在高等院校设立伤害预防与控制研究合作中心，提供必要且持续的经费投入，推动伤害防控专业人才的培养，提高科研水平。

（5）尽快推动安全法律法规及政策的制定，缩短科研成果向日常伤害防控的转化周期。尽快将研究证据确凿、可行性高的干预措施纳入国家法律法规，如配备儿童安全座椅、佩戴自行车头盔、高楼层安装防护窗、推广儿童药品安全包装及儿童安全产品等法规。

（6）加强与非政府组织、公益组织的合作，整合社会各方面力量和资源，快速推动我国伤害防控事业的发展。

一、非故意伤害的发展过程、主要策略和历史经验

在人类社会发展的漫长岁月中，各种非故意伤害无时不在威胁人类的生命和安全。天灾人祸所带来的伤害始终是人类无法回避的永恒话题，对灾祸的躲避、抵御、预防和控制也始终贯穿人类的整个发展历程。最早的伤害预防记载可以追溯到公元前7世纪，从传说的特洛伊战争中古希腊人用盾抵御攻击，到公元前5世纪罗马人用盔保护头面，再到中世纪用甲防护身体。我国的史书也表明，早在殷商年代，已有关于矛和盾的记载。创伤的处理是最早的外科学，在原始社会，为了生存，人类与自然界斗争，民族与部落间为了利益而发生冲突，因势力范围的划分、扩张而导致战争。上述争斗过程中导致创伤产生时，人们就用动物毛皮或树叶包敷伤口，用压迫法制止伤口出血，用骨片、海贝、石刀等切开脓肿，公元前3000～公元前1500年，埃及军医积累了较多创伤、骨折治疗方面的知识。我国春秋时代就有"周礼""天宫""全疡""折伤"的记载。长城的烽火台遗址发现过类似"急救包扎所""伤病名单薄"的遗物。汉代的华佗用麻沸汤麻醉进行剖腹和死骨摘除；在南北朝刘涓子的"鬼遗方"中，"全疮专论"中集中讨论了冷武器伤的救治。因此，医生对创伤采取止血、包扎、固定等手段，形成了医学科学中最早的创伤医学，但是，只是将创伤的救治列入临床医学范畴，并没有从人群的角度，对

伤害发生的原因、影响因素和发生规律等进行系统研究，更没有重视伤害的预防与控制。

随着人类社会经济的迅速发展和医学科学的进展，对伤害的认识不断深入，1984年国际疾病分类将伤害单独划分为一类疾病——损伤和中毒，在1996年前，损伤和中毒被称为意外事故，1996年之后开始用伤害（injury）代替意外事故（accident）这一名称。

伤害预防虽说已有2000多年的历史，但直到近30年，人们才用现代科学方法来预防和控制伤害的发生。被称为伤害防制里程碑的Haddon模型（Haddon matrix）在1964年才被提出。长达2000多年的时间内，伤害预防研究一直停滞不前，直到今日仍不受重视。这与许多国家仍然认为伤害不是一个卫生问题，是无法抵御的，更无须研究和预防等因素不无关系。在传统观念中，人们也常常将生活中发生的伤害事故（如烫伤、刺伤、跌落伤等）认为是不小心的"偶然事故"，更把火灾、溺水等事故看成不吉利的事件，忌讳言谈，面对这些事故的发生常常感到束手无策，因此将这些事故称为"意外伤害"，即指无意识的（非故意的）和意料之外的。随着对伤害研究的不断深入，人们认识到伤害的发生是有规律的，是可被认识和能够预知的，也是完全可以预防的。1992年美国学者Leon S Robertson在第一版《伤害流行病学》中提出应该将"意外"正名为"伤害"。为了与故意伤害区分，学者常常将此类损伤和中毒称为非故意伤害。然而，由于各个国家、地区的语言文字差异及认识程度的不同，一个名称的更改和应用常常有一个时间过程，从学术界的统一到政府部门和大众的接受是一个渐进过程，"伤害""意外""事故""意外伤害""非故意伤害"等在相当长的时间内仍然可能同时使用。

2002年国际学术会议上通过的《关于道路交通安全和健康公平的倡议书》，全体与会者认为：伤害是一个重要的全球性公共卫生问题，行动起来，在今天和未来20年中将有助于挽救千百万生命免于伤害导致的死亡或残疾。

据WHO统计，在全球范围内，每年由交通事故、溺水、中毒、跌倒或烧伤和暴力、自杀或战争杀害相关的伤害，导致500万人以上的死亡和数以百万计的损伤。其占世界全部死亡的10%和全部残疾的16%，威胁世界每一个国家居民的健康。对于每一例伤害死亡，估计有几十例伤害患者住院，数百人因伤害而就诊于医疗机构。大部分幸存的伤害患者会遭受暂时或永久性残疾。

伤害和暴力是可以研究和记录的，也可以探索伤害和暴力发生因素和原因，并采取针对性的防制措施。已有明确的研究证据表明，伤害和暴力完全可以通过实施有效干预措施而获得较好的预防与控制效果，如系安全带、戴头盔和强制血液酒精浓度限制可以预防道路交通伤害；预防儿童开启的容器可以防止中毒；家庭安全隐患的清除可有效预防老年人跌倒；游泳池围栏可减少溺水的危险；抑郁症的治疗可以预防自杀；学校健康教育计划可以防止亲密伴侣暴力；家访计划可以减少儿童虐待等。

伤害预防案例1

瑞典卫生部门发起和主导了一系列预防儿童伤害的干预措施，使伤害在30年内显著下降，男童伤害发生率由1969年的23/10万降到1999年的5/10万，女童伤害发生率由1969年的12/10万降到1999年的3/10万，具体干预措施如下。

（1）环境规划：将交通道路转移，远离居民区和城镇，这样儿童可以走路上学、玩耍和回家，不会暴露于繁忙拥挤街道等存在安全隐患的环境，减少道路交通伤害的风险。

（2）制定预防溺水措施：采取水安全干预措施，如预防溺水方法的教育、贴警示牌等措施。

（3）制定家庭安全措施：通过卫生专业人员进行家访，对家庭环境的安全性进行评估、改进。

（4）制定交通安全措施：如头盔和儿童乘车约束装置的佩戴或安装。

（5）改进产品安全性和标准。

（6）提高儿童卫生保健服务。

（7）制定学校安全措施。

伤害预防案例2

以色列采用专门安装儿童安全座椅的出租车将在医院出生的新生儿安全送到家中，4～8周后随访，研究显示该干预措施可以显著提高家长的安全意识，减少儿童乘车伤害的发生。

伤害预防案例3

为预防与控制酒后驾驶引发的交通事故，澳大利亚从20世纪70年代中期起规定了驾驶员血液中酒精含量法定阈值之后，于20世纪80年代展开了大范围的警察强制执法行动。执法行动得到了其他干预项目的支持，包括公众宣传、社区公告、社区活动项目、酒精销售许可及酒精销售渠道安排的变动，包括对涉入交通事故的驾驶员的血液测试，也有持续不断的行为监控。在30年的时间里，由酒精引发的事故减少了近一半，而社会对酒后驾驶的态度也发生了实质性变化。

我国的伤害研究大致分为三个阶段。

1. 初始期（1986～1998年）

1986年随着国家经济对外开放迅猛发展，城市的机动车数量猛增，一项城市道路交通安全的研究项目开启了我国伤害预防研究的第一步。

2. 成熟期（1999～2007年）

这个时期是我国的伤害研究和干预工作发展最迅猛的时期，伤害预防研究的范畴已涉及非故意伤害的各个领域，并开始向故意伤害扩展，显示伤害流行病学这一学科已步入较成熟的时期。这个时期的主要成果是促进伤害预防研究从专家行为向政府行为转化。

3. 扩展期（2007年至今）

汶川地震、玉树地震等重大灾难中的群体伤亡和群体救援等，以及SARS、甲型H1N1流感和人感染H7N9禽流感的预防与控制，促使政府和公众对紧急医学救援观念发生改变，在突发公共卫生事件的应急反应中强调紧急医学救援中的预防优先。

二、我国主要伤害问题

我国每年发生各类伤害约2亿人次，每年因伤害引起的直接医疗费达650亿元，因伤害休工而产生的经济损失达60多亿元。因伤害死亡人数70万～75万，占死亡总人数的9%左右。其中道路交通死亡人数20.6万，约占伤害死亡总数的28%，道路交通伤害已成为我国的第一位伤害死因。道路交通伤害是15～44岁人群的首位死因。我国

1987～2006年不同性别、不同地域的伤害死亡率见图2-6-1。

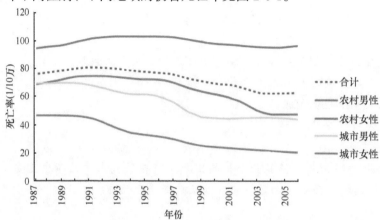

图 2-6-1 中国 1987～2006 年不同性别、不同地域的伤害死亡率

　　尽管中国伤害总死亡率比全球伤害总死亡率要低（65/10 万比 84/10 万），但中国的伤害死亡率是大部分发达国家伤害总死亡率的 2 倍。中国的伤害谱和全球的伤害谱颇为相似：全球伤害死亡占全死因的 9%（中国也为 9%）；全球男性伤害死亡率为女性的 2 倍（中国为 1.9 倍）。三个主要的伤害死亡原因：全球道路交通伤害占所有伤害的 25%（中国占 28%）；全球自杀占所有伤害的 16%（中国占 13%）；全球溺水占所有伤害的 9%（中国占 13%）。与 WHO 其他地区相比，中国火灾和人际暴力相关的死亡率较低，但女性的自杀率、溺水及跌落死亡率在全世界最高。

　　在我国所有伤害死亡中，由于道路交通运输所引起的伤害死亡比例从 1987～1988 年的 15% 上升到 2005～2006 年的 34%，相应的死亡率（以 2000 年人口标化）从 12/10 万上升到 22/10 万；自杀死亡占所有伤害死亡的比例从 34% 降到 20%，自杀标化死亡率从 27/10 万下降到 12/10 万；溺水死亡占所有伤害死亡的比例从 19% 降至 13%；溺水死亡率从 12/10 万下降到 9/10 万；跌倒致死占所有伤害死亡的比例由 7% 上升到 11%，主要是因为人口年龄的增长而引起的（致死性跌倒在老年人中非常普遍），以 2000 年人口进行标化后，跌倒死亡率轻微下降，从 1987～1988 年的 6.6/10 万下降到 2005～2006 年的 6.4/10 万。

　　0～14 岁儿童组的伤害致死中，溺水占伤害总死亡的 54%，道路交通伤害占 8%。15～44 岁青年成人组中，道路交通伤害占伤害总死亡的 42%，自杀占 20%。45～64 岁中年成人组中，道路交通伤害占伤害总死亡的 35%，自杀死亡占 28%，跌落死亡占 10%。65 岁以上老年组中，自杀占伤害总死亡的 34%，跌落死亡占 20%，道路交通伤害死亡占 20%。

　　1995 年、1998 年和 2000 年，自杀是我国居民伤害死亡的首位死因，而道路交通伤害是伤害死亡的第二位死因，见表 2-6-1。2003 年，道路交通伤害已经超过自杀成为我国居民伤害死亡的首位死因，至 2005 年，道路交通伤害一直保持我国居民伤害死亡的首位死因。我国 2005 年前五位的伤害分别是交通伤害、自杀、溺水、跌落和中毒。

表 2-6-1　中国居民伤害死亡人数估计（每1万人）

伤害类型	1995 年	1998 年	2000 年	2003 年	2005 年
交通伤害	18.8	21.9	21.8	22.0	20.6
中毒	3.5	4.5	4.2	4.3	3.9
跌落	6.9	6.7	6.7	6.7	8.3
火灾致伤	1.0	0.8	1.0	0.7	0.8
自然环境伤害	1.1	1.2	0.9	0.8	0.5
溺水	9.9	7.9	8.8	8.6	8.9
机械性窒息	1.5	1.2	1.0	1.2	1.4
击伤	1.4	1.4	1.3	0.9	1.1
机械刺伤或切削伤	0.4	0.2	0.3	0.2	0.2
电击	1.9	1.6	1.7	1.1	1.2
其他	3.5	3.6	3.3	4.5	4.3
自杀	22.6	22.4	22.1	19.3	19.3
他杀	2.8	2.5	2.5	1.8	2.5
外因导致的伤害或中毒合计	75.3	76.0	75.6	72.3	73.2

资料来源：卫生部疾病预防控制局，卫生部统计信息中心，中国疾病预防控制中心，2007. 中国伤害预防报告. 北京：人民卫生出版社.

然而伤害导致的死亡只是所有伤害中的"冰山一角"，全国目前非致死性伤害的流行情况、人口统计学特征等很少有公开的统计数字。现有的一项调查估算，相对于我们估算的每年约 70 万的伤害死亡，我国每年大约有 100 万人因伤害致残，1400 万人因伤害住院，7000 万人因伤害需要急救治疗，每年约 2 亿人发生各类伤害（图 2-6-2）。

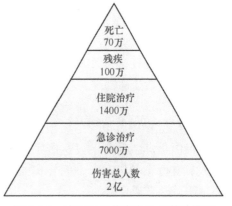

图 2-6-2　中国居民伤害发生的估计模型
资料来源：卫生部疾病预防控制局，卫生部统计信息中心，中国疾病预防控制中心，2007. 中国伤害预防报告. 北京：人民卫生出版社：8

（一）道路交通伤害

2015 年，全球共有 125 万人死于道路伤害，全球道路交通伤害的死亡率为 17.4/10 万，其中低收入国家的死亡率最高，为 24.1/10 万人，而高收入国家最低，为 9.2/10 万人，见图 2-6-3。中低收入国家的机动车拥有量仅占全球登记机动车的 50%，但 90% 的道路交通伤害致死发生在中低收入国家。

自 20 世纪 90 年代以来，中国机动车产量上涨了 3 倍，这直接造成了道路交通伤害发生率和死亡率的大幅度上升。但难以解释的是，自 2002 年以来公安部交通管理局公布的道路交通伤害死亡率持续下降，这与卫生部门的监测结果不一致，并且两种数据来源的同年份死亡率相差数倍，提示我国应整合各种数据，提高道路交通伤害数据的质量。

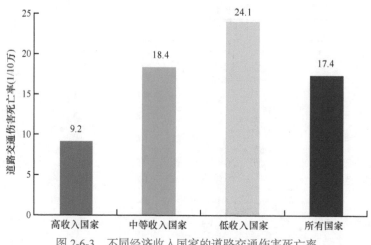

图 2-6-3　不同经济收入国家的道路交通伤害死亡率

　　道路交通伤害与经济有一定关联，这主要体现在经济驱动的居民出行模式发生变化。目前我国城乡处于快速机动车化阶段，这对我国道路交通伤害防控提出巨大挑战，尤其是在经济落后地区。农村地区交通伤害死亡率高的原因尚不完全清楚，但可能与更差的道路状况、更少的交警管理、更多的高危险道路使用者、较少的急诊医疗服务及更高的酒后驾车率有关。

　　道路交通伤害预防措施的重点应放在高危人群。尽管中国机动化的程度迅速提高，特别是东部沿海地区，但在大多数省份，步行和骑车仍然是最主要的交通方式。邓欣等对长沙市芙蓉区 18 岁及以上居民最常见出行方式的调查显示，步行、乘公交车、开车、骑电动车所占比例依次为 60.1%、17.9%、10.4% 和 6.5%。参考发达国家采用的道路交通建设模式，我国已经改进了道路交通基础设施建设体系，但这些体系并不适用于国内很多地方的复杂交通情况，这对不同道路交通出行方式的伤害风险有很大影响。以北京为例，为与机动车道分隔开，曾给骑自行车者和其他高危险道路使用者提供单独车道，但这些指定的自行车通道很快不再被用作自行车专道，而是变成了机动车的临时停车位。那些过去提倡迅速机动化的发达国家，目前尝试重新设计道路交通规划，通过在道路中分离行人、自行车和机动车，倡导和推广安全、低污染和增进身体锻炼的交通出行方式等措施预防道路交通伤害。

（二）自杀

　　我国农村地区的自杀死亡率是城市地区的 2～3 倍，在 20 世纪女性自杀死亡率略高于男性，进入 21 世纪后男女自杀率接近，男性自杀率略高于女性。这与西方国家的情况非常不同，在西方国家农村与城市的自杀率大致相等，男性自杀死亡率是女性的 2～4 倍。中国独特的自杀特征的主要决定因素在于农村地区的自杀方式多见服用烈性杀虫剂。很多有自杀行为的人因为人与人之间的强烈矛盾，一时冲动想要自杀，因为他们所选择的方法是服用高致死性农药，而当地的卫生服务机构不能够有效地处理这些烈性杀虫剂中毒，使得农村地区自杀行为的死亡例数增加。而且，女性自杀行为发生率显著高于男性，可能也是中国女性自杀死亡率高于男性的一个主要原因。通过死因模型预测比较，女性高自杀率可以在一定程度上解释中国女性伤害死亡率（比男性）高的原因（8%）。另一个重要的差异是西方国家90%以上的自杀者患有精神障碍，但中国只有63%左右的自杀死亡者符合精神障碍诊断标准，而37%的自杀死亡者和60%的自杀未遂者不符合精神障碍的诊断标准。有自杀未遂既往史、有抑郁情绪和其他精神障碍仍然是自杀的重要危险因素，但急性的社会心理危机、慢性的社会心理压力大（特别是家庭矛盾）、冲动性、解决问题的能力弱与自杀的危险性升高关系密切。

（三）溺水

像大多数的古代文明一样，我国经济社会也沿着大片的水域资源（长江与黄河）发展起来，至今还有相当多的人口仍然居住在湖泊、江河、沟渠、池塘、水库或海洋附近，但会游泳和知晓水中生存技能的人口比例很低，溺水的发生率相对较高。中国南方的溺死更为常见（水域更多），在温暖的4～9月高发。15岁以下儿童最多见溺死，占儿童总死亡数的14%。1～4岁儿童溺死最常发生在家中的蓄水容器（很多农村的房子使用大缸蓄水）和洗澡盆中；5～9岁儿童溺死最常发生在沟渠、池塘、水库；10岁以上的儿童溺死最常发生在池塘、湖泊、江河。

农村中溺水死亡率大概是城市的3倍（10.7/10万比3.3/10万），这可能由于农村有更多的危险水域及对儿童监管的不充分。男性溺死率是女性的1.7倍（10.9/10万比6.5/10万），这或许是因为喜欢冒险行为的男孩比例更高。

在其他国家已经证实，教儿童游泳是预防溺水的有效方法。中国溺水死亡预防应主要侧重在评估教导儿童游泳技巧的有效性上，特别是在农村儿童中。具体方法包括培训教师、提供安全游泳场所、在学校开设游泳课程并确保所有儿童都参加。例如，将游泳能力作为小学或中学能否毕业的前提条件，深圳市教育局在2017年将游泳加入到初中毕业生升学体育考试方案的选考项目中。一般在项目开始阶段需要进行公众信息宣传活动，打消家长的顾虑，减少一般群众的"水恐惧感"。澳大利亚在1956年墨尔本奥林匹克运动会后的8年间，采纳了这样一个群众性干预项目，成功教会了500 000名小学生游泳安全技巧，溺水相关的死亡率也随之大幅下降。但游泳安全技巧培训对预防1～4岁小儿溺死、洪水淹死（如天灾）及其他类型溺死无效，所以一个综合性的溺死预防项目还必须包括其他附加内容。

一些发达国家所采取的非常成功的干预综合模式包括消除水域危险（改善基础设施，如安装自来水和架设安全桥梁），建立救生员培训及调度规则，建设游泳安全场所，加大儿童监管力度，颁布并实施对蓄水容器的强制容量限度标准，执行摆渡船舶登记制度，实施摆渡人员培训与登记制度，落实搭乘摆渡船和参加水上运动强制穿戴个人救生衣制度，防洪措施等。

（四）跌倒

据WHO估计，全球每年有42.4万人死于跌落，超过80%的跌落死亡发生在中低收入国家，其中60岁以上年龄组死亡率最高。每年全球有4.7万儿童和青少年死于跌倒，即每天129名儿童因跌倒致死，而每个跌落致死的儿童就伴随有690名儿童因跌伤而缺课。非致死性跌倒也是儿童进入急诊室救治的最常见原因和导致儿童长期失能的首位原因。在 15 岁以下儿童中，跌倒造成的非致死性伤害占 DALY 损失原因的第十三位，全球 50% 的 DALY 损失是由 15 岁以下儿童的跌落伤造成的。65 岁以上老人，每年跌倒率为 28% ～ 35%，50% 以上的因伤住院和 40% 以上的伤害死亡由跌倒引起。跌倒是我国居民第四位伤害死亡原因，根据全国伤害监测数据显示，我国居民跌倒病例数占伤害总病例数的 30% 以上，在儿童青少年和老人伤害中所占比例最大。

跌倒已成为老年人群重要的公共卫生问题之一，随着人口老龄化程度的不断加剧，每年跌倒的人数在不断增加，遏制跌倒的发生已势在必行。全国第六次人口普查结果显示，我国 65 岁及以上人口数约 1.2 亿，占全人口的 8.92%，据预测，到 2050 年 65 岁及以上人口将达 3.2 亿，约占我国总人口的 1/5。跌倒是老年人因伤害致死、致残、住院和就诊的首因。2006 年全国疾病监测系统死因监测数据显示：我国 65 岁以上老年人跌倒死亡率男性为 49.56/10 万，女性为 52.80/10 万。老年人跌倒发生率在 7% ～ 30%，Meta 分析结果显示，我国老年人跌倒的发生率为 18.3%[95% 置信区间（CI）：5.7% ～ 20.8%]。

跌倒是我国儿童因伤致残、致死和潜在寿命年损失的主要原因。多项监测和流行病学调查研究均显示，跌倒是我国儿童非致死性伤害的首因，占儿童所有非致死性伤害的比例为 30% ～ 70%，对我国儿童伤害监测和调查结果进行 Meta 分析显示，儿童跌倒发生率为 6.5%（95% CI：4.7% ～ 8.9%）。

西方发达国家早在 20 世纪 80 年代就开始了老年跌倒研究，用于跌倒研究的经费也十分充足。以美国疾病预防控制中心（Centers for Disease Control and Prevention，CDC）为例，1986 ～ 2005 年，用于老年跌倒的科研经费达 2500 万美元，平均每个项目 75 万美元。多项研究结果证实，实施健康教育和环境改造等综合干预措施可以有效减少跌倒的发生。在儿童跌倒方面，近年来各国相继开展了多种有针对性的干预活动，可有效降低儿童跌倒发生率和减轻伤害的严重性。我国跌倒的研究起步较晚，2005 年由卫生部和中国疾病预防控制中心牵头开展了伤害干预试点项目，其中上海长宁区的跌倒干预试点取得了良好的预防效果，课题成果转化推广后，长宁区 60 岁以上老年人跌倒发生率从 2008 年的 20.7% 下降到 2014 年的 10.9%。目前有部分省市以试点项目的形式在推广应用，但还是存在缺少可持续性的政策和经费支持等问题。目前我国较少开展儿童跌倒干预研究。

除了我国疾病预防控制中心牵头两轮防跌倒干预试点项目外，国家层面多部委也出台了一系列的指南、报告和政策文件，以此提高百姓对跌倒问题的认识和促进相关工作开展。2011 年 9 月，卫生部发布两部跌倒相关技术指南——《老年人跌倒干预技术指南》和《儿童跌倒干预技术指南》，为开展跌倒防制工作提供实用技术。2014 年，国家卫生和计划生育委员会将"预防跌倒"纳入 20 个"老年健康核心信息"。2015 年，《国家基本公共卫生服务规范（2015 年版）》中将"防跌倒措施"纳入开展老年健康管理时应对老年人进行的健康指导内容。2016 年，中共中央、国务院印发并实施的《"健康中国 2030"规划纲要》提出要"开发重点伤害干预技术指南和标准。加强儿童和老年人伤害预防和干预，减少儿童交通伤害、溺水和老年人意外跌落"。国务院办公厅发布的《国家残疾预防行动计划（2016—2020 年）》明确提出"改造易致跌倒的危险环境，提高老年人及其照料者预防跌倒的意识和能力"，以减少伤害致残。这些指南和文件为在全国范围内开展防跌倒干预工作提供了有力的政策保障。

随着国家的倡导和媒体宣传的不断深入，广大居民对跌倒的认识也在逐渐发生转变，随着儿童跌落、老年跌倒事件频频刺痛大众的神经，跌倒问题越来越受到民众关注。特别是防跌倒指南发布后老年人跌倒扶不扶、怎么扶的问题引发了全社会的广泛讨论，强有力地提高了大众对跌倒的认识。2014 年中央电视台联合国家卫生和计划生育委员会、中国疾病预防控制中心、中国人口福利基金会、上海市长宁区疾病预防控制中心、北京市疾病预防控制中心等多家单位，举办了以老年人跌倒预防为主题的大型公益行动和长期播出的防跌倒公益广告，再次促进了大众防跌倒观念的提升，促进居民主动采取预防措施，为降低我国跌倒伤害发生率、减轻疾病负担奠定了群众基础。

国内外预防控制伤害的主要经验、教训和主要措施总结见表 2-6-2。

三、我国伤害预防工作的主要问题

目前，我国伤害预防工作主要存在以下问题。

（一）行政管理

从国家卫生健康委员会到各省、市卫生健康委员会，至今尚未设置伤害控制管理部门，2013 年 3 月前，伤害控制由卫生部疾病控制局的精神卫生处兼管，但目前我国伤害预防与控制工作缺乏主管部门的管理。

（二）业务机构

全国除中国疾病预防控制中心和上海市设伤害控制科，安排固定编制外，其他省市区都没有伤害控制的机构，也无专职的伤害控制人员。具体工作多数归慢性非传染性疾病防治研究所（科、室）兼管，有的地方由疾病监测科兼管，有的地方则由应急管理办公室兼管。各地虽都指定专人负责伤害防控工作，但并非专职而且不固定。如果其他疾病控制工作需要，负责伤害控制工作的专人还可能参与其他传染病或慢性病控制工作。

（三）缺乏经费

伤害控制的投入很少，尤其是东部与西部在伤害预防与控制工作上的投入相差很大，东部省市 2005 ～ 2008 年在伤害控制的资金投入平均为西部的 5 倍，77% 西部地区平均每年用于伤害控制工作的经费只有 2 万元左右。4 年总投入最大的省一级疾病预防控制中心是江西省（340 万），市一级疾病预防控制中心是深圳市（184 万）。东部地区和中部地区 4 年总投入在 50 万元以上的省市占 28%；92.3% 西部地区 4 年总投入不足 50 万元，3/4 西部地区在 10 万元以下，用于伤害控制工作的经费平均每年仅 2 万元左右。

表 2-6-2 国内外的主要经验、教训和主要措施

主要伤害类型	预防与控制的经验	教训	主要措施
道路交通伤害	(1) 独立的政府机构专门负责道路交通安全工作 (2) 建立覆盖广、有效的监测系统，提供高质量的道路交通事故数据 (3) 合理规划城市，鼓励使用公共交通工具等 (4) 构建预防道路交通伤害的道路网络 (5) 制定道路安全法律法规，并保障其高效实施 (6) 改善道路使用者的能力 (7) 开展本土化道路交通伤害预防研究 (8) 提高事故发生后的急救和护理能力 (9) 加强部门间的交流和合作，鼓励非政府组织参与道路交通伤害的防治工作	(1) 实施未基于循证的策略和干预措施 (2) 投入在容易实施却无效果的政策上 (3) 以牺牲道路安全弱势群体的安全为代价，将重点放在解决道路流动性上 (4) 忽视道路交通所带来的安全设计 (5) 未重视构建创伤救助系统	(1) 制定相关法规和政策，重视法规的贯彻落实。主要包括以下法规：①系安全带、佩戴摩托车/自行车头盔；②安装儿童安全座椅或其他儿童约束装置；③制定限制最低饮酒年龄、新手驾驶员血液酒精含量零容忍制度；④摩托车安装日间行驶灯、自行车、电动车安装反光镜；⑤分级驾照制度；⑥汽车碰撞保护设计；⑦限制超速 (2) 改善环境和改变行为：①分离不同道路使用者；②在校园、居民区和游戏娱乐场等路段减速（减速振动带）；③在限速、危险路段设置警示牌；④加强路边碰撞保护措施（如树木、柱子、路标）；⑤限制驾驶时使用手机；⑥加强道路安全的媒体宣传及校园交通安全教育项目
自杀 （其方式包括服用或注射有毒物质或药品；自缢；高处坠落；跳河；工具切割；交通事故；触电；枪击；其他）	(1) 建立自杀监测系统 (2) 限制自杀工具的可获得性、可接近性和致命性 (3) 负责任的媒体报道 (4) 改善医疗服务和综合服务的可及性 (5) 加强培训，提高对易感人群的识别率、干预率 (6) 提高临床救治质量 (7) 提高社区危机干预能力和服务可及性 (8) 提供自杀未遂行为善后干预服务 (9) 开展公众宣传教育，提高人们对自杀预防的认识水平，对自杀干预服务的利用率，降低社会对自杀的歧视 (10) 专业机构开展自杀研究、干预和培训工作	(1) 不负责任的媒体报道导致模仿自杀的出现，自杀率在短时间内急剧上升 (2) 网络教唆自杀 (3) 只关注改善精神卫生服务，对降低自杀率没有明显的效果	(1) 限制自杀工具或环境 (2) 进行负责任的媒体报道 (3) 开展公众心理健康教育与自杀预防促进活动 (4) 实施综合性的自杀预防干预措施

续表

主要伤害类型	预防与控制的经验	教训	主要措施
溺水	(1) 教导儿童游泳技巧 (2) 消除水域危险（改善基础设施，如安装自来水和架设安全桥梁） (3) 建立救生员培训及调度规则 (4) 建设游泳安全场所 (5) 加大儿童安全监管力度 (6) 颁布非实施对蓄水容器的强制容量限度标准 (7) 执行摆渡船舶登记制度，实施摆渡人员培训与制度，落实搭乘船舶和参加水上运动强制穿戴个人救生衣制度 (8) 防洪措施	(1) 多项监测和流行病学调查研究均显示，溺水是我国南方地区儿童伤害死亡的首位 (2) 儿童监护人疏忽或监管不到位 (3) 危险水域缺乏安全管理	(1) 开设游泳课，教导儿童掌握游泳技巧，使其具备自救互救能力 (2) 危险水域周边安装防护栅栏，设置警示语 (3) 游泳场所安排专职救生员
跌倒	(1) 国外研究证实，单因素的干预效果不佳，针对多因素的干预综合干预效果较好 (2) 政府主导、制定多部门合作的跌倒干预政策，将其纳入各级政府的任务中、形成长效机制 (3) 人们对预防跌倒的知识、信念和行为的改变是预防跌倒的根本，且成本低、见效快，而大规模的环境硬件改造成本高、难实施，可因地制宜因此目前应用相应应用媒体和多形式的健康教育手段，有效提高居民的知信行，从而减少跌倒的发生 (4) 深入开展预防跌倒的研究，可为开展循证的防跌倒工作提供更多的科学依据和适宜技术 (5) 在相应部门中将跌倒健康教育纳入社区公共卫生服务包中，通过家庭医生开展家庭防跌倒服务	(1) 我国老年人跌倒的发生率是18.3%（95%CI: 5.7%～20.8%） (2) 多项监测和流行病学调查均显示，跌倒是我国儿童非致死性伤害的首因，占儿童非致死性致死伤害性比例为30%～70%	(1) 制定相应政策，将防跌倒工作纳入公共服务包中，形成多部门合作的长效机制 (2) 拓宽防跌倒科研立项渠道，增加科研经费的投入，为防跌倒提供更多的方法和技术 (3) 加强试点成果和产品的推广，加强防跌倒的健康教育 (4) 因地制宜开展居家、公共场所、养老院等的安全性评价和环境改造，排查并消除跌倒隐患

四、应对策略及技术干预措施的建议

非故意伤害死亡是我国 45 岁以下人群的首位死亡原因，但是其预防与控制工作严重不适应社会需求。溺水是 14 岁以下少年儿童的第一杀手，车祸和自杀是 18～45 岁的第一致死原因，1/5 以上老年人跌倒带来家庭和社会的重大负担，各种各样的天灾人祸和事故造成群死群伤。常见多发的伤害和突发伤害事件的损失及社会政治影响已可比传染病和慢性病。

为了挽救生命、维护社会稳定、实现国家中长期战略发展目标，伤害预防工作不可或缺，必须引起整个社会的高度重视。可喜的是，2016 年 10 月国务院印发的《"健康中国 2030"规划纲要》在第十六章完善公共安全体系中的第二节和第三节，专门对促进道路交通安全，以及预防和减少伤害进行了阐述。另外，国务院印发的《"十三五"卫生与健康规划》中，也提出了加强伤害预防和干预，以及加强儿童疾病防治和意外伤害预防。这都彰显了国家对伤害问题的重视，因此，考虑到我国伤害预防与控制工作目前面临的主要问题，以及我国管理机制的实际情况，建议尽快采取以下应对策略，以推动我国伤害预防与控制工作，确保广大居民的安全与健康服务。

（一）组建一个专门机构，加强多部门、多学科合作

建议组建国务院安全卫生和紧急救援委员会，加强部门与行业合作，制定国家长远伤害行动计划，定期发布伤害防控工作进度报告；发布伤害控制发展指南，开展安全活动和紧急救援准备。

中国应该建立一个由政府牵头、统一、协调的组织管理体系，各部门应功能互补、职责明确、分工合作，并应该包括伤害预防行动所有涉及的部门。卫生部门的主要职责是加强伤害监测，而且要在政策的制定、干预方法的研究、伤害患者的卫生服务、社区安全促进和宣传等方面承担重要的作用。

1. 制定全国性的伤害防治行动计划，发布伤害项目发展指南

在国家设置专门的伤害防治机构前，通过制定和实施国家伤害预防计划来推动伤害项目在我国的发展。在各级卫生计生部门组建伤害项目组，贯彻落实计划的实施和执行，为后期各级伤害控制中心的成立奠定基础。

2. 加强部门合作，确定伤害预防的优先领域，重点击破

基于全国伤害监测数据确定我国不同人群伤害预防和控制的优先领域。道路交通伤害一直威胁着我国居民的健康和生命安全，应扩大与交通部门的合作，进行道路交通安全的研究和倡导。

（二）加强伤害预防与控制的专业人才队伍和能力建设

明确国家各级卫生计生部门在伤害防控中的核心职能，重申和明确伤害在人类疾病谱（包括传染病、慢性病、伤害）中的位置，建议在各级疾病预防控制中心必须设置专

门处(科)室,承担日常伤害防控工作。尽快加强各级伤害防控专业队伍的培养和培训工作。

中国疾病预防控制中心和各省、自治区、直辖市疾病预防控制中心应该设立伤害预防控制中心(所),配备专人负责伤害预防与控制方案的实施、技术培训、安全促进及伤害监测等。

伤害专家的核心任务是研究不同伤害类型之间危险因素和保护因素间综合的内在关系,从而制定和评估特定的干预策略和措施,使得多学科、多部门都参与到伤害预防工作中。开发研究生培训项目和设立奖学金培养伤害预防人才,需要提供开展伤害预防研究的专项基金资助,以激励高质量的人才投身于伤害预防学科领域。

（三）继续完善国家伤害监测体系，构建伤害预防的网络信息平台

目前伤害监测体系存在一些问题,如伤害动态趋势变化和伤害预防项目效果的快速评估难以实现。国家死亡监测系统也需要完善,代表性有待加强,完整性和准确性有待提高,数据共享有待健全机制和增加透明度。

需要研究、开发既规范标准又经济合理的非致死性伤害监测体系,尽快建立国家伤害监测数据的共享使用机制,向社会公众和学者开放监测数据,提高利用数据服务决策的能力。改善非致死性伤害监测的有效办法应该是,在国内医院的编码系统引入 ICD-10 中疾病和死亡的外因编码,并促进发生场所编码和活动编码的使用,这有助于区分职业伤害并提供必要的信息,为伤害预防策略的制定提供科学依据。

建议由中国疾病预防控制中心牵头,伤害领域专家主持打造一个集齐所有类型伤害预防和控制指南的专业平台。用文字、图片、音频、视频等分专题详细介绍各伤害类型的基本情况、常见危险因素、预防措施、急救和就诊方式,并动态更新国内外相关新闻和报道。为普通民众提供伤害相关基本信息的同时,开辟专业板块为伤害研究人员提供一个获取资源、分享经验、发表研究的平台。可参考英国国家医疗服务体系中对各种伤害类型的介绍。

（四）定期开展全国伤害流行病学调查

了解我国不同地域的常见伤害和群体伤害发生本底及其发展趋势,掌握我国伤害的发生状况、变化趋势及主要影响因素,为制定和改进国家伤害防制规划、干预行动和政策提供基础数据,为国家制定伤害防控重大研发计划提供支持。

我国对于艾滋病防控的反应机制、SARS 流行后传染病报告系统的积极变化,以及汶川地震后的大规模卫生防疫工作都证明了国家动员相应资源对全国公共卫生突发事件的快速应急能力。伤害预防需要相似的承诺,像艾滋病防治一样建立一个国家伤害行动计划,有助于确保多部门和多学科的积极参与,提供信息资源的共享平台,有效实施必要的伤害预防和控制项目。

（五）尽快将伤害防控研究纳入国家中长期科学研究规划

在国务院印发的《"健康中国2030"规划纲要》及《"十三五"卫生与健康规划》中,

都叙述了加强伤害预防工作。在国家重视伤害预防工作的基础上，主管部门应促使将伤害防控研究纳入国家中长期科学研究规划，以便加大其支持力度。在高等院校设立伤害预防与控制研究合作中心，提供必要且持续的经费投入，推动伤害防控专业人才的培养，不断提高科研水平。

建议在开展伤害预防研究项目的同时，以专项课题基金的形式鼓励国内科研人员进行伤害研究，扩大伤害在公共卫生领域的影响。或是在科研基金项目中增设伤害为重点研究领域，考虑通过专项拨款在高校筹建伤害预防与控制研究中心，为伤害相关研究提供充足且持续的资金投入；并尝试以区为单位设立伤害研究中心，负责区域内伤害专项调查及伤害预防项目的开展。1987 年美国疾病预防控制中心开始在全国成立伤害控制研究中心，专门研究预防伤害和伤残的方法，资助哈佛大学、约翰·霍普金斯大学、北加利福尼亚大学、华盛顿大学和韦恩州立大学 5 所大学建立"伤害研究中心"，目前美国疾病预防控制中心共资助了 11 个伤害研究中心，这些中心为美国乃至世界范围内伤害研究做出了突出贡献。

（六）尽快推动安全法律法规及政策的制定

缩短科研成果向日常伤害防控的转化周期。尽快将研究证据确凿、可行性高的干预措施纳入国家法律法规，如配备儿童安全座椅、佩戴自行车头盔、高楼层安装防护窗、推广儿童药品安全包装及儿童安全产品等法规；加大与各部门的合作，逐步推动相关政策法规在我国的制定和推行。

美国、加拿大等研究人员关于系安全带、佩戴摩托车／自行车头盔的研究，加速了头盔法规在美国和加拿大的全面实行。新西兰法规要求所有的家庭游泳池必须在四周安装防护装置等。上述法规都取得了较好的预防效果。因此我国应尽力推动安全法律法规及政策的制定和执行。

（七）加强与非政府组织、公益组织的合作

整合社会各方面力量和资源，快速推动我国伤害防控事业的发展。疾控部门和伤害研究人员在加强与联合国儿童基金会、全球儿童安全组织、青少年发展基金会等国际国内非政府组织合作的同时，还可考虑与民间公益组织、慈善组织及企业合作推动特定人群特定伤害类型的防控工作，据 2013 年《中国民间公益组织基础数据库数据分析报告》，我国目前注册民间公益组织有 3600 余家，中国发展简报非政府组织（NGO）名录中涉及健康、老人和儿童的非政府组织均有百余家，这为地方伤害防控工作提供了很大的发展空间。疾控部门可建立合理规范的合作机制，将公益组织和非政府组织纳入伤害项目工作组中或指导／培训其开展活动。

总之，当很多高收入国家还未形成完善的伤害预防策略时，一些国家已经形成了非常成功的伤害预防策略。瑞典、荷兰、英国在过去的 30 年里，已使道路交通伤害发生率降低超过 60%，澳大利亚在近 100 年里，已经把溺死发生率降低了 80%。我国目前面临的挑战是缩短时间周期，成功预防伤害。应借鉴发达国家所采取的普遍成功的策略，加

以验证后因地制宜地采纳、科学实践，找到最适合我国的干预方法，并形成具有中国特色的伤害预防策略，这样就可以大幅减少所需时间，尽快达到目前世界最佳的实践标准，保障我国居民的健康与安全。

专题组成员

李丽萍	汕头大学

李丽萍　汕头大学
刘晓剑　深圳市疾病预防控制中心
王声湧　暨南大学
胡国清　中南大学
李献云　北京市回龙观医院
夏庆华　上海市长宁区疾病预防控制中心

参 考 文 献

查达永，雷马香，闵闽，等，2012.广州市白云区学龄前儿童伤害流行病学调查.中国妇幼保健，27（11）：1690-1692.

陈云娟，2002.常州市武进区5岁以下儿童溺水死亡特征分析.江苏卫生保健，4（6）：287-288.

池桂波，王声湧，2004.中国道路交通伤害的模式.中华流行病学杂志，25（7）：598-601.

池桂波，王声湧，刘润幸，2000.我国道路伤害与交通环境因素关系的流行病学分析.中华流行病学杂志，21（5）：330-332.

邓欣，田丹平，李黎，等，2012.长沙市芙蓉区成年居民道路交通出行情况的流行病学调查.伤害医学（电子版），1（4）：21-25.

段蕾蕾，邓晓，汪媛，等，2012.2010年全国伤害监测病例分布特征分析.中国健康教育，28（4）：244-247.

耳玉亮，段蕾蕾，汪媛，等，2015.2008—2013年全国伤害监测系统中跌倒/坠落病例特征分析.中华流行病学杂志，36（1）：12-16.

高茂龙，宋岳涛，2014.中国老年人跌倒发生率meta分析.北京医学，36（10）：796-798.

李美莉，毛馨，石倩，等，2014.中国儿童青少年2002—2012年跌落伤发生率Meta分析.中国学校卫生，35（10）：1534-1539.

李献云，许永臣，王玉萍，等，2002.农村地区综合医院诊治的自杀未遂病人的特征.中国心理卫生杂志，16（10）：681-684.

栗华，崔泽，朱俊卿，等，2013.河北省2006～2012年儿童伤害病例分布特征分析.中国热带医学，13（10）：1207-1210.

曲成毅，2013.社会心理流行病学.北京：人民卫生出版社：252-262.

世界卫生组织，世界银行，2004.世界预防道路交通伤害报告.刘光远，吴义祥，译.北京：人民卫生出版社.

孙兰，仇寅，顾春燕，等，2013.上海市闵行区华漕镇托幼机构4～6岁儿童伤害流行病学调查.中国校医，27（2）：115-118.

王声湧，2003.伤害流行病学.北京：人民卫生出版社.

王声湧，2011.建设我国伤害预防与控制机构与伤害防控专业队伍的倡议书.中华疾病控制杂志，15（1）：5-8.

王声湧，李洋，2013.中国伤害研究与控制25年.中华疾病控制杂志，17（10）：829-832.

卫生部疾病预防控制局，卫生部统计信息中心，中国疾病预防控制中心，2007. 中国伤害预防报告 . 北京：人民卫生出版社 .

严红虹，董晓梅，池桂波，等，2010. 中国伤害预防控制机构建设和专业队伍现况调查 . 中华流行病学杂志，10：1086-1089.

杨秀珍，梅秋红，陈洁平，等，2014. 宁波市 2006—2010 年 5 岁以下儿童伤害死亡情况分析 . 中国学校卫生，35（1）：131-132.

杨轶男，胡晓斌，白亚娜，等，2014 兰州市 1778 例 0 ～ 14 岁儿童伤害住院患者分布及其趋势变化 . 中国初级卫生保健，28（7）：116-118.

殷大奎，2011. 坚持不渝，矢擎易举——第五届全国伤害预防与控制学术会议主旨报告 . 中华疾病控制杂志，15（1）：1-4.

张艳萍，李献云，王黎君，等，2004. 自杀与其他伤害死亡全国性对照研究 . 中国心理卫生杂志，18（12）：861-864.

中国疾病预防控制中心慢性非传染性疾病预防控制中心，2010. 全国疾病监测系统死因监测数据集 2006. 北京：军事医学科学出版社 .

中国政府网 . [2016-10-25]. "健康中国 2030"规划纲要 . http：www. gov. cn/xinwen/ 2016-10/25/ content_5124174. htm.

中国政府网 . [2017-01-10]. "十三五"卫生与健康规划 . http：//www. gov. cn/zhengce/content/ 2017-01/10/ content_5158488. htm.

Blake A，Morgan K，Bendall M，et al，1988. Falls by elderly people at home：prevalence and associated factors. Age Ageing，17（6）：365-372.

Campbell AJ，Reinken J，Allan BC，et al，1981. Falls in old age：a study of frequency and related clinical factors. Age Ageing，10（4）：264-270.

David A，Daphne B，Moffett，et al，2008. CDC's research portfolio in older adult fall prevention：A review of progress，1985-2005，and future research directions. J Safety Res，39（2008）：259-267.

Eventov-Friedman S，Bar-Oz B，Zisk-Rony RY，2014. Using a safe taxi service to transport newborn babies home from hospital. Acta Paediatr，103（1）：57-61.

Hu G，Baker SP，Baker TD，2010. Urban-rural disparities in injury mortality in China，2006. J Rural Health，26（1）：73-77.

Hu G，Baker T，Baker SP，2011. Comparing road traffic mortality rates from police-reported data and death registration data in China. Bull World Health Organ，89（1）：41-45.

Hu G，Wen M，Baker TD，et al，2008. Road-traffic Deaths in China，1985-2005：Threat and Opportunity. Inj Prev，14（3）：149-153.

Huang H，Yin Q，Schwebel DC，et al，2016. Examining Road Traffic Mortality Status in China：A Simulation Study. PLoS One，11（4）：e0153251.

Morrongiello A，Matheis S，2007. Addressing the issue of falls off playground equipment：an empirically-based intervention to reduce fall-risk behaviors on playgrounds. J Pediatr Psychol，32（7）：819-830.

Peden M，2009. World report on child injury prevention. Geneva：WHO Press.

Phillips MR，Li XY，Zhang YP，2002. Suicide rates in China，1995-99. Lancet，359（9309）：835-840.

Prudham D，Evans J，1981. Factors associated with falls in the elderly：a community study. Age Ageing，10（3）：141-146.

Spiegel CN，Lindaman FC，1997. Children can't fly：a program to prevent childhood morbidity and mortality from window falls. Am J Public Health，67（12）：1143-1147.

Wang SY，Li YH，Chi GB，et al. 2008. Injury-related fatalities in China：an under-recognised public-health problem. Lancet，372（9651）：1765-1773.

World Health Organization，2013. Make Walking Safe：a brief overview of pedestrian safety around the world. Geneva：WHO Press.

World Health Organization，2014. Preventing suicide：a global imperative. Geneva：WHO Press.

World Health Organization，2015. Global status report on road safety. Geneva：WHO Press.

专题七 营养和食品卫生问题与对策研究报告

摘 要

一、合理选择食物、重塑膳食模式是我国预防和控制慢性病的首要任务

（一）保障合理选择食物、重塑膳食模式的科学措施研究

1. 膳食和慢性病的基础研究

加强膳食和慢性病关系的基础研究。首先，建立出生队列和医疗档案，开展长期的前瞻性研究，探讨膳食和行为在慢性病发生、发展中的作用，在提出假设的基础上进行有效控制和干预。其次，建立营养与慢性病防控的全国大队列，评价营养防控慢性病措施的有效性，并在全国范围内推广。

2. 制定中国人自己的膳食营养素参考摄入量（DRIs）研究

DRIs 是构建科学膳食模式的基础，其制定依据和方法主要通过动物实验研究、人体代谢研究、人群观测研究及随机对照试验四种方式。然而目前我国营养基础研究薄弱，营养和膳食缺乏基本的调查研究数据，使我国目前应用的 DRIs 数据只能在全球其他国家现有 DRIs 的基础上，结合我国实际国情、疾病负担及专家意见进行完善和修订，缺少我国循证医学的证据。众所周知，我国作为最大的发展中国家，居民遗传易感性、疾病负担、消费水平、膳食模式、各营养素的供给水平及保障措施均有别于发达国家和其他发展中国家，这种依靠其他国家 DRIs 制定的我国 DRIs 显然不符合我国居民的膳食要求，不能满足我国居民的膳食需要。因此，我国首要任务应该是加大营养基础研究，鼓励行业和企业积极参与，共同致力于研究我国重大基础数据的研究，最终建立中国人自己的 DRIs 数据库。

3. 制定可有效推广的中国居民膳食指南

中国居民膳食指南是营养工作者根据营养学原则，在 DRIs 的基础上提出的一组以食物为基础的建议性陈述，用以指导人们科学地选择与搭配食物，是倡导人民群众采用合理膳食，以达到合理营养促进健康目的的指导性意见。简单地说：DRIs 是制定和评价膳食模式是否合理的依据，而膳食指南更直观地指导居民如何选择食物。因此我国应加大基础研究，以中国人自己的 DRIs 为基础，制定符合我国居民特点、能够在我国全面推广的膳食指南和膳食宝塔，以科学地指导群众选择食物，塑造健康的膳食模式。

（二）实施以营养需求为导向的农业生产和食品加工模式，构建健康食品供应链体系

1. 多学科交叉的食品农业生产和食品加工体系的建立

食物在从农田到餐桌再到体内发挥健康效应的整个过程中涉及农学、食品科学、营

养学等许多学科。与食物（品）生产加工密切相关的农学和食品科学只关注食物的品种、产量、风味等方面；而营养学只关注食物及其成分对人体的健康效应及其作用机制。再加上我国长期将农学、动物科学、食品科学和营养学分别设置在农业领域和人口与健康领域，各学科间彼此独立发展，就更加造成了食物产量、品种研究与营养健康效应之间的脱节，不利于我国食物生产、供应和居民健康的可持续性发展。因此首要任务包括两个方面：①我国应该建立农学、食品科学和营养学多学科交叉融合的食品生产、加工和供应体系，形成从农田到餐桌再到人体的全程营养关注机制；②建立以满足营养需求为导向的农业生产和食品加工模式，即将营养学的研究成果反馈性地指导食物生产加工。

2. 鼓励健康食品生产，保障健康食品链及供应体系

理想的食品供应体系要以营养供应为前提，使健康食品能够保证供应、易于获取、多样化并富含营养。从食品供应上帮助消费者做出健康的膳食选择，也就要求市场上最大限度地保证健康食品的供应，减少垃圾食品的供应。为此我国主要任务包括：①在政策上应该鼓励农业、食品加工企业生产健康食品，对生产健康食品企业给予减少税收的政策支持。②学习国外的措施，对生产垃圾食品（如薯条、碳酸饮料等）的企业，增加税收，提高垃圾食品价格，以此来提高市场上健康食品的比例，从食物源头上引导居民合理选择食物，塑造健康的膳食模式。

（三）加强营养宣传教育和营养干预，科学指导人们膳食

1. 营养教育的作用和措施

营养宣教对增强全民营养意识、改变饮食行为，改善营养不良，预防慢性病、提高居民健康水平和整体素质具有重要意义。营养宣传教育应该注重其科学化、通俗化及生活化。我国营养宣传教育应积极利用各种渠道和媒体在全国范围内广泛开展。其主要任务包括以下几个方面：①合理的膳食营养教育应该从婴幼儿开始进行，也要求从国家层面在中小学的义务教育中增加营养教育内容。②我国最基本的群体生活单元是居民社区，能够"立竿见影"的方法是在社区进行营养教育，告诉大家最合理的膳食结构、每天的膳食安排及摄入量，使社区居民掌握一定的营养知识，养成合理的膳食模式。医院的营养师和社会的公共营养师都应该走进社区，走进每一个家庭，走到每一家的餐桌前，指导居民选择和搭配食物。③利用媒体进行多种形式的营养教育。

2. 营养干预的作用和措施

社区卫生服务直接影响社区居民的疾病和健康。膳食营养干预仍然应该以社区为中心，在营养宣传教育的基础上，通过干预改变其膳食模式和饮食行为，纠正不良饮食习惯，逆转慢性病的发生和发展。膳食干预包括膳食结构的调整、食物供应计划、食品强化和营养素补充剂的使用等。具体措施：①以社区为单位，建立母婴营养监测及干预体系，调研基础的膳食模式和状况、基本数据、健康的基本信息，监测健康信息和指标的变化；②建立全国营养与慢性病的监控网络，根据实际监测反馈结果进行膳食结构的调整；③针对不同地区存在的不同营养问题，制订营养膳食干预计划，开展营养、生活方式综合干预工作，对干预效果进行评价，使干预方案逐步完善，在示范区实施并逐步在全国范围内推广。

3. 培养良好的饮食习惯要从生命早期开始

生命早期的营养不仅可影响婴幼儿、儿童青少年的生长发育，还可影响成年后慢性

病的发生、发展及健康长寿，而且饮食习惯一旦形成就很难改变，因此要从生命早期开始重视营养并养成良好的饮食习惯。为此要重点开展如下研究和工作：①怀孕、哺乳、婴幼儿期不同微量营养素摄入水平对成年后健康的影响；②怀孕、哺乳、婴幼儿期不同膳食构成对成年后健康的影响；③针对预防成年后慢性病的发生，建立孕妇、乳母、婴幼儿及儿童青少年的 DRIs 和膳食指南；④构建上述人群的理想膳食模式，并从婴幼儿期就贯彻执行，养成良好的饮食习惯。

4. 加强营养政策和法规建设，实现营养立法

营养立法对国民营养改善和营养健康教育方面的作用主要包括：①营养立法可以强化营养健康教育，提高国民营养知识水平，转变我国居民错误观念；②营养立法可以明确营养健康教育的职责，保障营养干预的实施；③营养立法能够促进各级部门充分利用营养资源，保障健康食品资源的供应；④营养立法能够规范各级人民政府建立营养保障机制。在同一物质条件下，有无科学的营养指导、法制化的科学管理，国民所取得的健康效果是迥然不同的。国外（如美国和日本）成功的经验就是建立完整的营养法律体系，这对其国民营养改善和健康水平提高发挥了良好的促进作用。因此我国也亟须从加强营养政策和法规入手，在逐步完善营养政策和法规的基础上，早日制定和实现营养立法。

二、构建食品安全识别体系，提高食源性疾病防控能力

食品安全识别体系是以满足广大消费者识别、选择营养安全的食物需求为目标，以政府、企业、消费者为主体，针对从农田到餐桌整个食物链，建立食品安全检测体系、国家食品安全风险监测体系、食品安全风险评估体系、食品安全预警体系、食品安全标识与溯源体系、食品安全信息查询体系六部分。为构建我国食品安全识别体系，建议如下。

（一）构建食品安全检测体系

1. 加强食品安全检验检测的统筹协调管理

加强食品安全检验检测的统筹管理，健全部门协调配合机制，完善食品检测综合网络，促进食品安全检测资源和食品安全信息的共享共用，提高食品安全综合监管效能。由国家综合监管部门负责、各省职能监管部门和公共检验机构配合，依托政府电子政务系统，开发专用管理软件，形成行政监管部门和公共检验机构互联互通、共享共用的业务平台。

2. 注重食品安全检验检测的综合能力建设

在充分利用现有食品安全检验检测资源的基础上，按照整体规划、科学配置、共建共享、完善体系的原则，进一步整合资源，加大投入，不断强化食品安全检验检测的综合能力建设。重点加强专业实验室和公共实验室建设，注重先进、高效的仪器设施和执法一线快速检测设备的配备；加强仪器、设施配置的协调管理，避免重复建设和资源浪费；要充分利用科研机构、高等院校实验室和经国家认证的商业性检测机构在人才、设备和技术上的优势，密切与第三方检测机构的联系和合作。

3. 完善食品安全检测体系建设的保障措施

加强食品安全检验检测体系建设，提升食品安全科学监管水平，是新时期保障和改善民生的一项重要工作。政府应加强组织领导，各职能监管部门和公共检验机构要密切

配合，相关职能部门要积极支持，共同推进食品安全检验检测体系建设。

国家应在公共检验机构的资源整合、设备更新和综合能力建设等方面加大投入力度，为食品安全检验检测体系的建设和运行提供财力保障。

抓好检验队伍建设，提升食品安全检验检测的专业能力；要高度重视高素质专业人才的培养和引进，加强学术带头人队伍建设、建立食品安全检验检测专家库、定期组织开展学术研讨活动、组织开展专题业务培训等，提高食品安全检测整体水平。

（二）完善食品安全风险监测体系

1. 健全和完善国家食品安全风险监测网络和功能

国家食品安全风险评估中心应统筹规划、统筹指导，收集分析和评议全国监测数据，建立监测数据库。各相关检验机构应确定统一的建设标准（包括硬件和软件），构建覆盖全国各省市（地）县级并逐步延伸到农村地区的食品污染物和食源性疾病监测网络，不断提高我国食品安全风险监测能力，满足开展食品安全风险监测工作的需要。

2. 建立质量控制体系，确保数据的有效性

建立国家食品安全风险监测基准实验室网络，包括化学污染物基准实验室、食源性致病菌基准实验室、食源性疾病病因学鉴定实验室和毒理学安全评价实验室，确保监测数据的有效性。

3. 加强体系建设，建立良好的运行机制

加强食品安全监管相关职能部门所属检验机构和社会检验机构、医疗服务机构、卫生监督机构的协同发展，充分利用各部门现有的各种资源开展食品安全风险监测工作；建立起统一、高效的食品安全风险监测运行体制；建立分工明确、信息互通、协调互动和资源共享的食品安全风险监测体系。

4. 加强组织体系和人员能力建设

加强人员队伍建设，建立健全食品安全风险监测专业人员的继续教育制度，提高疾病预防控制机构风险监测人员和医疗服务机构中专业技术人员及质量控制人员的业务水平和能力。

（三）完善食品安全风险评估体系

1. 健全食品安全风险分析评估的指南和规范

国际上已制定了部分相关的风险分析法规或准则，如联合国粮食及农业组织制定了《有害生物风险分析准则》，我国可以借鉴国外的先进经验，理顺食品安全风险分析评估的相关法律法规，统一整合为包括食品安全各个环节的风险分析准则。此外，根据科学研究成果，及时更新和制定详细、操作性强的指南、规范，使工作中面临各环节的风险分析问题都有法可依，有标准可执行。

2. 健全全国的食品安全风险分析机构网

首先，充分发挥食品安全专家委员会的作用，整合各监管部门现有的食品安全科研机构、实验室、监测中心等，使其成为遍布全国的、独立的、权威的食品安全风险评估中心或分支（检测）网络，应对各个环节的食品安全风险因子，以进行有效的风险分析评估工作。其次，应该建立和加强政府部门与学校、企业等科研机构紧密合作协同机制，

培训现有的食品安全相关的科研工作人员，不断提高专业队伍的技术水平。

3. 完善食品安全风险因子的数据信息体系

第一，结合产品溯源制度及商业条形码的运行机制，载入食品安全信息，使每样品种均有"身份证"，方便进行及时跟踪。第二，建立全国统一的食品安全信息管理系统（软件），整合全国各相关部门的食品安全监督检测情况，联网动态监管，信息共享。第三，统一数据信息标准，搭建统一信息报告平台，利用现有各职能部门的信息系统进行食品安全风险因子的收集、报送、发布。通过建立上述食品安全风险因子资讯平台，使风险评估机构、各监管部门及消费者能够迅速掌握食品安全动态。

4. 加强食品安全风险交流

逐步建立并完善我国食品安全风险交流工作体系与机制，组建国家食品安全风险专家委员会；建立风险交流策略与技能培训系统，培养风险交流专业人员；建立与媒体、消费者等利益相关方的交流平台，建立食品安全宣教工作机制，对公众普及食品安全知识。

（四）建立和完善食品安全预警体系

1. 加强食品安全预警技术研究

组织科研力量全面分析研究食品安全风险预警及快速反应体系保障措施，研究制定重大食品安全事件应急处理办法，为建立质检系统各部门之间的长效工作机制、快速高效应对食品安全突发事件提供保障和工作基础。加强自主研发能力，开展预警技术、检测技术的攻关；应用新的暴露组学和代谢组学技术研究各种危险因素暴露的生物标志物；加速研制开发用于现场检测的食品安全快速检测技术、方法和仪器，提高我国食品安全检测能力和水平。

2. 加强预警技术的基础性检测研究

参考美国等发达国家风险分析原则，建立适合我国国情的风险评估模型和方法；建立食品安全监测点进行主动监测，获得我国食品安全状况动态规律，包括本底水平和我国食品安全危害的区域分布、时间动态和污染水平，建立我国主要食品中重要危害物监测基本数据库，对食品供应链从生产、加工、包装、储运到销售过程进行全程监控和溯源。

3. 加强风险评估体系的建设，建立有效的信息共享平台

风险评估机构应把涉及食品安全的信息进行收集、交换和整合，遵循科学、透明、公开预防的原则进行风险评估。根据我国的国情，发展我国风险评估技术并建立食品安全监控计划；针对可能的潜在食品安全问题，组织相关科研院所和质检机构开展必要的研究和检验工作。

管理部门应建立和完善覆盖面宽、时效性强的食品安全预警信息收集、管理、发布制度和监测抽检预警网络系统，向消费者和有关部门快速通报食品安全预警信息。

（五）建立食品安全标识与溯源体系

1. 明确食品安全标识与溯源系统定位

食品安全标识与溯源系统只是解决食品安全问题的技术手段之一，食品安全整体水平的提高根本上还是要靠落实主体责任、形成全社会共同治理的合理机制，即由政府、

企业、食品安全监测机构和消费者共同构建，以社会共治的模式发展。消费者是最终的信息需求者和验证者，食品安全标识和追溯系统要以消费者最方便的方式提供信息，如消费者可以随时随地使用手机扫描查看食品的详细信息，包括食品安全质量、构成成分、营养物质功效及如何合理膳食等相关信息；同时当食品质量发生问题时，可以追溯查询到每个环节及食品的源头和流向。

2. 建立健全信息化、电子化、网络化的食品安全先进技术体系，全面构建溯源标识与体系的技术支撑

对食品原材料及其生产、流通、消费整个食物链的各环节进行信息化管理，实行有效监管，确保对问题食品无遗漏、及时跟踪与召回。目前互联网技术已经被列入我国食品安全领域，通过物联网技术，能够有效监控食品加工企业的生产环境，优化投入，实现高产、优质，保证产品安全和可溯源性。

3. 建立健全食品安全追溯法律法规及各种相关制度

应以《中华人民共和国食品安全法》为支撑，明确食品安全溯源体系的内容；建立健全食品入市备案制度，全面掌控食品质量安全的源头；建立健全食品进销记录制度，全面构建系统的食品溯源链条；建立健全食品召回制度和下架退市制度，全面铲除问题食品继续流通的可能；建立健全食品安全信息查询制度，全面保证消费者和监管执法部门对食品质量安全的有效监督。

（六）建立食品安全信息查询体系

1. 建立食品中可能含有的各种有害因素含量水平数据库

对食品中可能含有的对人体健康有害的各种污染物，如农药、苯并[α]芘、丙烯酰胺、亚硝酸盐等，建立相应的食品含量数据库，使消费者在数据库中了解各种食品中污染物的含量水平。

2. 建立食品中各种有害因素毒性作用及已被确认的对人体健康造成危害的各种有害因素的信息平台

向广大消费者提供食品安全信息，让消费者了解食品中含有的各种有害因素的毒性作用，特别是对人体健康可能造成的危害，将有助于促进食品安全监管工作全社会参与和食品安全现状的改善。

3. 建立食品生产、加工、保存过程中可能产生的有害物质的信息平台

由于食品在生产、加工、保存过程中可能产生各种有害物质，如丙烯酰胺、苯并[α]芘、亚硝酸盐等，这些有害物质在一定程度上可能对人体健康产生一定的影响。因此，哪些食品含有对人体健康有害的物质、各种食品的正确食用方式及保藏方式，都是消费者普遍关心的问题。通过建立该信息平台，可以方便消费者了解相关信息，确保消费者食用安全健康的食品。

4. 建立科普知识宣传平台

目前，消费者缺少食品安全方面的相关知识，遇到食品安全问题容易产生恐慌，通过建立科普知识宣传平台可以纠正消费者一些不正确的认识，安定人心，促进合理消费。

一、合理选择食物、重塑膳食模式是我国预防和控制慢性病的首要任务

食物（饮食）与健康是人类历史长河中亘古不变的永恒主题。营养与食品卫生学便是在人类与自然界做斗争以谋求生存与发展的过程中，逐渐形成并完善起来的一门古老学科。营养学与食品卫生学既有联系又有区别：联系，是指两者有共同的研究对象——食物和人体；区别，是指营养学研究食物中的有益成分与健康的关系，而食品卫生学则研究食物中有害成分与健康的关系。因此，食物对健康的影响是一把双刃剑，即食物中的有益成分可以维持和促进健康，预防疾病的发生；而食物中的有毒有害成分可以导致多种疾病，甚至引起中毒死亡。

人类一直自觉或不自觉地尽其所能选择对健康有益的食物，避免对健康有害的食物。食物选择贯穿了整个人类发展历程，在不同的历史时期，食物的可选范围及人类选择食物的能力是不同的。不同的选择能力决定了不同的健康水平。也可以说，"选择什么样的食物，就选择什么样的健康""你的健康，你做主"。在食物选择的过程中，人民大众是主体，日益丰富的食物资源是客体。营养与食品卫生学研究的终极目标就是在理解食物及饮食行为与健康的关系之后，指导居民学会科学、合理、理智地选择食物。

（一）膳食模式与慢性病的国内外研究现状

1. 慢性病的流行病学现状

（1）世界范围内慢性病的流行病学情况：世界范围内与膳食模式密切相关的慢性病的患病率呈现逐年升高趋势，特别是与机体能量过剩密切相关的肥胖、糖尿病、高血压、心血管疾病和癌症等慢性病的发病率增长速度最快。《2012 年世界卫生统计》显示 1980～2008 年，世界范围内肥胖（BMI ≥ 30kg/m^2）的发病率几乎翻了一番。2008 年，全球超重率 35%，肥胖率 12%；男性和女性肥胖发生率分别为 10% 和 14%，显著高于 1980 年的男性 5% 和女性 8%。WHO 2012 年调查显示全球成人糖尿病平均患病率男性为 9.9%，女性为 9.5%；全球 25 岁及以上成人高血压患病率男性为 29.2%，女性为 24.8%。心血管疾病发病率居慢性病首位。癌症患者激增，仅 2012 年，全球就新增约 1410 万癌症病例。

WHO 报告显示，仅 2008 年因慢性病（包括心血管疾病、癌症和慢性呼吸系统疾病等）就导致 3600 多万人失去生命，占全世界总死亡人数的 63%，比传染病导致的死亡率高出 2 倍多，其中 80% 集中在中低收入国家。2008 年，全球癌症新发病例 1270 万，死亡病例 760 万，约占全部死因的 13%；死亡位于前五位的癌症依次为肺癌、胃癌、肝癌、结直肠癌、乳腺癌。《2012 世界卫生统计报告》显示，非传染病引起的死亡中，48% 归因于心血管疾病。

（2）我国慢性病的流行病学情况：我国与膳食模式相关的许多慢性病如肥胖、糖尿病、高血压、心血管疾病和癌症也呈现快速增长的趋势。2010 年中国慢性病及其危险因素监测报告显示，我国成人超重率为 30.6%，肥胖率为 12.0%。2010 年中华医学会糖尿病学分

会（CDS）、国际糖尿病联合会（IDF）联合调查结果显示，我国有9240万成人患糖尿病，是2002年调查数字的3倍，中国已成为世界上糖尿病患病人数最多的国家，18岁以上成人糖尿病的患病率达9.7%；糖尿病前期患者人数已达到1.48亿。2004年、2007年和2010年全国监测结果显示，18～69岁居民年龄标化的高血压患病率分别为20.5%、25.1%和30.7%，按2010年我国人口的数量与结构，估计目前我国约有2亿高血压患者。《中国心血管病报告2012》指出，估计全国心血管病患者2.9亿，即每5个成人中有1人患心血管病。《2012中国肿瘤登记年报》的数据显示，我国癌症发病率为285.91/10万，每年新发癌症病例约350万。

第四次国家卫生服务调查显示，我国居民慢性病病例数达2.6亿，其患病率已达总人口的20%。2011年5月，由卫生部疾病预防控制局和中国疾病预防控制中心共同完成的《中国慢性病报告》指出，非传染病导致的死亡约占我国所有死亡的83%，其中心血管疾病占38%，其次为癌症、呼吸系统疾病、糖尿病、其他非传染病。

（3）慢性病的经济负担：达沃斯世界经济论坛《2009年全球风险报告》显示，在全球经济的众多影响因素中，因慢性病造成的疾病风险和经济负担高达1万亿美元，甚至高于全球金融危机所造成的影响。WHO调查显示，每年与肥胖相关的医疗费用高达2000亿美元。2012年全球糖尿病的医疗费用为4710亿美元，糖尿病病程10年以上的患者医疗开支较病程1～2年的患者高460%。糖尿病直接医疗费用以年均19.90%的增速增长，国际癌症研究署（IARC）公布的2008年全球12个地区184个国家的癌症负担数据显示，全球因癌症导致的伤残调整生命年（DALY）损失为1.7亿人年，其中中国占25%。

2009年2月我国卫生部公布的第四次国家卫生服务调查结果显示，我国慢性病的直接医疗费用占当年城市地区医疗总费用的36%，占当年农村医疗总费用的22%。2010年CDS、IDF联合发布了中国糖尿病社会经济影响研究结果，其中糖尿病导致的直接医疗开支占全国医疗总开支的13%，达到1734亿元。2007年卫生部公布的信息显示，每年主要心脑血管病的直接医疗费用已达1300亿元人民币，其中用于高血压的医疗费用达366亿元。

2. 膳食模式与慢性病的关系

从世界范围看，各个国家的膳食模式分为6种，通过分析膳食模式与疾病之间关系发现，膳食模式不同，慢性病的发病率则显著不同。

（1）经济发达国家膳食模式和慢性病：该膳食模式以动物性食物为主，是多数欧美发达国家如美国、西欧、北欧诸国的典型膳食结构，属于营养过剩型膳食。食物摄入特点：粮谷类食物消费量少，人均每天150～200g，动物性食物及食糖的消费量大，肉类300g左右，食糖甚至高达100g，蔬菜、水果摄入少。人均日摄入能量高达3300～3500kcal，脂肪130～150g，占总热量的39%（35%～45%），而且脂肪中饱和脂肪酸的比例较高，占膳食热量的18%。该膳食模式以提供高能量、高脂肪、高饱和脂肪酸、低膳食纤维为主要特点，极易造成肥胖、高血压、糖尿病等慢性病发病率的增加。以美国为代表的经济发达国家膳食模式下慢性病高发，其调查报告显示：2010年美国成年人约67%的人超重，其中有超过35%的美国成年人为肥胖，糖尿病患病率为8.3%；1994～2004年，美国成年人中的高血压患者比例由24%增加到29%。

该膳食模式中高能量、高脂肪、高饱和脂肪酸的摄入是导致慢性病上升的主要因素。大量流行病学调查和营养调查都表明：高能量密度食物和膳食脂肪摄入越多，体重增长越多，肥胖发生风险越高。膳食摄入脂肪的供能比由 20% 增至 25% ～ 30% 时，可增加 37% 的超重或肥胖、10% 的糖尿病和 31% 的高胆固醇血症发生风险。人群队列研究数据综合分析显示，如果将饱和脂肪酸供能的 5% 用多不饱和脂肪酸代替，冠心病患病和死亡的风险均可明显下降。因此，WHO 及各国都建议控制膳食中能量、脂肪、饱和脂肪酸和反式脂肪酸的含量。

（2）东方膳食模式与慢性病：该膳食模式以植物性食物为主、动物性食物为辅。大多数发展中国家如印度、巴基斯坦和非洲一些国家等属此类型。食物摄入特点：平均能量摄入为 2000 ～ 2400kcal，蛋白质仅 50g 左右，脂肪仅 30 ～ 40g，膳食纤维充足，来自动物性食物的营养素如铁、钙、维生素 A 摄入量常会出现不足。该类膳食模式容易出现蛋白质 - 能量营养不良，以致健康状况不良，生长发育迟缓，劳动能力降低。该膳食模式容易导致营养缺乏病的高发。例如，非洲是世界上维生素 A 缺乏最严重的地区，特别是尼日利亚高达 56%。非洲区受夜盲症影响的学龄前儿童比例高达 2%，是东南亚区（0.5%）的 4 倍。另外，非洲缺铁性贫血发病率也较高，特别是怀孕妇女贫血的发病率高达 52%。

东方膳食模式容易导致维生素和矿物质的缺乏，但可以有效预防多种营养过剩导致的慢性病。例如，若谷类食品和植物蛋白摄入较多，血脂异常和心血管疾病发病率则较低。该膳食模式膳食纤维摄入量较高，能够降低血清胆固醇水平，预防心血管疾病，还可预防结肠癌的发生。

（3）地中海膳食模式与慢性病：该膳食模式以居住在地中海地区（意大利、希腊）的居民为代表。其膳食结构的主要特点为富含植物性食物，包括谷类（每天 350g 左右）、水果、蔬菜、豆类、果仁等；每天食用适量的鱼、禽，少量蛋、奶酪和酸奶；每月食用红肉（猪、牛和羊肉及其产品）的次数不多，主要食用油是橄榄油；大部分成年人有饮用葡萄酒的习惯。脂肪提供能量占膳食总能量的 25% ～ 35%；其饱和脂肪酸摄入量低（7% ～ 8%），不饱和脂肪酸摄入量高，膳食含大量复合碳水化合物，蔬菜、水果摄入量较高。该种膳食模式心血管发病率极低，是各国都在积极学习的膳食模式。研究报道显示地中海地区心血管疾病发病率比美国低 90%，乳腺癌发病率比日本低 25%。

地中海膳食模式能够预防慢性病的主要原因：橄榄油的食用具有改善血脂，增强心血管功能及抗氧化、抗组织衰老的作用；水果、薯类加上蔬菜摄入量较高保证了维生素和矿物质摄入量；红葡萄酒酿制中将皮、籽一起酿造，使酒中含有多种植物化学物质，具有降脂、降血糖、抗衰老等多种功效。地中海膳食常食用番茄、洋葱、大蒜和深海鱼，其中番茄红素、含硫化合物、大蒜素、二十二碳六烯酸（DHA）和二十碳五烯酸（EPA）均具有有益的生物学作用。

（4）日本膳食模式与慢性病：日本膳食模式是一种动植物食物较为平衡的膳食结构。膳食中动物性食物与植物性食物比例比较适当。特点是谷类的消费量平均每天 300 ～ 400g，动物性食品消费量平均每天 100 ～ 150g，其中海产品比例达到 50%，奶和奶制品 100g 左右，蛋类 40g 左右，豆类 60g。能量和脂肪的摄入量低于欧美发达国家，平均每天能量摄入为 2000kcal 左右，蛋白质为 70 ～ 80g，动物蛋白质占总蛋白的 50% 左右，脂肪 50 ～ 60g，该膳食模式既保留了东方膳食的特点，又吸取了西方膳食的长处，少油、少盐、多海产品，蛋白质、脂肪和碳水化合物的供能比合适，有利于避免营养缺乏病和营养过剩性疾病，膳食结构基本合理。正是这种膳食模式促进了日本人的长寿，其平均寿命达到 83 岁，日本目前是世界上平均寿命最长的国家。日本是肥胖率最低的国家，2009 年日本肥胖率为 3.4%。2010 年调查显示日本人心脑血管病总发病率只有 0.4%，而我国却高达 30%，是日本的 75 倍。

（5）我国居民膳食结构与慢性病：我国幅员辽阔，各地区、各民族及城乡之间的膳食构成存在很大差别，富裕地区与贫困地区差别较大。因此，我国目前的膳食结构属于混合型的膳食结构，当前中国城乡居民的膳食仍然以植物性食物为主、动物性食物为辅。大城市的膳食结构已经向"富裕型"膳食结构转变，接近西方发达国家的膳食模式。目前我国农村地区的饮食结构以植物性食物为主，不利于某些营养素的吸收，营养不良现象比较普遍，慢性病主要表现为脂肪消失、肌肉萎缩及生长发育停滞，全身各系统的功能紊乱，维生素和矿物质缺乏表现严重。大城市则因脂肪、蛋白质摄入过多，外加食品加工过精过细，使得一些"富贵病"如肥胖症、糖尿病、高血压、心血管疾病及癌症等慢性病的发病率大幅度上升，并呈年轻化的发展趋势。这些情况在我国大城市表现尤其突出。

（6）其他膳食模式与慢性病：营养学家班德在明确营养与健康关系时指出："世界上的食物没有好坏之分，只有饮食习惯的好坏。"也就是说只有食物选择的正确与否。合理的食物选择和良好的饮食习惯是保证人体正常生理功能和健康的前提。然而目前一些不良的饮食习惯如高盐饮食、垃圾食品的摄入及饮酒也是导致慢性病发病率增高的主要因素。国际医学界大规模研究发现，日本北部、韩国、中国、哥伦比亚、葡萄牙等每天食盐摄入量为 14.6 ～ 28g，高血压发病率很高，而每天只摄入食盐 3 ～ 3.5g 的因纽特人，基本上不发生高血压。另外 WHO 公布的十大垃圾食品，即只提供能量、不提供营养素的食品，在全球的消费量也迅速增加，仅方便面消费量每年可达 1000 亿份。长期食用快餐食品代替一日三餐，其中的防腐剂可以导致营养失衡，使贫血、胃病的发病率上升。长期饮酒可以导致肝炎和肝硬化，过量饮酒可以影响脂肪代谢，导致脂肪肝、高甘油三酯血症的发病率上升等。

3. 膳食模式变迁与慢性病关系

膳食模式影响着疾病的发生，而膳食结构的调整能显著改善疾病的病程。随着社会的进步、经济的快速发展，各国的膳食模式发生了重大改变，在一定程度上导致疾病的发病率、疾病谱和死亡谱发生了重大改变。

（1）日本膳食结构变迁及慢性病变化：日本人的膳食结构变迁有如下特点。①粮食消费逐年下降，1960 年人均谷类消费 410g/d，1980 年降到 312g/d，下降 24%，之后下降缓慢，1984 年谷类消费仍可达 298g/d；②动物食品消费增加较多，但并不过量，并且水产品食用量较大，1984 年，人均肉类消费量 62g/d、牛奶及奶制品 168g/d、鸡蛋 39g/d、鱼贝类 95g/d，动物蛋白质摄入量占蛋白质摄入量的 45%，水产品蛋白质占动物蛋白质摄入量的 50%；③能量摄入低于欧美发达国家，1984 年为 2594kcal，近几年仍处于相对稳定状态，蛋白质摄入量为 83g/d，无明显变化，脂肪增加较多，为 81g/d，但低于欧美发达国家，摄入碳水化合物、蛋白质、脂肪分别占总能量的 59.2%、12.8%、28.0%，膳食结构总体上仍是比较合理的。尽管最初日本膳食中钠盐的摄入量较高，增加了高血压的发病风险，但同时其膳食结构也有较多的保护因素，如蔬菜水果、海藻和绿茶等，在一定程度上降低了高血压和心血管疾病的风险。

日本膳食结构的变化影响了慢性病发病率和疾病谱的改变。早在 20 世纪 50 年代，日本传染病就大幅减少，脑卒中、癌症、心脏病和糖尿病已是当时主要的慢性病；然而目前，随着日本部分地区的膳食结构向西方发达国家发展，慢性病的发病率也呈现上升趋势。1997 年日本糖尿病患病人数为 690 万，到 2007 年增加至 890 万；1996 年日本高血压的患病人数是 1960 年的 4.6 倍；2006 年肥胖人数与 1986 年相比增加了 1 倍。同时日本死因顺序也发生了改变，如今死因前三位的疾病为恶性肿瘤、脑卒中和心脏病。

（2）美国膳食结构变迁和慢性病变化：众所周知，美国一度盛行"高热量、高脂肪、高蛋白"的膳食结构，造成居民营养不平衡和营养过剩，致使美国肥胖病、糖尿病、高脂血症和其他心血管疾病发病率急剧增加。为此，美国自 20 世纪 60 年代以来，在居民膳食结构上采取了政府宏观调控、发展健康食品和膳食补充剂，即制定了美国居民的膳食指南，要求上市食品附营养合格标签，健康食品主要增加了食品中的营养素，有利于消费者健康。到 1983 年美国肉蛋奶人均年消费量为 255kg，而谷物年消费量仅为 67.9kg。每人每天摄入能量 3641kcal，脂肪 168g，蛋白质 105g。到 1995 年，每人每年消耗的膳食：新鲜蔬菜 49.9kg，新鲜水果 54.4kg，牛肉、猪肉、鱼肉分别为 29.5kg、21.8kg、22.7kg，奶类 6.8kg，总脂肪 59.4kg，谷类 86.2kg，鸡蛋 104.3kg。从变化可以看出，尽管美国意识到"三高"膳食模式的危害，一直致力于向植物性膳食结构的改变，但变化速度较慢。

美国"三高"膳食结构变迁导致慢性病发病率增加。美国国民健康和营养调查结果发现，美国成年人超重率在 20 世纪 70 年代末、80 年代末和 90 年代末分别为 47%、56% 和 64%，同期肥胖率分别为 15%、23% 和 31%。1996 年美国居民患有 3 种或 3 种以上慢性病比例为 7%，到 2005 年上升为 13%。美国的疾病死亡谱也发生了改变，自 1987 年到 2005 年，美国糖尿病死亡率增加了 45%。2000 年糖尿病是死亡原因第七位的疾病。2010 年，美国疾病死因主要是心脏疾病、恶性肿瘤、呼吸系统疾病和脑血管疾病。然而，随着膳食结构的不断调整，美国部分慢性病发病率和死亡率开始下降。相对于 20 世纪 90 年代末期，从 2007 年至 2010 年，高胆固醇血症患病率从 20% 下降到 14%，血压未受到严格控制的比例从 74% 下降到 49%。从 2000 年至 2010 年，美国人死于心脏病的病例数下降了 30%，死于癌症的病例数减少了 13%。

（3）我国膳食结构变迁与慢性病变化：全国营养调查发现，中国居民膳食结构发生了很大变化。从 1961 年至 2000 年，我国人均肉类食品摄入量增加了 10 倍。1992 年，肉类食品为国人提供的能量比例是 15.2%，2002 年是 19.2%。2010～2012 年全国城乡居民平均每标准人日粮谷类食物摄入量为 337.3g。总蛋白质摄入量基本持平，优质蛋白质摄入量有所增加，豆类和奶类消费量依然偏低。全国城乡居民平均每标准人日畜禽肉的摄入量为 89.7g，其中猪肉摄入量为 64.3g，与 2002 年相比，全国城乡居民畜禽肉摄入量增加 11.1g。全国城乡居民平均每标准人日奶类及其制品的摄入量为 24.7g。与 2002 年相比，城市居民奶类及其制品的摄入量明显下降，平均减少 28g。脂肪摄入量过多，全国城乡居民平均每标准人日食用油的摄入量为 42.1g，平均膳食脂肪供能比超过 30%。蔬菜、水果摄入量略有下降，2010～2012 年全国城乡居民平均每标准人日蔬菜的摄入量为 269.4g，水果的摄入量为 40.7g。钙、铁、维生素 A、维生素 D 等部分营养素缺乏依然存在。2012 年居民平均每天烹调用盐为 10.5g，较 2002 年下降 1.5g。

膳食结构的变迁导致了我国慢性病的快速增长。2009 年研究报道，在过去的 10 年中国经诊断的慢性病病例增加 14.3%，其中糖尿病增加超过 3 倍，高血压增加 1.5 倍以上，脑血管疾病增加 1 倍，冠心病增加 63%，癌症增加 60%。与 1992 年相比，2002 年我国超重率和肥胖率分别上升 38.6% 和 80.6%，其中大于 18 岁的成年人分别上升 40.7% 和 97.2%。我国糖尿病患病率从 1980 年的 0.67% 迅速上升到 1994 年的 2.28%，到 2008 年糖尿病的患病率已达到 9.70%。我国 1982 年、1992 年、2002 年营养调查结果显示，高血压患病率分别为 7.73%、13.58% 和 18.8%。同样随着膳食结构变化，我国疾病死亡谱也发生了重大转变，20 世纪 60 年代，我国居民主要死亡原因是呼吸系统疾病和传染病，到 90 年代主要死亡原因是流感、肺炎和结核，死因顺位排在前四位的分别是心脑血管疾病、恶性肿瘤、呼吸系统疾病、损伤和中毒。

美国学者将人类营养和膳食的变迁分为"饥饿减少"、"慢性疾病"和"行为改变"，指出随着人类生活水平的提高，由于不重视相应的饮食预防，导致慢性病逐渐增多；慢性病的增加引起了人们的关注，从而注意自己的行为改变，预防和控制慢性病的发生。目前一些发达国家的居民基本度过了前两个阶段，正处于"行为改变"阶段，慢性病发病率开始逐渐下降。我国的现状是发达地区的膳食模式趋向于"西方"膳食模式，贫穷地区为传统的植物型为主的膳食模式，而大多数地区和居民处在一个从植物性食物为主向"西方"膳食模式转变的时期，恰恰也就是从"饥饿减少"向"慢性病"过渡的时期。因此，该时期是可以通过积极干预向健康发展的时期，是一个膳食干预（"行为改变"）的最佳和关键时期。

（二）膳食与慢性病关系的国内外研究现状

1.膳食模式与慢性病关系的主要问题

慢性病已经是"全球的瘟疫"。那么，是什么原因导致慢性病发展如此迅速并肆虐全球呢？分析其原因可能很多，但无疑膳食因素至少可以解释慢性病高发的 70%，具体主要包括：①食物生产、加工及供应布局导致不健康食品供应和消费量增加；②科学技术发展水平落后、营养知识水平低导致的食物选择和搭配不科学；③膳食结构的不合理，以及膳食结构的变迁使高能量、高脂膳食的摄入水平显著提高；④生活节奏和生活方式改变引起的不良饮食习惯增多；⑤营养法制、法规不健全导致营养策略和措施实施困难。概括说，就是居民的膳食模式不合理。膳食模式是食物种类和数量在膳食中所占有的比重，其形成过程的实质就是食物的选择。也就是说食物的选择不合理，导致膳食模式的不合理，进而导致慢性病的发生。

2.膳食模式干预慢性病的主要经验、教训和措施

膳食结构不是一成不变的，人们可以通过科学的选择食物，调整膳食中各类食物所占的比重，有效预防和控制慢性病的发生。许多国家成功的膳食结构调整战略和大量膳食研究均证实，膳食结构调整能够有效预防慢性病的发生。WHO 综合世界各国的研究资

料发现，改变不良的膳食模式和生活方式，4年后可使糖尿病发病率下降58%，冠心病发病率下降80%，癌症发病率减少33%。

国家的膳食结构调整战略对居民健康的影响意义重大。例如，美国在20世纪60年代，将每年进行一次"总膳食研究"列入国家计划。这种被称为"市场菜篮子法"的系统研究，通过对美国市场销售的食品进行营养素检测，估计各类人群营养素摄入量，并制定相应的营养政策及改善措施，从而有效地改善了居民健康。从20世纪60年代后期起，脂肪酸构成中油酸供给量占主要地位，饱和脂肪酸呈下降趋势，并且增加了亚油酸供给量，从而使1968年至20世纪80年代初，美国24～35岁人群冠心病死亡率减少了30%。

芬兰糖尿病预防研究（DPS）和美国糖尿病预防计划（DPP）进行膳食（主要控制热量和脂肪摄入量）和生活方式的干预，结果发现膳食及生活方式干预3～7年可使糖耐量减低患者发展为2型糖尿病的风险下降43%～58%。我国大庆地区进行了以膳食健康教育和行为干预为主要内容的"中国大庆糖尿病预防研究"，6年干预期末及20年随访调查研究均表明行为干预可以显著降低糖耐量受损导致的2型糖尿病的发病率。更令人震惊的是，对照组糖耐量受损患者在20年随访过程中有93%发生糖尿病，尽管干预组也有80%的糖耐量受损患者最终也发生了糖尿病，但被推迟了3.6年。

（三）膳食预防和干预慢性病的主要建议

1. 保障合理选择食物、重塑膳食模式的科学措施研究

（1）膳食和慢性病的基础研究：加强膳食和慢性病关系的基础研究。首先，建立出生队列和医疗档案，开展长期的前瞻性研究，探讨膳食和行为在慢性病发生、发展中的作用，在提出假设的基础上进行有效控制和干预。其次，建立营养与慢性病防控的全国大队列，评价营养防控慢性病措施的有效性，并在全国范围内推广。

（2）制定中国人自己的膳食营养素参考摄入量（DRIs）研究：DRIs是构建科学膳食模式的基础，其制定依据和方法主要通过动物实验研究、人体代谢研究、人群观测研究及随机对照试验4种方式。然而目前我国营养基础研究薄弱，营养和膳食缺乏基本的调查研究数据，使我国目前应用的DRIs数据只能在全球其他国家现有DRIs的基础上，结合我国实际国情、疾病负担及专家意见进行完善和修订，缺少我国循证医学的证据。众所周知，我国是最大的发展中国家，我国居民遗传易感性、疾病负担、消费水平、膳食模式、各营养素的供给水平及保障措施均有别于发达国家和其他发展中国家，这种依靠其他国家DRIs制定的DRIs显然不符合我国居民的膳食要求，不能满足我国居民的膳食需要。因此，我国首要的任务应该是加大营养基础研究，鼓励行业和企业的积极参与，共同致力于我国重大基础数据的研究，最终建立中国人自己的DRIs数据库。

（3）制定可有效推广的中国居民膳食指南：中国居民膳食指南是营养工作者根据营养学原则，在DRIs的基础上提出的一组以食物为基础的建议性陈述，用以指导人们科学地选择与搭配食物，是倡导人民群众采用合理膳食，以达到合理营养促进健康目的的指导性意见。简单地说：DRIs是制定和评价膳食模式是否合理的依据，而膳食指南更直观地指导居民如何选择食物。因此，我国应加大基础研究，以中国人自己的DRIs为基础，制定符合我国居民特点、能够在我国全面推广的膳食指南和膳食宝塔，科学地指导群众选择食物，塑造健康的膳食模式。

2. 实施以营养需求为导向的农业生产和食品加工模式，构建健康食品供应链体系

（1）多学科交叉的食品农业生产和食品加工体系的建立：食物在从农田到餐桌再到体内发挥健康效应的整个过程中涉及农学、食品科学、营养学等许多学科。与食物（品）生产加工密切相关的农学和食品科学只关注食物的品种、产量、风味等方面；而营养学只关注食物及其成分对人体的健康效应及其作用机制。再加上我国长期将农学、动物科学、食品科学和营养学分别设置在农业领域和人口与健康领域，各学科间彼此独立发展，这就更加造成了食物产量、品种研究与营养健康效应之间的脱节，不利于我国食物生产、供应和居民健康的可持续性发展。因此首要任务包括两个方面：①我国应该建立农学、食品科学和营养学多学科交叉融合的食品生产、加工和供应体系，形成从农田到餐桌再到人体的全程营养关注机制；②建立以满足营养需求为导向的农业生产和食品加工模式，即将营养学的研究成果反馈性地指导食物生产加工。

（2）鼓励健康食品生产，保障健康食品链及供应体系：理想的食品供应体系要以营养供应为前提，使健康食品能够保证供应、易于获取、多样化并富含营养。从食品供应上帮助消费者做出健康的膳食选择，也就要求市场上最大限度地保证健康食品的供应，减少垃圾食品的供应。为此我国主要任务包括：①在政策上应该鼓励农业、食品加工企业生产健康食品，对生产健康食品企业给予减少税收的政策支持。②学习国外的措施，对生产垃圾食品（如薯条、碳酸饮料等）的企业，增加税收，提高垃圾食品价格，以此来提高市场上健康食品的比例，从食物源头上引导居民合理选择食物，塑造健康的膳食模式。

3. 加强营养宣传教育和营养干预，科学指导人们膳食

（1）营养教育的作用和措施：营养宣教对增强全民营养意识、改变饮食行为，改善营养不良，预防慢性病、提高居民健康水平和整体素质具有重要意义。营养宣传教育应该注重其科学化、通俗化及生活化。我国营养宣传教育应积极利用各种渠道和媒体在全国范围内广泛开展。其主要任务包括以下几个方面：①合理的膳食营养教育应该从婴幼儿开始进行，这也要求从国家层面在中小学的义务教育中增加营养教育内容。②我们国家最基本的群体生活单元是居民社区，能够"立竿见影"的方法就是在社区进行营养教育，告诉大家最合理的膳食结构、每天的膳食安排及摄入量，使社区居民掌握一定的营养知识，养成合理的膳食模式。医院的营养师和社会的公共营养师都应该走进社区，走进每一个家庭，走到每一家的餐桌前，指导居民选择和搭配食物。③利用媒体进行多种形式的营养教育。

（2）营养干预的作用和措施：社区卫生服务直接影响社区居民的疾病和健康。膳食营养干预仍然应该以社区为中心，在营养宣传教育的基础上，通过干预改变其膳食模式和饮食行为，纠正不良饮食习惯，逆转慢性病的发生和发展。膳食干预包括膳食结构的调整、食物供应计划、食品强化和营养素补充剂的使用等。具体措施：①以社区为单位，建立母婴营养监测及干预体系，调研基础的膳食模式和状况、基本数据、健康的基本信息，监测健康信息和指标的变化；②建立全国营养与慢性病的监控网络，根据实际监测反馈结果进行膳食结构的调整；③针对不同地区存在的不同的营养问题，制订营养膳食干预计划，开展营养、生活方式综合干预工作，对干预效果进行评价，使干预方案逐步完善，在示范区实施并逐步在全国范围内推广。

4. 培养良好的饮食习惯要从生命早期开始

生命早期的营养不仅可影响婴幼儿、儿童青少年的生长发育，还可影响成年后慢性病的发生、发展及健康长寿，而且饮食习惯一旦形成就很难改变，因此要从生命早期开始重视营养并养成良好的饮食习惯。为此要重点开展如下研究和工作：①怀孕、哺乳、婴幼儿期不同微量营养素摄入水平对成年后健康的影响；②怀孕、哺乳、婴幼儿期不同膳食构成对成年后健康的影响；③针对预防成年后慢性病的发生，建立孕妇、乳母、婴幼儿及儿童青少年的 DRIs 和膳食指南；④构建上述人群的理想膳食模式，并从婴幼儿期就贯彻执行，养成良好的饮食习惯。

5. 加强营养政策和法规建设，实现营养立法

营养立法对国民营养改善和营养健康教育方面的作用主要包括：①营养立法可以强化营养健康教育，提高国民营养知识水平，转变我国居民错误观念；②营养立法可以明确营养健康教育的职责，保障营养干预的实施；③营养立法能够促进各级部门充分利用营养资源，保障健康食品资源的供应；④营养立法能够规范各级人民政府建立营养保障机制。在同一物质条件下，有无科学的营养指导、法制化的科学管理，国民所取得的健康效果是迥然不同的。国外（如美国和日本）成功的经验就是通过建立完整的营养法律体系，这对其国民营养改善和健康水平提高发挥了良好的促进作用。因此我国也亟须从加强营养政策和法规入手，在逐步完善营养政策和法规的基础上，早日制定和实现营养立法。

二、构建食品安全识别体系，提高食源性疾病防控能力

（一）我国食品安全识别体系的现状和问题

1. 食品卫生检测技术

（1）食品理化检测：1978 年卫生部首次颁布《食品卫生检验方法（理化部分）》，随后上升为国家标准（GB/T 509.1—2003），1996 年进行系统修订，单一物质的测定方法达到 165 项。在"十五"期间先后建立二噁英、二噁英多氯联苯（DL-PCB）、指示性多氯联苯、氯丙醇、丙烯酰胺、有机锡和有机氯农药等持久性有毒污染物的分析方法。国家食品安全风险评估中心自 2011 年建立后，运用现代科学理论和实验技术分离、识别与定量测定食品和生物体中化学污染物、天然毒素与有害残留、食品添加剂与包装材料添加剂的确证方法。发展化学性食物中毒诊断与食品安全应急检测技术，开发出简便、准确的样品前处理新方法、新技术。通过吸收、引进国外先进的标准方法体系，在适合国情的基础上开发能与国际接轨的污染监测标准体系，推动监测技术的进步。以同位素稀释技术结合高分辨气相色谱 - 质谱法测定二噁英类化合物及多溴联苯醚等新持久性有机污染物（POP）和多种色谱 - 质谱联用测定丙烯酰胺、氯丙醇、呋喃、氟代有机物、热点污染物（emerging contaminant）的"金标准"，发展联用技术分离和测定食品中食品添加剂残留与包装材料添加剂迁移及毒性有机金属化合物形态，结合生物检测技术发展真

菌毒素等天然毒素和农药、兽药残留等建立色谱－质谱确证方法。利用化学计量学研究代谢组学技术，为人体负荷暴露评估提供科学依据。

（2）食品微生物检测：1960～1962年在我国证实了副溶血性弧菌是引起食物中毒的病原菌，并建立了一整套常规检验方法及生化、血清、噬菌体的分型技术。1976年卫生部颁布了《食品卫生检验方法（微生物学部分）》；1984年颁布了第一版中华人民共和国国家标准《食品卫生微生物学检验》（GB 4789—84），2004～2008年又对GB 4789—84进行了全面系统的修订。在"十五"至"十二五"期间又加强了食物病原菌的危险性评估、快速检测及溯源技术，以及食源性疾病监测信息系统的建设。国家食品安全风险评估中心自2011年建立后，针对食源性致病菌开展从影像到数字化的分型技术和评估模型研究，建立了具有病例信息和实验室检测数据采集、致病菌分子分型图谱的采集与传输、文本与数字及图谱信息比对、病原因子及病因性食品的关联性分析、食源性疾病预警发布等为一体的食源性疾病主动监测与预警网络，更准确地掌握了我国食源性疾病的发病和流行趋势，提高了对食源性疾病的预警与防控能力。

（3）食品毒理学检测：1975年我国首次为食品卫生监督机构、高等医学院校及营养与食品卫生研究机构培训了一支具有相当水平和检验能力的食品毒理学队伍。1994年我国《食品安全性毒理学评价程序》及《食品毒理学实验室操作规范》以国家标准形式颁布（GB 15193—94），为我国食品毒理安全性评价工作进入规范化、标准化及与国际接轨提供了保障。2000年以来安全性评价范围也从普通食品扩大到保健食品、食品包装材料、新资源食品、转基因食品、农药等健康相关产品的急性毒性、遗传毒性、生殖发育毒性、致敏性、致癌性和慢性毒性的系统毒理学。

2. 食品安全监测体系

"十五"期间，在全国初步建立了与国际接轨的食品污染物监测网和食源性疾病监测网，初步摸清了我国食品中重要污染物和食源性疾病发病状况，形成了具有中国特色并与国际接轨的食品安全监测体系。我国于1990年、1992年、2000年、2007年、2009年组织开展了中国总膳食研究，得到了多种主要污染物在食物中的含量，为政府部门制定和修订食品卫生法规、标准，建立食源性疾病防控措施提供了重要的科学依据。

3. 食品安全控制技术

（1）食品安全风险评估：自20世纪70年代起，卫生部牵头完成了全国20多个地区食品中铅、砷、镉、汞、铬、硒、黄曲霉毒素 B_1 等污染物的流行病学及污染状况调查；2000年建立的食品污染物监测及食源性疾病监测网络，进一步掌握了我国食品中重要化学污染物的污染状况及食品中重要食源性致病菌（蛋中的沙门菌、生食牡蛎中的副溶血性弧菌等）的污染资料，为进一步运用数学模型，深入开展科学危险性评估及食品卫生标准的制定提供了基础数据。

（2）危害分析关键控制体系：20世纪90年代初期，卫生部开展了对危害分析和关键控制点（HACCP）的宣传培训工作，并对乳品、酱油、凉果、益生菌类保健食品等企业进行应用性试点研究。2000年后对肉制品、乳制品、果蔬汁饮料、水产品、酱油等六大类食品企业实施HACCP管理，建立了一批HACCP体系管理示范企业，制定了六大类食品企业建立和实施 HACCP 体系的实施指南，并综合研究成果制定了《食品企业 HACCP 实施指南》。2009 年 6 月 1 日实施的《中华人民共和国食品安全法》也明确规定，国家鼓励食品生产经营企业符合良好生产规范要求，实施 HACCP 体系，提高食品安全管理水平。

4. 食品卫生标准

20 世纪 50 ~ 60 年代，大多是针对食品不卫生而发生中毒等危害人体健康的问题制定各种单项标准或规定。1973 ~ 1975 年组织全国卫生系统（包括各省级卫生防疫站、医学院校和有关部门）大协作，起草了 14 类 54 个食品卫生标准和 12 项卫生管理办法，于 1978 年 5 月开始在国内试行。1998 年底已研制并颁布食品卫生国家标准 236 项，标准检验方法 227 项，2001 年卫生部组织对 464 个国家食品卫生标准及其检验方法进行了清理审查，对清理发现的 1034 个问题进行修改和调整。截至 2006 年 6 月，现行有效的食品卫生标准共计 441 项（其中不包括 12 项食品中放射性物质卫生标准）。

食品安全法实施以后，明确规定国务院卫生行政部门应当对现行的食用农产品质量安全标准、食品卫生标准、食品质量标准和有关食品的行业标准中强制执行的标准予以整合，统一公布为食品安全国家标准。2013 年 1 月，食品标准清理工作正式启动。按照《食品标准清理工作方案》的部署，列入清理范围的标准为 4934 项。清理工作对待清理标准分别做出了"继续有效""转化为食品安全国家标准""修订为食品安全国家标准""整合为食品安全国家标准""废止""不纳入食品安全国家标准体系"的意见。根据食品安全标准应该涵盖的范围，提出各类食品安全国家标准的目录，共计 1061 项，为启动食品安全国家标准整合明确工作方向。按照《食品安全国家标准整合工作方案》安排，国家卫生和计划生育委员会确定了完成 415 项食品安全国家标准的整合工作计划。经过 2014 和 2015 年两年的努力，已顺利完成预期整合任务。

5. 我国食品安全识别和防控方面存在的问题

（1）食源性危害的关键检测技术：食品安全识别最为关键的第一步是鉴定食品中有害因素，这就要求建立一系列高通量、快速、灵敏的检测技术和方法。然而，对于目前一些公认的重要食源性危害（包括化学性、生物性），在检测技术方面，不少尚属空白或不够完善，不能满足食品安全控制的需要，特别是缺乏适用于政府监管、市场监督的灵敏、快速、高通量的检测技术。

（2）危险性评估技术：国际食品法典委员会（CAC）对危险性评估定义为"对人体暴露于食源性危害而产生的危害人体健康的已知或潜在作用的发生可能性及其严重程度的科学评估"，其框架包括 4 个主要步骤：危害的确定、危害特征的描述、暴露评估和危险性特征的描述，这些步骤构成评估食用可能污染有害因素的食品而对人产生的不良健康后果及其发生概率的系统过程。

危险性评估技术是 CAC 强调的用于制定食品安全技术措施（法律、法规、标准及其他监管措施）的必要技术手段，也是评估食品安全技术措施有效性的重要手段。我国目前尚缺乏系统开展危险性评估的技术实力和经费投入，现在的食品安全技术措施与国际水平不接轨的原因之一就是没有广泛采用危险性估计技术，特别是对化学性和生物性危害的暴露评估和定量危险性评估，如沙门菌、大肠杆菌、朊病毒等均未进行暴露评估和定量危险性评估。

（3）食品生产加工关键控制技术：实现从"农田到餐桌"的全过程管理，建立从源头治理到最终消费的监控体系对于保障食品安全十分重要。我国部分出口食品企业已应用HACCP技术，但缺少行业内部或行业间对HACCP实施效果的后评估及必要的修正。

（4）食品安全标准：我国食品安全的法制化管理在很多方面不能与国际接轨，如整体结构与内容的调整；标准化方法的国际化、检测能力和结果的互认；以及对诸多已知或未知有毒有害物质限量标准及检测方法的储备性研究。标准往往总是"滞后"于食品安全事件。同时检测的项目也只是针对国家规定的产品标准进行检测，主要集中在研究允许添加使用物质的检测方法上，对于非法添加物质的预防检测手段的研究做得远远不够，而往往出现的食品安全问题恰恰大多出现在国家不允许添加的物质上。

由此可见，我国频繁出现的食品安全事件，从本质上说明现有的食品安全识别和防控体系存在明显的弊端，概括如下：①在一些关键技术、监管手段及食品安全的法制化管理等方面不能与国际接轨。②即使目前有些监管手段已经开始建立并实施，但还很不完善；更为重要的是各监管手段之间相互独立，很难更好地发挥各自功能，这些成为当前制约我国食品安全的瓶颈。据此，我们提出了构建食品安全识别体系的设想。

（二）构建食品安全识别体系

1. 食品安全识别体系的定义

食品安全识别体系是以满足广大消费者识别、选择营养安全的食物需求为目标，以政府、企业、消费者为主体，针对从"农田到餐桌"整个食物链，建立食品安全识别、检测、监测、预警和控制体系，从而提高食源性疾病防控能力。

食品安全识别体系通过对相关指标体系的运用来发现各种食品的安全状态、食品风险与风险变化趋势等现象，揭示食品安全的成因背景、危害因素的表现方式和预防控制措施，从而最大限度地减少各种有害因素对食品的污染，尽量减少各种危害因素对消费者健康造成的影响。该体系一旦建立，广大消费者可以通过智能标识体系，选择清洁、卫生、安全、营养的食物，真正实现"你的健康，你做主"。

2. 食品安全识别体系内容及特点

（1）食品安全识别体系的内容：食品安全识别体系包括食品安全检测体系、国家食品安全风险监测体系、食品安全风险评估体系、食品安全预警体系、食品安全标识与溯源体系和食品安全信息查询体系六部分。

（2）食品安全识别体系的特点：①该体系的目标在强调满足广大消费者识别选择营养、安全食物需求的基础上，提出了食品安全人人有责，即食品安全不仅是政府、企业的责任，更是广大消费者的责任；②消费者由原来的被动变为主动，消费者有权获得清晰的食品安全质量、构成成分、营养物质功效及如何合理膳食等相关信息，有利于消费者合理选择安全、营养的食品；③每个单独体系具有各自的功能，同时各体系之间又相互联系，形成了一个统一管理的、高效的有机整体，实现了食物链全过程的智能化控制，包括风险识别、风险评估、预测风险变化趋势、风险控制及全程化追踪与溯源等信息化管理。该体系的建立，可以改善我国目前各种单一功能的食品安全监管现状，减少我国频发的食品安全问题。

3. 构建我国食品安全识别体系

（1）食品安全检测体系：构建食品安全识别体系，关键的第一步是判断或发现食品中是否存在有毒有害因素，这就要求建立食品安全检测体系。我国目前食品安全检验检测体系框架已基本形成，在国内食品监管方面，建立了一批具有资质的食品检验检测机构，形成了"国家级检验机构为龙头，省级和部门食品检验机构为主体，市、县级食品检验机构为补充"的食品安全检验检测体系。食品安全检验检测是食品生产经营和食品执法监管的重要技术支撑，在准确识别判断食品质量、有效防范食品安全风险方面具有十分重要的作用。

1）建设内容：完善的食品安全检测体系应该是法律和法规及标准的健全，机构、人员和装备的完善，检验检测技术和仪器设备的先进，监控和检测的及时和有力。其中技术支撑是科学仪器和测试技术。目前我国应重点建设以下几方面。

a. 加强食品安全检验检测的统筹协调管理：加强食品安全检验检测的统筹管理，健全部门协调配合机制，完善食品检测综合网络，促进食品安全检测资源和食品安全信息的共享共用，提高食品安全综合监管效能。由国家综合监管部门负责、各省职能监管部门和公共检验机构配合，依托政府电子政务系统，开发专用管理软件，形成行政监管部门和公共检验机构互联互通、共享共用的业务平台。

b. 注重食品安全检验检测的综合能力建设：在充分利用现有食品安全检验检测资源的基础上，按照整体规划、科学配置、共建共享、完善体系的原则，进一步整合资源，加大投入，不断强化食品安全检验检测的综合能力建设。重点加强专业实验室和公共实验室建设，注重先进、高效的仪器设施和执法一线快速检测设备的配备；加强仪器、设施配置的协调管理，避免重复建设和资源浪费；要充分利用科研机构、高等院校实验室和经国家认证的商业性检测机构在人才、设备和技术上的优势，密切与第三方检测机构的联系和合作。

c. 完善食品安全检测体系建设的保障措施：加强食品安全检验检测体系建设，提升食品安全科学监管水平，是新时期保障和改善民生的一项重要工作。政府应加强组织领导，各职能监管部门和公共检验机构要密切配合，相关职能部门要积极支持，共同推进食品安全检验检测体系建设。

国家应在公共检验机构的资源整合、设备更新和综合能力建设等方面加大投入力度，为食品安全检验检测体系的建设和运行提供财力保障。

抓好检验队伍建设，提升食品安全检验检测专业能力；高度重视高素质专业人才的培养和引进，加强学术带头人队伍建设、建立食品安全检验检测专家库、定期组织开展学术研讨活动、组织开展专题业务培训等，提高食品安全监测整体水平。

2）建设目标：以预防性检测、消除风险为目标，把食品风险监测、方法研究、风险分析、检验检测、技术支持、检测技术机构发展等纳入食品安全检测体系的核心内容，构建"相互协调、分工合理、职能明确、技术先进、功能齐备、人员匹配、运行高效"的国家食品安全检测体系。在检测范围上，能够满足食物链流通全过程实施安全检测的需要，并重点加强对生产源头检测手段的建设；在检测能力上，能够满足国家标准和相关国际标准对食品安全参数的检测要求；在技术水平上，国家级食品安全检测机构应符合国际良好实验室规范，达到国际同类检测机构先进水平。

（2）完善统一的国家食品安全风险监测体系：食品安全风险监测是食品安全监管的基础性工作，通过系统、持续地监测食源性疾病、食品污染物、食品中有害因素及其变化情况，并经过科学评估，将为制定修订食品安全国家标准、确定监管重点及评价管理措施效果等提供科学依据。食品安全风险监测体系有两个技术核心，即食品污染物监测网和食源性疾病监测网。我国《卫生事业发展"十二五"规划》要求，加强食品安全工作，强化食品安全风险监测网络建设，整合监测资源，建立统一的国家食品安全风险监测体系，健全食品安全风险交流制度。近年来，国家已经启动食品安全风险监测能力建设试点项目，同时建设了食品中非法添加物、真菌毒素、农药残留、兽药残留、有害元素、重金属、有机污染物及二噁英等食品安全风险监测国家参比实验室，相继公布了食品中的非法添加物和易滥用的食品添加剂名单等；同时成立的国家食品安全风险评估中心标志着我国食品安全风险评估工作进入规范化、制度化、科学化的新阶段。尽管如此，作为发展中国家，我国目前生产力发展水平仍然较低，多数食品企业规模小、分布广，区域发展不平衡，食品安全监管能力与世界先进水平相比还有一定差距，食品安全风险监测评估和标准基础还较薄弱，因此，应完善统一的国家食品安全风险监测体系。

1）建设内容

a. 健全和完善国家食品安全风险监测网络和功能：国家食品安全风险评估中心应统筹规划、统筹指导，收集分析和评议全国监测数据，建立监测数据库。各相关检验机构应确定统一的建设标准（包括硬件和软件），构建覆盖全国各省市（地）县级并逐步延伸到农村地区的食品污染物和食源性疾病监测网络，不断提高我国食品安全风险监测能力，满足开展食品安全风险监测工作的需要。

b. 建立质量控制体系，确保数据的有效性：建立国家食品安全风险监测基准实验室网络，包括化学污染物基准实验室、食源性致病菌基准实验室、食源性疾病病因学鉴定实验室和毒理学安全评价实验室，确保监测数据的有效性。

c. 加强体系建设，建立良好的运行机制：加强食品安全监管相关职能部门所属检验机构和社会检验机构、医疗服务机构、卫生监督机构的协同发展，充分利用各部门现有的各种资源开展食品安全风险监测工作；建立起统一、高效的食品安全风险监测运行体制；建立分工明确、信息互通、协调互动和资源共享的食品安全风险监测体系。

d. 加强组织体系和人员能力建设：加强人员队伍建设，建立健全食品安全风险监测专业人员的继续教育制度，提高疾病预防控制机构风险监测人员和医疗服务机构中的专业技术人员及质量控制人员的业务水平和能力。

2）建设目标：建立全国食品安全风险监测体系，形成统一的风险监测数据库；构建食源性疾病与食品污染监测数据共享和信息综合应用平台，提高发现风险的能力；加强食品安全风险监测质量控制体系的建设，使其成为国家食品安全风险监测中的技术核心。

（3）完善食品安全风险评估体系：食品安全风险评估主要是对食品、食品添加剂中生物性、化学性和物理性危害进行风险评估。食品安全风险评估体系应包括完善的食品安全风险管理体制、食品安全风险评估专家委员会及技术队伍、指导食品安全风险分析评估的法规和标准、食品安全风险分析评估机构、食品安全风险因子的数据信息体系。目前我国基于食品安全风险评估结果制定食品安全标准的情况还不多，尚未形成系统的食品安全风险分析评估体系。

1）建设内容

a. 健全食品安全风险分析评估的指南和规范：国际上已制定部分相关的风险分析法规或准则，如联合国粮食及农业组织制定了《有害生物风险分析准则》，我国可以借鉴国外的先进经验，理顺食品安全风险分析评估的相关法律法规，统一整合为包括食品安全各个环节的风险分析准则。此外，根据科学研究成果，及时更新和制定详细、操作性强的指南、规范，使工作中面临各环节的风险分析问题都有法可依，有标准可执行。

b. 健全全国的食品安全风险分析机构网：首先，充分发挥食品安全专家委员会的作用，整合各监管部门现有的食品安全科研机构、实验室、监测中心等，使其成为遍布全国的、独立的、权威的食品安全风险评估中心或分支（检测）网络，应对各个环节的食品安全风险因子，以进行有效的风险分析评估工作。其次，应该建立和加强政府部门与学校、企业等科研机构紧密合作协同机制，培训现有的食品安全相关的科研工作人员，不断提高专业队伍的技术水平。

c. 完善食品安全风险因子的数据信息体系：第一，结合产品溯源制度及商业条形码的运行机制，载入食品安全信息，使每样品种均有"身份证"，方便进行及时跟踪。第二，建立全国统一的食品安全信息管理系统（软件），整合全国各相关部门的食品安全监督监测情况，联网动态监管，信息共享。第三，统一数据信息标准，搭建统一信息报告平台，利用现有的各职能部门的信息系统进行食品安全风险因子的收集、报送、发布。通过建立上述食品安全风险因子资讯平台，使风险评估机构、各监管部门及消费者能够迅速地掌握食品安全动态。

d. 加强食品安全风险交流：逐步建立并完善我国食品安全风险交流工作体系与机制，组建国家食品安全风险专家委员会；建立风险交流策略与技能培训系统，培养风险交流专业人员；建立与媒体、消费者等利益相关方的交流平台，建立食品安全宣教工作机制，对公众普及食品安全知识。

2）建设目标：建立全国食品安全风险评估技术体系，组建下一届国家食品安全风险评估专家委员会，培养具有国际水平的食品安全风险评估技术队伍，构建以食品安全为导向的食物消费量等基础数据库，建立食品安全风险评估技术模型、研发基地和培训基地，根据风险管理需求开展风险评估工作。

（4）建立和完善食品安全预警体系：食品安全预警是指专门针对食品安全状况进行的"预先告警"，是对食品可能产生的影响人的身体健康或影响国家和地区、企业等进行决策时预先警示，并在发生情况下能够实施有效控制。食品安全预警体系是通过对食品安全问题的监测、追踪、量化分析、信息通报、预报、控制等建立起一整套针对食品安全问题的处理系统，是食品安全预警信息的快速传递、发布机制的一套信息系统，具有预测、发布、沟通、控制、避险的功能。

我国作为发展中国家，需要建立适合我国国情的食品安全预警系统，提高我国防控食品安全问题的能力。食品安全预警系统建设对于完善我国食品安全监管机制、提高我国安全监管水平，具有重要的制度保障作用和实际指导意义。

虽然我国在食品安全预警体系建设方面近年来有了一些进展，但尚属起步阶段，各职能部门的相关数据库也处于建设之中，和发达国家相比，我国食品安全预警系统在实践上仍存在差距，主要表现在预警体系不完善，监测预警技术不先进，食品安全信息的获取和对食品安全问题的预见性、实效性及警戒性差，以及信息的监测、收集、决策、执行、评估工作缺乏等。因此，如何建立一个高效监测与预警系统对食品安全进行监测并快速预警已成为亟待解决的问题。

1）建设内容：食品安全预警体系是一个系统工程，需要政府部门、技术机构、生产者、消费者的共同努力。结合我国国情来看，要建立长效的食品安全预警体系必须加大科研力度，开展预警技术、检测技术的攻关，为建立预警体系提供强大的科技支撑。同时需要提高对食品安全预警工作的重视程度，加强宣传工作，提高公众的食品安全意识，具体应加强以下几方面的建设。

a. 加强食品安全预警技术研究：组织科研力量全面分析研究食品安全风险预警及快速反应体系保障措施，研究制定重大食品安全事件应急处理办法，为建立质检系统各部门之间的长效工作机制、快速高效应对食品安全突发事件提供保障和工作基础。加强自主研发能力，开展预警技术、检测技术的攻关；应用新的暴露组学和代谢组学技术研究各种危险因素暴露的生物标志物；加速研制开发用于现场检测的食品安全快速检测技术、方法和仪器，提高我国食品安全检测能力和水平。

b. 加强预警技术的基础性检测研究：参考美国等发达国家风险分析原则，建立适合我国国情的风险评估模型和方法；建立食品安全监测点进行主动监测，获得我国食品安全状况动态规律，包括本底水平和我国食品安全危害的区域分布、时间动态和污染水平，建立我国主要食品中重要危害物监测基本数据库，对食品供应链从生产、加工、包装、储运到销售过程进行全程监控和溯源。

c. 加强风险评估体系的建设，建立有效的信息共享平台：风险评估机构应把涉及食品安全的信息进行收集、交换和整合，遵循科学、透明、公开预防的原则进行风险评估。根据我国的国情，发展我国风险评估技术并建立食品安全监控计划；针对可能潜在的食品安全问题，组织相关科研院所和质检机构开展必要的研究和检验工作。

管理部门应建立和完善覆盖面宽、时效性强的食品安全预警信息收集、管理、发布制度和监测抽检预警网络系统，向消费者和有关部门快速通报食品安全预警信息。

2）建设目标：预警系统法律依据明确，纳入《中华人民共和国食品安全法》框架中；覆盖面广，有效保证食品的消费健康；加强对整个食物链的综合管理，强调系统性与协调性，对食物链所有环节加强关注，把质量安全过程控制理念贯穿其中；加强食品安全预警与快速反应体系建设，通过快速预警系统，实现风险管理；依法保证科学分析与信息交流咨询体系的建立并保持独立性，强化现代信息网络技术的作用，提高信息搜集的客观性、准确性，实现有效的风险交流，保证管理决策的透明性、有效性，加强消费者对食品安全管理的信心。

（5）建立食品安全标识与溯源体系：食品标识用来区别产品的不同特性，使用标识对消费者非常重要，因为标识可以向消费者传达更多的产品特征，如食品安全、营养、健康要求等，同时产品标识可以帮助陷入困惑的消费者做出更能体现他们偏好的选择，从而改变消费者对产品的需求。目前我国食品安全信息不透明，导致多数消费者对食品安全产生恐慌，如果建立食品安全标识体系，可以很好地解决这个问题。

1）建设内容：目前，我国食品的标识和溯源系统还不完善，一旦出现食品安全问题，很难实施有效跟踪与追溯、进行控制和召回。因此，加强食品安全标识与溯源体系建设无论对消费者、管理机构还是食品企业均有利。具体应加强以下几方面的建设。

a. 明确食品安全标识与溯源系统定位：食品安全溯源标识与系统只是解决食品安全问题的技术手段之一，食品安全整体水平的提高根本上还是要靠落实主体责任、形成全社会共同治理的合理机制，即由政府、企业、食品安全监测机构和消费者共同构建，以社会共治的模式发展。消费者是最终的信息需求者和验证者，食品安全标识和追溯系统要以消费者最方便的方式提供信息，如消费者可以随时随地使用手机扫描查看食品的详细信息，包括食品安全质量、构成成分、营养物质功效及如何合理膳食等相关信息；同时当食品质量发生问题时，可以追溯查询到每个环节及食品的源头和流向。

b. 建立健全信息化、电子化、网络化的食品安全先进技术体系，全面构建溯源标识与体系的技术支撑：对食品原材料及其生产、流通、消费整个食物链的各环节进行信息化管理，实行有效监管，确保对问题食品无遗漏、及时跟踪与召回。目前互联网技术已经被列入我国食品安全领域，通过物联网技术，能够有效监控食品加工企业的生产环境，优化投入，实现高产、优质，保证产品安全和可溯源性。

c. 建立健全食品安全追溯法律法规及各种相关制度：应以《中华人民共和国食品安全法》为支撑，明确食品安全溯源体系的内容；建立健全食品入市备案制度，全面掌控食品质量安全的源头；建立健全食品进销记录制度，全面构建系统的食品溯源链条；建立健全食品召回制度和下架退市制度，全面铲除问题食品继续流通的可能；建立健全食品安全信息查询制度，全面保证消费者和监管执法部门对食品质量安全的有效监督。

2）建设目标：以"总体设计，统筹规划，科学规划"为总体建设目标，构建全国互联互通、协调运作的追溯管理网络，利用统一标识，创建包括食品生产、加工、运输和销售信息记录的食品基础档案和其他可追溯信息的强大数据库及统一平台。

总之，食品安全标识与溯源体系，无论对企业、消费者还是管理机构都具有重要的作用：①督促企业加强自身管理，提高产品质量，同时企业也可利用二维码对自身及产品进行更多宣传活动。②消费者可以随时随地使用手机扫描查看食品的详细信息，消费者有权获得清晰的食品安全质量、构成成分、营养物质功效及如何合理膳食等相关信息；有利于消费者合理选择安全、营养的食品，实现"选择什么样的食物，就选择什么样的健康""你的健康，你做主"。③促使消费者对虚假信息进行举报，使管理机构有效完善对食品质量、假冒伪劣商品的监测管理。

（6）建立食品安全信息查询体系：食品安全信息查询体系不仅方便了消费者查询各种食品的相关安全流通信息，让消费者真正做到明明白白消费，安安全全购物；更重要的是让消费者能够了解各种食品安全方面的相关知识，促使消费者积极参与、自主参与，形成全社会共同关注、治理食品安全的合理机制。

1）建设内容

a. 建立食品中可能含有的各种有害因素含量水平数据库：对食品中可能含有的对人体健康有害的各种污染物，如农药、苯并 [α] 芘、丙烯酰胺、亚硝酸盐等，建立相应的食品含量数据库，使消费者在数据库中了解各种食品中污染物的含量水平。

b. 建立食品中各种有害因素毒性作用及已被确认的对人体健康造成危害的各种有害因素的信息平台：向广大消费者提供食品安全信息，让消费者了解食品中含有的各种有害因素的毒性作用，特别是对人体健康可能造成的危害，将有助于促进食品安全监管工作全社会参与和食品安全现状的改善。

c. 建立食品生产、加工、保存过程中可能产生的有害物质的信息平台：由于食品在生产、加工、保存过程中可能产生各种有害物质，如丙烯酰胺、苯并 [α] 芘、亚硝酸盐等，这些有害物质在一定程度上可能对人体健康产生一定的影响。因此，哪些食品可能含有对人体健康有害的物质、各种食品的正确食用方式及保藏方式，都是消费者普遍关心的问题。通过建立该信息平台，可以方便消费者了解相关信息，确保消费者食用安全健康的食品。

d. 建立科普知识宣传平台：目前，消费者缺少食品安全方面的相关知识，遇到食品安全问题容易产生恐慌，通过建立科普知识宣传平台可以纠正消费者一些不正确的认识，安定人心，促进合理消费。

2）建设目标：以向广大消费者提供食品安全信息，构建快捷、方便的食品安全信息查询网络平台为目标，形成一个全社会共同参与的食品安全信息查询网络。这将有助于促进我国食品安全监管工作的开展和食品安全现状的改善。

专题组成员

孙长颢　哈尔滨医科大学
赵秀娟　哈尔滨医科大学
牛玉存　哈尔滨医科大学
武晓岩　哈尔滨医科大学

参 考 文 献

陈晓凡，李幼平，喻佳洁，2013. 从全球疾病负担看中国 DRIs：挑战、证据与思考 . 中国循证医学杂志，13（10）：1162-1171.
傅金林，王滨有，2007. 膳食模式与几种慢性病关系的营养流行病学研究进展 . 中华流行病学杂志，28（3）：297-300.
葛声，2014. 慢病防治中不同膳食模式的作用及合理选择 . 中华健康管理学杂志，8（6）：364-368.
郭亚芳，2004. 论加强营养宣教的重要性 . 临床医药实践杂志，13（11）：864-865.
郭彧，孙李李，谭云龙，等，2014. 中国慢性病前瞻性研究的标准化生物银行建设 . 转化医学杂志，3（6）：321-326.
国家食品安全风险评估中心年鉴编委会，2014. 国家食品安全风险评估中心年鉴（2014卷）. 北京：中国人口出版社 .
韩希光，2009. 论合理营养烹饪对人体健康的影响 . 中国民族民间医药杂志，18（6）：125.

贾娜，2009. 对中国居民膳食结构的思索. 河南中医学院院报，24（3）：11-13.

康素明，2008. 垃圾食品的危害. 中国实用乡村医生杂志，15（11）：56-57.

李宁，严卫星，2011. 国内外食品安全风险评估在风险管理中的应用概况. 中国食品卫生杂志，23（1）：13-17.

李晓瑜，2006. 我国食品卫生标准的现状与发展趋势. 食品科学，27（9）：275-277.

刘秀梅，2008. 我国食品卫生学的发展历程与展望. 中华预防医学杂志，42（z1）：29-37.

孙宝国，周应恒，2013. 中国食品安全监管策略研究. 北京：科学出版社.

孙晓红，李云，2017. 食品安全监督管理学. 北京：科学出版社.

孙长颢，2012. 营养与食品卫生学. 第7版. 北京：人民卫生出版社.

王晓耕，2013. 我国膳食营养结构与疾病发病率的关系. 医学与哲学：人文社会医学版，24（5）：38-39.

卫生部新闻办公室，2009. 第四次国家卫生服务调查情况. 中国社区医学，15（3）：12-13.

吴永宁，2003. 现代食品安全科学. 北京：化学工业出版社.

吴永宁，2006. 膳食结构与疾病谱的生态学变迁. 沈阳：中国生态学会2006学术年会.

吴永宁，2011. 食品污染监测与控制技术：理论与实践. 北京：化学工业出版社.

徐娇，张妮娜，2011. 浅析国内外食品安全风险监测体系建设. 卫生研究，40（4）：531-534.

杨斌，2009. 膳食模式对健康影响研究. 中国热带医学，9（1）：172-174.

余孟忠，2005. 浅谈我国的营养立法. 北京：中国学生营养与健康高层论坛.

张兵，翟凤英，张辉，2006. 营养立法对我国国民营养改善与营养健康教育的影响. 中国健康教育，22（1）：61-63.

张兵，翟凤英，赵丽云，2006. 对我国营养立法可行性的探讨. 中国卫生法制，14（2）：9-11.

张亮，马冠生，2007. 生命早期营养与成年慢性病的关系. 国外医学卫生学分册，34（6）：386-389.

赵法伋，2004. 膳食结构的变迁与慢性病及保健食品的需求 // 首届长三角科技论坛——营养与保健食品发展分论坛论文集.

赵法伋，郭俊生，2002. 膳食结构与慢性病. 卫生研究，31：4-7.

赵书锋，薛红超，魏东泓，等，2013. 居民膳食结构变迁对糖尿病的影响. 河南预防医学杂志，24（4）：271-275.

中华人民共和国卫生部，2012. 2012中国卫生统计年鉴. 北京：中国协和医科大学出版社.

周芳，2002. 中美膳食结构比较. 安康师专学报，14（4）：71-73.

Bonaccio M, Iacoviello L, de Gaetano G, et al, 2012. The Mediterranean diet: the reasons for a success. Thromb Res, 129（3）：401-404.

Koloverou E, Esposito K, Giugliano D, et al, 2014. The effect of Mediterranean diet on the development of type 2 diabetes mellitus: a meta-analysis of 10 prospective studies and 136, 846 participants. Metabolism, 63（7）：903-911.

Lee H, Park WJ, 2014. Unsaturated Fatty Acids, Desaturases, and Human Health. J Med Food, 17（2）：189-197.

Pan WH, Chiang BN, 1995. Plasma lipid profiles and epidemiology of atherosclerotic diseases in Taiwan - a unique experience. Atherosclerosis, 118（2）：285-295.

Pan XR, Li GW, Hu YH, et al, 1997. Effects of diet and exercise in preventing NIDDM in people with impaired glucose tolerance. The Daqing IGT and Diabetes Study. Diabetes Care, 20（4）：537-544.

Panico S, Mattiello A, Panico C, et al, 2014. Mediterranean dietary pattern and chronic diseases. Cancer Treat Res, 159：69-81.

Sugano M, 1996. Characteristics of fats in Japanese diets and current recommendations. Lipids, 31（1）：S283-S286.

Walker AR, 1998. The remedying of iron deficiency：what priority should it have. Br J Nutr, 79（03）：227-235.

Wang Y, Crawford MA, Chen J, et al, 2003. Fish consumption, blood docosahexaenoic acid and chronic diseases in Chinese rural populations. Comp Biochem Physiol Part A Mol Integr Physiol, 136（1）：127-140.

World Health Organization, 2014. Advancing Food Safety Initiatives：Strategic Plan for Food Safety Including Foodborne Zoonoses 2013-2022. Geneva：WHO Press.

专题八 职业卫生问题与控制对策研究报告

摘 要

中国拥有世界最多的工厂、企业及最庞大的职业人群，号称"世界最大加工厂"，为全世界生产大多数产品。同时，潜在职业危害暴露人数、职业病发病例数及职业病致死人数也居世界前列。职业病不仅影响劳动者健康和国家经济可持续发展，还带来了沉重的疾病负担及社会经济负担。目前，我国经济正处于快速发展阶段，职业卫生工作一方面面临着新技术、新材料、新领域所带来的新挑战；另一方面，粉尘、急慢性中毒和噪声等传统的职业卫生问题依然十分严峻，传统与新兴的职业卫生并存，为我国职业病防治体系的变革和发展带来了挑战与机遇。

一、新中国成立以来，我国职业卫生工作成绩显著

20世纪50年代起，我国模仿苏联，全国自上而下建立了防疫站，成立了劳动卫生科，研究并提出了一系列工业卫生及中毒防控的预防措施，如防暑降温综合措施的贯彻，成功控制高温作业的重症中暑；通过改进生产工艺、防护设施与加强培训管理，有效控制印刷行业、造船工业的铅中毒，基本控制了慢性汞、苯中毒及急性职业中毒新发病例数；5种毒物普查、8种职业性肿瘤调查、尘肺流行病学调查及乡镇企业职业卫生服务需求调查等全国性的职业卫生调查研究，为识别、评价和控制职业危害提供了有力的科学数据。

2002年，我国首部职业病防治法颁布实施，职业卫生与职业病的法制、法规、标准建设也得到了长足发展。目前职业卫生相关标准已超过600余项，为我国职业卫生与职业病防治工作的法制化管理提供了技术保障。

同时，职业卫生与职业病防治体系逐步形成，具备了开展相应的科学研究、技术服务及人才培养的能力。

二、职业卫生工作面临的问题和挑战

（一）职业性有害因素广泛存在、种类繁多

我国现有约1600万家企业存在着有毒有害的作业场所，受不同程度危害的职工总数估计超2亿。2013年调整后的《职业病分类和目录》中包括十大类、132种职业病。自20世纪50年代至2014年，全国累积报告职业病863 634例，其中尘肺病777 173例，职业中毒53 675例。仅基于全国有登记的5000万职工和1000万的接触有害因素的规模，每年新发职业病的报告病例达2万多例，死亡病例近1000例，而全国有7亿劳动力人口，估计有2亿人口具有接触潜在职业性有害因素的可能，若按职业卫生服务覆盖率10%估

计，全国每年职业病新发病例要远远超出 2 万人。结合职业病潜伏期及我国职业卫生现状，在未来一段时间，全国新发职业病人数将会保持在一个较高水平（图 2-8-1）。粉尘、急慢性中毒和噪声等依然为主要的职业性危害因素，不良功效学、微小气候及职业紧张等新兴职业危害也日益严重。

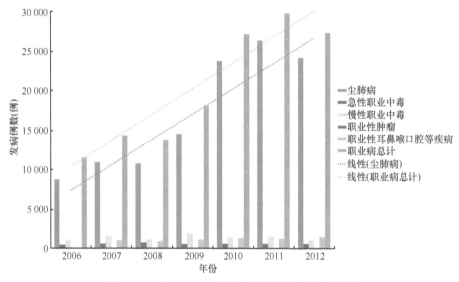

图 2-8-1　2006～2012 年我国各类职业病发病情况
资料来源：国家卫生健康委员会网站 http://www.nhc.gov.cn/

（二）我国职业卫生体系面临的挑战

1. 分段链条式管理，政府层面职业卫生管理体制还需进一步深入有机融合

我国的职业安全、职业卫生和劳动社会保障分属应急管理部、卫生健康委员会、人力资源社会保障部主管，部门之间缺乏有机衔接，管理呈现分段链条式，各部门尚需时间磨合或改进成立职业健康工作组，转由专业部门负责管理，协调开展职业病防治工作，以提高全局防治及管理效果。

2. 职业卫生法规体系亟须完善，执法力度有待加强

职业卫生法律、法规、规章和标准之间对应关系复杂，使得卫生法制和社会保障体系的改革滞后于实际需求，内部缺乏统一，不利于法律、规章制度在政府部门和企业的贯彻执行。同时，"重经济效益，轻劳动防护"的错误思想依然流行，基层执法力度不够，有法不依、违法不究的现象较普遍存在，解放初期已经控制的传统职业病死灰复燃，新型职业病也不断发生。

3. 防治经费投入不足，职业卫生人力资源短缺

国家对职业卫生的经费投入虽逐年有所增加，但与实际需求相比仍然不足。我国职业卫生人均投入仅为美国的 1/80。而同时，职业病防治机构仍在不断萎缩，职业卫生人才流失严重，全国职业卫生服务覆盖率平均仅为 10% 左右。人员受教育水平不够，县级职业卫生技术服务人员本科以上学历仅占 13%，而省市级机构从事职业卫生技术服务的人员比例也较低，不能满足日益复杂的实际需求。此外，我国至今还没有形成完善的职业病住院医师培养模式，不利于满足职业病临床诊断及救治的需求。

4. 基础资料不足，职业病防治网络信息不完善

企业职业卫生基础资料严重不足，加上监督系统不完善，职业病漏报错报较多，数据不能准确反映实际情况；全国范围内职业有害因素种类、分布特征及风险水平尚不明确，不利于对职业性有害因素的动态了解及针对性防治方针的制定和落实。

5. 中小企业及流动人口的职业卫生问题尤为严重

随着全球化、工业化、城镇化的加速发展，我国职业性有害因素出现由城市向农村、由东部地区向中西部地区、由大中型企业向中小型企业转移的趋势。而中小企业职业病防治技术薄弱，劳动者多为缺乏职业病防治知识的流动人群，中小企业成为职业病危害的重灾区。

6. 群防群治动员不力，相关角色参与不足

职业安全与健康需要企业承担主体责任，劳动者自觉遵守防护要求及全社会从社区到媒体的积极参与。从目前看，职业卫生工作的全社会动员明显不足，影响职业有害因素防治的资金投入、防治水平及有效的监督落实。

三、新型国家职业卫生体系建议和对策

（一）政策管理层面

建议在九部委联席工作基础上，进一步建立全国职业卫生与职业病防治统筹工作组，负责制定全国职业病防治工作的整体规划及职业病防治基本策略；以明确职业卫生工作机制、体系、职能和任务，明确职业病预防控制工作重点。同时，加大对人才队伍、技术能力、科研工作建设上的支持力度，加强职业病防治工作规范性及科学性管理，将有效控制职业有害因素、降低职业病发病率作为具体目标。

（二）职业卫生与职业病防治法制建设

为推动社会经济持续健康发展、不断解放和增强社会活力、促进社会公平正义、维护社会和谐稳定，保护劳动者健康至关重要。因而有必要协调政府部门之间的合作，通过统筹社会力量、平衡社会利益、调节社会关系、规范社会行为等，遵循党的十八大提出的"科学立法、严格执法、公正司法、全民守法"，合力做好职业卫生及职业病防治工作法律体系的顶层设计，实现科学管理。

（三）完善监督管理体系，加大教育与处罚力度

建立长效的职业安全卫生管理机制，理顺政府各职能部门间的分工与协作关系，强化政府监管职责，对违法企业加大教育与处罚力度，以法律的强制性约束企业、保护劳动者的健康安全。

（四）完善工伤保险制度，发挥市场经济的调节作用

完善工伤保险机制，扩大保险的覆盖范围，建立科学的差别费率和浮动费率经济刺激机制，激励用人单位积极主动开展职业安全卫生防护工作，提高预防性支出在工伤保险金中的比例。同时，发挥工伤保险的杠杆调控作用，调整工伤保险职能，将被动的工伤保险赔偿机制转变为"预防与赔偿"并重的工伤保险机制。

（五）加强职业病诊断机构能力建设，促进职业健康信息化管理

完善职业病防治网络，并将职业卫生现场监测数据、职业健康监测数据等进行整合，实现数据共享。做好重点职业病防治工作，健全与职业病防治和鉴定工作相适应的诊断机构，逐步完善覆盖城乡的基层职业病防治技术网络。以社会需求为导向，遵循医学教育和医学人才成长规律，完善职业健康监护和职业病诊断专业人才队伍建设。加大预防医学生临床实践教育，为临床及护理专业学生普及预防医学教育，参照临床医学经验，在临床实践中培养锻炼职业病专科医师。

（六）加强职业卫生与职业病防治的科学研究

职业人群的健康关系着生产力的发展，而职业危害因素会随着生产力的发展、经济技术的革新不断变化。因此要加强前瞻性科学研究，注重多学科的理论和技术在职业卫生中的转化及应用，为国家卫生服务决策提供科学依据，提升决策水平。

（七）动员全社会力量，发挥企业、个体、基层社区及媒体等的作用

依靠基础医疗服务体系，广泛宣传教育，将职业病预防与慢性病控制相结合。将职业卫生工作融入基层社区卫生工作，社区卫生机构对劳动者进行职业卫生培训，加强劳动者自我保护意识。联合企业和职业卫生专业技术人员共同参与企业的安全卫生管理，建立中小企业援助计划，提供技术支撑。激励安全行为、控制和避免不安全行为及预防事故的发生，充分发挥学会及社会团体作用、发挥媒体舆论监督作用，积极利用非政府组织的力量参与职业病和工作相关疾病的防治。健康中国，职业卫生先行。

一、职业卫生的发展与成就

公元1700年，拉马志尼的《论手工业者的疾病》对职业病有过较为详细的论述，提出了各种职业卫生问题，并论述了职业病的病因与职业健康的关系。我国北宋孔平仲最早开始记载职业病，历代许多医家著作对职业病进行了记载，如李时珍的《本草纲目》、申斗垣的《外科启玄》、宋应星的《天工开物》等，而新中国成立后，职业卫生防治体系逐步形成，在保护我国劳动者健康方面，发挥了重要作用，为社会经济健康繁荣发展提供了保障，积累了宝贵的防治经验。

（一）我国职业卫生体系的发展与贡献

新中国成立初期，百废待兴，方方面面都处于全面复苏的状态，工业生产逐渐得到恢复和发展。由于工程技术落后，职业卫生防治体系薄弱，职业有害因素所致疾病在我国频发，政府和专家学者对工作场所的健康损害高度重视，引进了苏联的防治模式，在全国建立了各级防疫站，设立了工业卫生科，企业也设立了医务室或医院。在1959年举办的全国首届劳动卫生与职业病防治研究学术会议上，大家对职业病防治工作的重要性与迫切性达成共识，预防为主的方针开始深入人心。自此，中国政府对职业病防治工作给予了一定重视。

随着经济发展，我国拥有了全世界最大数量的企业及最庞大的职业人群，为全世界

提供了大多数产品的生产，成为"世界最大加工厂"。由此，潜在接触职业有害因素人数、职业病发生数及安全事故发生的数量也均位居世界前列。我国面临传统职业病（如尘肺病、急慢性中毒等）尚未得到有效控制、新型职业病不断涌现的双重挑战，劳动者健康受到威胁，影响经济可持续发展，职业卫生问题逐渐发展为全国主要的公共卫生问题。

（二）国际职业卫生体系现状

20 世纪 40 年代，西方国家工业发展迅速，较早出现了急慢性职业中毒、职业肿瘤，服务于劳动者健康保护的职业卫生体系应运而生。20 世纪 60 年代西方发达国家又相继出现了汞、锡、多氯联苯、有机氯杀虫剂等的环境污染问题，出现了引人瞩目的公害病（水俣病、痛痛病）。这一阶段，新的化学物不断合成并投入生产使用，许多工业或环境因素，如粉尘、高温、噪声、高频及微波辐射等职业性有害因素迅速增加，严重影响和威胁着劳动者健康。因此，如何改善劳动条件，采取切实可行的预防措施，降低和减少职业病危害，成为世界各国政府和学者普遍重视与关注的问题。

各国（地区）法规中均明确了职业卫生安全法制管理的政府主管部门和监管部门，北美、西欧、北欧、日本和大洋洲的发达国家及一些中等发达国家（除苏联和芬兰以外）的职业卫生安全工作大多由劳动行政部门或专门的卫生安全行政部门主管，并由其下属或委任的部门或官员进行监管。发展中国家（地区）的情况基本类似。

美国职业病防控工作起步较早，措施细、监管严，很多地方值得学习和借鉴。早在 20 世纪 70 年代，伴随职业病不断发生，尼克松总统亲自签署《职业安全与健康法》，这也是美国第一部关注职业健康的法案。根据该法案，美国相继成立了职业安全与健康监察局（OSHA）和国家职业安全与卫生研究院（NIOSH），专门负责职业病的研究、防治和监督。美国主要措施包括：①跟踪危险程度高的工作场所并强制实施保障，美国职业安全局跟踪具有严重、故意或反复违反相关规定的雇主，重点关注伤害事故率和职业病发生率高的工作场所的实施效果。全国分支机构有计划、有重点地进行检查。②普通医生可做职业病诊断，治疗纳入医疗保险，没有政府设立的专门职业病鉴定机构，任何普通执业医生甚至家庭医生都可以对职业病进行诊断。美国把职业病的诊断和治疗纳入劳动者医疗保险体系，同时接受政府劳动部门及司法部门的监督和仲裁。③大学和医学院设职业病医疗专业，美国许多大学和医学院有专门的职业病医疗专业，培养这方面的专业人才。④立法规范，严惩违反工作场地安全条例的企业。美国国会于 1970 年通过了《职业安全卫生法》，从雇主的职责、雇员的权利和监督管理三方面叙述职业安全卫生监督管理工作，要求为全国工人提供安全健康的工作条件，并制定工作场所安全与卫生标准。布什政府曾出台、修订过一系列政策，赋予美国职业安全与健康管理局更大的权力来惩罚那些违反工作场地安全条例的企业。

德国联邦经济劳动部是全国职业安全健康（德国称劳动保护）工作的主管部门，劳动保护工作由该部下设的劳动保护局具体负责。针对生产事故而建立的职业协会是德国劳动保护双元化管理模式的体现，法律法规规定工业企业工伤者由职业协会负责，具体由职业协会劳动保护所执行。主要措施包括：①工业医学培养专业企业医师；②实行严格的职业病诊断与管理，监督管理，分工明确，职能清晰，强制定期检查，更换工作岗位；

③采取经济手段防止工伤事故与职业病发生；④面向雇主、雇员免费开展安全教育培训。

英国机构有安全与健康委员会和安全与健康执行局，安全与健康委员会负责监督安全与健康执行局。1974年颁布了《职业安全与健康法》，从雇主的职责和权力、雇员的权利、生产安全与健康的管理体系和制度、科研框架、监督管理等方面叙述职业安全卫生监督管理工作。其安全与健康委员会和安全与健康执行局每年拥有500多项科研项目及大约3400万英镑科研费用，同时鼓励社会上其他科研部门与单位参与。普及风险意识教育，包括2000年开始修改的苏格兰和威尔士全国学校课程，加入职业风险教育。通过英格兰新的"小企业服务"和苏格兰及威尔士的类似结构及建立补偿方案，更有效地约束小企业。政府与民间机构、协会相结合。

意大利的职业病界定更为宽泛，"重复性劳动损伤"或由有毒物质造成的呼吸系统疾病等，都被自动认定为职业病。企业有专门医生或者合同医院，由专门医生或合同医院的医生检查后出示证明，如果没有则由社会保障部门指定医学专家认定。职业病患者有权要求治疗，造成的伤害有经济补偿。

日本各市建有健康管理中心，一些企业有自己的健康管理会馆，不仅对职业病（包括慢性病）定期体检，而且开展多方面防治研究工作如人与机器、人与环境、劳动生理、劳动环境及成人多发病研究等。在职业病的科研上，集中力量探讨尘肺、矽肺防治办法。日本产业医学综合研究所分为六大部门，主要通过科研来监测、评估、消除作业环境中的有害因素。其中健康危害预防研究部负责职业病病因的调研，职业病早期发现所需检查指标的开发；有害性评估研究部负责开展作业环境是否存在有害因素危害健康的调研等。对尘肺人员进行完整的健康诊断与分类管理，包括就业时的健康状况诊断、定期的健康状况诊断、定期以外的健康诊断、离职时的健康状况诊断。日本《作业环境测定法》规定成立"日本作业环境测定协会"，测定员须经考试取得资格；测定机构按规定登记注册，列入名簿。企业须进行作业环境测定、测定结果评价、健康检查等职业卫生服务工作。成立"日本劳动安全卫生顾问会"，劳动安全和劳动卫生顾问经劳动厚生省考试合格列入名册，以对企业进行安全、卫生检查和指导为业。总体来看，职业卫生安全的技术服务工作是卫生工作人员的法定工作，在保障各国劳动者健康中起到非常重要的作用。

（三）职业卫生防治体系在职业病预防、控制中的作用

数十年来，在政府领导、监督下，我国职业卫生防治体系得到长足发展，在职业病预防控制中发挥了重要作用，为劳动者健康保驾护航。主要表现在以下几方面。

1. 职业卫生防治体系建立与发展

随着经济发展，劳动者健康安全问题日益突出，我国职业卫生防治体系也从无到有，逐渐发展壮大，造就了一大批专业技术人才和专业管理人才；我国职业卫生与职业病相关法律、法规及标准从无到有，为我国的职业卫生与职业病防治工作的法制化管理提供了保障。

从中央到地方，我国已普遍建立了职业卫生防治专业机构，许多疾病预防控制系统设立职业卫生科（所），2002年19个省市职业卫生能力调查估计，我国有职业卫生监督

人员 6800 多人，目前接近 1 万人；职业卫生技术服务人员 13 500 多人。不少医学院校成立公共卫生学院，设有职业卫生学系，从上到下初步形成防、治、研、教相结合的全国职业卫生网，建立了一支有一定技术水平的专业队伍，他们面向企业、深入基层，积极开展工作，为保护广大劳动者的身心健康、促进生产发展做出了贡献。

2. 常见职业病得到有效控制

20 世纪 50 年代，防暑降温综合措施的贯彻，成功控制了高温作业的重症中暑。通过改进生产工艺和防护设施，加强培训管理，有效控制了印刷行业、造船工业中的铅中毒，基本控制了慢性汞中毒和苯中毒，使急性职业中毒新发病例数明显下降，劳动环境卫生条件不断改善；对于危害工人健康最严重的粉尘治理，也总结出了行之有效的"革、水、密、封、护、管、教、查"八字方针和管理工作经验，大多数厂矿粉尘浓度得到明显改善，有些已符合卫生标准要求。尘肺新发病例得到了一定控制，由 20 世纪 80 年代的每年 4 万人左右，降至 21 世纪初的每年 2 万人左右。全国开展了 5 种毒物普查、8 种职业性肿瘤调查、尘肺流行病学调查、乡镇企业职业卫生服务需求调查等职业卫生调查研究，为正确评价和控制我国职业危害提供了有力的科学数据，我国职业卫生毒理学研究也逐步向国际水平靠拢。

二、我国职业卫生体系面临的问题与挑战

新中国成立以来，我国职业卫生体系得到了发展。但"重经济、重安全、轻健康"的观念还比较流行，全国很多地区，对预防控制工作重视不够，卫生监督形同虚设；很多中小企业成为职业卫生问题的高发区，职业病新发人数也呈上升趋势。同时，我国职业卫生服务技术力量在全国分布不均衡，职业卫生防治技术的落实受到经济条件的制约。全国劳动者总体上职业卫生健康素养不足，职业卫生防治体系不同级别机构的分工及任务不明晰，以致我国职业卫生问题日益突出。对于发展中国家，一般来讲，伴随着 GDP 增加，职业病及工伤伤害也呈上升趋势，而经济达到一定水平，进入发达阶段，伴随着防治技术、防治措施及政策法规的完善，相应职业卫生问题也会得到有效控制（图 2-8-2）。

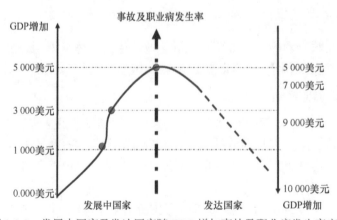

图 2-8-2　发展中国家及发达国家随 GDP 增加事故及职业病发生率变化

（一）危害劳动者健康的主要职业卫生问题

1997～2013 年我国职业病新发病例数不断上升（图 1-1-9）。全国约 1600 万家企业存在着有毒有害的作业场所，受不同程度危害的职工总数有 2 亿人。据估计，每年因工伤和职业病所造成的经济损失达 1000 亿元，占 GDP 总量的 6‰，高于国际劳工组织（International Labour Organization，ILO）估计的同类病伤所致全球经济负担（4‰）。此外，频繁出现的职业病群发事件产生恶劣的社会影响。我国每年报告约 3.0 万例职业病病例，并不能反映全国实际发病人数，有专家估计，报告的职业病应该是实际发生职业病的"冰山一角"。若按全国 9 亿劳动力人口和 2 亿人潜在接触职业性有害因素为基数，以全国约 10% 的职业卫生服务覆盖率估计，全国每年实际职业病发生数要远远高于 2 万人。我国接触职业性有害因素人数、职业病的发病人数和因职业病而死亡的人数均居世界前列，职业性健康危害已成为我国重大的公共卫生和社会问题。

1. 当前面临的主要职业卫生问题

（1）噪声性听力损失或耳聋：噪声对健康的影响是广泛的，不仅影响作业人员注意力，噪声性听力损失还会影响劳动者对安全信号的识别，增加安全隐患及生产事故的发生风险。2005 年，WHO 曾对全球噪声性耳聋进行评估，噪声性耳聋是全球排名第 15 位的严重疾病，发展中国家的患病率高达 21%，超过 400 万的 DALY 归因于噪声性耳聋，其中亚洲劳动者因听力损失或噪声性耳聋而减少健康生命年的数值最高。我国目前超过 1 亿从业人员在噪声超标的环境下工作，其中有数百万人患有不同程度的听力损伤。长期接触高强度噪声会形成永久性听力损失，2013 年噪声性耳聋新发病例数为 2012 年的 1.14 倍。以广东省为例，近年来其噪声性听力损失或噪声性耳聋已占据该省每年新发职业病的 1/4，并呈现出较快的上升趋势。职业噪声所致的经济损失尚缺乏评估研究，以 2011 年北京市城市道路交通噪声污染为例，其所造成的经济损失就高达 352.95 亿元。噪声性听力损失或噪声性耳聋严重影响劳动者的社会交流及生活质量，噪声还能引起包括心血管系统疾病在内的多种疾病，对劳动者健康产生多重影响，不利于安全生产，影响经济可持续发展。

（2）尘肺病：一直是我国影响面最广、危害最严重、发病人数最多的一类职业病。近几年尘肺病发病工龄有缩短趋势，有些患者病程进展快，同时群发、突发严重，新发病例数呈上升趋势。上述现象提示，粉尘理化成分、接触浓度或接触时间均发生变化，尘肺病的防治出现更多新的挑战。2000 年以前，我国每年尘肺新发病例数 10 000 例左右，2010 年突破 20 000 例，2013 年达到 23 152 例，呈逐年增加趋势（图 2-8-3），这一方面与职业卫生服务水平如诊断水平、接诊能力提高有关；另一方面，改革开放以来，我国基础设施建设及对煤炭能源等需求增加，大量工人有接触生产性粉尘的机会，经过一定潜伏期，工人逐步出现尘肺病临床症状，尘肺病患者涌现。自 20 世纪 50 年代以来，截至 2014 年，全国累积报告职业病 863 634 例，其中尘肺病 777 173 例，加上尘肺病患者易合并感染肺结核，其病死率高达 22.04%。同时，这些被诊断的尘肺病，也仅仅是全国实际尘肺病患病人数的一部分。近些年，我国尘肺病患者多以农民工为主，他们缺乏基本的医疗保障，很多家庭因病致贫、因病返贫。经测算，早在 2009 年我国尘肺病所致经济损失就高达 1845 亿元，占当年 GDP 的 5.50‰，其中直接经济损失 250 亿元，间接经济损失 1595 亿元，间接经济损失是直接经济损失的 6 倍多。用 DALY 计算得出，尘肺病患者一生人均社会生产力损失为 60.85 万元。事实上，若按 10% 的职业卫生服务覆盖率估计，全国尘肺病导致的健康和经济损失，可能远超出上述估测。

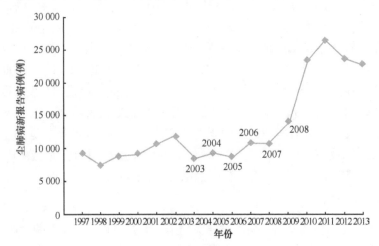

图 2-8-3　1997 ～ 2013 年我国尘肺病新发病例数

资料来源：国家卫生和计划生育委员会网站和相关文献

（3）职业性苯等有机溶剂中毒：有机溶剂苯等在工农业生产及生活中有着广泛应用，短期内吸入大剂量苯或长时期接触较低浓度苯，可分别引起急、慢性苯中毒。2012 年国内石油苯产能已达到 200 万吨 / 年，焦化苯（加氢苯）产能也超过 1271.8 万吨 / 年。苯总量的 90% 用作溶剂，常见于造漆、喷漆、皮鞋黏胶、医药合成等行业。我国接触苯的劳动者较多，自 20 世纪 80 年代，我国职业卫生相关期刊就报道，苯中毒的病例呈逐年上升趋势，尤其 1990 年以后，含苯加工业发展迅速，苯中毒引起的再生障碍性贫血和白血病病例明显增多；2000 年以来，苯作业环境有所改善，苯暴露呈低剂量长期接触的特征，但苯所致的白血病和慢性中毒数量总体仍呈上升趋势，其机制值得深入研究。

近年来，苯所致的群发事件或恶性白血病，也引起了社会广泛关注，如河北省白沟镇箱包加工企业发生苯中毒致 6 人死亡；浙江温岭市制鞋企业发生 28 人苯中毒致 4 人死亡；山东聊城时风集团公司使用含苯黏合剂致 31 人苯中毒，其中 2 人死亡；广东东莞发生 8 人苯中毒；北京天晔包装制品企业 20 人苯中毒，致 1 人死亡；广东南海平洲制鞋业 67 人苯中毒；同时，媒体报道，有多例接触苯的工人罹患白血病，他们往往在未得到职业病诊断、赔偿及救治时，就失去了生命。

职业病病因相对明确，采取合理的预防控制措施，可以取得良好的预防效果，属于可以预防的疾病。针对粉尘、噪声等职业性有害因素，虽然已经有了完善的防控技术和防治经验，但由于职业卫生服务覆盖率及监督力度不足，中小企业和农民工群体得不到应有的职业卫生基本服务，成为粉尘、噪声及职业性苯暴露的受害者。值得强调的是，我国卫生健康委员会，已将粉尘、噪声、苯等 10 种有害因素列为每年重点监测的职业病危害因素。

2. 新兴职业有害因素不断涌现

近10年来，中国经济呈现出工业化、信息化、城镇化、市场化、国际化发展趋势，煤炭、钢铁、水泥、平板玻璃等传统产业依然存在，新型农林牧副渔、空间探索、海洋战略及极地科考、纳米技术，以及信息产业等也得到很大发展，同时，我国目前提倡万众创新、万众创业，鼓励微小企业发展。新产业的繁荣发展有可能会带来新的职业卫生问题。

（1）肌肉骨骼损伤与精神心理因素对职业人群的健康影响：随着生产自动化程度的日益提高、高新技术的广泛应用，生产效率不断提高，现代工业重复、单调、紧张、快节奏、高脑力低体力逐渐成为主要生产方式之一。骨骼损伤与精神心理问题对职业人群的危害日益突出。在发达国家，肌肉骨骼损伤已经成为主要职业病。有研究报道，我国机械工人的职业性慢性肌肉骨骼疾病发生率达到64%；焊接工的腰背痛、颈肩痛、下肢膝关节痛发生率分别为41.55%、33.27%、23.89%。同时，就业竞争激烈，就业状态不稳定，职业心理负荷、脑力劳动加重，角色更迭和人际冲突、绩效考核及晋升不确定等使就业人员容易产生职业性紧张（occupational stress），引起不良的心理行为效应和精神紧张效应，以至于诱发紧张相关疾病、职业性紧张综合征甚至"过劳死"。目前我国管理的重性精神病患者接近400万人，职业紧张是诱发精神疾病的因素之一。

（2）新材料、新物质引起的健康损害：随着科学技术的迅猛发展，对新型技术和材料需求不断增加，由于新材料、新物质的理化性质发生改变，给职业环境和生活环境带来了潜在风险，为职业卫生带来了新的研究方向。当前，我国生产和使用的化学物质估计不少于10万种。初步估计有10%～15%的化学品是有毒有害的，这就意味着我们生活环境中至少有1万种以上有毒有害化学物质。2015年全球估计有200万工人从事纳米技术产业，纳米技术及产品实现的价值约为9000亿美元。我国纳米材料生产量位于世界前列，随着纳米材料和技术的广泛应用，人们将有更多机会接触到纳米产品，而纳米材料的健康风险需要评估，目前尚未形成针对纳米材料的职业场所卫生标准及相应的防护技术。越来越多的流行病学研究证实，纳米颗粒暴露可能与呼吸系统、心血管系统等疾病的发生、发展关系密切，需要对此开展研究。

（3）信息服务类、视频作业所致的心理问题、视力损伤：21世纪，越来越多人从事以计算机和通信设备为主体的信息技术（IT）行业，在发达国家中约1/2以上的从业人员从事以信息为主的工作。随着我国科学技术发展，从事信息产业的工作人员将会越来越多。IT等信息产业劳动者长期在微小气候环境中从事着复杂的脑力劳动，如编程人员和程序调试人员的高难度、高效率、超时工作及昼夜颠倒、人际关系紧张等，通常会引起精神系统、消化系统等问题，同时，视频作业及静坐等对视力及肌肉骨骼也会产生影响。

3. 空间探索、海洋战略及极地科考等的职业卫生问题

21世纪以来，空间探索、海洋战略及极地科考等事业日渐重要，已成为国家整体发展战略的重要组成部分。"十一五"期间，涉海就业人员达到3350万人，其中，新增涉海就业570万人，也就是说沿海地区每10人中就有1人是涉海就业人员。空间探索、海洋战略及极地科考的工作人员常处于特殊的工作环境，如在航天航空作业中，作业人员通常处于高空缺氧、高空减压、高空震动、失重等环境中，航空航天工作人员易发生高空减压病、航空性鼻窦炎、航空性牙痛、骨量丢失等职业相关疾病。目前对空间探索、海洋战略及极地科考等职业可能存在的职业性有害因素的研究尚不多。

（二）职业卫生防治体系的局限与不足

1. 分段式、链条式管理，政府层面职业卫生管理体制需要进一步衔接

随着行政职能的转变，2010 年，中央机构编制委员会 104 号文明确了作业场所职业卫生监督检查、职业危害申报、职业危害事故调查处理等部分职业卫生职能由卫生部划转到国家安全生产监督管理总局。根据 2018 年国务院机构改革方案，原国家安全生产监督管理总局负责的职业安全健康监督管理职员划入国家卫生健康委员会。同时，各级地方政府也在调整职能分工。部分地区调整工作进展缓慢，监管体制正在逐步理顺。目前，我国职业安全、职业卫生和劳动社会保障分属政府的三个部门：应急管理部、国家卫生健康委员会、人力资源和社会保障部。

应急管理部主要负责安全生产和应急救援工作。国家卫生健康委员会主要负责拟订职业卫生、放射卫生相关政策、标准并组织实施。开展重点职业病监测、专项调查、职业健康风险评估和职业人群健康管理工作。协调开展职业病防治工作。人力资源和社会保障部主要负责劳动合同实施情况监管工作，督促用人单位依法签订劳动合同；对工伤保险进行监督管理；依据职业病诊断结果，做好职业病患者的社会保障工作。职业安全、卫生与职业病防治，是一个连贯的工作，而分段式管理，不利于统筹工作，因此，各职能部门需要不断沟通，加强协调。

2. 职业卫生法规体系不完善，执法力度有待加强

我国职业卫生法律、法规、部门规章和标准的对应关系比较复杂，内部缺乏统一性，阻碍政府部门和企业的贯彻执行。同时，缺少用于指导和援助企业改善职业卫生的规章制度。职业卫生与劳动安全隶属两部法规，一直以来，大家有重视安全生产、忽视职业卫生的工作倾向。目前，我国提倡职业卫生服务市场化，法律法规对服务机构有质量要求，但对其提供服务的质量监督尚不到位。目前的劳动保险强调收费和赔偿，但未突出预防的重要地位和作用。

随着计划经济向市场经济转变，企业所有制和用工制度发生了变化，"重经济效益，轻劳动防护"的观点在用人单位较为普遍，而卫生法制和社会保障体系的改革滞后，致使国有企业中已基本控制的传统职业病，在中小企业死灰复燃。另外，受境外向境内、特别行政区向内陆转嫁职业危害的影响，新兴产业和一些中小企业同时出现了新的职业卫生问题，如河北某私营印刷企业纳米颗粒带来的女职工肺损伤、苏州联建台资企业的正己烷中毒及昆山台资企业的金属粉尘爆炸等。

3. 经费投入不足，职业卫生人力资源短缺、分布不均衡

近年来，国家对职业卫生的经费投入逐年增长，但与实际需求相比仍明显不足。据 17 省 1999～2001 年的调查，省级职业病防治机构人均投入 3.3 万元，地市级人均投入 1.24 万元，区县级人均职业卫生投入仅有 0.38 万元。我国的职业卫生服务对象人数比美国高 6 倍，而职业卫生人均投入仅为美国的 1/80。多年来，基层装备普遍落后，迄今尚不能广泛配备个体采样器，影响监测与监督的水平与质量。

基层职业卫生人才流失严重。现区县级职业卫生技术服务人员具有本科以上学历者仅占13%，而省市级机构从事职业卫生技术服务的人员比例也较低，不能满足实际工作的需要，高学历者更多集中在一线城市。人力资源短缺及分布不均衡，制约了职业卫生服务的覆盖面，职业病防治能力建设落后于经济发展及职业病防治的实际需求。同时，职业病诊断工作责任大、争议多、收费低，具有明显的社会公益属性，职业病诊断机构很难依靠自我完善机制维持生存。

4. 职业卫生服务不能满足需求，职业病防治能力不足

我国具有世界上数量最多的工厂和最大的劳动力市场，近2亿人口潜在暴露于各种职业有害因素中，其中大多为健康知识及维权意识相对薄弱的流动人口或农村务工人员，并集中在中小企业。截至2008年底，全国各地职业病诊断机构只有324家，而这些有资质的职业病防治机构还呈现萎缩趋势。广东省职业病防治院原院长黄汉林表示，近5年来，广东省职业病诊断人数每年以近30%的速度递增，但地市级职业病防治机构却由于政策原因出现了一定程度的萎缩。在职业人群对职业病防治技术服务需求不断增长的同时，广东省提供服务的机构却减少约1/3。北京市诊断机构和职业病医师数量下降也比较明显，很多区县职业病防治技术人员在缩减，有的区县已经自行退出职业卫生技术服务资质，近年来至少有3家医疗卫生机构已放弃职业病诊断资质。此外，我国还没有形成完善的职业病住院医师培养模式，势必会影响职业病的诊断及治疗的供给能力。

职业卫生管理涉及安全生产、职业卫生、卫生工程、职业健康体检及职业病救治、管理，以及相关法律等专门知识，但在实际工作中，相关技术人员所具备的知识明显不足，影响了服务能力及服务质量。

5. 基础资料不足，职业病防治网络不完善

职业病防治政策、规划、措施、相关标准、职业健康风险评估等，都需要职业卫生监测数据做支撑。当前，企业职业卫生基本数据不足，监督系统覆盖不足，职业病漏报严重，数据不能准确反映实际情况，尚有待完善。安全生产监管部门为了对作业场所职业卫生实施有效监督，需要及时掌握职业卫生资料，但工伤保险和职业健康体检相关数据分别由劳动部门、卫生部门管理，信息尚未形成统一，不易分享。工商、税务、统计、应急救援、卫生、环保、保险等多部门的相关数据尚未实现数据共享，不利于掌握全国范围内职业有害因素种类、分布特征及风险水平，影响全国职业病的防治决策及管理效率。

6. 中小企业及流动人口的职业卫生问题尤为严重

随着经济全球化、城镇化的快速发展，产业经济结构模式的调整，以及经济体制、用工制度的深刻变化，职业病危害正出现由城市工业区向农村转移、由东部地区向中西部地区转移、由大中型企业向中小型企业转移的趋势。矿山、金属冶炼、医药化工、建材、机械加工、电子通信设备制造等30多个主要行业90%以上属于中小企业。由于这些企业车间工作条件普遍较差，采用的生产工艺又相对落后，其中34%以上的中小企业职工从事尘毒有害作业。加上中小企业管理者职业病防治意识薄弱，防治措施提供不足，不与劳动者签订劳动合同，频繁轮换有毒有害作业岗位劳动者，导致很多劳动者缺乏有效保护措施，在存在严重职业病危害的环境中长时间工作，大大增加了职业病的患病风险。全国有80%的乡镇企业存在不同程度的职业危害，仅接触粉尘、毒物和噪声等有毒

有害作业的职工就有 2515 万人，占乡镇企业职工总数的 33%。随着我国城镇化加速，农民工的流动性更强，他们更多从事低技术要求、劳动条件恶劣的工作，中小企业、煤矿、建筑工地等成为农民工劳动聚集的地方，而农民工也成为职业病罹患最多的群体。

7. 群防群治动员不力，相关角色参与不足

职业卫生工作需要政府、企业、员工、职业卫生服务机构及研究机构、社会团体、非政府组织等共同参与，同时也需要临床医学、社区卫生人员及媒体等的广泛参与。农民工张海超的开胸验肺，由于媒体介入及报道，引起社会广泛关注，产生"特事特办"效应，并进一步影响到中国职业病防治法的修订和职业病诊断程序的完善。

目前，职业卫生防治工作企业参与不足，直接影响职业卫生工作的开展和落实。社会动员不足，影响职业有害因素防治的资金投入和有效监督。这些均与我国职业危害事件不断发生有关。

（三）职业卫生防治体系发展趋势

在信息网络化、经济全球化及经济可持续发展的形势下，必然会伴随产生全球卫生一体化。我国经济处于快速发展阶段，工伤及职业病问题不断上升是一个客观过程。同时，由于政府职能调整，在职业卫生安全监督管理及职业病诊断和健康服务方面，面临着承前启后的过渡，职业卫生与职业病防治工作任重道远。我国职业卫生的基本工作原则：政府主导，部门合作，企业负责，职工参与，社会动员，预防为主，防治结合，统筹规划，分步实施。WHO 制定了 2008 ～ 2017 年工作健康的全球行动计划：将工作场所健康行动的关注点扩大到包括职业健康与安全、工作场所健康促进、工作场所传染病与慢性病预防、对劳动者及其家属健康服务的提供。同时，国际上将人权、环境保护和劳动条件纳入国际贸易公约。

中国处于经济发展阶段，职业卫生面临着传统与先进技术并存、中小企业职业卫生问题严重，以及经济全球化过程中发达地区或国家所带来的职业危害转嫁等诸多问题。为适应社会经济的发展，未来职业卫生防治体系的发展需建立以政府监督、管理及统筹规划指导为首，以企业责任为主体，以劳动群体为服务对象，以完善的社会保险保障救助体系为护翼，以职业卫生服务机构为抓手，动员全社会力量共同参与，充分发挥媒体宣传作用，发挥研究院所、学会、社会团体、非政府组织及社区医疗的力量，发挥信息科学的力量，使健康数字化管理网络成为可能，并积极开展专业人才培养，提供技术支撑，构建以健康及可持续发展为宗旨，以预防为主、救治为辅的职业病防治综合体系，使职业医学与主流医学科学技术接轨或者同步发展成为可能。

三、职业卫生防治体系建设的对策与建议

职业病的防治直接关系到劳动者的健康，关系到千家万户的幸福，没有全民健康，就没有全面小康。劳动者的健康就是社会生产力。在职业病防治形势十分严峻的今天，无论是从职业病疾病负担出发，还是从维护劳动者健康的人道主义出发，政府、社会、企业、个体都有责任重视并力争切断职业病新发途径。因此，应加大职业病防治的宣传教育，

提高全民防控意识；完善职业卫生相关法律法规，健全职业卫生防治体系，培植、引导和规范健康服务市场；转换服务模式，强调供给侧改革，强制规范企业职业安全健康行为，培养企业社会责任感，让职业卫生体系惠及全民，最终使每个劳动者能健康、舒适、高效生产和工作，促进国民经济持续、和谐发展。

（一）未来发展规划与建议

针对我国复杂职业病防治形势，结合我国现阶段国情，制定了我国"三步走"的防治目标，以有效控制职业病及职业相关性疾病。

1. "十三五"发展——第一步

面对我国不断工业化、城镇化及人口老龄化的局面，同时，还面临着慢性病的高风险及日益加重的疾病负担，全面落实预防为主的思想，是控制疾病发生、降低疾病负担最迫切、最行之有效的策略。与此同时，发达国家也非常重视发展预防医学科学技术，并把它们作为疾病预防控制的优先布局方向，医学科学技术既包含基础性、系统性医学理论研究，又涉及前沿性技术研发和产品开发。我国作为发展中国家，可以借鉴国际先进经验，从预防医学思想出发，结合我国国情，筛选优先重点解决的领域，联合全国不同层次、不同领域的多家机构，发挥优势互补和学科交叉，集体攻关，为职业有害因素识别、评价、预测及控制提供技术支撑。因此，建议在全国重组职业安全与健康研究院，建立以经济发展及企业职业卫生需求为导向的"产学研用"工作模式；该研究院作为全国职业安全与职业卫生工作的技术牵头单位，动员社会相应技术单位，利用各部委及政府部门已有数据，结合拉网式普查，建立完善的职业有害因素、职业病及企业相关信息化平台；对现有法规、标准及技术进行梳理，淘汰落后技术或标准，推广有效的适宜技术，为政府建立完善的职业卫生与职业病法制标准体系提供技术支撑；确定职业危害严重的行业或我国高发的职业病为优先治理对象，促进急需的关键适宜技术的研发；对健康产生广泛影响的职业有害因素的接触人群，建立队列，进行前瞻性研究。

2. "十四五"发展——第二步

以社会需求为导向，以岗位胜任为目标，加快构建具有中国特色的职业卫生与安全人才培养体系，培养职业安全、卫生及职业病防治相应的专门技术人才；在全国建立相应培训机构，为现有职业卫生技术人员提供继续教育服务；完善教育培训体系建设，修订人才培养标准和基地建设标准，为持续提升职业卫生服务能力和水平、更好地保障劳动者健康提供有力支撑。完善国家、省市、区县不同级别、不同水平的职业卫生服务管理体系；鼓励职业卫生技术人员下沉企业，为企业提供常年技术指导；促进企业形成行业协会，推行企业行业内自制。进一步理顺国家相关多部委、工伤保险部门、职业卫生技术服务机构、企业、员工等多部门及人员的责任、权利及利益，处理好监督、服务的矛盾，将政府目前对职业卫生与职业病的"分段式管理"变为"连续性有机管理"，变"行政性处罚"为"政策性指导服务"，变工伤保险"单纯理赔被动式工作"为"预防为主的主动服务"，倡导企业树立社会责任，教育劳动者自觉预防职业有害因素。促进职业卫生相应技术的落实与转化，加快构建具有中国特色的职业卫生与安全人才培养体系，培养职业安全、卫生及职业病防治相应的专门技术人才。

3. "十五五"发展——第三步

在传统有害因素得到有效控制的基础上，进一步坚持以人为本及落实科学发展观，联合国际先进力量，防范新技术、新材料等带来的新型职业卫生问题，结合人口老龄化等人口变化及环境污染等问题，对老年劳动者提供针对性服务，对肌肉骨骼损伤及职业紧张等常见有害因素进行有效干预，对有害因素复合暴露进行有效评估，进一步发展职业卫生综合防治技术，开拓劳动者体面工作、安全健康劳动的新局面。

（二）建设新型国家职业卫生体系建议和对策

1. 做好顶层设计，以保护劳动者健康为最终目标

建议在九部委联席工作基础上，进一步建立全国职业卫生与职业病防治统筹工作组，负责制定全国职业病防治工作的整体规划及职业病防治基本策略；明确职业卫生工作机制、体系、职能和任务，制订国家职业卫生发展规划，加强国家、省、市职业病防治机构建设，加强职业病的源头预防与控制。加大对人才队伍、技术能力、科研工作建设的支持力度，加强职业病防治工作规范性及科学性管理，并将有效控制生产一线职业危害、降低职业病发病率作为具体目标，以扭转被动局面，确保劳动者健康，维护劳动者安全生产的基本权益，提高职业卫生服务的公平性。理清技术服务与疾病控制关系，明确职业病预防控制工作重点，做好当前职业病防治重点工作的衔接和中央转移支付项目的对接。

2. 加强职业卫生与职业病防治法制建设

党的第十八次全国代表大会提出"科学立法、严格执法、公正司法、全民守法"，是新时期依法治国的"新十六字方针"。为了推动我国经济社会持续健康发展、不断解放和增强社会活力、促进社会公平正义、维护社会和谐稳定、保护劳动者健康，我们有必要加强政府多部门之间的合作，通过统筹社会力量、平衡社会利益、调节社会关系、规范社会行为等，合力做好职业卫生及职业病防治工作的法制建设。

3. 完善监督管理体系，加大处罚力度

《中华人民共和国职业病防治法》确立了我国职业病防治工作坚持预防为主、防治结合的原则，建立用人单位负责、行政机关监管、行业自律、职工参与和社会监督的机制。建立长效的职业安全卫生管理机制，强化政府职责，理顺政府各职能部门间的分工与协作关系，避免链条式、分阶段管理。对不顾劳动者健康安全的企业加大处罚力度，以法律的强制性保护劳动者的健康安全，将职业卫生工作纳入当地政府的政绩考核。

4. 完善工伤保险制度，发挥市场经济的作用

扩大工伤社会保险的覆盖范围，完善工伤保险机制，发挥工伤保险的杠杆调控作用，建立科学的差别费率和浮动费率经济刺激机制，激励用人单位积极主动开展职业安全卫生防护工作，提高预防性支出在工伤保险金中的比例，努力调整工伤保险职能，转变被动的工伤保险赔偿机制为以预防为主的工伤保险机制，并加强对弱势劳动群体的工伤、

职业病保障问题的关注。

对企业实行保险费差别费率及浮动费率,如征收企业事故税,发挥经济杠杆调节作用,突出工伤保险重在事故预防,其次是医疗康复,最后才是赔付,最终实现"先预防、后治疗,先治疗、后赔偿"的保险保障机制模式。而我国目前采取的赔偿机制:一次性赔偿、区域性赔偿,均不尽合理。

5. 加强职业病诊断机构能力建设,促进职业健康信息化管理

职业病防治政策、规划、措施、相关标准及职业健康风险评估等,都需要职业卫生监测数据的支持。目前企业职业卫生基本数据不足,职业病漏报严重,没有完善的监督系统,数据不能准确反映实际情况。有必要摸清全国范围内职业有害因素种类、分布特征及风险水平,建立完善的职业病上报体系,完善基线调查资料,统筹工商、税务、统计、安监、卫生、环保、保险等多部门的相关数据。结合健康相关信息如死亡登记统计、肿瘤登记、传染病报告等数据,提高数据的完整性和准确性,将职业卫生现场监测数据、职业健康监测数据等进行整合,实现数据共享,对已有数据进行挖掘分析。完善职业病防治网络,做好重点职业病防治工作,配备与职业病防治和鉴定工作相适应的诊断机构、人员及仪器设备,逐步完善覆盖城乡的基层职业病防治技术网络,加强职业健康监护和职业病诊断专业人才队伍建设,制定相应的专业人才培养计划,重点加强中西部基层专业人员培训,提高职业病防治水平。为制定全国有效的优先控制政策、预测职业病风险等,提供技术支撑。

6. 加强科学研究,注重职业卫生人才培养

职业卫生与职业病控制,重在预防。结合职业卫生实际问题,不断提出合理的职业卫生预防策略及相应技术,是做好职业病控制的基础。应从职业安全行为及相关因素着手,探讨其内在规律和特点。由于要保护的职业人群所面临的职业危害因素会随着生产力的发展、经济技术的革新而不断变化,因此有必要注重前瞻性科学研究,注重多学科的理论和技术在职业卫生中的交叉应用及转化,为国家卫生服务决策提供科学依据。

应以社会需求为导向,顺应经济发展,遵循医学教育和医学人才成长规律,加快构建具有中国特色的职业医学与职业卫生人才培养体系。加大预防医学生临床实践教育,对临床及护理专业学生普及预防医学教育。参照临床医学经验,在临床实践中培养锻炼职业病专业医师。为国内各服务机构提供专业技术指导和贯彻预防为主的思想提供人力保障。

7. 动员全社会力量,发挥企业、个体作用

依靠我国比较完善的基层医疗服务体系,广泛宣传教育,将职业病预防与慢性病控制相结合,将职业卫生工作融入社区卫生工作中来开展,对劳动者进行职业卫生培训,加强自我保护意识,遵守安全操作规程,减少职业病危害因素的接触。职业卫生与安全技术人员共同参与企业的安全卫生管理。建立中小企业援助计划,提供技术支撑,指导他们采取卫生措施,建立健全的安全规章制度,落实健康监护。将激励安全行为、控制和避免不安全行为和预防事故的发生作为企业职业健康安全管理工作的方法。充分发挥学会及社会团体作用,积极利用非政府组织的力量参与职业病及工作相关疾病

的防治。

8. 其他

改变职业卫生监督管理理念，以服务为主、处罚为辅。强化以中小企业为中心的企业自主管理能力。①在努力完善企业有效实施风险评价的法规、指导文件的同时，还要强化对企业负责人的培训。②在企业内实施职业卫生专门管理人员制度。③设立和运营培养专职医生的大学院校，并在大企业、使用危险化学品的企业等内部设置专职医生。④实施能够指导企业职业卫生管理的注册职业卫生人员制度。⑤为确保提高和改善中小企业的职业卫生水平，实施在引进新机械、设备时的低利息融资制度。⑥实施国家资助部分活动费用制度，如中小企业在工业园区等集体开展改善职业卫生活动。

总之，职业人群是社会财富创造者，是社会发展的主力军。劳动者多数处于生育年龄，保护他们的健康既关乎下一代的健康，也会影响其退休后的生活质量。建立健全全国职业病防治体系，加强职业病法制体系建设，完善职业有害因素识别、评价、控制、预测等技术，动员全社会形成"尊重劳动、保护劳动者健康"的氛围，是保证中国经济可持续发展的压舱石。中国政府只有切实以保护劳动者健康为首要任务，才能实现经济的可持续发展，才能实现中国梦。

专题组成员

主要编写人员：

贾　光　北京大学

胡贵平　北京航空航天大学

崔　萍　山东省职业卫生与职业病防治研究院

王　丽　包头医学院

陈章建　北京大学

王天成　北京大学

郭　健　交通运输部水运科学研究院

关　里　北京大学

赵　霞　北京市朝阳区疾病预防控制中心

徐华东　北京大学

胡在方　北京市顺义区疾病预防控制中心

甄　森　常州市疾病预防控制中心

钱　琴　常州市武进区疾病预防控制中心

陈　田　首都医科大学

张雪艳　中国疾病预防控制中心职业卫生与中毒控制所

张文晓　北京市顺义区疾病预防控制中心

王德军　山东省疾病预防控制中心

赵　琳　山东大学

项目咨询人员：

郑玉新　青岛大学

李　涛　中国疾病预防控制中心职业卫生与中毒控制所

黄汉林　广东省妇幼保健院

沈惠麒　北京大学

吴宜群　新探健康发展研究中心

赵金垣　北京大学第三医院

余善法　河南省职业病防治研究院

王焕强　中国疾病预防控制中心职业卫生与中毒控制所

参考文献

陈纪刚，2006.国际职业卫生管理体系的架构及发展趋势：《国外职业卫生法规选编》解读.环境与职业医学，23（6）：537-539.

何凤生，2003.中国的职业病防治事业与时俱进50年.北京：中华预防医学会.

何丽华，王生，杨磊，等，2013.职业性肌肉骨骼损伤的流行病学研究.福州：中国职业安全健康协会学术年会.

黄鹤，林建兰，2014.浅谈中小企业职业危害现况及对策措施.城市建设理论研究（电子版），4（31）：2277-2278.

贾光，2016.健康中国，职业健康先行.北京大学学报（医学版），48（3）：389-391.

贾光，2014.人造纳米材料的安全性评价及展望.泰安：第十三届全国劳动卫生与职业病学术会议.

贾光，郑玉新，2007.充分认识纳米材料安全性研究的重要意义.中华预防医学杂志，41（2）：83-84.

金泰廙，2011.现代职业卫生与职业医学.北京：人民卫生出版社.

李洁，沈毅，王新民，2013.城市道路交通噪声污染经济损失及评估.西部交通科技，74（9）：33-37，83.

刘世杰，刚葆琪，1989.回顾过去展望将来为繁荣祖国的劳动卫生与职业病事业做出积极贡献.中华劳动卫生职业病杂志，（5）：4-7.

刘世杰，曲青山，1984.国内外劳动卫生与职业病学的进展情况.中华劳动卫生职业病杂志，2（6）：309-314.

刘双喜，古小明，陈慧，2010.我国职业卫生与职业病学的发展史.职业与健康，26（21）：2535-2537.

米多，2013.2012年世界纯苯市场分析.化学工业，31（8）：51-54.

朴英姬，2008.浅谈我国职业卫生工作发展现状及面临的挑战.华南预防医学.34（6）：78，80.

钱平，2007.我国职业卫生工作的现状、问题与对策.上海：华东师范大学.

邱曼，2008.我国职业危害的现状分析与对策探讨.中国安全生产科学技术，4（3）：102-105.

任文堂,李孝宽,2008.中国职业噪声现状分析及控制建议.海口：中国职业安全健康协会2008年学术会议.

宋文质，苏志，刘世杰，2001.迎接二十一世纪我国职业病防治工作的新高潮.中华劳动卫生职业病杂志，19（5）：321-322.

孙贵范，2012.职业卫生与职业医学.第7版.北京：人民卫生出版社.

孙栩，傅后胜，洪俊，等，1994.机械工人慢性肌肉骨骼损伤流行病学调查与研究.中国工业医学杂志，7（5）：260-262.

王宝河，杜莲英，2006.管道焊接工职业性肌肉骨骼损伤的调查.中华劳动卫生职业病杂志，24（4）：255-256.

王灿，2015.我国职业卫生的现状与对策.沈阳医学院学报.17（1）：1-3.

王世强，李孝宽，2010.工业企业噪声暴露研究动态.安全，31（4）：55.

王欣平，2006.作业场所职业危害程度分级现状分析.中国安全生产科学技术，2（6）：125-128.

许兰娟，周江涛，肖伟超，等，2012.中小企业职业危害现状及对策.工业安全与环保，238（4）：82-84.

张兰荣, 2012. 战胜 IT 职业病 . 人人健康, 412（8）：63.

张磊, 朱磊, 李志恒, 等, 2014. 煤工尘肺住院患者疾病负担及其影响因素分析 . 北京大学学报（医学版），46（2）：226-231.

张敏, 王丹, 郑迎东, 等, 2013. 中国 1997 至 2009 年报告尘肺病发病特征和变化趋势 . 中华劳动卫生职业病杂志, 31（5）：321-334.

张敏, 王焕强, 杜燮祎, 等, 2008. 中小企业化学品职业危害预防控制指南 . 中国安全生产科学技术, 4（4）：95-99.

张袁凌, 2014. 关于我国职业病危害防治工作的若干思考和建议 . 中国农村卫生事业管理, 34（6）：696-697.

赵庚, 2011. 我国尘肺病的社会经济影响分析研究 . 北京：中国地质大学 .

郑君, 2014. 保护听力每天都是"爱耳日" . 劳动保护,（4）：96-97.

郑玉新, 梁友信, 2008. 我国职业卫生与职业医学研究的回顾与展望 . 中华预防医学杂志, 42（z1）：42-45.

中华人民共和国国家卫生健康委员会, 2009. 卫生部关于贯彻落实《国家职业病防治规划（2009—2015 年）》的通知 . 中华人民共和国卫生部公报, 22（09）：29-30.

周宇燕, 章一华, 刘璐, 等, 2013. 职业病患者心理健康状况研究进展 . 职业与健康, 29（10）：1263-1264.

Seo D C, 2005. An explicative model of unsafe work behavior. Safety Sei, 43（3）：187-211.

Van der Beek AJ, Frings-Dresen M H, 1998. Assessment of mechanical exposure in ergonomic epidemiology. Occup Environ Med, 55（5）：291-299.

Wallace JC, Vodanovich SJ, 2003. Workplace safety performance：conscientiousness, cognitive failure, and their interaction. J Occup Health Psychol, 8（4）：316-327.

专题九 环境卫生问题与对策研究报告

摘　要

本报告包括"环境卫生概述""我国环境卫生的现状与挑战""主要环境卫生问题的分析和评判"三部分,试图较为深入地论述今后一个时期我国环境卫生领域的一些重要问题。

一、环境卫生概述

环境卫生学是研究环境与人群健康关系,以保护和增进人体健康为目的的科学,是公共卫生与预防医学的二级学科,具有完整的理论体系和具体的研究内容。环境卫生是环境卫生学理论知识指导下的有关环境与健康实践活动的总体,是公共卫生的重要组成部分,旨在防止污染、预防疾病、提高人群的健康水平。环境卫生的工作内容随社会发展和卫生服务需求而有所变化,因此环境卫生工作具有一定的阶段性和时效性。环境卫生学与环境卫生既相互联系,又有所区别。环境卫生工作能丰富环境卫生学的内容,是环境卫生学的具体体现;而环境卫生学是对环境卫生工作实践有关环境与健康理论的全面阐释和对环境卫生工作内容的高度概括。

本报告介绍了我国环境卫生的发展历程、历史经验和主要策略,包括我国古代对环境与健康的认识简介、新中国成立后的环境卫生工作概况、我国环境质量标准回顾,简要介绍我国大气质量标准、水环境质量标准、饮用水卫生标准、公共场所和室内环境相关法规和标准、土壤环境质量相关法规标准的历史沿革。而后对我国环境卫生工作的主要成就进行简要回顾,并提出环境卫生工作的主要策略:①倡导清洁生产,开展源头预防;②实行节能减排,减少污染排放;③加强环境监测,保障环境安全;④开展环境健康危险度评价,确保公众健康。最后,对国外环境卫生相关标准法规进行简要介绍,包括WHO提出的空气、饮水、室内空气质量指南及欧盟、美国、日本、韩国的环境卫生相关法律法规等。

二、我国环境卫生的现状与挑战

目前,我国大气污染严重,大气污染与居民呼吸系统症状、慢性支气管炎、肺气肿等的发生显著相关。大气污染可影响儿童的肺功能,削弱肺部免疫功能,增加儿童呼吸道对细菌等的易感性。此外,大气污染程度与肺癌发生率和死亡率呈正相关。我国肺癌死亡率由20世纪70年代的7.17/10万上升至2012年的42.05/10万,已成为中国恶性肿瘤致死的首位原因。资料显示,城市肺癌死亡率显著高于农村,城市规模越大,肺癌死亡率越高。机动车尾气暴露与居民心肺疾病的发病率、死亡率及亚临床症状相关。公共场所突出的卫生问题是室内空调系统生物性污染严重,空调冷却水中嗜肺军团菌检出率高,这是多地暴发军团病的直接原因。而居室空气污染多为室内装修产生的甲醛和挥发性有机物所致,二者长期暴露均可对机体造成严重危害。而燃料燃烧所致室内空气污染与慢性阻塞性肺疾病的发生有直接关系。

我国水污染严重，2014 年全国废水中化学耗氧量排放总量为 2294.6 万吨，氨氮排放总量为 238.5 万吨；全国 423 条河流、62 座重点湖泊（水库）的水质监测表明，Ⅰ、Ⅱ、Ⅲ、Ⅳ～劣Ⅴ类水质断面分别为 3.4%、30.4%、29.3%、36.9%。地下水质监测表明，地下水水质较差和极差的监测点比例占 61.5%。同时，2008～2013 年全国废水排放量及主要污染物排放量比较报告表明，我国主要河流中环境内分泌干扰物污染严重，一些河流悬浮物和沉积物中内分泌干扰物的含量达到了相当高的水平。

全国土壤污染状况调查表明，全国土壤总的点位超标率为 16.1%。值得关注的是耕地污染超标率达 19.4%，主要污染物为镉、镍、铜、砷、汞、铅、六六六、DDT 和多环芳烃等。电子垃圾拆解已成为重金属污染土壤的重要来源，含有铅、镉、汞、六价铬、聚氯乙烯塑料、溴化阻燃剂等大量有毒物质，对环境和人体健康危害很大。电子垃圾拆解区土壤、食物、蔬菜、饮用水等均受到污染，导致当地儿童重金属负荷升高、孕妇和新生儿内分泌功能紊乱等。

在充分剖析我国环境卫生现状的基础上，探讨我国环境卫生领域的重要问题和新挑战，概括如下。

（1）传统环境卫生问题尚未得到有效控制，并有恶化趋势，体现在：①大气污染仍在持续，环境健康危害深受关注；②水污染问题突出，健康威胁依然存在；③土壤污染形势严峻，潜在危害风险增加。

（2）社会经济发展进程中新的环境与健康问题日渐显现，提出了：①新型化学物质对人群健康的潜在危害；②对传统环境污染物健康危害的新认识；③环境内分泌干扰物的健康危害；④环境有害因素的联合作用；⑤新技术、新材料带来的环境污染；⑥全球环境问题。

三、主要环境卫生问题的分析与评判

在分析、判断环境有害因素对人群健康的影响时，应充分考虑人类所处环境中有害因素的复杂性、生物学效应的多样性及人群暴露的长期性等特点，进行综合分析，从而对环境有害因素影响人群健康的问题做出正确评判。主要从三方面考虑主要环境卫生问题：①民众环境暴露水平。产生慢性危害的决定因素是污染物的暴露剂量。在确认环境污染物的健康危害时，首先要明确污染物的暴露剂量，包括外暴露剂量、内暴露剂量和生物有效剂量。对暴露区居民开展污染物暴露监测，主要进行外暴露剂量和内暴露剂量的检测。然后，分析暴露区民众的健康状况、相关疾病发病率、病死率等与污染物暴露之间的关系，找出二者的关联度。②民众健康安全状况。我国空气、水、土壤污染严重，环境污染对民众健康造成严重损害，高铅血症、癌症在一些地区集中出现，环境相关群体事件呈多发态势。研究已表明，我国居民的肺癌死亡率和女性乳腺癌发生率呈快速增长趋势，可能与环境暴露有关。③环境污染造成的疾病负担和经济负担。通过文献复习，较为细致地分析了空气污染、水污染造成的疾病负担和经济负担。资料显示，2010 年北京、上海、广州、西安因 $PM_{2.5}$ 污染分别造成早死人数为 2349 人、2980 人、1715 人、726 人，经济损失分别为 18.6 亿元、23.7 亿元、13.6 亿元、5.8 亿元。有学者对我国 19 个农村地区 6 年的水污染健康价值损失进行了评估，从全国范围来看，其水污染健康价值损失由 2004 年的 9.9387 亿元增加到 2009 年的 19.5188 亿元，且每年以 10% 的幅度增长。

　　本报告结合我国现行的环境质量标准提出了空气、水源、土壤中重要的表征污染物。空气中的重要表征污染物首选细颗粒物（$PM_{2.5}$），同时结合我国汽车工业迅猛发展的实际，提出在一些大城市也可考虑将臭氧（O_3）作为预示空气污染优先污染物之一。源水中的重要表征污染物，各地可根据当地实际情况，选择氨氮、化学耗氧量、生化需氧量、粪大肠菌群这些指标中的一个或多个作为地表水污染应急监测指标。对于土壤中的重要表征污染物，根据全国土壤污染调查结果确认的首要污染物为重金属，其次是持久性有机污染物。建议不同地区结合当地的实际情况，筛选出当地问题突出的重金属指标和持久性有机污染物指标。

一、环境卫生概述

（一）环境卫生学与环境卫生的概念

1. 环境卫生学

　　环境卫生学（environmental health）是研究自然环境和生活环境与人群健康关系的科学。其根本任务在于揭示对人群健康影响的发生、发展规律，为充分利用环境有益因素、控制环境有害因素提出卫生要求和预防对策，以增进人体健康、提高整体人群健康水平。其主要研究内容：①环境与健康关系的基础理论研究；②环境因素与健康关系的确认性研究；③创建和引进适于环境卫生学研究的新技术和新方法；④研究环境卫生监督体系的理论依据。

2. 环境卫生

　　环境卫生（environmental sanitation）是指在环境卫生学理论知识体系指导下的一系列有关环境与健康实践活动的总体，其目的在于改善环境质量，防止环境污染，预防或减少疾病的发生，提高人群健康水平。环境卫生是公共卫生的重要组成部分，是指通过政府组织全社会的力量共同努力，开展环境卫生工作，提高人群健康水平的各种活动的统称。环境卫生的工作内容随社会发展和卫生服务需求而有所变化。我国社会发展和经济建设的经验表明，任何时期环境卫生都是一种不可或缺的公共卫生服务。环境卫生工作重点包括空气卫生、水体卫生、饮水卫生、土壤卫生、住宅与公共场所卫生、家用化学品卫生、环境相关疾病研究与控制、环境质量评价、灾害环境卫生等。环境卫生工作能丰富环境卫生学的内容，是环境卫生学的具体体现；而环境卫生学是对环境卫生工作实践的有关环境与健康理论的全面阐释和对环境卫生工作内容的高度概括。

（二）环境卫生的发展历程、历史经验和主要策略

1. 我国古代对环境与健康认识的简述

　　我国古代劳动人民早在 2000 多年前就已认识到人与环境的关系。在《黄帝内经》中

就曾提出"人与天地相参、与日月相应"的观点，认为自然界是人类生命的源泉，人与自然界有着密不可分的联系。后人进一步提出"顺四时而知寒暑，服天气而通神明"。《吕氏春秋》对水质成分与健康的关系更有深刻的阐述，"轻水所多秃与瘿人；重水所多尰与躄人；甘水所多好与美人；辛水所多疽与痤人；苦水所多尪与伛人"。祖国医学上的瘿病主要是指甲状腺肿，现代医学证明，饮水和食物中缺碘可引起单纯性甲状腺肿。所谓尰，即脚肿的疾病，躄是腿瘸，这种病情与当今的大骨节病十分相似。周代都城采用"左祖右社，前朝后市"的布局，已有按功能分区的概念。《左传》载有"土薄水浅，其恶易觏，……土厚水深，居之不疾"。西晋《博物志》指出"居无近绝溪，群冢狐蛊之所近，此则死气阴匿之处也"。可见，我国古代人民对环境卫生的重要性已有较深刻的认识。

2. 新中国成立后的环境卫生工作概况

新中国成立后，党和政府制定了卫生工作的四大方针。自 1950 年起，建立了各级卫生防疫站，各省、市卫生防疫站设有环境卫生科，主管各地的环境卫生工作。1952 年，毛泽东主席在第二届全国卫生工作会议上提出"动员起来，讲究卫生，减少疾病，提高健康水平"的指示，在全国范围内掀起声势浩大的爱国卫生运动，使旧中国遗留下来的城乡落后面貌发生了根本性变化。从 20 世纪 60 年代开始，对大气、水体和土壤的环境因素开展经常性卫生监督，对全国江河湖海的水污染、三废污染、污水灌溉农田的卫生问题展开调查。20 世纪 80 年代随着国家环境保护局的成立，环境卫生工作进行了相应的调整，环境与健康研究得到了较快发展。1979 年至今，我国先后召开多次全国环境卫生学术会议。2005 年 8 月卫生部召开全国环境卫生工作座谈会，重点讨论我国环境与健康领域存在的问题和今后的发展方向；2007 年 11 月，卫生部和环境保护部联合举办第三届国家环境与健康论坛暨《国家环境与健康行动计划》启动仪式，其目标在于控制环境有害因素及其健康影响，减少环境相关疾病发生，维护公众健康。2015 年 1 月 1 日起实施的新修订《中华人民共和国环境保护法》总则中提出了"保障公众健康"，并新增加环境与健康监测、调查等内容的条款。新修订的环境保护法对环境与健康工作提出了明确要求，第一次把环境与健康关系研究工作在法律上进行了明确，为今后环境与健康工作的全面展开、促进环保工作更加注重保障公众健康，提供了充分的法律依据。2018 年 8 月 31 日第十三届全国人民代表大会常务委员会第五次会议通过了《中华人民共和国土壤污染防治法》，该法定于 2019 年 1 月 1 日起施行，该法律的实施将为我国土壤环境质量保护、土壤污染监测与防治提供重要的法律依据。近年来，国家又先后发布了大气、水、土壤污染防治行动计划及《"健康中国 2030"规划纲要》，提出加强城乡环境卫生综合整治，深入开展以大气、水、土壤等污染防治为主要内容的健康环境建设目标，为深入开展环境污染防治、保护民众健康指明了研究方向。

3. 我国环境质量标准回顾

（1）我国环境空气质量标准的历史：1950 年我国翻译《苏联工厂设计卫生标准》（ГОСТ 1324-47），于 1956 年发布《工业企业设计暂行卫生标准》，规定居住区大气和地面水中的有害物质最高容许浓度。1962 年由国家计划委员会、卫生部共同颁布《工业企业设计卫生标准》[国标建（GBJ）1—62]。1979 年卫生部、国家建设委员会等部门联合批准颁布《工业企业设计卫生标准》（TJ36—79），将居住区大气中有害物质最高容许浓度项目增至 34 项。1982 年，我国首次发布《大气环境质量标准》（GB 3095—82），1996 年对《大气环境质量标准》进行修订，并改称《环境空气质量标准》（GB 3095—1996）。在原有 6 种污染物限值的基础上，增加 NO_2、铅、苯并 [α] 芘、氟化物的浓度限值，并将飘尘改为可吸入颗粒物，光化学氧化剂改为 O_3。2000 年，又对《环境空气质量标准》（GB 3095—1996）进行修订，修改了 NO_2 和 O_3 的浓度限值。2012 年，对《环境空气质量标准》（GB 3095—1996）再次修订，增设 $PM_{2.5}$ 浓度限值和 O_3 8 小时平均浓度限值，同时调整 PM_{10}、NO_2、铅和苯并 [α] 芘等的浓度限值及数据统计的有效性规定。表 2-9-1 将我国《环境空气质量标准》（GB 3095—2012）中的二级浓度限值与国外相关环境质量标准进行了比较。

表 2-9-1　不同国家和组织的大气环境质量标准或指南值的比较

污染物名称	浓度限值（$\mu g/m^3$）		
	1 小时平均	24 小时平均	年平均
SO_2			
中国	500	150	60
WHO	500（10 分钟平均）	20	
欧盟	350	125	
美国		365	80
日本	263	105	
PM_{10}			
中国		150	70
WHO		50	20
欧盟		50	30
美国		150	
日本	200	100	
$PM_{2.5}$			
中国		75	35
WHO		25	10
美国		35	15
日本		35	15
NO_2			
中国	200	80	40
WHO	200		40
欧盟	200		40
美国			100
日本		76～113 或以下	

续表

污染物名称	浓度限值（μg/m³）		
	1 小时平均	24 小时平均	年平均
CO#			
中国	10	4	
WHO	30	10（8 小时平均）	
美国	40	10（8 小时平均）	
日本		11.5	
O₃			
中国	200	160（8 小时平均）	
WHO		100（8 小时平均）	
欧盟		120（8 小时平均）	
美国	235	139（8 小时平均）	

* 以悬浮颗粒物（suspended particulate matter，SPM）表示。按粒径比较，$PM_{2.5} < SPM < PM_{10}$。

\# 单位为 mg/m³.

（2）我国水环境质量标准的历史：我国水环境质量标准始于1956年由国家建设委员会、卫生部共同批准发布《工业企业设计暂行卫生标准》和1962年修订的《工业企业设计卫生标准》。1979年颁布的《工业企业设计卫生标准》（TJ36—79）中规定的有害物质有53种。自1984年国家成立环境保护局起，原由卫生部门承担的工作逐渐转由环保部门承担，先后制定了一系列水环境质量标准。我国水环境标准体系可概括为六类：水环境质量标准、水污染物排放标准、水环境卫生标准、水环境基础标准、水监测分析方法标准和水环境标准样品标准。截至2002年7月底，由国家环境保护部颁布的水环境国家标准370项。与水环境质量有关的法律有《中华人民共和国环境保护法》《中华人民共和国水污染防治法》《中华人民共和国海洋环境保护法》《中华人民共和国水法》等。

（3）我国饮用水卫生标准的历史：1950年我国上海市人民政府率先颁布了《上海市自来水水质标准》。1954年卫生部拟订了自来水水质暂行标准草案，有16项指标，于1955年5月在北京、上海等12个大城市试行，1959年经建设部和卫生部批准，定名为《生活饮用水卫生规程》。1976年卫生部组织制定了我国第一个国家饮用水卫生标准，即《生活饮用水卫生标准》（TJ20—76），共有23项指标。1985年卫生部对《生活饮用水卫生标准》进行修订，指标增至35项。2001年卫生部颁布了《生活饮用水卫生规范》，规定了96项指标。2006年我国颁布的《生活饮用水卫生标准》（GB 5749—2006）规定了106项指标。

（4）公共场所和室内环境相关法规和标准：1987年4月国务院发布《公共场所卫生管理条例》（简称《条例》），依据该条例规定的公共场所有7类28种。卫生部于1991年3月发布《公共场所卫生管理条例实施细则》，并于1996年发布与《条例》相配套的一系列《公共场所卫生标准》，共12项。2011年5月卫生部颁布新的《公共场所卫生管理条例实施细则》，在卫生管理的主体和内容、卫生监督的主体和内容、法律责任的内容和处罚尺度等方面都进行了较大的修改。此外，对住宅居室空气中的有害物质也制定了一系列卫生标准。需要指出的是《条例》规定的 28 种公共场所中公园、体育场馆、公共交通工具，目前不在卫生监督之列。

（5）土壤环境质量相关标准：我国《土壤环境质量标准》（GB 15618—1995）制定了 8 种重金属及 2 种农药在土壤环境中的最高允许浓度，该标准在土壤环境保护工作中发挥了积极作用，但随着形势的变化，已不能满足土壤环境管理的需要。为此，国家环境保护部门组织相关单位和专家对原土壤环境质量标准进行了修订，修订后的土壤环境质量标准，采用了"土壤污染风险管控标准"的名称。于 2018 年 6 月 28 日由生态环境部、国家市场监督管理总局联合发布《土壤环境质量 农用地土壤污染风险管控标准（试行）》（简称《农用地标准》）（GB 15618—2018）和《土壤环境质量 建设用地土壤污染风险管控标准（试行）》（简称《建设用地标准》）（GB 36600—2018），这两项标准从 2018 年 8 月 1 日起实施，原《土壤环境质量标准》（GB 15618—1995）同时废止。《农用地标准》风险筛选值的基本项目 8 项、其他项目 3 项，较修订前的标准增加了苯并 [α] 芘。《建设用地标准》借鉴发达国家经验，结合我国国情，主要根据保护对象暴露情况的不同，并根据《污染场地风险评估技术导则》，将《城市用地分类与规划建设用地标准》规定的城市建设用地分为第一类用地和第二类用地。第一类用地为儿童和成人均存在长期暴露风险，主要是居住用地；第二类用地主要是成人存在长期暴露风险，主要是工业用地、物流仓储用地等。建设用地土壤污染风险筛选值和管制值的基本项目共 45 项，其他项目 40 项。1996 年颁布《中华人民共和国固体废物污染环境防治法》，于 2004 年修订通过，自 2005 年 4 月 1 日起施行。针对固体废物处理，我国制定了一系列标准，如《生活垃圾焚烧污染控制标准》（GB 18485—2001）、《生活垃圾填埋污染控制标准》（GB 16889—1997）、《危险废物贮存污染控制标准》（GB 18597—2001）等。

4. 我国环境卫生工作的主要成就

（1）城乡环境卫生面貌显著改善：我国通过大力开展爱国卫生运动、创建卫生城市和农村改水、改厕、改灶等活动，使城乡环境卫生面貌显著改善。我国城市全部实现集中式供水，生活饮用水四项指标合格率达 95% 以上。至 2011 年底，全国共有农村供水工程 5887 万处，受益人口 8.12 亿人，其中集中式供水工程受益人口 5.49 亿人，分散式供水工程受益人口 2.63 亿人，介水传染病发病率和死亡率大大降低。全国城乡居民的生活环境和居住条件、室内卫生设施和卫生状况都有很大的改善。

（2）环境与健康的研究取得丰硕成果：环境卫生工作者曾对全国 50 万以上人口的 26 个城市进行了大气污染与人群健康关系的调查，发现大气污染与城市居民肺癌和慢性阻塞性肺疾病（COPD）显著相关。先后于 1973～1975 年、1990～1992 年和 2004～2005 年进行 3 次居民全死因回顾性调查，发现居民肺癌死亡率 20 世纪 70 年代为 7.17/10 万、90 年代初为 15.19/10 万、2006 年为 30.84/10 万，至 2012 年肺癌死亡率高达 42.05/10 万。20 世纪 70 年代对云南省宣威肺癌高发人群的调查研究发现，居民生活燃用烟煤造成室内空气中苯并 [α] 芘等多环芳烃严重污染是造成肺癌高发的主要原因。煤烟污染型地方性氟中毒、地方性砷中毒的发病原因及饮水碘含量与甲状腺肿发病关系的 U 形曲线都是我国研究人员首先提出的。

（3）环境监测工作卓有成效：20世纪50年代后期，我国一些大城市如北京、上海、天津、沈阳等地率先开展大气污染调查监测，60年代以来，各地卫生防疫机构与有关部门合作对全国200多条河流、湖泊、水库进行监测，并对长江、黄河、珠江、松花江等水系和渤海、黄海、南海等海域及主要湖泊、水库的污染状况进行连续5年的调查监测。20世纪80年代起，我国已逐渐形成较为完备的环境质量监测体系，环境监测等部门已将城市空气质量、重要水体污染及饮用水卫生状况等作为常规工作进行全面监测。2014年我国完成630万平方公里国土面积的土壤污染状况调查。

（4）环境与健康标准体系逐步建立和完善：我国环境与健康标准体系主要包括：①环境质量标准体系，是以保护人的健康和生存环境、防止生态环境遭受破坏、保证环境资源多方面利用为目的，对污染物或有害因素容许含量或要求而制定的一系列具有法律约束力的技术标准。至2010年6月在不同领域制定或修订的现行标准1250项。②环境卫生标准体系，是以保护人群身体健康为直接目的，对环境中与人群健康有关的有害因素以法律形式所规定的限量要求和为实现这些要求所提出的相应措施的技术规定。至2011年9月，我国现行的环境卫生标准共170多项。

5. 环境卫生工作的主要策略

（1）倡导清洁生产，开展源头预防：清洁生产是指既可满足人们的需要、又可合理使用自然资源和能源，并保护环境的实用生产方法和措施，将废物减量化、资源化、无害化，或将其消灭于生产过程之中，减少或者消除工业废物对人类及环境的可能危害。

（2）实行节能减排，减少污染排放：我国经济快速增长，各项建设取得巨大成就，但也付出了巨大的资源消耗和环境破坏的代价，两者之间的矛盾日趋尖锐，群众对环境污染问题反应强烈。只有坚持节约发展、清洁发展、安全发展，降低能源和资源消耗，减少污染物排放，才能实现经济又好、又快发展。

（3）加强环境监测，保障环境安全：环境监测的目的是通过检测对人类和环境有影响的污染物含量、排放量，确定环境质量水平。具体归纳如下：①根据环境质量标准评价环境质量；②根据污染分布情况，追踪寻找污染源；③收集本底数据，积累长期监测资料；④为保护人类健康、合理使用自然资源，制定环境法规、标准、规划等。

（4）开展环境健康危险度评价，确保公众健康：健康危险度评价是按一定的准则，对有害环境因素作用于特定人群的有害健康效应进行综合定性、定量评价的过程，包括危害鉴定、剂量 - 反应关系评定、暴露评价和危险度特征分析4个步骤，以全面评估环境因素对健康的影响及其程度。

（三）国外环境卫生相关标准法规简介

1. WHO

近年来，WHO制定多项环境安全相关准则、基准等，如：①2005年制定《空气质量准则》，首次提出针对4种主要污染物——颗粒物、O_3、NO_2和SO_2的全球空气质量标准建议值。②发布《饮用水水质准则》，这是世界各国制定本国饮用水水质标准的参考依据。2004年WHO公布《饮用水水质准则》（第3版）第1卷，该卷提出指示微生物指标8项、具有健康意义的化学指标148项。③2009年制定针对潮湿与霉菌的室内空气质量准则。

2. 欧盟

欧盟的环境与健康战略目标：减少欧盟内由环境因素导致的疾病负担；识别并预防环境因素引起的新的健康威胁；加强欧盟在这一领域的政策制定能力。欧盟的环境立法始终以健康、监测系统和控制威胁人类健康的因素为基础，主要为化学品，如多氯化物、环境内分泌干扰物、农药等。开展健康立法的行动和计划，包括《污染物疾病控制》《健康保护和监测》等及健康影响评价原则、放射物控制法规等，为人民健康提供完整的法律保障。2004年欧盟制定《欧洲环境与健康行动计划》（2004—2010），该行动计划制定了3个行动步骤：①改善信息链，增强对污染源及其产生的健康影响之间关系的理解；②加强对环境与健康问题的研究并鉴别突出的问题；③评估政策并加强交流，通过提高认识、风险交流等，给居民提供必要的信息。

3. 美国

美国卫生服务部下属的环境健康相关机构主要有国家疾病预防控制中心（CDC）、国家环境健康科学研究所（NIEHS）、环境健康政策委员会（EHPC），其工作主要是通过预防和控制人类与环境相互作用引发的各种疾病和死亡，从而改善生活质量和提高人体健康水平。在美国环境保护局，从事环境健康方面的机构主要是研究与发展办公室（ORD），主要从健康风险评价的角度加强环境健康工作，为制定环保政策提供服务。与环境卫生相关的法律法规主要有：①《国家环境政策法》；②《清洁空气法》；③《清洁水法》；④《安全饮用水法》；⑤《有毒物质控制法》；⑥《资源保护和恢复法》；⑦《综合性环境响应、赔偿及责任法》；⑧《联邦杀虫剂、杀真菌剂、灭鼠剂法》。

4. 日本

20世纪60年代后期日本的环境污染公害问题开始凸显，震惊世界的四大公害都出现在日本经济高速增长时期。与环境卫生有关的法律法规如《公害对策基本法》（简称《基本法》），作为国家保护环境的基本法；《自然环境保护法》和《环境厅设置法》等重要法律，形成了以《基本法》为主的相当完备的环境法律体系。以后又以《环境基本法》取代《公害对策基本法》。《日本大气污染控制法》是1968年6月在关于煤烟排出限制等的法律基础上修改制定的，1990年修订的《日本大气污染控制法》中增加环境影响评价和大气污染物排放总量控制的内容。日本以环境镉污染引起的痛痛病事件为契机，制定《土壤污染防治法》。1995年6月公布《容器包装再循环法》，1998年颁布《家用电器再循环法》，2000年制定《建筑工程材料再循环法》等。20世纪60年代以来，日本建立和完善了公害健康受害补偿制度，出台《关于公害造成健康受害者补偿法》，在公害引发健康损害救济方面积累了丰富的经验，可为我国提供借鉴。

5. 韩国

2008年韩国颁布了世界上首部《环境与健康法》，并于2009年5月生效。韩国环境部制定环境与健康政策的基本出发点：一是"使处于环境风险的人群数量减至最小"，计划从2005到2015年要将处于环境风险中的人群降低50%；二是通过对环境相关疾病的预防和监督，为民众提供健康美好的社区环境。这是世界上第一部也是迄今为止唯一的一部《环境与健康法》。1977年韩国环境法修订为《环境保护法》，增加环境影响评价等内容；1990年《环境保护法》被分解为6部，包括《清洁空气保护法》《水环境质量保护法》《环境争端调解法》《有毒化学品管理法》等。

二、我国环境卫生的现状与挑战

（一）我国环境卫生的现状

1. 大气污染对健康的影响

（1）我国大气污染概况：目前，我国已形成九大雾霾区，其中最为严重的包括京津冀地区及其周边的山东、河南等地。2013年，京津冀、长三角、珠三角等重点区域及直辖市、省会城市和计划单列市共74个城市按照新标准开展空气质量监测，PM_{10}年均浓度为$47\sim305\mu g/m^3$，$PM_{2.5}$年均浓度为$26\sim160\mu g/m^3$。依据《环境空气质量标准》（GB 3095—2012）进行评价，74个城市中仅海口、舟山和拉萨3个城市空气质量达标，占4.1%；超标城市比例为95.9%。2013年我国煤炭消耗量36亿多吨，且燃煤方式多为原煤直接燃烧，燃煤产生的SO_2和颗粒物排放量均占总排放量的80%以上。我国不少城市SO_2和颗粒物浓度都超过WHO公众健康标准的$2\sim5$倍。2013年全国平均霾日数为35.9天，比2012年增加18.3天，为1961年以来最多。

（2）大气污染对呼吸系统的影响：我国上海、沈阳、重庆等地的调查显示，大气污染与当地居民的呼吸系统症状、慢性支气管炎、肺气肿等的发生显著相关。大气污染也可影响儿童的肺功能，削弱肺部的免疫功能，增加儿童呼吸道对细菌等的易感性。据估计，大气$PM_{2.5}$的日均浓度每升高$20\mu g/m^3$，急性下呼吸道感染的危险将增加8%。大气污染还可加剧哮喘患者的症状，大气中的SO_2、O_3、NO_x等污染物能引起支气管收缩、气道反应性增强，加剧过敏反应。研究表明，大气污染程度与肺癌死亡率呈正相关。我国居民肺癌死亡调查表明：①我国肺癌死亡率自20世纪70年代的7.17/10万上升至2012年的42.05/10万，增加了近5倍，成为中国恶性肿瘤死亡的首位原因；②我国城市居民肺癌死亡率显著高于农村，城市越大，肺癌死亡率越高，也提示了肺癌与空气污染的关联性。但也应认识到，人口老龄化本身对居民癌症死亡率增高也有影响。

（3）机动车尾气对健康的潜在影响：2014年我国汽车保有量达1.54亿辆，近10年年均增加1100多万辆。机动车尾气已成为城市空气污染的主要来源之一，含有细颗粒物、CO、氮氧化物（NO_x）、挥发性有机物（VOC）等。研究表明，机动车尾气暴露与居民心肺疾病的发病率、死亡率及亚临床症状相关。空气中NO_x、VOC等在紫外线作用下可形成光化学烟雾，引起眼红肿流泪及呼吸道刺激症状。光化学烟雾事件在我国大城市时有发生。

2. 室内空气污染对健康的影响

（1）公共场所生物性污染危害：我国公共场所空调系统生物性污染严重，空调灰尘中细菌总数可达20万～40万/g。空调冷却水中嗜肺军团菌检出率也很高。有报道表明，上海公共场所军团菌的检出率在医院为52%、地铁站为69%、商场为36%、影剧院为

37%。广州市医院空调冷却塔水的军团菌检出率为 46%。2006 年，全国 1000 家公共场所集中空调卫生抽检结果表明，冷却水军团菌检出率为 25%。2010 年石家庄市对冷却水、生活用水、温泉水等的检测结果显示，嗜肺军团菌阳性检出率为 12.5% ～ 52.5%，以冷却水为最高。目前全国多地都有军团病发生的报道。1997 年 6 月，北京某写字楼 312 名员工中有 193 人出现发热、咽痛、肌肉痛等症状，后证实是空调系统冷凝水污染造成的庞蒂亚克热型军团病暴发。2000 年 1 月，北京市某新兵营地发生一起呼吸道感染疫情，是由博杰曼军团菌引起的军团病暴发，发病率为 89%。

（2）居室空气污染对健康的影响：室内装修可产生多种空气污染物，主要有甲醛和苯系物等 VOC。监测表明，居室装修造成的室内空气中甲醛、氨、总挥发性有机物（TVOC）的浓度分别为 0.16mg/m³、0.12mg/m³、2.18mg/m³；苯、甲苯、二甲苯的浓度分别为 124.04μg/m³、258.90μg/m³、189.68μg/m³。甲醛可使嗅觉异常、黏膜刺激、过敏、肺功能异常等。国际癌症研究署（IARC）已将甲醛列为人类致癌物。苯系物长期暴露可引起白细胞和血小板减少、全血细胞减少及再生障碍性贫血，甚至引发白血病。燃料燃烧所致室内空气污染与 COPD 的发生有直接关系。有学者对安徽省 4 个乡镇在本地居住 1 年以上的 60 岁以上的 3216 名居民进行调查，结果提示柴草燃烧和居民取暖所致室内空气污染，是农村老人发生 COPD 的一个重要危险因素。

3. 水污染对健康的影响

中国环境公报显示，2014 年全国废水中化学耗氧量排放总量为 2294.6 万吨，氨氮排放总量为 238.5 万吨；全国 423 条河流、62 座重点湖 / 库的水质监测表明，Ⅰ、Ⅱ、Ⅲ、Ⅳ～劣Ⅴ类水质断面分别为 3.4%、30.4%、29.3%、36.9%。地下水环境质量监测结果显示，水质优良的监测点比例为 10.8%，良好为 26.9%，较好为 1.8%，较差和极差的监测点比例为 61.5%。表 2-9-2 显示了 2008 ～ 2013 年全国废水排放量及主要污染物排放量的变化情况。

表 2-9-2　2008 ～ 2013 年全国废水排放量和主要污染物排放量

指标	2013	2012	2011	2010	2009	2008
废水排放总量（万 t）	6954432.70	6 847 612.14	6 591 922.44	6 172 562	5 890 877.25	5 716 801
化学耗氧量（万 t）	2352.70	2 423.73	2 499.86	1 238.1	1 277.5	1 320.7
氨氮（万 t）	245.66	253.59	260.44	120.29	122.61	126.97
总氮（万 t）	488.10	451.37	447.08			
总磷（万 t）	48.73	48.88	55.37			
石油类（万 t）	18385.35	17 493.88	21 012.09			
挥发酚类（万 t）	1277.33	1 501.31	2 430.57			
铅（kg）	76111.97	99 358.81	155 242			
汞（kg）	916.52	1 223.44	2 829.15			
镉（kg）	18435.72	27 249.89	35 898.98			
总铬（kg）	163117.68	190 079.08	293 166.34			
砷（kg）	112230.03	128 493.75	146 615.97			
六价铬（kg）	58291.45	70 533.6	106 395.37			

资料来源：中华人民共和国国家统计局，[2015-1-12]. 废水中主要污染物排放年度数据 .

近年来，我国频发工业废水污染事件。2005 年 11 月中国石油吉林石化公司双苯厂爆炸，使大量苯、苯胺和硝基苯等流入松花江，造成严重污染。2005 年 12 月韶关冶炼厂 1000 多吨的高浓度含镉废水直接排入北江，造成下游多个城市的饮用水受到严重威胁。仅 2008 年，国家环境保护部直接处理的饮用水源污染事件就达 46 起。2009 年又发生了江苏省盐城饮用水水源酚污染事件，2010 年 7 月紫金矿业污水池 9100m³ 含铜酸性污水泄漏入汀江，部分江段出现大量死鱼。

水体污染物检测显示，多氯联苯（PCB）在第二松花江水中浓度为 0.013μg/L，底质为 0.6μg/kg；大亚湾海域为 0.091 ～ 1.355μg/L，闽江口为 0.200 ～ 2.470μg/L。对白洋淀水生食物链中 DDT 含量检测发现，DDT 浓度（μg/kg）：水生植物为 6.3，浮游生物为 21.0，底栖无脊椎动物为 37.9，当年生鲫鱼为 19.4，二岁龄黑鳢为 124.4。我国各大水系的水和底泥中均可检出邻苯二甲酸酯（PAE），第二松花江中下游的水和底泥中 PAE 均值分别为 1.4mg/L 和 14mg/kg。黄河中下游干、支流河段河水悬浮颗粒物中 PAE 含量为 40.56 ～ 94.22mg/kg。长江武汉段枯、丰水期底泥中的含量分别为 151.7 ～ 450.0mg/kg 和 76.3 ～ 275.9mg/kg。珠江广州段表层沉积物中壬基酚的含量为 3717.52μg/kg（干重），渤海湾水域壬基酚浓度为 33 ～ 132ng/L。此等污染物普遍存在于环境中，可通过饮水、食物等在人体内蓄积，威胁人体健康。新近的研究发现，女童性早熟与其血中内分泌干扰物水平的升高相关。

4. 土壤污染对健康的影响

（1）我国土壤污染的概况：全国土壤污染状况调查公报指出，全国土壤总的点位超标率为 16.1%，其中耕地、林地、草地土壤点位超标率分别为 19.4%、10.0%、10.4%。污染以无机型为主，有机型次之，无机污染物超标点位数占全部超标点位的 82.8%。8 种无机污染物镉、汞、砷、铜、铅、铬、锌、镍的超标率分别为 7.0%、1.6%、2.7%、2.1%、1.5%、1.1%、0.9%、4.8%；六六六、DDT、多环芳烃 3 类有机污染物的超标率分别为 0.5%、1.9%、1.4%。全国污灌区调查显示，在 140 万公顷的污灌区中，遭受重金属污染的面积占 64.8%，主要污染物为镉，其次为镍、汞和铜。沈阳张士污灌区用污水灌溉 20 多年后，受污染的耕地已达 2500 公顷，稻田含镉 5 ～ 7mg/kg，稻米的镉含量为 0.4 ～ 1.0mg/kg，已达到或超过诱发痛痛病的平均镉含量。我国土壤有机污染也很严重，对农产品和人体健康的影响已经显现，广州蔬菜地土壤六六六的检出率为 99%，DDT 检出率为 100%。太湖流域农田土壤中六六六、DDT 检出率达 100%，一些地区最高残留量仍在 1mg/kg 以上。

（2）电子垃圾污染土壤的危害：电子垃圾含有铅、镉、汞、六价铬、聚氯乙烯塑料、溴化阻燃剂等有毒物质，造成土壤污染，严重危害人体健康。研究显示，我国南方某电子垃圾拆解区土壤中，铜、锌、铅、镉的含量可达本底值的 200 倍，水体沉积物中 PCB 含量达 24.5 ～ 38.6μg/g（干重）。对典型电子垃圾拆解区的饮用水、蔬菜和肉蛋类等 8 种食物共 191 个样品进行多卤代芳烃化合物（PHAH）测定表明，通过米饭摄入 PHAH 的量占当地居民 PHAH 总摄入量的 48%。电子垃圾拆解区居民因食物摄入 PHAH 的癌症风险是对照区的 2 倍以上。电子垃圾拆解区儿童血中重金属水平较高，其中 2004 年、2006 年、2008 年铅超标率分别为 81.8%、70.8%、69.9%，新生儿脐带血铅、铬、镉及多溴联苯醚水平也较高。该地区 2001 ～ 2007 年 3492 名新生儿出生死亡、低出生体重儿和早产儿的发生率分别是对照组的 9 倍、3 倍和 2 倍。新近研究显示，电子垃圾拆解区居民甲状腺激素水平显著降低、促甲状腺激素水平明显升高，男性暴露者血清睾酮水平降低，孕产妇的生殖内分泌激素水平异常。

（3）持久性有机污染物的健康危害：到目前为止，《斯德哥尔摩公约》确认的持久性有机污染物（POP）共23种。土壤中POP主要来源于：①生产过程产生POP或从事POP相关的化工、农药生产企业；②长期施用有机氯农药的农田仍有较高浓度残留；③堆放、填埋区域POP泄漏；④工农业生产的发展造成新的POP污染。我国曾大量生产和使用有机氯农药，主要有DDT、毒杀芬、六氯苯、氯丹和七氯。据统计，1970年我国共使用DDT、六六六、毒杀芬等有机氯农药19.17万吨，占农药总用量的80%；到20世纪80年代初，我国有机氯农药使用量仍占农药总用量的78%。我国累计使用DDT 40多万吨，占世界用量的21%。1965年我国开始生产多氯联苯，到20世纪80年代初全部停产，共生产PCB达1万吨，其中90%用于电力电容器的浸渍剂，约1000吨用于油漆添加剂。此外，我国在20世纪50～80年代从国外进口大量装有多氯联苯的电力电容器，现多已报废。这些报废的电容器浸渍剂含有多氯联苯达50%～90%。POP可通过多种途径进入机体，在体内的脂肪、肝脏等组织器官中蓄积，产生毒性。POP不仅具有急性、慢性毒性及致癌、致畸、致突变作用，还多具有内分泌干扰作用，可影响体内天然激素的正常功能，改变机体免疫和内分泌系统的正常状态，引发女性的乳腺癌、子宫内膜异位症、不孕等，导致男性发生睾丸癌、前列腺癌、性功能异常、生精功能障碍、生育障碍等。

（二）环境卫生领域的重要问题和新挑战

1. 传统环境卫生问题尚未得到有效控制，并有恶化趋势

（1）大气污染仍在持续，环境健康危害深受关注：我国部分城市的监测显示，大气PM_{10}浓度为74～373$\mu g/m^3$。对颗粒物的源解析发现，来自煤烟尘、地面尘及建筑尘的颗粒物中，PM_{10}占77%～92%，大于10μm的颗粒物仅占8%～22%。在北京、南京、武汉、广州、重庆、兰州等地的研究发现，PM_{10}中29%～75%为$PM_{2.5}$。目前，国内已形成九大雾霾区，其中最为严重的包括京津冀地区及其周边的山东、河南等地。中东部雾和霾天气多发，华北中南部至江南北部的大部分地区雾和霾日数为50～100天，部分地区超过100天。研究发现，大气中PM_{10}和$PM_{2.5}$污染水平与儿童呼吸道炎症、哮喘的患病率呈正相关。大气PM_{10}、$PM_{2.5}$浓度每增加10$\mu g/m^3$，引起支气管炎发病的相对危险度分别为1.34、1.29。目前认为，细颗粒物可能通过干扰中枢神经系统功能、直接进入循环系统诱发血栓形成、刺激呼吸道产生炎症并释放细胞因子，进而引起血管损伤，对心血管系统产生影响。我国北京、太原和上海等地的研究显示，大气污染，特别是颗粒物污染与心脑血管疾病发病率和死亡率增加有关。

（2）水污染问题突出，健康威胁依然存在：我国水资源污染较为严重，特别是江河水污染问题突出。2014年，全国423条主要河流、62座重点湖/库的968个国控地表水监测断面水质监测结果表明，Ⅰ、Ⅱ、Ⅲ和Ⅳ～劣Ⅴ类水质断面分别为3.4%、30.4%、29.3%和36.9%；在4896个地下水监测点中，水质较差和极差的比例高达61.5%。此外，水源恶性污染事件也时有发生，如2011年杭州水源遭受工业园区污染事件；2012年春节期间广西某企业将污水直接排入地下溶洞导致龙江河镉污染事件等。研究表明，地表水

污染与当地居民的肿瘤如肝癌、胃癌、食管癌等的发生有明显关联，水中致突变活性与居民癌症标化死亡率呈梯度变化。有学者对河南境内淮河支流沙颍河某断面河水及岸边村庄饮用水、土壤、粮食、蔬菜中铅、镉含量进行测定，并对当地儿童生长发育状况及智力水平进行评定，探讨铅、镉污染对儿童健康的影响。结果发现，不同环境样品中铅、镉含量都超过国家标准。污染区儿童血中铅、镉水平显著高于对照区，且儿童血铅、血镉水平随年龄增长而升高；污染区儿童体内与生长发育相关的激素水平显著降低。血清游离甲状腺素显著升高，促甲状腺激素显著低于对照组，不同血铅、血镉浓度与儿童智力水平呈显著负相关。

（3）土壤污染形势严峻，潜在危害风险增加：全国首次土壤污染状况调查表明，耕地污染超标率为19.4%，主要污染物为镉、镍、铜、砷、汞、铅、六六六、DDT和多环芳烃。部分地区土壤污染严重，土壤污染类型多样，新老污染物并存。调查表明，一些工业区附近的土壤污染物远远高于农业土壤，多氯联苯、多环芳烃、增塑剂、除草剂、丁草胺等有害化学物易于检出，且超过国家标准多倍。我国汽车工业的发展对铅酸蓄电池的需求量急剧增加，局部铅污染问题仍较突出，甚至发生铅污染引起的群体事件。任杰等报道，海口市售蔬菜中壬基酚含量为1.26～8.58μg/kg。Lu等检测了25种食品中壬基酚的含量，发现含量最高的是牡蛎，为235.8μg/kg，其次是鲑鱼，为123.8μg/kg，鸡肉71.3μg/kg，牛肉69.1μg/kg，大米39.7μg/kg。资料表明，壬基酚在人血浆中的浓度达268μg/kg，人乳中的浓度达56μg/L。Chen等检测了786名小学生尿样中的壬基酚，发现30%的尿样为阳性，最高值178.25μg/g肌酐，且女生初潮年龄与尿中壬基酚浓度呈负相关。

2. 社会经济发展进程中新的环境与健康问题日渐显现

（1）新型化学物质对人群健康的潜在危害：已知世界上常用的化学物质有6.5万～8.5万种，每年约有千种新化学物质投放市场，这些物质绝大多数并未经过毒性检测。目前全世界约有7000种化学物质经过动物致癌试验，其中1700多种为阳性。2016年，IARC对989种因素的致癌性评价结果进行分类：118种对人类有致癌性（Ⅰ类），79种对人类很可能有致癌性（ⅡA类），290种对人类可能有致癌性（ⅡB类），501种对人类致癌性尚不能分类（Ⅲ类）。化学物质在工农业生产和日常生活中的广泛使用，使人们的暴露水平和暴露机会增大。例如，三氯生（二氯苯氧氯酚）是广泛应用于日常生活用品（如肥皂、牙膏等）中的化学物质，具有较强的抑菌效果，近来已被确定为新型环境内分泌干扰物。广泛用于家用电器的多溴联苯醚具有神经毒性和内分泌干扰作用。

（2）对传统环境化学污染物健康危害的新认识：随着科技进步和研究的深入，当初被认为健康危害不大的环境污染物，而今被证实对环境和人体健康有很大危害。DDT在20世纪上半叶为控制农业病虫害、减少蚊蝇传播疾病的流行发挥了重要作用，其急慢性毒性较低。但近些年来发现，DDT是一种持久性有机污染物，易经食物链发生生物富集，且有较强激素样作用，可显著干扰机体的内分泌功能。全氟化合物是一类具有重要价值的有机氟化物，其中全氟辛烷磺酸（PFOS）和全氟辛酸（PFOA）是全氟化合物在环境中的最终产物。已发现，大鼠孕期暴露PFOS可导致新生仔鼠体重减轻、存活率降低、甲状腺激素水平降低、发育迟缓等。双酚A（BPA）是重要的化工原料，污染范围广，人们可通过饮水、食物等接触到BPA。研究发现，人血清中BPA浓度为2.84μg/L，人乳汁中

BPA 浓度为 $0.41 \sim 1.54\mu g/L$。BPA 毒性很低，但新近发现其可引起生殖内分泌和甲状腺的功能紊乱等。可见，曾经认为毒性较低的化学物质，随着研究的深入可能会发现新的健康问题，甚至造成灾难性后果。

（3）环境内分泌干扰物的健康危害问题：环境内分泌干扰物（EDC）多达数百种，日常生活中经常使用的广谱杀菌剂三氯生、高效阻燃剂多氯溴苯醚及饮水、食品污染物（如壬基酚、BPA、PFOS、有机氯化合物等）可显著干扰机体的内分泌功能。EDC 的生物学效应特点如下：①剂量 - 反应关系的特殊性。某些内分泌干扰物的剂量 - 反应关系曲线呈倒 "U" 形，即在一定的低浓度下，可能具有更高的生物效应，当浓度进一步升高时，生物效应又会降低。②作用的复杂性。同一化学物可具有不同的激素活性，通过不同途径和机制干扰内分泌系统。例如，DDT 的代谢产物 p, p'-DDE 既具有抗雄激素作用，又具有甲状腺干扰作用。③效应的多样性。EDC 可广泛作用于内分泌系统的多个激素信号通路，包括甲状腺激素、孕激素、糖皮质激素、胰岛素等。EDC 的效应终点包括生殖内分泌功能紊乱和癌症、甲状腺功能异常等。④暴露时期的敏感性。在器官发育的重要窗口期，EDC 暴露可通过多种途径干扰胚胎 / 胎儿发育过程中多种基因的表达，改变机体的某些遗传表型，从而影响整个发育过程。⑤跨代效应。EDC 不仅通过母体暴露作用于 F1 代，而且发育关键窗口期 EDC 暴露造成的遗传表型改变可通过生殖细胞传递给下一代。

（4）重视环境有害因素的联合作用：生活环境中常出现多种污染物共存的现象，单一污染物的浓度可能不高，但当多种较低浓度的污染物共存时对人体健康的影响值得深入研究。例如，室内空气中的 VOC 有 200 多种，其联合作用对人体的健康效应问题已引起人们的高度关注。最近，有美国学者指出，对病原体（生物因素）与有毒化学物之间的相互作用也应给予足够重视。例如，乙型肝炎病毒和黄曲霉毒素均可增加肝癌的风险，但同时接触这两种物质所增加的风险远远超过二者单独作用的风险预期。再如，人类乳头瘤病毒感染被认为是宫颈癌发生的必要条件，而吸烟作为协同因素，可增加病毒感染者癌症发生的风险。并指出，在初次暴露和临床发病过程中毒物和病原体相互作用存在多个关键点。

（5）新技术、新材料带来的环境污染问题：随着分子生物学技术的蓬勃兴起，生物技术实验产物污染环境的问题摆在我们面前。当前快速发展的生物技术实验产生了前所未有的特殊废弃物，且大多未经任何处理就排入环境。例如，细胞、病毒的 DNA 片段，转基因动物和植物的 DNA 片段，微生物的质粒等，对生态环境特别是水生态和土壤生态环境中生物的负面作用有待阐明。其对生态系统中生物的作用可能产生不利于人类健康的影响，通过转染可能对人体健康构成威胁，如致病株、抗药株微生物的 DNA 片段和质粒可造就新的病原体，如果对其没有足够重视，可能会带来严重后果。近年来，纳米技术在创造新的物质和产品方面具有巨大的发展潜力，但当大量纳米材料进入人们的生活环境，其物理、化学、生物性能的彻底改变是否会影响人体健康，值得高度重视。

（6）全球环境问题：人们高度关注的全球环境问题如下。①全球气候变暖，热浪冲击导致心脏、呼吸系统疾病的发病率增加，热胁迫导致老人、儿童及患者的死亡率急剧上升；全球气候变暖使虫媒疾病流行范围扩大、传播时间延长。②臭氧层破坏可降低臭氧对太阳辐射的过滤作用，导致短波紫外线辐射增加，引发人类皮肤癌、白内障等发生率升高。③酸雨不仅对水生态系统和陆地生态系统产生影响，威胁生物生存，而且使人类经食物链摄入更多有毒重金属或通过呼吸道吸入酸雾而危害健康。④生物多样性锐减是由于人类乱采滥伐、掠夺性开采、过度捕捞狩猎等，使物种灭绝的速度不断加快，加速大量遗传基因丢失及不同类型的生态系统面积锐减。

三、主要环境卫生问题的分析与评判

（一）分析和判断主要环境卫生问题的指标

1. 民众环境暴露水平

产生慢性危害的决定因素是污染物的暴露剂量，其次为暴露时间、污染物的生物半减期和化学特性等。因此，在确认环境污染物的健康危害时，首先要明确污染物的暴露剂量，包括外暴露剂量、内暴露剂量和生物有效剂量。对暴露区居民开展污染物暴露监测，主要进行外暴露剂量和内暴露剂量的检测。然后，分析暴露区居民的健康状况、相关疾病发病率、病死率等与污染物暴露之间的关系，找出二者之间的关联度，尽力找出相应的因果关系。但是，环境污染所致的慢性危害通常为非特异性的弱效应，呈渐进性发展。因此，出现的有害效应不易被觉察或不易引起重视，一旦出现较为明显的症状，往往已形成不可逆的损伤，造成了严重的健康后果。如何早期评价环境污染对人群健康产生的慢性危害并及时采取干预措施是环境卫生工作者面临的巨大挑战。

2. 民众健康安全状况

我国主要空气污染物仍为颗粒物、SO_2 等燃煤废气。汽车废气则是空气细颗粒物、NO_x、CO 等的重要排放源。全国每年废水排放总量 600 多亿吨，90% 城市河段受到污染，约有 4 亿农村人口饮水不够安全。因污染给我国水资源造成的经济损失约 377 亿元。全国土壤污染面积约 1.5 亿亩，每年受重金属污染的粮食达 1200 万吨。环境污染给民众健康带来严重危害，高铅血症、癌症在一些地区集中出现，环境群体性事件呈多发态势。研究发现，大气中 PM_{10} 和 $PM_{2.5}$ 污染水平与儿童呼吸道炎症、哮喘的患病率呈正相关。赵柯等发现，$PM_{2.5}$ 每升高 $100\mu g/m^3$，总死亡率及呼吸系统疾病、心血管疾病、冠心病、卒中、COPD 的死亡率分别增加 4.08%、8.32%、6.18%、8.32%、5.13% 和 7.25%。Ma 等研究 $PM_{2.5}$ 与沈阳每日疾病死亡率的关系，发现 $PM_{2.5}$ 每增加 $10\mu g/m^3$，之后 2 天的效应导致疾病全死因、心血管疾病、呼吸系统疾病的死亡率分别增加 0.49%、0.53% 和 0.97%。Kan 等在上海的研究发现，PM_{10}、$PM_{2.5}$ 和 $PM_{10\sim2.5}$ 浓度每升高 $10\mu g/m^3$，总死亡率分别增加 0.16%、0.36% 和 0.12%。我国居民的肺癌死亡率由 20 世纪 70 年代的 7.17/10 万上升至 2006 年 30.84/10 万；上海市女性乳腺癌的发生率由 1972 年的 17/10 万上升到 2008 年的 62.5/10 万；二者均呈快速增长趋势，值得高度重视。

3. 环境污染造成的疾病负担和经济负担

（1）空气污染造成的疾病负担和经济负担：我国大城市 PM_{10} 的污染严重，重点城市 89.8% 的污染天数中首要污染物是 PM_{10}。空气中 PM_{10} 和 O_3 等污染物暴露与人群死亡率及因呼吸系统病症、心血管疾病入院的增加密切关联。流行病学证据提示，$PM_{2.5}$ 可使人群心脑血管疾病和呼吸系统疾病的死亡率明显增加。WHO 指出，2010 年中国室外空气颗粒物污染（主要指 $PM_{2.5}$）导致 120 万人过早死亡及超过 2500 万健康生命年的损失。Yu 等发现，PM_{10}、SO_2 和 NO_2 平均浓度每升高 $10\mu g/m^3$，导致广州居民总死亡率分别增加 1.42%、1.54% 和 1.26%，心血管疾病死亡率分别增加 1.8%、2.28% 和 1.79%，呼吸系统疾病死亡率分别增加 1.47%、0.36% 和 0.93%。Tao 的研究发现，大气 NO_2 和 O_3 浓度每升高 $10\mu g/m^3$，引起珠三角地区人群心血管疾病死亡率分别增加 2.12% 和 1.01%，呼吸系统疾病死亡率分别增加 3.48% 和 1.33%。王艳等的研究表明，2000～2002 年山东省大气污染的损失每年都超过 150 亿元，分别占当年 GDP 的 1.85%～1.92%。潘小川等估算北京、上海、广州、西安四地 $PM_{2.5}$ 对居民造成的健康损害和经济损失，显示 2010 年北京、上海、广州、西安因 $PM_{2.5}$ 污染分别造成早死人数为 2349 人、2980 人、1715 人、726 人，经济损失分别为 18.6 亿元、23.7 亿元、13.6 亿元、5.8 亿元。

（2）水污染造成的疾病负担和经济负担：研究提示，我国水污染是导致癌症增多的重要原因之一。Lee Liu 2010 年的报道指出，在某些农村地区，可能存在某癌症高发的现象，农村地区消化系统癌症发生率远高于城市。李锦秀等 2003 年发现，1998 年太湖流域水污染经济总损失为 467.58 亿元，其中人体健康损失 95.08 亿元，占 20.34%。陈晓燕于 2006 年核算 2004 年杭州市水污染造成的经济损失，其中人体健康损失为 5.27 亿元，占总损失的 25.6%。

王学渊等利用 2004～2009 年中国 19 个肿瘤登记地区的数据，对这 19 个农村地区 6 年的水污染健康价值损失进行评估。从时间变化来看，水污染造成的公众健康价值损失逐年增加。不同地区水污染水平不同，导致的健康价值损失也不同。从全国范围来看，健康价值损失由 2004 年的 9.9386 亿元增至 2009 年的 19.5188 亿元，且每年以 10% 的幅度增长（表 2-9-3）。

表 2-9-3　2004~2009 年与水污染相关的农村居民健康价值损失分类汇总

年份	2004	2005	2006	2007	2008	2009
过早死亡损失（万元）	64 893.65	77 652.96	87 821.57	114 218.48	133 090.04	147 466.62
占总损失比例（%）	65.29	68.02	69.29	74.19	75.54	75.55
治病费用（万元）	29 491.33	30 434.79	31 721.49	31 188.58	32 859.68	35 624.09
占总损失比例（%）	29.67	26.66	25.03	20.26	18.65	18.25
误工损失（万元）	2 501.00	3 034.29	3 596.82	4 273.82	5 116.94	6 048.77
占总损失比例（%）	2.52	2.66	2.84	2.78	2.90	3.10
陪护损失（万元）	2 501.00	3 034.29	3 596.82	4 273.82	5 116.94	6 048.77
占总损失比例（%）	2.52	2.66	2.84	2.78	2.90	3.10
合计（万元）	99 386.98	114 156.33	126 736.70	153 954.70	176 183.60	195 188.25
占 GDP 比例（%）	0.30	0.29	0.30	0.33	0.33	0.32

研究还发现，不同省份农村地区水污染健康价值总损失有较大差别，农村地区水污染健康损失最大的是江苏省，增长最快的是河南省。东部地区水污染造成的公众健康价值损失（0.572 亿～1.098 亿元）大于中部（0.422 亿～1.091 亿元），远大于西部地区（0.26 亿～0.43 亿元）。此外，江苏水污染人均健康价值损失（104.07～195.9 元）依然是 10

个省区中最大的，而增长最快的是河南（49.24 ～ 144.34 元）、河北（86.2 ～ 193.6 元）。这说明工业化程度越高，工业废水排放越多，水污染越严重，对公众造成的健康损失也越大。

（二）不同环境介质中的重要表征污染物

1. 空气中的重要表征污染物

（1）细颗粒物（PM$_{2.5}$）：我国《环境空气质量标准》（GB 3095—2012）规定的环境空气污染物包括 SO$_2$、NO$_2$、CO、O$_3$、PM$_{10}$ 和 PM$_{2.5}$。我国多地的首要污染物是 PM$_{10}$ 特别是 PM$_{2.5}$。WHO、美国环境保护局、欧盟等在评价大气污染健康危害时均选择 PM$_{10}$ 作为代表性大气污染物。我国在 2012 年新修订的《环境空气质量标准》（GB 3095—2012）增设 PM$_{2.5}$ 的平均浓度、O$_3$ 8 小时平均值两个限值。PM$_{10}$ 一直是影响我国城市空气质量的首要污染物，主要来源包括燃煤、机动车尾气、地表扬尘等。WHO 指出，发展中国家城市的 PM$_{10}$ 中 50% 是 PM$_{2.5}$；发达国家城市的 PM$_{10}$ 中 50% ～ 80% 是 PM$_{2.5}$。我国许多城市由于经济发展模式和能源结构的差异，呈现出煤烟、机动车尾气及开放源复合型污染并存的态势。PM$_{10}$ 尚未得到有效控制，PM$_{2.5}$ 的污染已引起人们的高度关注。2014年，首批实施新环境空气质量标准监测的 74 个城市 PM$_{2.5}$ 年均浓度为 64μg/m^3。与 PM$_{10}$ 相比，PM$_{2.5}$ 在空气中悬浮的时间更长，易于滞留在终末细支气管和肺泡中，并可穿透肺泡进入血液，而且 PM$_{2.5}$ 更易于吸附各种有毒的有机物和重金属，其对健康的危害比 PM$_{10}$ 更大。因此，建议将 PM$_{2.5}$ 作为预示空气质量好坏的首要污染物。

（2）O$_3$：是光化学烟雾主要成分，具有很强的刺激性。光化学烟雾是空气中的 NO$_2$ 和 VOC，在紫外线的作用下，经过光化学反应形成的浅蓝色烟雾。而汽车尾气是空气中 NO$_2$ 和 VOC 的主要来源。O$_3$ 占烟雾中光化学氧化剂的 90% 以上，是光化学烟雾的指示物。北京大气 O$_3$ 的最大 1 小时平均浓度可达 431.2μg/m^3。随着机动车保有量的增加，北京、上海等大城市空气中 NO$_x$、VOC 等浓度将持续增加，为 O$_3$ 等光化学氧化剂的形成提供条件。研究显示，在 O$_3$ 浓度达 160μg/m^3 时成人暴露 4 ～ 6 小时可出现肺功能降低等改变。空气中的 O$_3$ 在 210 ～ 1070μg/m^3 时可引起哮喘发作和上呼吸道疾病恶化。另有研究发现，空气 O$_3$ 浓度每升高 25μg/m^3，呼吸系统疾病的入院率将增加 5%，每升高 100μg/m^3，成人的呼吸系统症状增加 25%。

鉴于：①我国汽车工业发展迅猛，至 2014 年底汽车保有量已达 1.54 亿辆，汽车尾气排放量不断增加；②我国石油及其制品的消耗量极大，排放到空气中的 VOC 不断增加；③光化学烟雾的主要成分为光化学氧化剂，而光化学氧化剂中 90% 以上为 O$_3$；④ O$_3$ 对人体健康的急性危害十分明显，社会影响大。综合考虑上述因素，建议某些大城市可将 O$_3$ 作为预示空气污染优先污染物之一。

2. 源水中的重要表征污染物

我国现行的《地表水环境质量标准》（GB 3838—2002）规定的项目共计 109 项，各地可根据当地实际情况，选择以下一个或多个指标作为地表水污染应急监测指标。在水污染事故发生时，应将该化学污染作为临时的应急监测指标。

（1）氨氮：是天然水被人畜粪便等含氮有机物污染后，在有氧条件下经微生物分解形成的最初产物。水中氨氮增高时，表示新近可能有人畜粪便污染。

（2）化学耗氧量：指在一定条件下，用强氧化剂如高锰酸钾、重铬酸钾等氧化水中有机物所消耗的氧量。代表水体中可被氧化的有机物和还原性无机物的总量。

（3）生化需氧量：指水中有机物在有氧条件下被需氧微生物分解时消耗的溶解氧量，是评价水体污染状况的一项重要指标，能反映水体中微生物分解有机物的实际情况。

（4）粪大肠菌群：是一群在 44.5℃培养 24 小时，使乳糖发酵而产酸、产气的大肠菌群细菌。粪大肠菌群来源于人和温血动物粪便，检出粪大肠菌群预示着可能存在肠道致病菌和寄生虫等病原体污染的危险。

3. 土壤中重要表征污染物

2018 年 6 月 28 日由生态环境部、国家市场监督管理总局联合发布《土壤环境质量农用地土壤污染风险管控标准（试行）》（GB 15618—2018）和《土壤环境质量建设用地土壤污染风险管控标准（试行）》（GB 36600—2018），这两项标准从 2018 年 8 月 1 日起实施。农用地标准风险筛选值的基本项目 8 项、其他项目 3 项，较修订前的标准增加了苯并 [α] 芘。建设用地土壤污染风险筛选值和管制值的基本项目共 45 项，其他项目 40 项。我国于 2005 年 4 月至 2013 年 12 月开展了首次全国土壤污染状况调查，实际调查面积 630 万 km²。全国土壤总的超标率为 16.1%，我国土壤污染的首要污染物为重金属，其次是 POP。据此，建议不同地区结合当地的实际情况，筛选出当地问题突出的重金属指标和 POP。

（1）重金属：目前我国受镉、砷、铬、铅等重金属污染的耕地面积近 2000 万公顷，其中工业"三废"污染耕地 1000 万公顷，污水灌溉的农田面积已达 330 多万公顷。我国农业部的调查显示，在约 140 万公顷的污灌区中，遭受重金属污染的土地面积占 64.8%。污灌区主要污染物为镉，其次为镍、汞和铜。此外，电子垃圾含有铅、镉、汞、六价铬、聚氯乙烯塑料、溴化阻燃剂等有毒物质，也已成为某些地区重要的土壤污染来源。重金属污染范围广，对环境和人体健康危害大。

（2）POP：目前《关于持久性有机污染物的斯德哥尔摩公约》规定的 23 种 POP 能持久存在于环境中，可借助大气、水、生物体等环境介质进行远距离迁移，并可通过食物链发生富集，对人类健康造成严重危害。如前所述，POP 除可引起多器官组织的毒性损害外，大多还具有内分泌干扰作用，严重危害人体健康。

专题组成员

杨克敌　华中科技大学

石玉琴　武汉科技大学

全　超　武汉科技大学

段　鹏　华中科技大学

参考文献

蔡宏道, 1995. 现代环境卫生学. 北京：人民卫生出版社.

查建宁, 2002. 电子废弃物的环境污染及防治对策. 污染防治技术, 15（3）：35-37.

陈兵, 麦碧娴, 陈社军, 等, 2005. 珠江三角洲河流沉积物中的壬基酚. 中国环境科学, 25（4）：484-486.

陈威, 郭新彪, 2006. 日本的环境健康安全体系. 环境与职业医学, 23（4）：352-354, 360.

陈学敏, 杨克敌, 2008. 现代环境卫生学. 第2版. 北京：人民卫生出版社.

窦林娟, 孙巧慧, 常娜, 2012. 日本垃圾分类处理制度对我国的启示. 宿州教育学院学报, 15（4）：83-85.

段小丽, 2008. 美国环境健康工作的启示. 环境与健康杂志, 25（1）：2-3.

鄂学礼, 凌波, 2006. 饮水污染对健康的影响. 中国卫生工程学, 5（1）：3-5.

傅明珠, 李正炎, 王波, 2008. 夏季长江口及其邻近海域不同环境介质中壬基酚的分布特征. 海洋环境科学, 27（6）：561-565.

古羽舟, 李志浩, 马文军, 2014. 珠江三角洲地区大气污染对人群健康影响的研究进展. 华南预防医学, 40（4）：351-354.

郭新彪, 2007. 大气污染对健康影响研究的一些新进展. 北京大学学报（医学版）, 39（2）：116-118.

环境保护部, 国土资源部, 2014. 全国土壤污染状况调查公报. 中国环保产业, （5）：10-11.

黄婧, 郭新彪, 2014. 交通相关空气污染的健康影响研究进展. 中国环境科学, 34（6）：1592-1598.

黄珍茹, 王彩凤, 田英, 2015. 三氯生在环境与人体中的暴露情况研究进展, 环境与职业医学, 32（8）：795-800.

阚海东, 陈秉衡, 汪宏, 2004. 上海市城区大气颗粒物污染对居民健康危害的经济学评价. 中国卫生经济, 23（2）：8-11.

李锦秀, 徐嵩龄, 2003. 流域水污染经济损失计量模型. 水利学报, （10）：68-74.

李静, 滕卫平, 2012. 环境内分泌干扰物对甲状腺效应的研究新进展. 中华内分泌代谢杂志, 28（8）：624-626.

李莲芳, 曾希柏, 2006. 北京市水体污染的经济损失评估. 自然灾害学报, 15（6）：247-253.

李宁, 彭晓武, 张本延, 等, 2010. 广州市居民呼吸系统疾病每日死亡人数与大气污染的时间序列分析. 华中科技大学学报（医学版）, 39（6）：863-867.

李祥婷, 蔡德培, 2012. 环境内分泌干扰物的雄性生殖毒性及抗雄激素作用机制. 中华预防医学杂志, 46（6）：567-570.

梁小云, 张秀兰, 徐晓新, 等, 2014. 健康"新四害"与新健康政策的构建. 卫生经济研究, 10：60-64.

刘鸿志, 王谦, 2005. 欧盟环境与健康发展战略对我国的启示. 毒理学杂志, 19（1）：3-4.

潘小川, 李国星, 高婷, 2012. 危险的呼吸：PM2.5的健康危害和经济损失评估研究. 北京：中国环境科学出版社.

戚其平, 2004. 环境卫生五十年. 北京：人民卫生出版社.

任杰, 江苏娟, 2010. 海口市部分市售蔬菜4-壬基酚、双酚A污染情况初步调查研究. 现代预防医学, 37（3）：451-455.

史亚利, 潘媛媛, 王杰明, 等, 2009. 全氟化合物的环境问题. 化学进展, 21（2/3）：369-376.

孙东东, 孙玲, 2011. 全氟辛烷磺酸的毒理学研究进展. 环境与职业医学, 28（3）：175-177.

孙宪民, 孙贵范, 田村宪治, 等, 2003. 沈阳市大气悬浮颗粒物及PAHs、NPAHs分析. 中国公共卫生, 19（7）：800-802.

唐春宇, 崔留欣, 2012. 沙颍河某县断面铅、镉污染对儿童生长发育和智力的影响. 河南：郑州大学.

王学渊, 潘康婷, 2014. 与水污染相关的农村居民健康价值损失评估——以中国肿瘤登记点为例. 绿色科技, 2：152-155.

王艳, 赵旭丽, 许杨, 等, 2005. 山东省大气污染经济损失估算. 城市环境与城市生态, 18（2）：30-33.

吴迪梅, 张从, 孟凡乔, 2004. 河北省污水灌溉农业环境污染经济损失评估. 中国生态农业学报, 12（2）: 176-179.

吴凡, 袁东, 贾晓东, 等, 2014. 中国的环境与健康: 新的挑战、机遇与合作. 环境与职业医学, 31（10）: 737-742.

胥卫平, 曹子栋, 胡健, 2004. 城市污水对人群健康危险度评价系统分析方法. 西安石油大学学报（社会科学版）, 13（2）: 42-48.

胥卫平, 魏宁波, 2007. 西安市大气和水污染对人群健康损害的经济价值损失研究. 中国人口资源与环境, 17（4）: 71-75.

徐东群, 尚兵, 曹兆进, 2007. 中国部分城市住宅室内空气中重要污染物的调查研究. 卫生研究, 36（4）: 473-476.

徐文体, 李琳, 2014. PM10 和 PM2.5 与人类健康效应关系的研究进展. 职业与健康, 30（11）: 1156-1159.

徐映如, 王丹侠, 张建文, 等, 2013. PM10 和 PM2.5 危害、治理和标准体系的概况. 职业与健康, 29（1）: 117-119.

许雷, 冉勇, 龚剑, 等, 2007. 珠江广州河段及其邻近河流表层沉积物中烷基酚的污染状况. 生态环境, 16（6）: 1615-1619.

杨克敌, 2012. 环境卫生学. 第 7 版. 北京: 人民卫生出版社.

杨章萍, 金铨, 周标, 等, 2014. 性早熟女童血清中环境内分泌干扰物水平研究. 环境与职业医学, 31（5）: 331-335.

叶细标, 傅华, 2007. 多溴联苯醚的环境暴露及健康危害. 环境与职业医学, 24（1）: 95-101.

殷永文, 程金平, 段玉森, 等, 2011. 上海市霾期间 $PM_{2.5}$、PM_{10} 污染与呼吸科、儿呼吸科门诊人数的相关分析. 环境科学, 32（7）: 1894-1898.

游燕, 白志鹏, 2012. 大气颗粒物暴露与健康效应研究进展. 生态毒理学报, 7（2）: 123-132.

袁波, 董德明, 2006. 可吸入颗粒物造成的健康损失价值核算——以吉林市为例. 四川环境, 25（2）: 83-86.

张钦智, 2010. 兰州市大气污染经济损失的支付意愿研究. 甘肃: 兰州大学.

赵亢, 2005. 持久性有机污染物的特性及其在我国的使用和管理现状. 环境与健康杂志, 22（6）: 480-483.

赵柯, 曹军骥, 文湘闽, 2011. 西安市大气 $PM_{2.5}$ 污染与城区居民死亡率的关系. 预防医学情报杂志, 27（4）: 257-262.

郑易生, 阎林, 钱薏红, 1999. 90 年代中期中国环境污染经济损失估算. 管理世界, 2: 189-197, 207.

邹小农, 2014. 环境污染与中国常见癌症流行趋势. 科技导报, 32（26）: 58-64.

Barrett JR, 2013. Particulate Matter and Cardiovascular Disease: Researchers Turn an Eye toward Microvascular Changes. Environ Health Perspect, 121（9）: A282.

Berryman D, Houde F, DeBlois C, et al, 2004. Nonylphenolic compounds in drinking and surface waters downstream of treated textile and paper effluents: a survey and preliminary assessment of their potential effects on public health and aquatic life. Chemosphere, 56（3）: 247-255.

Chen ML, Lee HY, Chuang HY, et al, 2009. Association between nonylphenol exposure and development of secondary sexual characteristics. Chemosphere, 76（6）: 927-931.

Kan H, London S, Chen G, et al, 2007. Differentiating the effects of fine and coarse particles on daily mortality in Shanghai, China. Environ Int, 33（3）: 376-384.

Lepeule J, Laden F, Dockery D, et al, 2012. Chronic Exposure to Fine Particles and Mortality: An Extended Follow-up of the Harvard Six Cities Study from 1974 to 2009. Environ Health Perspect, 120（7）: 965-970.

Liu L，2010. Made in China：Cancer Village. Environ Sci Policy Sustain Dev，52（2）：8-21.

Lu YY，Chen ML，Sung FC，et al，2007. Daily intake of 4-nonylphenol in Taiwanese. Environ Int，33（7）：903-910.

Ma Y，Chen R，Pan G，et al，2011. Fine particulate air pollution and daily mortality in Shenyang，China. Sci Total Environ，409（13）：2473-2477.

Michelangeli F，Ogunbayo OA，Wootton LL，et al，2008. Endocrine disrupting alkylphenols：structural requirements for their adverse effects on Ca^{2+} pumps，Ca^{2+} homeostasis & Sertoli TM4 cell viability. Chem Biol Interact，176（2-3）：220-226.

Miller KA，Siscovick DS，Sheppard L，et al，2007. Long-term exposure to air pollution and incidence of cardiovascular events in women. N Engl J Med，365（5）：447-458.

Spehar RL，Brooke LT，Markee TM，et al，2010. Comparative toxicity and bioconcentration of nonylphenol in freshwater organisms. Environ Toxicol Chem，29（9）：2104-2111.

Tao Y，Huang W，Huang X，et al，2011. Estimated acute effects of ambient ozone and nitrogen dioxide on mortality in the Pearl River Delta of southern China. Environ Health Perspect，120（3）：393-398.

Uguz C，Varisli O，Agca C，et al，2009. Effects of nonylphenol on motility and subcellular elements of epididymal rat sperm. Reprod Toxicol，28（4）：542-549.

Yang G，Wang Y，Zeng Y，et al，2013. Rapid health transition in China，1990-2010：findings from the Global Burden of disease Study 2010. Lancet，381（9882）：1987-2015.

Yu ITS，Zhang YH，Tam WWS，et al，2012. Effect of ambient air pollution on daily mortality rates in Guangzhou，China. Atmos Environ，46：528-535.

专题十 学校卫生问题与对策研究报告

摘　要

一、学校卫生面临的主要健康问题

伴随着社会经济发展、人民生活方式的不断改变，学生的疾病谱发生了变化，学校卫生面临新的健康问题。学校卫生面临的主要健康问题包括超重肥胖、近视、口腔健康、营养不良等学生常见病，儿童青少年体质下降问题，传染病及突发公共卫生事件，精神心理问题，健康相关危险行为问题等。

学生常见病方面，2014年7～18岁儿童青少年超重及肥胖总检出率为19.40%，城市男生、城市女生、乡村男生和乡村女生分别为28.19%、16.40%、20.26%和12.77%，且流行率呈逐年上升趋势；视力不良是我国学生检出率最高的常见病，其中绝大多数为近视，2014年7～18岁儿童青少年视力不良检出率为62.2%，城市男生、城市女生、乡村男生和乡村女生分别为64.2%、70.3%、53.4%和60.9%，7～12岁、13～15岁和16～18岁儿童、青少年检出率分别为45.7%、74.4%和83.3%，与既往调研结果相比均有明显增长，并呈现低龄化趋势；龋病是儿童口腔常见病和多发病，第三次全国口腔健康流行病学调查结果表明，5岁儿童乳牙龋病的患病率为66.0%，有97%的龋齿未经治疗，12岁儿童恒牙龋病的患病率为28.9%；2014年7～18岁儿童青少年营养不良总检出率为10.20%，城市男生、城市女生、乡村男生和乡村女生分别为9.98%、8.53%、12.64%和9.66%，虽然学生的营养状况与往年相比继续得到改善，但营养不良情况仍应予以关注。

儿童青少年身体素质方面，我国2014年10～18岁学生每天体育锻炼不足1小时的比例为74.0%，男、女生分别为72.7%和78.0%，从1995年以来我国学生身体素质持续下降，当前学生身体素质不容乐观。

学校传染病及突发公共卫生事件方面，2008～2013年，肺结核、乙型肝炎、痢疾、猩红热、甲型肝炎是全国学生中甲、乙类传染病报告发病最多的传染病，占学生甲、乙类传染病总数的87%以上。

儿童青少年精神心理问题方面，2009年统计数据显示我国青少年自杀率为3.01/10万，虽然相比于2002年有所下降，但青少年自杀情况仍不容忽视。2010年调查发现中学生的网络成瘾自报率为11.2%，其中男生为11.8%，女生为10.6%；初中生为8.2%，高中生为13.1%。

在学生健康相关危险行为问题方面，2005年调查显示有6.7%的男生和5.8%的女生报告曾擅自用过地西泮（安定）等镇静催眠药物，1.5%的男生和0.4%的女生报告曾尝试用过毒品。2008年调查显示中学生目前饮酒率男生为36.4%，女生为23.8%。近年来我国青少年吸烟率呈现持续增长的趋势，且吸烟年龄正在趋向低龄化，WHO估计中国目前20岁以下青少年与儿童将有2亿变成吸烟者。

二、学校卫生工作的主要问题和国内外主要经验

我国学校卫生工作存在学校卫生政策法规陈旧、学校卫生组织管理不完善、学校卫生工作队伍建设不健全等问题。学校卫生工作相关政策法规不完善、陈旧、执行力度不够，缺乏制定长期学校卫生工作规划，学校卫生标准制定不能紧扣当前实际情况；学校卫生工作协调机制不完善，缺乏在政府领导下多个部门共同协调；学校卫生能力建设方面，疾病预防控制机构、卫生监督部门、教育部门（保健所、校医）等学校卫生工作机构不健全，学校卫生工作网络不完善，特别是网底建设不完善；学校卫生工作队伍不健全，人员不稳定。当前，全国32家省级疾控机构中仅有10家保留独立的学校卫生科（所），16家合并到其他科室，还有6家未明确负责部门。

近年来，我国的学校卫生工作者开展了多次全国学生体质与健康调研、学生常见病调查、学生重大疾病防控适宜技术制定等多方面工作内容，推动了学校卫生和预防医学学科发展。国外学校卫生发展可以为我国学校卫生工作提供经验，如英国教育部强调健康教育为在校课程中的必需部分，并于2007年颁布《个人、社会与健康教育课程标准》，规定健康教育内容主要包括个人健康、健康的学校标准，药物、酒精、烟草预防，情感健康和适应，营养和体育活动，健康安全的生活方式，性与人际关系教育，环境与健康，精神生活，个人发展等。

三、学校卫生体系建立的对策与建议

建立"学生健康危险行为及学校卫生环境综合监测"机制：伴随着超重及肥胖、近视等患病率的逐年上升和身体素质的逐年下降，健康相关行为作为学生群体诸多常见病的共同影响因素，其重要性较以往更为突显。开展"学生健康危险行为及学校卫生环境综合监测"，包括以下三方面：①学校教学与生活环境监测。监测教室采光照明、课桌椅调节等情况。②学校因病缺课监测。监测学校因病缺课登记报告、晨午检等情况。③学生健康危险行为监测。监测体力活动行为，包括每天运动一小时达标率等；饮食行为，包括蔬菜摄入量等；用眼行为，包括正确读写姿势达标率等；物质/精神成瘾行为，如吸烟、饮酒、网络成瘾等；传染病防控行为，包括正确洗手率等；导致伤害的行为，如溺水、自杀、抑郁等。

增加学生体质与健康调研内容：在原有体格检查基础上，增加腰围测量数据，同时监测营养、饮食行为状况及体力活动水平。

加强儿童青少年体质、营养相关疾病的预防与控制：应在监测基础上，预防和控制儿童青少年营养相关疾病，增加学生营养服务设施和营养环境（包括政策）建设，解决营养相关健康问题。重点开展人群干预研究，探索以学校为基础的肥胖一级预防策略。

一、学校卫生发展现状及主要健康问题

儿童青少年时期是身心健康发展的关键时期，儿童青少年的健康不仅关系个人健康成长和幸福生活，而且关系整个民族健康素质和人才培养质量，也是衡量一个国家综合

国力的重要指标之一。党中央、国务院历来高度重视青少年的健康成长。2007年，中共中央、国务院颁发《中共中央 国务院关于加强青少年体育增强青少年体质的意见》，要求"通过5年左右的时间，使我国青少年普遍达到国家体质健康的基本要求，耐力、力量、速度等体能素质明显提高，营养不良、肥胖和近视的发生率明显下降"。随着我国经济的迅速发展、人民生活水平的逐渐改善、医疗技术的不断提高，我国学生的健康状况有了明显的改善，我国学生主要健康问题发生变化，学校卫生学/儿童少年卫生学的研究内容也随之调整。

（一）学生常见病

1. 超重及肥胖

随着中国成为紧随美国之后的"第二大肥胖国"，我国儿童青少年群体的超重、肥胖问题也成为世界性公共卫生问题。约有60%的儿童期肥胖延续至成年期，进而增加高血压、高血脂、高血糖、心脑血管疾病、糖尿病等多种疾病的发病风险。对于儿童青少年群体超重、肥胖的有效防控，不仅有利于增强国民体质，而且将减少儿童期及成年期慢性代谢性疾病的发生，进而大大减轻国家疾病经济负担。

2014年中国学生体质与健康调研结果显示，7～18岁儿童青少年超重及肥胖总检出率为19.40%，超重和肥胖的检出率分别为12.14%和7.26%；城市男生、城市女生、乡村男生、乡村女生分别为28.19%、16.40%、20.26%、12.77%，男生高于女生，城市高于农村。2010～2014年超重、肥胖检出率增长迅猛，男生、女生的超重检出率年均增长值分别为0.73%、0.53%，肥胖检出率年均增长值分别为0.70%、0.45%，肥胖检出率年均增长表现为乡村超过城市。2005～2010年乡村儿童青少年肥胖检出率增长速度首次超过城市，而2010～2014年城市男生、乡村男生的肥胖检出率增长速度差异进一步拉大。

伴随着经济发展和人民生活水平改善，人们的饮食、运动、生活方式也发生了巨大变化，儿童青少年群体饮食运动行为和生活方式的改变是该群体超重、肥胖率逐年上升、居高不下的主要原因。肥胖是由于能量摄入和能量消耗不均衡造成的，除遗传因素外，爱吃甜食、膳食结构不合理、进食速度快、不吃早餐、看电视时间过久、静坐时间过长、体育活动过少等不健康行为均对儿童青少年超重、肥胖有重要影响。对肥胖相关健康危险行为的有效监测，有助于掌握当前儿童青少年群体的饮食、运动、久坐习惯，进而为开展超重、肥胖的预防控制工作提供科学依据。应在行为监测数据的基础上，制定以学校为基础的综合干预措施，通过创建健康促进学校、树立健康促进理念、改善学校健康环境、建立健全相关规定、适当增加学校体育活动时间、加强运动设施场地的建设与共享等方式，对儿童青少年超重、肥胖问题进行有效预防和控制。

2. 近视

我国是世界上近视率较高的国家，青少年为近视高发群体。视力不良是我国学生检出率最高的常见病，其中绝大多数为近视。儿童青少年视力不良和近视不仅会影响注意力的深度和广度，使学生容易发生视疲劳、头痛和神经官能症，给学生的学习和生活带来诸多不便，还会对我国军事、精密仪器制造等专业领域的人才选拔造成很大的限制。

2014 年中国学生体质与健康调研结果显示，7 ～ 18 岁儿童青少年视力不良检出率为 62.2%，城市男生、城市女生、乡村男生、乡村女生分别为 64.2%、70.3%、53.4%、60.9%。7 ～ 12 岁、13 ～ 15 岁、16 ～ 18 岁儿童青少年检出率分别为 45.7%、74.4% 和 83.3%。儿童青少年视力不良中，近视占 90% 以上，7 ～ 18 岁儿童青少年近视检出率为 57.5%，城市男生、城市女生、乡村男生、乡村女生分别为 59.2%、65.6%、48.9%、56.2%。

近视的发生与用眼时间、用眼习惯、读写环境有关。日均学习时间、近距离使用电子设备时间、看电视时间越长，青少年患近视的概率越大；用眼距离过近（读写时书与眼的距离不足 1 尺）、读写姿势不正确、握笔姿势不正确、走路 / 乘车 / 卧床看书等不正确的用眼习惯与近视的发生呈正相关；教室采光不良、课桌椅高度不合适等教学环境问题也与学生近视有关。对近视相关危险行为和教学环境的有效监测，有助于掌握当前儿童青少年群体的用眼习惯、用眼时间情况，以及学校采光、课桌椅设置等教学环境情况，进而为开展近视的预防控制工作提供科学依据。

3. 口腔健康

龋病是儿童口腔常见病和多发病，是牙齿在多种因素共同作用下，发生硬组织脱矿、有机物溶解、牙组织呈进行性破坏，从而导致缺损的一种疾病。第三次全国口腔健康流行病学调查结果表明，5 岁儿童乳牙的患龋率为 66.0%，有 97% 的龋齿未经治疗。12 岁儿童恒牙龋病的患病率为 28.9%，且有明显的地区差异。

与美国、日本等发达国家相比，我国同年龄组学生乳牙患龋率虽不算高，但值得注意的是，我国学生的龋补率水平较低。我国儿童口腔卫生服务中龋病治疗存在巨大的缺口，而龋补率低这一结果造成的另一个直接、重要的后果就是龋失率高。因此，预防控制龋病应当是我国当前学校卫生工作中一项重要任务。

4. 营养不良

2014 年中国学生体质与健康调研结果显示，7 ～ 18 岁儿童青少年营养不良总检出率为 10.20%，城市男生、城市女生、乡村男生、乡村女生分别为 9.98%、8.53%、12.64%、9.66%，表现为男生高于女生、乡村高于城市。虽然学生的营养状况与往年相比继续得到改善，但营养不良情况仍应予以关注，尤其不应忽视西部欠发达地区学生的贫血问题。

（二）儿童青少年体质下降问题

2009 年 WHO 发布的死亡主要危险因素中，身体活动不足已是导致慢性病死亡的第四位危险因素。2014 年中国学生体质与健康调研结果显示，10 ～ 18 岁学生每天体育锻炼不足 1 小时的比例为 74.0%，男、女生分别为 72.7% 和 78.0%，女生高于男生。分城乡来看，城市男生、城市女生、乡村男生、乡村女生体育锻炼不足 1 小时的报告率分别为 70.7%、76.7%、72.0%、76.4%。从 1995 年以来我国学生身体素质持续下降，尽管 2010 年全国学生体质与健康调研结果指出 2010 年较 2005 年学生爆发力素质、柔韧素质出现好转，耐力素质显现止跌，但当前学生身体素质仍不容乐观。

青少年时期是身心健康和各项身体素质发展的关键时期，增强青少年体质、促进青少年健康成长，是关系国家和民族未来的大事，《切实保证中小学生每天一小时校园体育活动的规定》等文件明确要求各级教育行政部门和学校保证学生每天一小时校园体育活动。对学生运动时间、运动强度和其他身体素质相关健康危险行为的监测亟待开展，以便获得学生运动情况的真实数据，评价学校开展每天一小时校园体育活动的效果，并应基于行为监测数据制定政策、实施干预，尽早遏制身体素质下降趋势。

（三）学校传染病及突发公共卫生事件

传染病是指由传染病病原体及其毒性产物所致的疾病。《中华人民共和国传染病防治法》规定，法定管理传染病 39 种，其中甲类 2 种，乙类 26 种，丙类 11 种。突发公共卫生事件是指突然发生的传染病，不明原因的群体性异常反应，群体性不明原因疾病，有毒有害因素及各种方式污染食物、饮用水、物品等造成的群体中毒及其他严重影响健康的事件。

2008～2013 年，肺结核、乙型肝炎、痢疾、猩红热、甲型肝炎是全国学生中甲、乙类传染病报告发病最多的传染病，占学生甲、乙类传染病总数的 87% 以上。流行性腮腺炎、其他感染性腹泻、风疹、手足口病、流行性感冒是全国学生中丙类传染病报告发病最多的传染病，占学生丙类传染病总数的 96% 以上，其中流行性腮腺炎一直处于丙类传染病发病的首位。

2013 年，学生中除鼠疫、霍乱、SARS、脊髓灰质炎、人禽流感、白喉、新生儿破伤风、人感染 H7N9 禽流感和丝虫病无发病和死亡报告外，其他 30 种法定报告传染病共报告学生发病数 410 598 例，死亡数 226 人，报告发病率 193.89/10 万，报告死亡率 0.11/10 万。其中，甲、乙类传染病报告发病数 91 950 例，报告死亡数 223 人，报告发病率 43.42/10 万，报告死亡率 0.11/10 万。丙类传染病报告发病数 318 648 例，报告发病率 150.47/10 万，报告死亡数 3 人。在甲、乙类传染病中，各年龄段的男生报告发病率及报告死亡率均高于女生，小学生报告死亡率最高，为 0.13/10 万，高中生最低，为 0.049/10 万。

学校是学生学习、生活的重要场所，空间有限，学生人数多、接触密切，学生对传染病易感性高，容易发生传染病的传播流行和群体性的突发公共卫生事件。根据《中华人民共和国传染病防治法》和《学校卫生工作条例》等要求，应该加强学校传染病疫情和突发公共卫生事件的防控。

（四）儿童青少年精神心理问题

WHO 指出，在过去 45 年中全球自杀率上升了 60 个百分点，2009 年全球自杀率为 16/10 万。根据 2009 年统计数据，我国青少年自杀率为 3.01/10 万，虽然相比于 2002 年有所下降，但青少年自杀情况仍不容忽视。随着网络计算机的普及与发展，学生网络成瘾现象也日益引起人们的关注。根据 2010 年对北京市西城区部分中学生网络成瘾行为的调查，中学生的网络成瘾自报率为 11.2%，其中男生为 11.8%，女生为 10.6%；初中生为 8.2%，高中生为 13.1%。

（五）学生健康相关危险行为问题

据《中国禁毒报告》提供的资料显示，截至 2009 年底，我国累计登记的吸毒人数为 133.5 万人，其中青少年所占比例高达 85.1%。2005 年在卫生部疾病控制司领导下，由北京大学儿童青少年卫生研究所牵头，进行了我国第一次全国规模的城市青少年健康危险行为调查。调查覆盖全国 18 个省区市，受试大中学生合计 21.3 万余人，年龄 12 ~ 23 岁。调查中，有 6.7% 的男生和 5.8% 的女生报告曾擅自用过地西泮（安定）等镇静催眠药物，1.5% 的男生和 0.4% 的女生报告曾尝试用过毒品。

在饮酒方面，根据 2008 年对 28 省初一至高三学生的调查结果，中学生目前饮酒率男生为 36.4%，女生为 23.8%；重度过量饮酒率男生为 3.3%，女生为 1.2%；曾醉酒率男生为 17.6%，女生为 10.8%；在曾饮酒率指标上不同年龄差别较大，15 岁男、女生分别为 62.3% 和 51.2%，18 岁男、女生分别为 77.6% 和 61.6%。饮酒率的分布特征：男生＞女生，高年龄＞低年龄，西部＞东部与中部。对于大学生而言，男、女生中曾饮酒率分别为 87.4% 和 75.1%；目前饮酒率分别为 66.1% 和 34.2%；频繁饮酒率分别为 5.7% 和 4.3%；过量饮酒率分别为 37.4% 和 11.6%；重度过量饮酒率分别为 2.8% 和 0.9%；曾醉酒率分别为 42.2% 和 19.5%；中重度醉酒率分别为 10.8% 和 2.4%。

在吸烟方面，近年来我国青少年吸烟率呈现持续增长的趋势，且吸烟年龄正在趋向低龄化。2005 年调查显示，在曾经吸过烟的男、女生中，13 岁前吸完一整支烟的比例分别为 66.8% 和 68.2%，与 1998 年的调查结果相比，吸完一整支烟的比例增加 15%。WHO 估计中国目前 20 岁以下青少年与儿童将有 2 亿变成吸烟者，其中至少有 5000 万人将因吸烟而早逝。青少年吸烟一直是社会关注的重大公共卫生问题，也是控烟的关键环节之一。因此，应尽早了解青少年的吸烟特点和吸烟行为的影响机制，落实预防为主、干预为辅、预防和干预相结合的目标，为青少年制定针对性强、有效的预防和干预措施，以减少吸烟可能造成的巨大的身心伤害。

二、学校卫生工作主要问题及国内外经验

学校卫生学是研究学生生长、发育、健康与教育、环境之间关系的一门育人科学，其主要任务是监测学生健康状况；对学生进行健康教育，培养学生良好的卫生习惯；改善学校卫生环境和教学卫生条件；加强对传染病、学生常见病的预防和治疗。学校卫生学又常称为儿童少年卫生学，后者目的是通过研究、监测、保健服务、监督，了解处在生长发育时期的儿童少年身心健康与外部环境及遗传的相互关系，发挥身心发育潜力，改善外界环境条件，减少和控制消极因素，提出相应的卫生要求和适宜的卫生措施，以达到预防疾病、增强体质、促进身心正常发育的目的，为成年期健康奠定良好的基础，从而提高生命质量。

学校卫生是公共卫生体系的重要组成部分，儿童少年卫生学是预防医学的重要内容，两门学科共同研究儿童少年生长发育、常见病预防、学校环境卫生、健康教育等领域，并共同服务于大、中、小学生群体。随着大预防医学整体理念的提出和发展，学校卫生学/儿童少年卫生学从生物、心理、社会三方面加强对儿童青少年健康规律、影响因素、

干预措施的综合性研究。学校卫生是关系人民群众健康的公共事业，其发展需要完善的机制保障，更需要政府、社会、团体和民众的广泛参与、共同努力。

（一）国内学校卫生工作的主要内容

1. 全国学生体质与健康调查

20 世纪 70 年代以前，有关儿童少年的生长发育尚缺乏全国范围的系统研究。1979 年，由教育部、卫生部、国家体育运动委员会共同组织 16 省市汉族学生身体形态、功能、素质的调查，是新中国成立以来第一次全国规模的学生体质健康研究。1985 年、1990 年、1995 年、2000 年、2005 年、2010 年、2014 年在教育部（原国家教委）、卫生部等多部委合作下，进行了大规模的全国学生体质调研。这些全国性的学生体质调研推动了全国学校卫生工作。此外，1980 年，在全国 22 个省市自治区对 25 万学生进行了视力状况的调查。1983 年，在全国 29 个省市自治区进行了 13 万中小学生龋齿、牙周病的流行病学调查。

2. 我国儿童青少年生长发育趋势

1985～2014 年的近 30 年间，我国城乡儿童青少年形态发育水平持续变化，表现为生长速度加快、生长水平提高，身高、体重及胸围等体格指标的水平呈现增长趋势，同时出现青春期发育提前现象。每 5 年一次的全国学生体质调查研究，为及时发现儿童青少年健康问题、制定促进健康策略提供重要的科学依据。

3. 学生常见病调查

贫血、龋齿、沙眼、蛔虫、视力不良、营养不良及肥胖是危害学生健康的主要原因，同时也是学校卫生工作的重点内容。近 30 年来学生营养不良检出率下降，学生营养需进一步改善；但超重与肥胖的检出率持续、大幅度上升。近 30 年来我国各省会城市和乡村男女生各年龄组的低血红蛋白检出率均呈显著下降趋势，尤以小学生各年龄组下降幅度最为明显。我国学生视力不良情况严重，并维持在较高水平。学生龋齿患病率呈下降趋势，但龋补等学生口腔保健服务仍有待进一步加强。

4. 学生重大疾病防控适宜技术

制定和加强学生体质健康监测和健康教育的技术、学生重大疾病防控技术及一系列具有适宜性和实用性的工作规范和标准，对学校卫生学的促进和发展至关重要。由北京大学儿童青少年卫生研究所主持、15 家国内高等院校及相关卫生机构共同参与的卫生行业科研专项"学生重大疾病防控技术和相关标准研制及应用"，针对当前我国中小学生近视检出率居高不下、肥胖检出率大幅上升、各种传染病在学校高发、学校突发公共卫生事件等主要健康问题，提出了"1147 计划"，即建立 1 个学生健康综合信息平台，制定完善 1 套卫生部认可的学生健康相关标准及学校卫生标准体系，研发近视、肥胖、传染病、学校突发公共卫生事件 4 个主要健康问题相应的防控关键技术，建立 7 个应用推广示范区。该项目将为学生重大疾病防控技术的相关政策制定提供科学依据，有利于改善中国儿童青少年的健康状况，促进儿童少年卫生学、学校卫生学的学科发展。

（二）国内学校卫生工作的主要问题

1. 学校卫生政策法规

学校卫生工作相关政策法规不完善、陈旧、执行力度不够；缺乏长期学校卫生工作规划；学校卫生标准制定不能紧扣当前实际情况。

2. 学校卫生组织管理

学校卫生工作协调机制不完善，缺乏在政府领导下多个部门共同协调。

（1）学校卫生能力建设不完善：疾病预防控制机构、卫生监督部门、教育部门（保健所、校医）等学校卫生工作机构不健全、学校卫生工作网络不完善，特别是网底建设不完善。

（2）学校卫生工作队伍不健全、人员不稳定：当前，全国 32 家省级疾控机构中仅有 10 家保留独立的学校卫生科（所），16 家合并到其他科室，还有 6 家未明确负责部门。从事学校卫生工作的专职队伍约为 70 人，约 52 人集中在 10 家有独立部门的省级疾控中心内。在 464 家市级疾控中心中，从事学校卫生工作的队伍共有 1462 人，其中专职工作人员仅 621 人。

（3）学校卫生工作不完善：缺乏完善的学生体质健康、常见病、传染病、健康相关危险行为、心理行为，以及影响学生健康及疾病发生因素等监测体系。缺乏全面的、具有代表性的身心健康基础数据，缺乏用于中小学生健康档案管理的学生健康信息系统。缺乏开展学生传染病、常见疾病防控、伤害预防、成年期疾病早期预防及健康问题干预适宜技术研究和实践。

（4）学生健康问题突出：包括学校传染病及突发公共卫生事件、学生体质健康问题、常见病（肥胖、近视、口腔健康）、心理行为问题、全球化带来的生活方式转变、学生健康相关危险行为发生及留守儿童和流动儿童健康问题等。

（三）国外学校卫生工作的主要经验

大多数国家学校卫生作为公共卫生的重要组成部分由当地卫生行政部门具体管理，社区医疗服务机构和学校校医、学校护士按照职能分工，相互配合来开展学校卫生的具体工作。与中国现行情况有所不同的是，校医室配备的校医、学校护士等医护人员不隶属于学校的教职人员，而是隶属于当地卫生部门。这样就可以解决我国当前校医职称提升的尴尬问题。

例如，英国实行"雇用"和"派驻"相结合的方式，在英国，规模较大且经费相对充足的学校以自行雇用校医或学校护士为主流，一些规模较小的学校则是由当地卫生部门统一雇用校医或护士并进行派驻。英国教育部早在 1990 年就提出，健康教育是每个学生在校课程中的必修部分，其基本目的在于提高每个个体的生活质量及生理、心理和社会的良好适应，并专门制定"健康教育指南"。2007 年，英国教育部颁布《个人、社会与健康教育课程标准》，规定健康教育内容主要包括个人健康、健康的学校标准；药物、酒精、烟草预防；情感健康和适应；营养和体育活动；健康安全的生活方式；性与人际关系教育；环境与健康；精神生活；个人发展等。

瑞士卫生部门有专门管理校医的机构（如伯尔尼市卫生局专门设立了学校健康服务

机构），主要负责与学校校长的沟通、校医的聘用与培训、选派校医到学校工作，以及建立和维护健康促进网站等，校医的薪资均由该机构解决。瑞士学校健康教育主要包括运动与健康、成瘾与犯罪、精神与性健康、如何与新型媒介健康相处等内容。学校健康教育配备专业教师，可以在校内构建由校长、教师组成的工作团队，研究确定并开展校内的各种健康教育活动。

俄罗斯学校健康教育主要包括两种形式：一类是开设专门的与健康有关的课程，称为生命健康课；另一类是与有关的课程融合，如通过生物课讲授青春期教育的内容，为高年级女生介绍如何对待月经等问题。另外，作为课堂教学的补充，还通过多种活动形式，如板报、夏令营、专题教育日等，培养学生预防疾病、预防伤害、营养卫生、强身健体等知识和技能。

美国小学健康教育教师由班主任、体育教师或学校护士担任，初中如未设专职教师则由生物、社会、家政等专业教师兼任，高中健康教育属于必修课，由专职教师担任。资格的审定因州而异，一般分为小学、中学和大学3种任职资格。要申请相应的任职资格，必须要学习专业的健康教育课程并取得学分。健康教育的师资培训已经逐渐形成一种制度，并越来越受到重视。20世纪90年代以来，美国在学校健康教育领域开展的一项成功的教育发展计划，就是制定综合性学校健康教育计划，并在各个州进行推广。综合性学校健康教育的目的是促使学生保持或促进健康，预防疾病、避免或减少危害健康行为的产生，使学生获得并保持一生健康所必要的知识和技能。培养每个学生具有健康的身心是美国学校教育的共同目标，也是确定健康教育目标的基础，这体现在3个具体的目标中：第一，形成最初的个性，为独立人格的建立奠定基础。让学生获得正确的自我认同感，养成区别于他人的自主行为，并能够有效获得调整自己在学校的挫折和紧张情绪的能力。第二，养成相对的独立性。在教育方面的要求是提倡学生自主学习，并形成对家庭和社会的基本责任，在此基础上逐渐形成稳定的社会责任感。第三，发展必要的社会技能。

三、学校卫生体系建立的未来发展建议

（一）建立"学生健康危险行为及学校卫生环境综合监测"机制

学生健康危险行为是指给儿童青少年健康、完好状态乃至终身的生活质量造成直接或间接损害的行为。学校卫生环境指校园中对学生健康产生直接或间接影响的教学、生活环境，包括教室采光、课桌椅设置、食品/饮用水安全等方面。

一方面，由于社会竞争激烈、学习压力增加，在中小学生中出现的焦虑、抑郁、自杀倾向等心理问题，以及吸烟、酗酒和药物滥用等行为，不仅损害身心健康，更危害社会稳定，亟待建立相应的行为监测机制；另一方面，伴随着超重肥胖、近视等检出率的逐年上升和身体素质的逐年下降，健康相关行为作为学生群体诸多常见病的共同影响因素，其重要性较以往更为突显。儿童期及成年期多种疾病均可归因于中小学时期不健康的行为习惯，中小学健康行为习惯的养成对于成年期健康等重大问题是治本之法。

我国曾在2005年、2008年开展过两次全国规模的青少年健康危险行为监测。然而，伴随着我国儿童青少年群体疾病谱的显著改变及生活方式的巨大变化，既往调查数据已

不能满足当前需要。进一步开展健康相关危险行为的监测和调研不仅能够获得当前儿童青少年群体健康危险行为的全国性流行病学资料，更能够为干预措施的合理制定提供依据。

开展"学生健康危险行为及学校卫生环境综合监测"，包括以下三方面：第一，学校教学与生活环境监测。监测教室采光照明、课桌椅调节等情况。第二，学校因病缺课监测。监测学校因病缺课登记报告、晨午检等情况。第三，学生健康危险行为监测。监测体力活动行为，包括每天运动一小时达标率等；饮食行为，包括蔬菜摄入量等；用眼行为，包括正确读写姿势达标率等；物质/精神成瘾行为，如吸烟、饮酒、网络成瘾等；传染病防控行为，包括正确洗手率等；导致伤害的行为，如溺水、自杀、抑郁等。

（二）增加学生体质与健康调研内容

在原有体格检查基础上，增加腰围测量数据，同时监测营养、饮食行为状况及体力活动水平。国际儿童代谢综合征的诊断标准建立在人群腰围百分位数基础上，我国体检内容缺乏此数据，影响我国儿童代谢综合征的有效诊断。增加该测量内容不仅能获得代谢综合征的流行病学资料，并且有利于制定符合我国国情的诊断标准。同时，应增加投入，进一步开发儿童青少年健康的测量工具，开展健康相关行为及其影响因素的研究，为制定政策提供依据。

（三）加强儿童青少年体质、营养相关疾病的预防与控制

我国儿童青少年超重及肥胖、身体素质下降等问题依然很严重，贫血问题在部分地区仍需继续关注。应在监测基础上，预防和控制儿童青少年营养相关疾病，增加学生营养服务设施和营养环境（包括政策）建设，解决营养相关健康问题。制定策略，保证家庭和学校提供健康的饮食。重点开展人群干预研究，探索以学校为基础的肥胖一级预防策略，同时为肥胖儿童提供个体化服务，控制肥胖及其相关疾病。加强网络资源建设，充分利用网络教育资源，对儿童青少年进行健康教育。

（四）建立健全学校传染病、突发公共卫生事件的监测和管理机制

按照《中华人民共和国传染病防治法》《学校卫生工作条例》和相关部委工作要求，指导学校建立完善传染病和突发公共卫生事件预防控制管理机制。加强学校卫生信息网络建设，建立完善学校和托幼机构传染病疫情/突发公共卫生事件监测体系，制定监测及报告规范；健全学校传染病防治工作制度，包括传染病疫情报告制度，学生晨检制度，教学场所通风与重要场所定期消毒制度，课堂、宿舍、公共场所卫生清扫制度，食品卫生安全制度（食堂量化分级管理）等；加强对学校传染病/突发公共卫生事件防控的技术指导，及时通报反馈本地区学校、托幼机构传染病疫情和（或）突发公共卫生事件信息，指导落实防控措施；对基层教育行政部门管理人员和学校领导进行学校卫生防疫与食品卫生管理专项培训，定期对学校卫生管理人员和专业人员进行业务知识培训。

（五）加强对儿童青少年心理健康问题的研究

在我国仍然缺乏有关儿童青少年心理健康问题的全国性调查数据，更缺少有关实证

基础的预防与干预效果研究。应加强对儿童青少年心理健康问题的调查工作，为全面促进我国儿童青少年心理健康工作提供科学依据。

（六）加强儿童青少年伤害问题的研究

近年来随着社会经济状况发展，人民生活水平提高，以及国家对计划免疫工作的重视，儿童传染病和营养不良性疾病得到了有效控制，伤害越来越明显地成为影响我国儿童生命安全、生活质量和身体健康的重要因素。我国目前尚缺少系统的全国性伤害监测网络，加强对儿童青少年伤害问题的调查研究将为伤害的预防和控制提供合理依据。

（七）加强青少年预防艾滋病／性病、性与生殖健康问题的研究

目前在我国尚缺少有关青少年性健康问题全面、系统的调查研究，也缺少有相关实证基础的预防与干预研究。性健康问题是儿童青少年健康的重要部分，需加强艾滋病／性病、性与生殖健康问题的调查，并开展性健康问题的预防与干预研究。

（八）加强儿童特殊群体的身心发育研究

我国有近千万的残疾儿童（听力、视力、智力、精神疾病、肢体残疾和综合残疾等），他们有特殊的发育特点和卫生需求。建立和发展残疾儿童学校卫生机制刻不容缓，特别是身心健康、康复、营养、致残因素与保护机制的研究。我国有许多农民外出进城打工，他们的孩子成为"留守学生"，长时间缺少父母的管理及与父母的交流，其心理健康状况、社会行为发展值得关注。需要对其进行科学评估，并在此基础上进行健康促进活动。

结语

儿童青少年的健康水平不仅关系个人健康成长和幸福生活，而且关系整个民族健康素质，关系我国人才培养的质量。"少年强则国强"，增强儿童青少年体质、促进儿童青少年健康成长，是关系国家和民族未来的大事。促进儿童青少年身心健康，推动学校卫生学儿童少年卫生学科进步，将有助于促进社会发展，提高国家综合实力。

专题组成员

马　军　北京大学儿童青少年研究所
马迎华　北京大学儿童青少年研究所
宋　逸　北京大学儿童青少年研究所
胡佩瑾　北京大学儿童青少年研究所
邹志勇　北京大学儿童青少年研究所
王　烁　北京大学儿童青少年研究所
马冬梅　北京大学儿童青少年研究所
马　蕊　北京大学儿童青少年研究所

参 考 文 献

第三次全国口腔健康流调技术指导组，2005.第三次全国口腔健康流行病学抽样调查报告.北京：人民卫生出版社：11-48.

胡虞志，陈建华，李建成，等，1990.国内外学校卫生立法概况.中国学校卫生，11（6）：26-28.

王俊丽，卢立新，张岚，2012.北京市西城区部分中学生网络成瘾行为调查.中国健康教育，28（3）：163-166.

张芯，姚志化，2011.欧洲一些国家学校卫生管理模式初探及启示.中国学校卫生，32（11）：1281-1287.

专题十一　预防医学教育专题报告

摘　要

为推进新型国家预防医学教育体系建设，本报告首先在系统回顾我国预防医学教育发展历程的基础上，简要展示预防医学教育对我国疾病预防控制工作的作用和贡献；其次，在分析新时期公共卫生与疾病预防控制形势、相互关系和任务发生显著变化的基础上，比较了国内外预防医学体系的主要区别，提出了新时期我国公共卫生人才的发展需求；再次，在阐述当前公共卫生人员队伍不能适应新形势下疾病防控发展需求的基础上，分析了预防医学教育工作存在的主要问题；最后针对以上主要问题，提出了推进预防医学教育改革的思考和展望。主要内容简要归纳如下。

我国预防医学的学说创立于春秋战国时期。在漫长的历史进程中，我国传统医学——中医承担了预防疾病的工作，预防医学教育也融合在中医师承中进行传承和发展。1840年鸦片战争后，随着西方医学的发展和在中国的传播，公共卫生学和预防医学教育被逐步引入我国医学教育系统。但在半封建半殖民地时期，我国只有在教会医院、教会医学校和国民政府的高等医药院校开展少量的公共卫生专业学生培养，这个时期的临床医生和护士承担了主要在城市社区开展的预防医学工作。中国共产党创立以后，在"预防为主"指导思想的指引下，我国在艰苦的革命战争时期广泛开展了群众性的预防医学宣教，并在逐步建立起来的医学校、医学院校中培养卫生防疫人才和卫生管理干部。1949年前后，我国参照苏联的预防保健模式，开始在医学院校设立卫生系，培养预防医学专门人才。新中国成立后，随着"预防为主"卫生工作方针的确立和卫生防疫体系的建立，我国正规化的预防医学教育在医学院校中得到了蓬勃发展，逐步构建起以预防医学高等、中等、初等和研究生教育等构成的预防医学教育体系，设立了近百所公共卫生学院（系），培养了一大批预防医学专门人才，为发展新中国卫生事业和维护人民健康提供了重要的公共卫生人才保障。

新时期，随着全球一体化进程加快、我国社会经济的持续高速发展、人民群众的健康需求日益增强，疾病预防控制工作所面临的形势和任务发生了显著变化。《"健康中国2030"规划纲要》提出全民健康是建设健康中国的根本目的，要把健康融入所有政策，人民共建共享，强调要把人民健康放在优先发展的战略地位，加快推进健康中国建设，努力全方位、全周期保障人民健康。面对这些挑战和机遇，亟须建立一支高学历、高层次、高端公共卫生人才队伍；注重跨学科、复合型专业人才培养；全面加强基层公共卫生人员队伍建设等。然而，当前的公共卫生人力资源在规模、构成、知识结构等各方面存在很多问题，尤其是基层网底组织的公共卫生人员队伍相当薄弱，还难以适应新形势下的疾病防控工作发展需求。这也与当前预防医学教育面临的一些问题密不可分，如临床医学的预防教学要加强，预防医学的临床教学同时要加强，公共卫生实践训练明显不足，但又未建立起规范、统一的毕业后教育——公共卫生医师规范化培训制度等。

　　针对以上主要问题，本报告提出新时期必须推动临床医学与预防医学的融合发展，培养临床医学生的"大卫生"观念和预防疾病的意识，逐步使临床医生承担起应有的公共卫生服务职责，增加预防医学生的临床能力培养；加强院校与公共卫生机构间的联合和协作，夯实预防医学生的实习实践教育；推进公共卫生医师规范化培训，促进预防医学生毕业后的公共卫生实践能力培养，开展基层公共卫生人员的规范化培训；推进预防医学教育改革，逐步建立以研究生培养层次为主的公共卫生教育模式，吸纳多学科人员进入公共卫生的专业团队，提高公共卫生专业人才队伍的整体素质；并将包括预防医学教育在内的预防医学体系建设纳入国家层面的相关发展规划予以支持。

一、我国预防医学教育发展的历程

　　预防医学（preventive medicine）是从医学中分化出来的一个独立学科群。它以人类群体为研究对象，应用生物医学、环境医学和社会医学的理论，宏观与微观相结合的方法，研究疾病发生与分布规律及影响健康的各种因素，制定预防对策和措施，达到预防疾病、促进健康和提高生命质量的目的。我国的预防医学之所以能得到迅速发展，除了党和政府制定了正确的方针、政策外，预防医学教育也起到了重要的推动作用。因此，在总结预防医学发展经验时，应该对预防医学教育进行系统的回顾和展望，以推动新型国家预防医学体系的建设与发展。

　　狭义的预防医学教育是指医学院校和卫生学校开展的各类预防医学专业学历、学位教育，包括研究生教育、本科生教育、中等和初等预防医学教育。广义的预防医学教育还包括：①具有卫生宣教性质的群众性预防医学教育，普及卫生防病知识；②面向非公共卫生专业的医学生开展的预防医学教学；③有组织、系统地面向各类卫生管理人员、专业技术人员所开展的预防医学培养培训活动；④预防医学的毕业后教育和继续医学教育等。

（一）新中国成立前的预防医学教育发展历程

　　可以说，"预防医学教育"这一概念体现了人类的客观自然存在、主观能动性和社会属性之间的有机整合，其本身就是一个多种因素交错联系的整合体，这就决定了预防医学教育的复杂性和时代特征，从古至今也经历了漫长的历史发展过程。2000多年前在《素问·四气调神大论》中提到："是故圣人不治已病治未病，不治已乱治未乱，此之谓也。夫病已成而后药之，乱已成而后治之，譬犹渴而穿井，斗而铸锥，不亦晚乎！"这段文字精辟地阐述了"治未病"的重要意义，反映了我国传统医学以"治未病"为主的思想传承，强调防病重于治病。南北朝时期的刘宋元嘉二十年（公元443年），太医令祖秦丞呈奏章设置"医学"，北魏太和四年（公元480年）设置了太医博士、太医助教，这是我国医学教育的开始。在我国古代传统的中医教育中，尽管没有专门提到"预防医学教育"，但预防医学的知识和方法作为中医教育的重要组成部分，包含在医学教育的内容当中；在教育方法上，也主要以师承、家传、自学的形式进行传承和发展。1840年鸦片战争后，西方医学作为一门科学技术，已逐渐形成了比较完整的医学科学体系，并成为西方列强进行文化侵略的工具，我国传统的中医馆逐渐被西方列强在我国陆续开办的医院和医学校所代替。在国民党统治的 20 多年中，国统区高等医药教育的毕业生仅 9499 人，而预防医学方面的毕业生更是少之又少，仅在北平（北京）、上海、重庆等大城市的综合大学医学院开设了很少的公共卫生学系，招收少量公共卫生专业方面的学生。这个时期的临床医生和护士承担了主要在城市社区开展的预防医学工作。

1. 新中国成立前中央苏区群众性预防医学教育的早期实践

1928 年 11 月，毛泽东同志在给中共中央的报告（《井冈山的斗争》）中指出医院要"用中西两法治疗"，为我国长期以来的卫生工作指出了发展方向。中国工农红军和中央苏区政府高度重视卫生防疫工作，围绕实际问题，开创性地提出了预防为主的工作方针，广泛动员和发动全体军民共同参与到卫生防疫工作中去，向红军战士和群众宣传卫生防病知识与方法，教育军民自觉开展卫生运动和防病活动，从而达到改善卫生条件、实现卫生防疫的目的，开启了我国最早具有社会动员性质的群众性预防医学教育实践，对我国长期以来的卫生防疫工作和爱国卫生运动具有深远影响。

2. 新中国成立前学校预防医学教育的初期实践

解放战争时期，为适应形势需要，解放区和部队的医学院校经过了一系列调整，其间预防医学教育有了较大的发展，新的中国医科大学、哈尔滨医科大学、白求恩医科大学等一批新合并、新成立的医学院校得到了快速发展。

（二）新中国成立初期的医学教育体制

1949 年成立中华人民共和国时，我国有来自两个体系的高等医学院校同时并存，既有国统区各地原来的公立、私立医学院校和教会学校，也有解放军部队和解放区各地逐步创建起来的一批医学院校和卫生学校。这两个体系的医学院校在革命政权基本稳固时，通过部分重组合并后稳步走向正规，逐步成为新中国医学教育的重要力量。

1. 明确指导方针

我国医学教育既受教育方针的指导，又受卫生工作方针的指导。1950 年 8 月，卫生部召开第一届全国卫生工作会议，将"面向工农兵""预防为主""团结中西医"确定为我国卫生工作的三大方针，同时提出医学教育实行高、中、初三级制，以发展中级医学教育为主，中级医学教育以培养医士为主。1952 年 12 月召开的全国第二届卫生工作会议增加了"卫生工作与群众运动相结合"作为卫生工作的四大方针之一。以上各项工作方针的确立为新中国发展医学教育事业指明了方向。

2. 改革旧的教育制度，建立新的医学教育体制

为了尽快建立起适合我国国情的医学教育制度和体制，发展医学教育事业，中央人民政府首先接管了全国各地的医学院校，收回了教育主权。1951 年 1 月由卫生部接管了受美国资助的北京协和医学院，随后接管了湘雅医学院、华西协和大学、圣约翰大学（上海）、震旦大学（上海）、齐鲁大学等教会学校，共有高等医药院校 44 所、中等卫生学校 228 所。随后参照解放区的教育经验逐步对这些学校进行改造，吸收了旧教育中的有益经验，建立了新的教育体制，明确了专业设置，制订了统一的教学计划、教学大纲，

编制了适合我国实际需要的教材，开展了师资培养，加强教学基地建设等，从而初步形成新中国自己的医学教育体系，也为发展预防医学教育奠定了良好的基础条件。

3. 学习苏联的医学教育模式

新中国成立初期，我国高等医学教育模式从效仿欧美转向学习苏联，高等医学教育体制基本上是以苏联为模板，对旧的医学教育进行改革而形成。参照苏联把学科改为教研组，以教研组来组织学科建设和开展教学。1954～1955年共翻译出版了52种苏联教材，其中卫生学3种，之后逐步建立了具有社会主义特色的医学教育制度。

（三）新中国预防医学教育的发展历程

1. 预防医学高等教育

新中国预防医学高等教育的发展大致经历了以下几个阶段。

（1）创建与发展时期（1949～1966年）：据1953年统计，全国有公共卫生教师311人，其中教授31人、副教授27人、讲师25人、助教228人。当时公共卫生学系有本科学生1018人，专修科学生485人。

1954年8月，卫生部召开了第一届全国高等医学教育会议，提出医学教育贯彻整顿巩固、重点发展、提高质量、稳步前进的方针，并确定卫生专业的学制由4年制改为5年制，从1955年开始执行。1955年初，全国有9所医学院校设有卫生系，当年全国卫生系在校学生1702人。至此，我国预防医学教育模式已初步建立。

1956年，制订了全国高等院校通用公共卫生专业教学计划，之后医学院校卫生系的教师队伍不断充实和壮大，教学质量得到不断提高。

（2）挫折时期（1966～1976年）：在"文化大革命"中，卫生系被迫停办，不少卫生专业教师被下放劳动，不能搞卫生专业，或只能进行单纯的医疗活动；卫生系的设备被闲置或分散；机构瘫痪。

（3）恢复发展时期（1977～1999年）：这一时期随着我国经济建设发展，预防医学教育事业也相应发展。原六处卫生系的教学质量不断提高，积极开办新卫生系或设置新的预防医学专业。1985年，全国预防医学有关专业共招生4773人，其中仅卫生专业就招生1979人，是1954年招生数（813人）的2.4倍。

1988年，国家教委颁布了《全国普通高等学校医药本科专业目录》，确定了预防医学类设置4个专业，即预防医学专业、环境医学专业、卫生检验专业、营养与食品卫生专业，还设置有卫生事业管理专业。试办的专业有妇幼卫生、卫生经济、卫生统计等，预示着预防医学学科在向着精细的专业方向发展。

（4）快速发展时期（2000年至今）：进入21世纪，我国高等预防医学教育得到了快速发展，公共卫生学院（系）达到近百余所，2013年招收预防医学专业本科生9953人，毕业生6793人。

2. 预防医学中等教育

预防医学中等教育主要由各省区市及大的厂矿企业根据卫生部颁发的中等医学教育计划和教学大纲，结合各地的具体情况，自行安排有关预防医学的专业设置。

以 1984 年为例，表 2-11-1 数据显示了各有关预防医学专业的招生数、毕业生数及占当年卫生学校总招生数、总毕业生数的百分比，这些按照国家中等医学教育教学指导性方案培养出来的学生，能够达到防治结合型专业人员的基本能力要求，也就是说，当时有 18% 的中级卫生学校培养的学生进入了卫生防疫等行业工作中，成为战斗在卫生防疫最前线的中坚力量，为我国疾病防治事业做出了重要贡献。

表 2-11-1　各专业招生数、毕业生数统计表

专业名称	招生数（%）	毕业生数（%）
卫生医士	2 519（3.38）	1 812（3.65）
妇幼医士	2 904（4.43）	3 864（7.78）
助产士	5 143（7.85）	2 782（5.54）
卫生检验士	389（0.59）	114（0.23）
卫生计划统计士	700（1.07）	415（0.83）
卫生管理士	22（0.03）	—
合计	11 677（17.35）	8 987（18.03）

资料来源：涂通今，张立平，1988. 新中国预防医学历史经验（第一卷）. 北京：人民卫生出版社.

3. 预防医学初等教育

预防医学初等教育是与初等医学教育合为一体的，这是适应基层卫生机构中治疗和防疫相互结合的需要。培训初级卫生防疫人员，一般是由县卫生局主办，以县医院、县防疫站或县分院为培训基地，开办初级卫生学校或各种形式的卫生人员训练班。

4. 预防医学研究生教育

我国从 1951 年开始培养研究生的工作，至 1965 年招收包括预防医学专业在内的各类医学研究生共 1185 人，但这段时间没有建立学位制度。"文化大革命"开始以后，连续 12 年没有招生，直到 1978 年才恢复招生。1980 年 2 月，第五届全国人民代表大会常务委员会第十三次会议通过了《中华人民共和国学位条例》，并于 1981 年开始施行，从此，各有关院校相继建立了学位制度，并开始招收和培养硕士以上研究生，从而使预防医学领域的研究生培养工作得到较快发展。2002 年起，我国开始试行在职公共卫生硕士（MPH）专业学位研究生培养，2010 年起招收全日制 MPH 专业学位研究生。据统计，2013 年全国招收公共卫生与预防医学相关专业博士生 320 人、学术型硕士生 1403 人、全日制 MPH 专业学位研究生 575 人、在职 MPH 专业学位研究生 1531 人、毕业学术型硕士生 1648 人、全日制 MPH 研究生 306 人。

5. 预防医学进修生教育

我国预防医学进修生培养是整个预防医学教育的重要组成部分，是造就预防医学高级人才的重要形式。新中国成立后，我国预防医学进修教育不断发展和提高，进修的范围也不断扩大，根据社会需要和卫生人员的状况，采取"干什么，学什么；缺什么，补什么"的进修方针。广泛开展以解决实际工作中的问题为主的卫生防疫干部专业培训。

二、预防医学教育在卫生人才队伍建设中的作用

（一）卫生人力总量配置

1952年，我国县级及以上卫生防疫防治机构的人员总数2.05万人，平均每万人口有0.36人；其中各级各类卫生技术人员1.57万人，占机构卫生防疫人员的76.8%。可以看出，新中国成立初期我国卫生人力资源奇缺，亟须通过规模化、正规化的预防医学教育提高卫生技术人员总量。发展到2012年，全国疾病预防控制机构人员总量达到22.4万人，平均每万人口1.66人；其中各级各类卫生技术人员16.5万人，占机构人员的73.5%（表2-11-2、表2-11-3），较1952年疾病预防控制机构的总人数增加了9.9倍，卫生技术人员增加了9.4倍；年均递增率均为4.1%。

表 2-11-2 1952～2012年全国疾病预防控制机构人员变化情况

年份	总人口数（万人）	机构总人数（人）	其中卫生技术人员数（人）	卫生技术人员占总人数（%）	每万人口有疾病防控人员数
1952	57 482	20 504	15 750	76.8	0.36
1955	61 465	38 970	30 778	79.0	0.63
1957	63 836	57 436	45 806	79.8	0.90
1960	66 207	67 307	54 842	81.5	1.02
1965	72 538	77 179	63 879	82.8	1.06
1970	82 992	85 102	67 812	79.7	1.03
1975	92 420	93 025	71 746	77.1	1.01
1980	98 705	138 575	106 903	77.1	1.40
1985	105 851	193 588	150 832	77.9	1.83
1990	114 333	237 769	187 835	79.0	2.08
1992	117 171	251 492	198 164	78.8	2.15
1995	121 121	270 041	211 789	78.4	2.23
2000	126 743	283 868	219 532	77.3	2.24
2005	130 756	206 485	158 450	76.7	1.58
2010	134 091	226 329	170 818	75.5	1.69
2012	135 404	224 125	164 777	73.5	1.66

资料来源：王国强，2015. 中国疾病预防控制60年. 北京：中国人口出版社.

表 2-11-3 全国各级疾病预防控制中心每机构人数变化情况

级别	2000年				2012年			
	机构数（个）	人数（人）	人数占比（%）	每机构人数（人）	机构数（个）	人数（人）	人数占比（%）	每机构人数（人）
省级	31	10 037	5.3	323.8	31	11 309	6.1	364.8
地（市）	383	39 953	21.2	104.3	408	42 246	22.7	103.5
县级	2 519	138 568	73.5	55.0	2 806	132 257	71.2	47.1
合计	2 933	188 558	100	483.1	3 245	185 812	100	515.4

资料来源：王国强，2015. 中国疾病预防控制60年. 北京：中国人口出版社.

除了疾病预防控制机构外，2012年我国还有各类专病防治机构人员30 929人，平均每个机构有28.5人，包括口腔病防治机构22.5人、精神病防治机构16.5人、皮肤病与性病防治机构25.9人、结核病防治机构26.2人、职业病防治机构61.0人、地方病防治机构30.3人、血吸虫病防治机构33.2人等。

（二）卫生人力的学历和专业构成

据2012年疾病预防控制绩效考核资料，疾病预防控制中心在岗人员人力素质综合评分平均为5.69，其中东部地区最高，为6.51，西部地区次之，为5.53，中部地区最低，为5.33。不同级别疾病预防控制中心在岗人员人力素质综合评分，省、地（市）、县级依次下降，分别为7.71、6.66、5.24。

1. 学历构成

学历是衡量机构人力素质的基本要素。据《中国疾病预防控制60年》资料：2012年疾病预防控制机构的卫生技术人员以大专和中专为主，分别占37.7%和28.7%，本科占25.8%，而研究生和高中以下学历的人员所占比例相对较小，分别为3.6%和4.3%。其他专业公共卫生机构的技术人员主要集中在大专和本科，分别占40.4%和24.0%，中专占21.3%，而研究生和高中以下学历的人员所占比例也相对较小，分别为2.6%和11.6%。

从变化幅度来看，2005～2012年本科以上学历比例提高幅度明显，2012年比2005年提高了1.2倍；不同级别疾病预防控制中心亦表现出同样的趋势，其中县级机构增长幅度最大，增加了98.3%。疾病预防控制中心经过60年建设，卫生技术人员的学历构成有所改善。

2. 专业构成

疾病预防控制中心在岗人员所学专业由预防医学、其他医学专业、非医学专业等构成。其中预防医学专业包括预防医学、卫生事业管理学、妇幼卫生、卫生检验等；其他医学专业包括临床医学、基础医学、口腔医学、影像医学、医学检验、药学、护理等；非医学专业主要包括计算机、财务会计、图书、档案、工程、统计、法律等。据疾病预防控制绩效考核资料，2012年疾病预防控制中心在岗人员中，预防医学专业人员占44.9%，其他医学专业人员占24.0%，非医类专业人员占31.0%。不同地区、不同级别疾病预防控制中心人员专业构成情况见表2-11-4。

表2-11-4　2012年疾病预防控制中心专业类别分布情况

类别	预防医学（%）	其他医学（%）	非医类专业（%）
地区			
东部	48.3	21.5	23.9
中部	41.5	25.0	25.7
西部	47.0	24.6	22.8
级别			
省级	42.3	14.5	36.3
地（市）级	46.0	21.7	26.4
县级	44.9	25.5	22.7
全国平均	44.9	24.0	31.0

资料来源：王国强，2015.中国疾病预防控制60年.北京：中国人口出版社.

　　从这些数据分析中可以看出，我国预防医学教育在卫生人才队伍建设中，无论是人才建设数量上，还是人才建设质量上都发挥着重要作用，以这种模式为依托，在新中国成立后的 60 多年中迅速建立起了一支稳定的公共卫生人才队伍，正是这支队伍在我国多次有效应对重大公共卫生和疾病预防控制事件中发挥着不可替代的作用。

三、预防医学、公共卫生与疾病预防控制的影响与作用

（一）基本定义与学科背景

1. 预防医学

　　（1）学科含义：从本文开篇给出的预防医学定义分析，预防医学是医学科学的一门独立学科，其研究对象是"人群"，区别于临床医学研究的是"个体"；研究手段包括宏观与微观的技术方法；研究内容包括疾病的发生与分布规律、影响健康的各种因素及其作用规律、外界环境因素与人群健康的相互关系等；研究结果是为制定公共卫生、疾病预防的策略与干预措施提供科学依据；研究目的是预防疾病、增进健康、延长寿命、提高生命质量。

　　（2）学科体系：预防医学作为医学的分支学科，与基础医学、临床医学紧密关联。同时，预防医学作为一门独立的学科，其本身也发展形成了比较稳定的亚学科专业分支，如流行病学、卫生统计学、卫生毒理学，以及分支专业领域的劳动卫生与环境卫生学、营养与食品卫生学、儿少卫生与妇幼保健学，还有学科延伸而成的特种预防医学，如军事预防医学等。

　　预防医学随着现代医学和统计学、微生物学的先后创立而逐步发展完善。欧美各国都非常重视公共卫生事业的健全与完善，其公共卫生专业教育很发达，也发展形成了较为完善的卫生防疫和社会医疗保障体系。如前文所述，我国的预防医学专业创立于动荡的战争年代，经过新中国成立尤其是改革开放后的快速发展，已形成相对完整的预防医学学科体系和教育体系（五年制本科为主体，还有学术型硕士、应用型公共卫生硕士、科学学位博士，以及极少部分三年制专科等）。随着近年来预防医学教育规模的日趋扩大，其发展瓶颈和问题等也日渐显露，开始引发医学教育界、公共卫生与疾病预防控制行业等对当前预防医学教育模式的反思：这一模式是否还能有效应对社会发展对公共卫生事业的需求？这是致力于建立新型国家预防医学体系研究的必有之题，也是必须面对的重中之重的基础问题。

2. 公共卫生

　　耶鲁大学公共卫生学教授 Winslow 在 1920 年对公共卫生进行了定义——"公共卫生是预防疾病、延长寿命、促进身体健康和提高效益的科学和艺术。公共卫生通过有组织的社会努力改善环境卫生，控制地区性疾病，教育人们关于个人卫生的知识，组织医护力量对疾病做出早期诊断和预防治疗，并建立一套社会体制，保障社会中每一个成员都享有能够维持身体健康的生活水准"，WHO 在 1952 年采纳了 Winslow 的定义。在我国，国务院吴仪副总理在 2003 年全国卫生工作会议上给出了公共卫生概念：公共卫生就是组织社会共同努力，改善环境卫生条件，预防控制传染病和其他疾病流行，培养良好卫生

习惯和文明生活方式，提供医疗服务，达到预防疾病、促进人民身体健康的目的。

从以上两个定义可以看出，公共卫生的概念已经超过了单一的学科专业范畴，是整合医学、社会学、行为学等多学科、交叉学科人员为了共同目标而努力的事业领域，而预防医学是其学科基础，预防是其主要的策略和手段，并且强调政府在公共卫生中的基本职能等。但总体上，我国对公共卫生的内涵至今尚未形成统一认识。尽管在中央和国家文件中多次出现"公共卫生"的字眼，但是不同群体对其内涵的精确认知并不相同。因此，我国应有相应的权威机构（或授权研究机构）来界定公共卫生的内涵和范围。

3. 疾病预防控制

疾病预防控制是公共卫生事业的一项具体工作，是以"早发现、早诊断、早报告、早隔离、早治疗"的"预防为主"思想为指导，对可能要发生或已局部发生的疾病等通过各种政策、技术手段进行干预，以期达到对在人群中可能发生的疾病进行预防与控制的作用。通过疾病预防控制机构和人员的持续努力，对疾病、健康及其影响因素等进行研究、落实干预等，充分体现了现代"治未病"的思想，这对促进"全民健康"宏伟目标的实现至关重要。

（二）预防医学、公共卫生、疾病预防控制之间的相互关系

预防医学属于学科范畴，是相对独立的知识体系，为公共卫生、疾病预防控制提供专业技术手段及其理论依据；公共卫生属于事业范畴，处于保障实现健康目标的中枢地位；疾病预防控制属于工作任务范畴，是公共卫生事业的重要组成部分。三者之间的相互关系可见图 2-11-1。

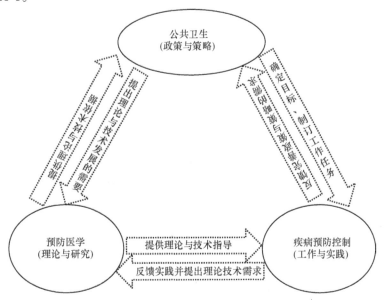

图 2-11-1　预防医学、公共卫生、疾病预防控制三者关系示意图

此外，科学技术进步可为公共卫生事业发展提供新思路和新方法，为疾病预防控制水平的提高提供技术支撑，为预防医学学科的进步提供新的理论依据和指引。例如，随着现代计算机技术和信息技术的不断发展，丰富了预防医学的技术手段并使其有效应用，

从而在我国建立了国际领先的传染病网络直报系统，极大缩短了传染病疫情报告的时限，提高了传染病疫情早期预警的准确性，在提升我国传染病防控工作的反应性、时效性等方面具有巨大的促进作用。又如，随着科学对人体微观世界探究的不断深入和基因分子生物学技术的不断发展，促进了免疫预防工作的持续、快速发展，充分体现了"预防为主"的优势作用。因此，科学技术进步对公共卫生、疾病预防控制、预防医学三者未来的发展具有举足轻重的保障和促进意义。

四、疾病预防控制工作的现状与发展

（一）疾病预防控制工作的回顾

1. 新中国疾病预防控制工作所取得的成绩

1949 年中华人民共和国成立后，我国终于结束了持续多年的战乱，进入一个和平稳定的时期，但各种急慢性传染病、寄生虫病和地方病严重威胁着人民群众的生命与健康，也严重影响了我国的生产发展和生活改善。对此，党和政府采取了一系列积极的应对举措，在较短的时间内成功消灭或控制了各种疫病的流行，疫病防治工作取得了重大成就。尽管"文代大革命"期间我国的疾病预防控制工作受阻、体系遭受破坏，但在党的十一届三中全会以后，我国的卫生防疫工作进入了新的历史发展时期。2001 年 4 月卫生部出台了《关于疾病预防控制体制改革的指导意见》，明确了各级疾病预防控制机构的职能与任务。自 2003 年抗击传染性非典型肺炎（非典）疫情后，我国的疾病预防控制体系建设得到不断加强，能力得到不断提升，为新时期保护人民健康、促进社会和谐起到了积极的"保驾护航"作用。

2. 当前疾病预防控制工作存在的问题

随着我国疾病谱的改变和居民健康需求的不断提高，一方面传染病和非传染病的双重负担仍非常明显；另一方面社会医学模式的转变和对三级预防概念的新认识，对疾病预防控制及公共卫生的研究策略提出了新要求等。面对新形势和新时期的发展要求，目前的疾病预防控制工作仍面临诸多问题，如政府财政投入不足并缺乏长期稳定的保障机制；疾病预防控制机构和医疗机构间缺乏合力、防治脱节；基层疾病预防控制机构设备陈旧与不足；人员总量不足且近年来呈现负增长趋势，具有临床医学专业背景的人员比例明显不足，人员整体素质不高，尤其是基层专业人员整体素质偏低，影响基层工作的有效开展。此外，疾病预防控制的科技创新能力不够；部分科学研究结果与科技成果的转化和应用未能很好衔接，相互脱节；科技人才储备不足，队伍呈现年龄老化趋势，某些领域缺乏高水平学科带头人，人才梯队出现断层现象等。这些问题的集成，构成了疾病预防控制体系的现实困境，这也是长期以来各级政府虽对疾病预防控制工作有一定重视，但仍然存在"重医轻防"观念的现实体现。

（二）疾病预防控制工作需求

1. 任务精细化和多元化

疾病预防控制任务的多少除与国家平稳与否、国民经济发展水平有关外，还与国民教育水平与健康意识的高低有关。这就要求疾病预防控制任务需求朝更精细、个体化、多元化方向发展。

我国东、中、西部的社会经济发展差异较大，各地的疾病预防控制任务不尽相同，如在经济发达地区糖尿病等慢性病是疾病预防控制的重要任务，但在部分西部山区，微量营养素不足仍是当地的主要健康问题等，体现了新时期人民的健康需要与不平衡、不充分发展之间的突出矛盾。我国疾病预防控制工作在未来一段时间仍将面对任务多元化的局面。

2. 物质资源保障不足和共享不够

疾病预防控制的物质资源主要包括资金、设备、样本、信息等方面，其中资金与设备目前主要依靠财政拨款，这在一定程度上起到了保障作用，但因为财政拨款不充足，在很多基层疾病预防控制单位，不充分的疾病预防控制经费维持与日益繁重、复杂的疾病预防控制任务和可持续发展需要不相适应。

在样本、信息资源的共享方面，我国与发达国家存在一定差距，需要各级各类疾病预防控制机构主动探索共享机制和管理办法，逐步实现资源共享。

3. 人力资源配置仍需调整

由原卫生部组织的疾病预防控制体系建设评价研究结果显示：我国疾病预防控制人力资源的建设仍需要有较大的调整与投入，需要改进疾病预防控制人才培养方式，从临床医学专业中招收毕业生充实疾病预防控制队伍。

（三）未来疾病预防控制工作发展建议

当前，我国疾病预防控制机构长期累积的问题尚未得到有效解决，如仍存在重医疗、轻预防，重城市、轻农村，重建设、轻管理的倾向，不能适应人民群众日益增长的健康需求，不能适应新时代建设健康中国的新要求等。未来，全球一体化进程将不断加深，国际交流和人员流动将更加频繁，我国的人口老龄化进程将持续加剧等，疾病预防控制机构将面临更加复杂的疾病防控局面，任务更加繁重，如重大传染病防控不仅影响人民群众的身体健康，处理不好甚至将影响到政治、经济、社会稳定和国家安全等。

面对未来可能出现的问题与挑战，建议从以下方面尽早加以有效应对：一是要建立与我国社会经济发展相适应的疾病预防控制体系，改革目前疾病预防控制从业者专业结构，推动临床医生充实基层疾病预防控制队伍。二是建立健全面向基层的突发公共卫生事件应急处置机制，根据各类突发事件的特点和规律，做好突发公共卫生事件预测预警，最大限度地减少突发公共卫生事件可能带来的危害。三是利用现代大数据等科学技术，继续完善传染病和突发公共卫生事件监测报告系统。四是在医疗机构内设置传染病筛查和检出的专门机构，研发快速检出传染病患者的高效方法，建立长效管理机制。五是要进一步加强重大传染病防控，加大疫苗可预防传染病的控制。六是推动"防治结合"，不断加强慢性病的综合防治力度。七是继续加强地方病防治、农村改水改厕及环境卫生整治。八是广泛宣传卫生科普知识，提高全民健康意识和知识水平，使广大群众逐步形成更加健康的行为和生活方式。

五、我国预防医学与国外预防医学体系的比较

（一）人才培养方面

1. 我国人才培养

如前所述，我国的预防医学专业创立于动荡的战争年代，发展至今，已初步建立起较为完整的预防医学人才培养体系，培养了一大批预防医学人才。此外，各级各类疾病预防控制机构还通过岗前培训、继续医学教育等多种形式，加强疾病预防控制专业人才在岗培养。这种院校教育和继续教育相结合的人才培养模式，为我国公共卫生和疾病预防控制事业的发展提供了基本的人才保证。

目前，我国正处在决胜全面建成小康社会的关键时期，我国公共卫生与疾病预防控制工作的范围已延伸到慢性病、精神、心理疾病、突发公共卫生事件等多个领域，并已开始涉足国际公共卫生领域。这些都使传统的预防医学专业人才培养模式面临着巨大挑战，亟待建立新的预防医学人才培养理念、构建更加完善的培养模式。例如，在院校本科教学方面，传统的预防医学人才培养尚未根本改善，具体表现在以应试教育、传统理论教学形式为主，重理论、轻实践，重公卫、轻临床，所学知识与实际工作应用不相适应，教学内容和方式滞后于社会发展和行业需求等（详见下文），导致预防医学毕业生无法适应疾病预防控制实际工作需要，已影响到我国预防医学人才培养质量。

2. 国外人才培养

1882年由德国巴伐利亚州卫生部在慕尼黑成立了旨在培养卫生官员的全世界第一所公共卫生学院，这标志着预防医学作为独立学科的诞生。从预防医学培养理念和培养目标来看，有代表性的预防医学教育起源有两个：一是以组织管理为基础的英国公共卫生教育，以卫生管理与卫生监督为导向；二是以科学研究为基础的德国公共卫生教育，以预防科学为导向。20世纪初美国洛克菲勒基金会提交的Welch-Rose报告明确提出了公共卫生教育应该包含公共卫生管理与公共卫生科学两方面，这标志以上两个导向逐渐融合并进入了公共卫生发展阶段。1976年美国发表的Milbank报告提出了涵盖"流行病学与统计学的分析性方法科学、社会政策历史哲学的人文科学、组织管理和卫生决策科学"三大方面的公共卫生教学培养要求。

以美国为例，美国的初级保健、预防医学与公共卫生是卫生系统及专业的卫生和医疗保健活动必不可少且相互补充的组成部分。其中，从事初级保健工作的是全科医生，而那些完成正式培训或获得预防医学专业证书的临床医生则被称为预防医生。自20世纪初以来，美国要求全科医生和预防医生接受多方面的能力培养，包括生物统计学原理和方法的应用，流行病学在公共卫生实践及科研中的应用，卫生服务管理，控制预防环境和职业危害因素，临床预防医学活动，评价社会文化和行为对健康的影响等多个方面。此外，对预防医学住院医生的培训主要采取临床1年、学术研究1年和实践1年的培养模式。美国内科学和预防医学会在20世纪90年代后，同意给在内科和预防医学或职业医学完成4年合并学分培养的学生提供双学位。同时，在住院医生完成培训以后，美国预防医学会要求申请学位的学生增加1年专职在预防医学领域进行的研究、教育或实践，

以符合综合考试的要求。这些经过培训的预防医生分布于医疗保健机构（非教学医院或诊所）、联邦政府、地方政府、医学院或公共卫生学院和其他机构（私营企业、职业卫生等）等多个领域。

但美国的预防医学人才培养也存在一些问题，如预防医生数量不足（因专业兴趣、教学质量等原因）；预防医学住院医生培训不足（以人群为基础的活动经费少、预防研究经费不足等）；初级保健医生短缺 [因一般预防医学 / 公共卫生（General Preventive Medicine/Public Health，GPM/PH）往往预示无挑战性、低技术、低社会声誉和低收入等]。针对这些问题，美国 1992 年扩大了修正法案，规定在学生完成初级保健培训，包括家庭医学、普内科、普儿科、预防医学等，可连续获得贷款等一系列措施。此外，美国预防医学工作者们还提出了加强临床医生教学中预防、促进基础实践中的预防等计划，这些计划的实施也为美国预防医学的人才培养提供了必要的保障。

（二）机构设置方面

我国预防医学研究的主要机构在中国疾病预防控制中心、中国医学科学院、中国科学院、中国人民解放军军事医学科学院与高校的公共卫生学院等。中国疾病预防控制中心的前身是中国预防医学科学院，是当时我国从事预防医学研究与教育的主要机构。院校教育方面，截至 2010 年我国预防医学专业中有一半设置在医药类院校，在综合、工科等院校也设置了相应的医学院（表 2-11-5）。从高校的层次来看，这 92 所院校中，一般高校 67 所（占 72.8%），"211 工程"大学 25 所（27.2%），其中"985"高校 16 所。从专业设置的时间看，2000 年以前我国仅有 46 所院校设有预防医学专业，发展到 2010 年该专业布点为 92 个。此外，成立于 1987 年的中华预防医学会在我国预防医学教育和推动学科发展中也起着重要作用。

表 2-11-5　预防医学专业高校类型分布概况

	医药	综合	工科	师范	民族	独立学院	民办院校	合计
院校数量	47	30	6	2	1	5	1	92
比例（%）	51.09	32.61	6.52	2.17	1.09	5.43	1.09	100

资料来源：袁利，王家骥，肖德生，等，2012.我国预防医学专业设置与人才培养模式的研究.中国高等医学教育，10：44-45，121.

美国的预防医学机构与我国类似，主要包括国立卫生研究院（National Institutes of Health，NIH）、疾病预防控制中心（Centers for Disease Control and Prevention，CDC）及高校的公共卫生学院，它们共同肩负着预防医学教育的工作。其中，美国 NIH 是反映美国最高水平的卫生科学研究机构。作为美国最主要的医学与行为学研究和资助机构，NIH 已经成为美国政府健康研究关注的焦点，是世界最具影响的医学研究中心之一，同时也是美国公共健康服务中心（Public Health Service，PHS）的下属部门之一，隶属美国卫生与人类服务署（the Department of Health and Human Services，HHS）。美国疾病预防控制中心建立于 1946 年，总部设在亚特兰大，其任务是通过预防和控制疾病、伤害、伤残，促进健康，提高国民生活质量，在完成相应工作任务的同时，还完成对预防医学的相应研究。目前开展预防医学培养的高校有霍普金斯大学（Johns Hopkins University）、北卡罗来纳大学教堂山分校（the University of North Carolina at Chapel Hill）、哈佛大学（Harvard University）等。

英国、加拿大在预防医学教育方面的主要机构是医学研究理事会（MRC）及不同高校中的公共卫生学院，法国则主要是国立健康和医学研究院及巴斯德研究院。

（三）经费来源方面

我国疾病预防控制机构属于公益性事业单位，既不同于开发型研究所，又不同于医疗机构，同时承担着疾病防控工作、科研项目任务和人员的继续医学教育培训等。高校公共卫生学院主要从事教学、研究工作。我国预防医学教育经费来源主要有四个方面：①政府财政拨款；②国内各部门的科研项目（如科技部的科技支撑项目、卫生部行业专项、农业部重大专项等）；③国际合作资助项目（如盖茨基金、联合国儿基会项目等）；④企业基金（如达能基金或伊利基金等）。对于这四项经费，疾病预防控制机构以前三项为主，高校公共卫生学院虽然都涉及，但主要来自于各部门的科研项目。

国外发达国家为保障和不断提高国民健康水平，均有国家层面的医学研究资助渠道。例如，美国有 NIH，英国、加拿大等有医学研究理事会，法国有国立健康和医学研究院及巴斯德研究院，均得到政府的高额资助。我国虽然"863"计划、"973"计划和国家自然科学基金委员会均有关于生物技术和生命科学的资助渠道，但其中仅有限部分用于医学研究，其力度并不能满足一个 14 亿人口大国防病治病研究的需要。

六、预防医学教育的现状

（一）预防医学的临床教学要加强，临床医学的预防教学同时也要加强

20 世纪 80 年代我国高等医学教育专业目录设置临床医学、预防医学、基础医学后，推动了预防医学教育的快速发展。与此同时，高校在招生录取、教育理念和方式、学制、理论课程、实践实习安排等环节上进行分别设置；行政部门在政策上对医师考试、执业资格、范围和地点等进行了分类管理；医疗卫生等机构在准入条件、人事管理、薪酬制度等用人方面呈现差异；我国医学教育从仿效苏联模式向学习西方主流教育模式转变等，使我国的预防医学与临床医学逐渐分离。21 世纪，临床医学与预防医学的分离已经影响到疾病预防控制事业的可持续发展。

1. 培养类型

我国医学教育发展至今，已建立起较完备的临床医学人才培养体系，在培养类型（结构）上包括专科、本科（五年制和长学制）、硕士和博士研究生（学术性和应用型）、毕业后教育（已建立住院医师规范化培训制度、实施专科医师规范化培训试点）、继续医学教育等，同时对临床医学人才的准入、晋升、使用、评价等也较为清晰。与之相比，预防医学人才的培养体系尚不健全，例如长期弱化专科层次、未设置应用型博士学位培养类型、未建立公共卫生医师规范化培训制度等，见表 2-11-6。

续表

表 2-11-6　临床医学与预防医学培养类型

分类	专科	本科起点	研究生		毕业后教育
			学术型	应用型	
临床医学	三年制大专	（1）五年制	（1）三年制博士	（1）专业博士	住院医师、专科医师规范化培训
		（2）七年制	（2）三年制硕士	（2）专业硕士	
		（3）八年制			
预防医学	三年制大专	（1）五年制	（1）三年制博士	（1）在职公共卫生硕士	岗前培训，未设公共卫生医师规范化培训*
		（2）七年制	（2）三年制硕士	（2）全日制公共卫生硕士	
				（3）非全日制公共卫生硕士	

* 截至 2018 年 8 月未设公共卫生医师规范化培训。

2. 培养规模

我国现有医学院近 200 所，临床医学每年培养临床博士、硕士、学士约 17.5 万人。公共卫生学院（预防医学系）近 100 所，公共卫生相关专业每年培养博士、硕士、学士约 1.45 万人，见表 2-11-7。

表 2-11-7　临床医学与预防医学培养规模

专业	培养院校数量	全日制培养规模（人）			专业学位培养规模（人）	
		本科生	硕士生	博士生	硕士生	博士生
临床医学	188	137 720	20 140	3 900	11 600	1 640
预防医学	92	10 664	1 403	320	全日制 575，在职 1 531	—

3. 课程设置

目前，临床医学和预防医学专业仍以本科生教育为主。五年制预防医学专业课程体系基本由基础课程、临床课程和专业课程三部分组成，其中基础课程所占比例较大，而临床课程相对薄弱。

（1）主干课程：学习普通基础课、医学基础课、临床医学课（包括临床见习和实习）及公共卫生专业课程（包括流行病学、卫生统计学、毒理学基础、职业卫生与环境卫生学、营养与食品卫生学、儿少卫生与妇幼保健学、卫生事业管理学、卫生法学、社会医学等）。

（2）教学安排：按照"2.5+1.5+1"的模式培养，其中普通基础和医学基础课程教学 2.5 年，临床医学课程和临床实习 1.5 年，公共卫生专业课程、实习、论文 1 年，见表 2-11-8。

表 2-11-8　临床医学与预防医学教学安排

专业	第一学年		第二学年		第三学年		第四学年		第五学年	
	1 学期	2 学期	3 学期	4 学期	5 学期	6 学期	7 学期	8 学期	9 学期	10 学期
临床医学	普通基础和医学基础课程教学				临床医学课教学及临床实践					
预防医学	普通基础和医学基础课程教学						临床医学课程教学和临床实习		公共卫生专业课程、实习和论文	

（3）课程门数：临床医学与预防医学教学课程门数基本一致，见表 2-11-9。

表 2-11-9　临床医学与预防医学课程数量情况　　　　（单位：门）

专业	普通基础课程		医学基础课程	临床医学课程	公共卫生专业课程	选修课程	合计
	人文社会科学	公共基础					
临床医学	5	9	14	17	—	10	55
预防医学	5	9	12	9	13	10	58

注：临床医学专业开设的"预防医学"属于医学基础课程。

（4）学时与学分情况：临床医学与预防医学的教学学时数和学分基本一致，但为临床医学生设置的预防医学课程明显不足，同时缺少公共卫生专业实习（表 2-11-10、表 2-11-11）。如何加强临床医学专业的公共卫生教学与实践是培养既掌握临床技能、又懂得公共卫生的复合型人才的关键。

表 2-11-10　临床医学与预防医学教学学时情况

专业	普通基础课程		医学基础课程（学时）	临床医学课程（学时）	公共卫生专业课程（学时）	选修课程（学时）	临床实习（周）	公共卫生专业实习（周）	毕业设计及论文答辩（周）	合计（学时）
	人文社会科学（学时）	公共基础（学时）								
临床医学	260	830	1150	1100	—	300	52	—	—	3640
预防医学	260	850	780	500	850	360	24	12	12	3600

注：临床医学专业开设的"预防医学"属于医学基础课程（约100学时）。

表 2-11-11　临床医学与预防医学教学学分情况

专业	普通基础课程		医学基础课程	临床医学课程	公共卫生专业课程	选修课程	临床实习	公共卫生专业实习	毕业设计及论文答辩	合计
	人文社会科学	公共基础								
临床医学	13	40	55	65	—	25	52	—	—	250
预防医学	13	45	40	30	40	25	25	12	20	250

注：临床医学专业开设的"预防医学"属于医学基础课程（约4学分）。

（二）加强实践教育是新形势下预防医学教育发展的必然要求

医学是一门实践科学，但就我国现行的院校医学教育到毕业后医学教育模式，预防医学教育对实践培养缺乏充分安排和明确要求，使得新上岗专业人员难以适应公共卫生与疾病预防控制实际工作需要，达不到完成实践工作的基本能力要求。

1. 院校教育

以五年制预防医学专业本科生教育为例，各院校一般安排在第五学年下学期进行专业实习。实习时间一般为3～4个月，例如安排在本校科室专题实习2～3个月，在教学基地（疾病预防控制机构等）现场实习1～2个月。由于院校具备的基地条件和师资水平等各不相同，因此安排的现场实习内容差异较大。与临床医学相比，公共卫生学的现场实习时间过短、对实习的内容和考核要求宽泛，实践环节培养难以深入，实习收获往往仅限于初步了解公共卫生与疾病预防控制工作性质、任务、职责范围，基本工作方法和程序等。许多学生经过生产实习后对预防医学实践工作的认识和理解不深入，达不到实践工作对思路和基本能力的实际要求。

2. 毕业后教育

毕业后医学教育是继院校医学教育毕业后，结合岗位工作需要，以专业实践培训为重点，培养独立从事临床或公共卫生实际工作能力的重要教育模式。我国现行毕业后医学教育以临床住院医师规范化培训为主，与其相比，公共卫生医师规范化培训工作起步晚，仍处于摸索阶段。

在我国尚未全面实施公共卫生医师规范化培训工作的情况下，针对新上岗人员普遍缺乏实践锻炼的客观状况，各级疾病预防控制机构根据实际需要和现有条件，组织开展了多种形式的新上岗专业人员岗前培训和实践锻炼工作，为建立公共卫生医师规范化培训体系和制度积累了经验。但由于缺少统一、规范的培训内容、形式和要求等，难以保证培训效果，亟须从国家层面出台类似于住院医师规范化培训的政策、制度和指导性意见，推动和完善公共卫生毕业后教育。

七、新时期预防医学人才队伍的建设

2012 年 12 月公布的《中国的医疗卫生事业》指出，我国将坚持"以农村为重点、预防为主、中西医并重、依靠科技与教育、动员全社会参与、为人民健康服务、为社会主义现代化建设服务"的卫生工作方针。

习近平总书记在 2016 年 8 月召开的全国卫生与健康大会上指出：要坚持正确的卫生与健康工作方针，以基层为重点，以改革创新为动力，预防为主，中西医并重，将健康融入所有政策，人民共建共享，强调要把人民健康放在优先发展的战略地位，加快推进健康中国建设，努力全方位、全周期保障人民健康。2016 年 10 月中共中央、国务院印发了《"健康中国 2030"规划纲要》。纲要明确提出健康是促进人的全面发展的必然要求，是经济社会发展的基础条件。全民健康是建设健康中国的根本目的，要立足"全人群"和"全生命周期"这两个着力点，落实预防为主，减少疾病发生，强化早诊断、早治疗、早康复，实现全民健康。

新时期，党和国家高度重视落实"预防为主"，充分体现了我国从古至今对"上医治未病"思想的传承和发展。新时期"预防为主"的内涵也更加丰富，对预防医学人才队伍建设也必然提出了新的更高的要求。

（一）新时期预防医学面临的形势和任务发生显著变化

1. 传染病仍是重大公共卫生问题

新中国成立以来，我国的传染病防控工作成效显著，但仍然面临着旧有传染病死灰复燃、新发传染病不断出现的双重风险。

2. 慢性病已成为重大负担

随着人口老龄化进程加快，我国以心脑血管病、肿瘤和糖尿病为代表的慢性病日趋增多，疾病负担日趋加重。迫切需要"防治结合"，重视采取群体预防和综合防控模式，注重对环境和个体行为危险因素的控制和改善。

3. 突发公共卫生事件频发

进入 21 世纪以来，环境污染、食品安全、药品安全、职业危害与伤害、生活饮用水污染事件等生活、生产因素造成的健康威胁日益突出，群体危害事件时有发生，这是新时期公共卫生体系建设面临的一项重要挑战。

4. 救灾防病工作成效构成现实考验

当前，我国重特大自然灾害时有发生，有序、高效地做好救灾防病工作，是公共卫生与疾病预防控制机构需要深入研究的现实课题。

5. 基层疾病防控组织建设成为落实基本公共卫生服务均等化的关键

我国三级医疗预防保健网由县（区）、乡（镇、街道）与村（居委、社区）三级医疗卫生机构共同组成，随着医改工作的不断深入，基本公共卫生服务供给与需求之间的矛盾日趋突出，服务理念、服务模式等亟须调整；卫生资源配置、卫生服务利用、居民健康水平在城乡、地区和人群间显著存在的差异仍然突出。因此，健全基层疾病防控组织、提升基层服务能力是实现基本公共卫生服务均等化的关键环节。

（二）新时期对预防医学人才的需求发生显著变化

新时期，随着健康中国 2030 目标的提出，疾病防控将从以疾病为主导转向以健康为主导、从目标人群的单病防控转向全人群的疾病综合防控、从分年龄阶段的疾病防控策略转向全生命周期的健康维护、从以医院疾病管理转向家庭个人的健康管理服务等，对预防医学人才的需求也发生明显转变。在医学知识结构方面，新时期的预防医学人才既需要有良好的医学基础和临床医学知识，又需要有扎实的预防医学理论知识和较强的实践工作能力，才能适应未来公共卫生和疾病预防控制工作发展需求。

1. 打造国际化的高层次预防医学专业人才队伍的需求强烈

随着我国社会、经济等各方面的不断发展，综合国力的不断增强，我国在全球公共卫生领域将扮演越来越重要的角色，对外支援和多边、双边合作交流日益增加，我国公共卫生领域的专家逐步参与到全球公共卫生事务和事件处置中，如 2014 年开始的援非抗击埃博拉出血热疫情防控、2017 年援助马达加斯加鼠疫疫情防控等。因此，尽快造就一批适应全球公共卫生发展需要、有能力参与全球公共卫生事务的高层次预防医学专业人才队伍，是适应全球一体化发展、提升我国公共卫生话语权的必然选择。

2. 临床医学教育不足，跨学科、复合型专业人才缺乏

新时期的公共卫生工作呈现多样性的发展趋势，在着重针对公共卫生人才临床医学教育的同时，既需要精通公共卫生专业知识和技能的专业人才，又需要掌握心理学、社会学、国际关系学等其他学科知识的跨学科、复合型人才，需要有计划、有步骤地引进和培养各个学科人才，以充实公共卫生人才队伍。

3. 基层公共卫生人员队伍建设任务紧迫

医疗卫生人才是决定基层医疗卫生服务水平的关键。全面推进全科医生、基层公共卫生专业人员、乡村医生等队伍建设，是加强基层医疗卫生工作、确保国家基本公共卫

生服务落实到位的基本保障。

（三）当前公共卫生人员队伍不能适应新形势下疾病防控需求

对照新时期预防医学所面临的形势和任务变化，以及人才需求变化，现有的公共卫生专业人员队伍在规模、构成、知识结构等多个方面，还不能满足当前及未来公共卫生和疾病预防控制工作的发展需求。与其他医学专业相比较，无论是在我国公共卫生从业人员还是公共卫生医师队伍中，专业人员均相对匮乏，尤其是高学历层次人才。

1. 公共卫生人力资源不足

（1）从2013年公共卫生统计年鉴与国家医学考试中心的考试数据可发现，我国从事公共卫生工作总人数仍然不足，公共卫生执业医师考试的考生所占比例也在逐年降低。

（2）公共卫生人力基本素质构成数据显示公共卫生人才呈逐年下降趋势，高学历人才构成比例远不及其他医学专业所占的比例。

2. 新入职公共卫生专业人员从事实际工作的基本技能不足

亟须通过实施公共卫生医师规范化培训来加强实践技能的培养。

3. 公共卫生人力地区发展不均衡

4. 基层公共卫生人员队伍薄弱

受到国家政策、地域分布、地区经济状况等因素影响，我国基层公共卫生人力资源方面存在队伍建设相对滞后、数量不足、素质不高、队伍不稳定等问题。

八、我国预防医学教育发展的思考与展望

（一）推动临床医学与预防医学融合发展

目前，高等医学院校临床医学专业课程体系中应增加预防医学课程教学课时数，加强公共卫生实践训练，同时临床教学医院及临床教师要不断提高向临床医学生传授预防医学意识和大卫生观念的责任，从而使临床医学生认识到他们在医疗卫生服务过程中应当承担的疾病预防与维护群体健康的责任和作用，以及公共卫生基本理论、原理及基本技能，以满足新形势下全民健康促进、健康保护的需要。

随着社会的进步、经济的发展，人们对健康的认识发生了深刻的变化，人民群众不仅关注疾病治疗，同时逐步意识到要保持健康、减少疾病的发生。这需要公共卫生和临床医生一起努力。目前，临床医生对疾病的预防工作未给予应有的重视，"重医轻防"状况明显存在，而公共卫生专业人员缺乏临床工作能力，使疾病预防工作的开展受到限制。因此，新时代不断适应人们对健康的追求和需求，推动临床医学和预防医学有机融合、双向弥合，已成为未来医学发展的必然趋势。

（二）推动预防医学的实践教育

1. 加强院校与公共卫生机构在预防医学教育中的协作

建设预防医学教学基地、深化预防医学教育改革是高等医学院校达到认证要求的必

需条件。2008 年 2 月，教育部、卫生部联合召开的全国医学教育工作会议明确指出：医学教育必须与医疗卫生服务相结合，要安排学生到农村和城市社区进行卫生服务实践，强化国情教育和"大卫生"理念的培养，着力提高社区卫生服务能力。

回顾历史，在 1959 年哈尔滨会议上制定的《卫生系和卫生防疫站协作办法（草案）》，为很长一段时期的预防医学教育确立了学校卫生系和防疫站之间固定的、有计划的密切协作关系，对提高卫生教学和卫生防疫工作质量、开展科学研究、提高教师的实际工作能力和公共卫生医师的理论水平起到了很好的促进作用。新时期，应借鉴历史经验，积极探索新时代下的协作机制和模式，从组织领导、工作计划、工作制度，以及人力和物力等方面采取有效措施，使得高等医学院校与疾病预防控制等专业公共卫生机构建立起更加紧密的协作关系，整合院校教学资源优势、疾病预防控制等机构实践资源优势，改进院校预防医学专业实习模式，制定统一、规范的实习内容和考核要求，充分发挥实践实习在预防医学专业学生基本能力培养中的重要作用；加强高校预防医学师资的公共卫生实践培训；联合推动预防医学教材建设，将新时期公共卫生实际工作中的典型事例，以案例等形式及时编入教材中去等。

2. 推动预防医学毕业后教育

医学人才的培养是一个终身的、连续的过程，需要院校教育、毕业后教育、继续医学教育三个相互联系又相对独立的环节紧密配合。毕业后教育是整个预防医学教育中承前启后的关键环节，也是目前我国预防医学教育中亟须加强的环节。毕业后教育体系的完善与否直接影响预防医学专业毕业生的成长乃至整个人才梯队的建设。新形势下，我国亟须以医疗卫生体制改革和建立住院医师规范化培训制度为契机，落实《医药卫生中长期人才发展规划（2011—2020 年）》关于建立健全公共卫生医师规范化培训制度的要求，突出实践能力培养，规范培训模式，研究制定具体、统一的培训内容、方法和考核标准等；制定培训期间学员的人事、晋升、待遇等相关配套政策；选取部分基础条件较好的省份开展试点工作，探索和积累经验，推进公共卫生医师规范化培训工作进程。

（三）我国预防医学教育发展展望

我国未来的预防医学人才培养，首先应重塑新形势下的预防医学培养理念。以公共卫生实践需求为导向，将公共卫生医师的"岗位胜任力"作为专业人才培养培训的能力标准，提升预防医学人才的自我学习能力，强调创新精神和职业素养教育等。

其次，在预防医学教育模式上，发展至今我国的预防医学中专教育已不复存在，专科教育也几乎消亡，目前以本科教育为主。长远发展预防医学教育应以研究生培养层次为主，采用国际主流模式，用专业学位或规范化培训获取资格的方式解决公共卫生专业人才供给问题，由此整体提高公共卫生专业人才素质，吸纳多学科人员进入公共卫生的专业团队。后续建议有以下几个路径：①对临床专业毕业生进行预防医学住院医师规范化培训，培养公共卫生专科医师。②加大预防医学专业学生的临床医学课程量，同时允许预防医学专业毕业生考取临床医师资格证与全科医生资格证；③从薪酬入手，提高基层公共卫生人员的收入水平，提高全社会的认可度和职业声誉，以此吸引临床医学专业毕业生从事预防医学、疾病预防控制工作；④对于需从事公共卫生工作的非医学专业毕业生（如公共卫生所需的基础性、执行层面的人员），可采取公共卫生硕士或执行特定工作任务的短期专门培训予以弥补。

最后，建议基于宏观战略考虑，在国家层面建立具有权威性、能够指挥跨部门协作的公共卫生人才培养机制，推动我国医学教育（包括预防医学、基础医学、临床医学等）的系统梳理，进而筹划前瞻性的总体布局，并将包括预防医学教育在内的预防医学体系建设纳入国家层面的相关发展规划予以支持。

专题组成员

戴　政　中国疾病预防控制中心教育培训处

殷继永　中国疾病预防控制中心营养与健康所

赵　馨　北京结核病控制研究所

梁晓峰　中国疾病预防控制中心

倪　方　中国疾病预防控制中心职业卫生与中毒控制所

刘开泰　中国疾病预防控制中心营养与健康所

参考文献

冯萱，陈志宏，陈莹，等，2014. 我国预防医学教育的早期经验. 继续医学教育，28（1）：99-101.

高恩显，1981. 中国工农红军初创时期和井冈山斗争时期的卫生工作. 解放军医学杂志，6（4）：238-240.

郭有，高艳芳，胡恭华，2011. 预防医学专业培养理念的历史分析及重构. 医学教育探索，32（1）：64-65.

黄永秋，李剑，2007. 新中国成立初期苏联对我国高等医学教育的影响. 中国高等医学教育，9：26-28.

涂通今，张立平，1988. 新中国预防医学历史经验（第一卷）. 北京：人民卫生出版社.

万川沸，官日眆，1991. 新中国预防医学教育的回顾及展望. 中国公共卫生管理杂志，7（2）：70-72.

王德炳，2004. 医学与公共卫生学的整合是历史发展的必然. 医学教育，6：1-2.

王国强，2015. 中国疾病预防控制 60 年. 北京：中国人口出版社.

王陇德，2004. 我国疾病预防控制工作面临的挑战及举措. 国际医药卫生导报，13：5-10.

王新华，1958. 我国古代的预防医学. 上海中医药杂志，1：6-9.

杨建国，孙善山，2005. 对美国疾病预防控制体系的考察报告. 江苏预防医学，16（2）：75-77.

叶靓，徐缓，2009. 我国疾控人员能力建设研究进展与对策. 预防医学论坛，15（10）：979-983.

袁利，王家骥，肖德生，等，2012. 我国预防医学专业设置与人才培养模式的研究. 中国高等医学教育，10：44-45，121.

中国科学技术协会，中华预防医学会，2010. 公共卫生与预防医学学科发展报告（2007—2008）. 北京：中国科学技术出版社.

朱潮，1988. 中外医学教育史. 上海：上海医科大学出版社.

朱潮，张慰丰，1990. 新中国医学教育史. 北京：北京医科大学、中国协和医科大学联合出版社.

朱新良，吴翠娥，陆培廉，1996. 美国预防医学专科医生的培训和卫生系统改革. 国外医学（医学教育分册），4：7-11.

Riegelman RK，2008. Undergraduate public health education：past，present，and future. Am J Prev Med，35（3）：258-263.

专题十二 政策法规研究报告

摘 要

　　随着时代的发展，健康相关领域面临新挑战：我国疾病模式正经历由传统型急性传染病为主向慢性病为主的转型；生物源性疾病呈现多样化、复杂化趋势；新技术可能会对医疗卫生体系带来根本性的变革。所有这些都亟须我国疾病预防控制体系进行有效应对。为更好设计与规划我国疾病预防控制体系的架构与运行方式，本报告梳理了相关卫生政策法规的演进过程，就《中华人民共和国母婴保健法》和《烟草控制框架公约》的实施情况，从正、反两方面的案例分析我国卫生政策法规的执行过程。同时介绍了国际上较为成功国家的经验。在以上分析的基础上，本报告提出了做好顶层设计、完善卫生政策法规体系、变革与完善服务体系及合理借鉴国外经验等政策建议，以期进一步促进我国疾病预防控制体系的完善。

一、现状与趋势

1. 我国疾病模式正在经历从传统型传染病为主向以慢性病为主的转型

　　随着我国人口老龄化的不断加剧及社会经济转型的逐步完成，居民健康的主要威胁正在经历由急性传染病为主向慢性病为主的疾病模式转变。居民健康将更多受环境、社会因素、行为及生活方式等影响。因而，需要进一步加强环境、社会、行为及生活方式等影响因素对我国居民健康影响机制的研究，采取有针对性的预防控制机制与措施，以实现我国人口健康的增进与改善。

2. 新型生物源性疾病的威胁依然存在

　　就全球范围而言，生物源性疾病发生、发展呈现新的特点。其一，既有生物源对已知药物所产生的抗药性、耐药性问题，使得疾病预防与控制手段更加复杂与多样化；其二，新型病原生物仍将不断呈现，由于人类缺乏相应的免疫能力而使得疾病预防与控制机制难度加大，有时可能会带来社会恐慌，甚至影响国家安全，如艾滋病、非典、埃博拉出血热疫情的全球或区域性蔓延就是比较典型的案例。因此，必须把突发性生物源性疾病上升到影响国家安全的高度，研究应对新型生物源性疾病的防控机制与措施，进一步完善相关卫生政策与法规。

3. 新技术对健康的影响

　　当今社会正处在技术变革的大时代，这些技术既有健康相关领域，又有非健康领域，已经对人类生活与健康产生实实在在的影响。一方面，健康领域新技术层出不穷，既要看到这些技术对健康促进产生的积极效果，又不能忽视其消极影响，要做到防患于未然；鼓励新技术应用与创新，更要加强适宜技术的遴选与应用推广，及时将新技术转变为增进人民健康的手段。同时，对于其可能带来的健康风险加强管控。另一方面，非健康领域的技术进步也可能会对健康产生影响甚至是重大影响，如互联网等信息技术的发展对人类社会产生的前所未有的影响，可能会给医疗卫生体系带来根本性变革，卫生政策法规必须加以关注与应对。

鉴于我国健康相关领域的现状与趋势，我国的疾病预防控制体系必须进行转型或重构才能更加有效地应对新的健康形势。这种转型所涉及的内容是全方位的，既包括组织体系的变化，又包括保障体系、服务模式及管理模式的变化。

二、卫生政策法规中存在的主要问题与挑战

1. 卫生政策法规碎片化

纵观我国卫生政策法规体系，目前国家层面具有较高权威性的统一性立法较少，突出的表现为缺乏一部具有统领作用的卫生母法或卫生基本法，使得我国现有的卫生政策法规体系比较散乱，关于卫生方面的各项规定散存于不同的政策法规中，不同政策法规的内容存在重复甚至相互冲突与矛盾。例如，卫生部制定的两项规范（疾病预防控制中心和卫生监督机构工作规范）中涉及公共卫生部分存在交叉重叠内容较多。政策法规的碎片化极大降低了卫生政策法规的执行效率，为具体工作带来了不少问题。

2. 卫生法规内容呈现空洞化

我国卫生政策法规中相当一部分内容宽泛，缺少具体的实施办法和实施细则。在很大程度上只是对卫生诸多方面做了宏观规定，但具体措施仍需要各级地方机构来制定与完善，即"具体管理办法由省、自治区、直辖市依照本法制定"，或者实施办法和细则条款比较模糊、难以操作，对违法认定标准和处罚措施不够明确或缺少针对性等，事实上造成政策法规的空洞化现象。

此外，规定不具体容易造成各部门责任不清、相互推诿的现象。例如，在食品卫生领域，规定"食品安全监督管理部门对食品不得实施免检。县级以上质量监督、工商行政管理、食品药品监督管理部门应当对食品进行定期或者不定期的抽样检验"，就容易造成具体分工不清，具体执行时相互推卸、低效率实施的现象，在一定程度上阻碍了食品免检制度的高效率进行。

3. 卫生政策法规的制定缺乏顶层设计，及时性较差

我国卫生政策法规数量庞大复杂，但由于缺乏系统规划、不成体系，在应对社会经济发展产生新情况时，往往不能做出及时反应。很多政策法规在一些重大危害社会的事件发生之前并没有进行很好的约束。同时，政策法规缺乏协调，存在"头痛医头、脚痛医脚"的现象。例如，2003年我国抗击非典时出台的《突发公共卫生事件应急条例》，许多学者认为该条例的出台过于仓促，很多规定内容不够严密。

三、主要经验、教训和措施

1. 卫生立法

随着我国社会经济转型的逐步完成，法治社会目标终将成为现实，然而我国卫生领域的立法工作却显得滞后于其他社会经济领域，因此加强卫生立法是一项紧迫任务。应通过研究与借鉴国内外经验，逐步确立和完善我国卫生立法体系，从而保障我国疾病预

防控制体系有法可依。

2. 组织体系变革

组织结构是政策法规的具体体现。由于我国所面临的健康形势已经发生重大变化，政策法规必将做出重大调整，因而我国医疗预防体系将面临重大变革以适应新形势的需要。

这种组织体系变化可能会涉及现有行政体系、服务提供体系、服务组织模式体系等。通过组织体系的变化，将政策法规的意图充分贯彻执行，以最大限度地保障与提高居民健康水平。

3. 筹资及资源利用

卫生资源筹集与利用模式是政策法规的具体运用与指引。我国疾病预防控制体系的重大变革意味着原有的筹资模式及资源利用方式已不能适应新形势与新要求，新的、符合未来健康发展的筹资模式及资源利用方式需要进行深入探索。

社会力量参与将为我国疾病预防控制体系带来积极影响，如何有效组织社会资源将成为影响我国医疗卫生筹资与利用的重要领域，应该为此开展广泛而深入的研究。

4. 政策反应能力建设

卫生政策反应能力体现了医疗卫生决策机制与水平，是医疗卫生体系应对疾病健康问题的综合反应能力。在以往的实践中，这方面的能力建设没有得到应有的重视，在新型国家疾病预防控制体系建设中需要重点关注。

5. 全国统一的国民健康保障体系

随着我国综合国力的不断增强，建立全国统一的国民健康保障体系已经成为广泛的社会共识。这一体系的建立有助于打破区块分割及区域发展不均衡的问题，有助于增进全民享有健康服务的公平性和均等化。

为此，需要进行设计与规划全国性疾病预防控制体系的架构和运行方式。在体系设计中，要着眼于当前的现实，更要具有未来眼光，在发展中将当前体系中存在的问题加以化解与防范。

6. 多部门机构协作的路径与机制

由于疾病与健康的影响因素是多元的，疾病预防控制体系的建设不仅是卫生部门一家的事，在应对疾病与健康问题时也需要多部门、多机构的合作与协调。

应进一步归纳国内外预防医学实践中已有的成功经验，结合我国的历史与实际，探索具有中国特色的多部门、多机构协作机制，以共同应对疾病与健康问题。

7. 常态与应急机制

由于疾病与健康问题风险的不确定性，疾病预防控制体系的建设宜做到常态与应急机制相统一，如何在处置常态性管理与服务的同时，兼顾应急性事件的发生，要求疾病预防控制体系具有相应的灵活性和反应能力。这方面的机制尚需进一步研究。

8. 医疗卫生技术创新保障机制

创新是促进健康事业发展的不竭动力。在新型疾病预防控制体系建设中需要进一步探索医疗卫生技术创新保障机制的研究，以促进更多的技术与产品服务于国民健康水平的增进。

四、政策建议

1. 做好顶层设计，完善卫生政策法规体系

建议尽快出台基本医疗卫生服务法，并据此梳理现有的卫生政策法规，使得不同卫生政策法规彼此界定清晰，废除不合理的卫生政策法规，修订不完善的政策法规及注入新的、更加有效的政策、法规、制度，以促进我国新型国家疾病预防控制体系建设。

2. 变革与完善国家疾病预防控制体系

建议我国未来的疾病预防控制体系应该关注两端，一端是研发，即医疗卫生领域的前瞻性研究，保证新技术与新机制服务于国民健康增进；另一端是服务的具体提供，基于对疾病健康模式变化的判断，个性化服务将成为未来疾病预防控制体系变化的方向。通过现代信息技术手段将研发与终端服务直接联系起来，消除不必要的中间环节，提高疾病预防控制系统的服务效率。

通过这种变化，将目前各地重复性的机构加以整合以增强研发能力，同时，强调服务下沉，直接服务于国民健康需求。

3. 变革与完善国家健康服务体系

鉴于健康形势的新变化和新常态，我国新型的疾病预防控制体系必须适应不断变化的健康环境。鼓励投入多元化，发挥社会力量对健康事业的有益贡献。

建议进一步探索政府购买的机制与模式，将健康服务的直接提供从政府职能中划分出去，进一步明确政府职能部门的角色定位，让政府、市场、社会各自发挥自身专业化优势，以进一步提高健康服务的效率。

4. 立足我国实际，有针对性借鉴国外经验

国际上，有些国家的卫生体系较为完善，有些经验比较成功，因此在建立国家新型疾病预防控制体系中可以参考和借鉴国外卫生改革的成功模式。

但同时应该认识到，虽然国际卫生政策法规有着共性，但更多的是个性。何时出台哪项卫生制度，需不需要废除某项卫生政策，要不要调整一些现有卫生法规等，都与这个国家特有的社会经济发展状况、卫生体系现状等紧密相关，需要结合自身的发展阶段和特点进行确定。每个国家原有的卫生法规政策基础和背景也不完全一样，因此没有哪个国家的卫生政策法规模式可以直接照搬套用。这就要求我们在借鉴国际经验时，必须深刻剖析其成功有效的具体条件和环境，并认真分析我国的实际情况，从而保证对国际成功经验与模式借鉴的有效性。

一、国际国内研究现状

疾病预防控制体系对于国民健康保障与社会经济可持续发展具有至关重要的作用，是现代国家重要职能的具体体现。因而，必须重视疾病预防控制体系的建立与完善，以保证其功能的正常实现。

（一）公共卫生与预防医学的基本概念

公共卫生与预防医学之间的关系无论在学术界还是在实际工作者中都是含糊不清的。

有人认为预防医学是公共卫生的一部分，有人则持相反观点，认为公共卫生是预防医学的一部分，还有相当一部分人，认为二者是同义语。这给研究带来一定困扰。而要弄清二者的关系，必须从二者的概念出发。

预防医学的概念是 20 世纪 50 年代从苏联引进的，"是研究社会人群健康和疾病发生、发展、转归的本质与规律，探讨内外环境及社会活动对人类健康和疾病的影响，制定预防、控制、消灭疾病发生和流行的对策，着眼于优化和改善人类生存环境，创造和维护有利于人类身心健康的最佳劳动和生活条件，保护劳动力，增进人类健康，提高人类生命价值的科学和技术"，是医学的一个分支。

公共卫生概念被普遍认为是由耶鲁大学教授 Winslow 提出的，他认为，"公共卫生是通过有组织的社区努力来预防疾病、延长寿命、促进健康的科学和艺术；社会的努力包括改善环境卫生，控制传染病，提供个人健康教育，组织医护人员提供疾病的早期诊断和治疗服务，建立社会体制，保证社区中每个人都能维持健康的生活标准，实现其生来就有的健康和长寿的权利"。这一概念在 1952 年被世界卫生组织采纳而得以广泛使用。1994 年，Baker 等提出，"公共卫生是通过有组织的社会活动来促进、保护、改善，必要时恢复个人、特定群体或整个人群的健康。公共卫生是科学、技术和价值观的综合体，其功能通过集体的社会活动、项目、服务和机构来实现，旨在保护和促进整个人群健康"。

其实，从上述被普遍接受的定义来看，二者区别并不大，内容在很大程度上是交叉与重叠的。预防医学更加侧重于学科属性，而公共卫生则更加强调实践性与政策属性。这一点通过知网（http://www.cnki.net/）的检索更能得以体现。当以"预防医学"为关键词进行检索时，结果多为学科设置及教学讨论相关的文献，而且数量不多。以"公共卫生"为关键词进行检索时，结果就丰富多了，既有实际操作方面的工作经验等相关研究，更有政策法规方面讨论的文献。因此，关于预防医学体系建设政策法规的讨论，更倾向于采用公共卫生的概念。

（二）政策研究进展

对于政策概念的理解，学者们也往往"仁者见仁，智者见智"。有人索性根据政策制定者的身份来确定是否属于公共政策，如伍德罗·威尔逊认为，公共政策是由政治家制定、由行政人员执行的法律和法规。也有学者根据公共政策的作用来理解。戴维·伊斯顿认为，公共政策是对全社会的价值做有权威的分配。拉斯维尔与卡普兰则认为，公共政策是一种具有目标、价值与策略的大型计划。郝模将公共政策概括为"政府依据特定时期的目标，在对社会利益进行选择、综合、分配和落实过程中所制定的行为规则"。我们认为公共政策是政府权威部门对公共利益进行调节的主要工具与手段，这些手段通常以计划（规划）、政府文件等形式加以确认。

公共卫生政策是公共政策的重要组成部分，是政府向公众提供公共卫生服务的依据和指南，通过一整套决策或承诺以追求既定的健康改善目标；卫生政策不一定具体明确实现决策或承诺的资金来源。

卫生政策通常是有一定针对性的，针对卫生领域一些特殊的问题，因而各国的卫生政策发展会存在明显差异，以下简要介绍主要国家的一些政策及其变化趋势。

1. 美国

1980 年，美国在《国民目标：提高健康 / 预防疾病》中提出未来 10 年要达到的 226 项具体的健康与疾病预防的目标。1990 年在《健康国民 2010》提出国民健康规划，旨在提高个人、社区及整个国家的健康水平，明确提出提高健康生活质量，延长健康生活年数，消除健康差距。

2. 日本

2003 年，日本厚生省颁布《健康日本 21 世纪》，从营养与饮食、身体活动与运动、修养与心理健康、吸烟、饮酒、牙齿健康、糖尿病、循环系统疾病与肿瘤九方面，制定了 70 个目标和 100 多项指标，从而形成日本的全面健康计划。

3. 英国

英国的卫生政策主要基于 1948 年所建立的国民健康服务（NHS），随后多有修订与完善。2000 年英国开展 NHS 改革的五年计划，目标是将 NHS 转变为以患者为核心的服务体系。2004 年提出建立新型 NHS，要求 NHS 为所有人群的健康负责，针对健康需求而提供相应的服务。2008 年发布《英国卫生改革纲要》，通过引入自由竞争机制提高 NHS 的服务效率与质量。

4. 法国

法国卫生政策的宗旨是使全体国民享受平等的医疗服务。1998 年法国对医疗保险制度进行改革，建立了一般疾病保险制度和附加保险制度及针对最贫困者的免付预付制度，从而使那些无力缴纳社会保险金的贫困人群能够享受社会保险。法国政府重视发展预防医学，建立了产前检查及出生后跟踪检查制度，在工作场所实地检查，以及开展了大规模的健康知识普及教育等。

5. 加拿大

1984 年加拿大颁布《加拿大卫生法》，规定所有居民免费享有必要医疗服务的权利，明确了联邦与各省政府之间的权限，建立起稳定的筹资机制和财政转移支付机制，建立和培育多元化公共卫生服务提供体系。

以上简要介绍一些发达国家的卫生政策，由于卫生体系的复杂性、涵盖内容的广泛性，更为关键的是，资料的稀缺性，很难以短小篇幅把它梳理清楚，也难免会顾此失彼、有所偏颇。但其中有一个共性的东西，就是各国的卫生政策均有其针对性，都是根据其国情针对主要健康问题来设计政策，有些侧重于具体的健康问题，可以具体到一些健康指标，有些则较为宏观以解决机制和体制问题。这些做法对于我国构建国家新型预防医学体系是有借鉴意义的。

二、我国预防医学体系所面临的基本形势

（一）疾病模式

随着人口老龄化程度的不断加剧和社会经济转型的逐步完成，居民健康的主要威胁

已经从急性传染病为主转变为慢性病为主。

1957 年，呼吸系统疾病、急性传染病和肺结核是导致我国居民死亡的前三大疾病，其死亡率分别为 120.3/10 万、56.6/10 万、54.6/10 万。从 20 世纪 60 年代开始，急性传染病和肺结核等死因位次逐渐下降，而脑血管病、心脏病、恶性肿瘤等非传染病的死因位次逐步提升，成为导致我国居民死亡的前三位死因。1990 年恶性肿瘤死亡率为 128.03/10 万、脑血管病死亡率为 121.84/10 万、心脏病死亡率为 92.53/10 万。2015 年，城乡居民主要疾病死亡原因依次是恶性肿瘤、心脏病和脑血管病。可见，慢性病已经成为影响我国居民健康的主要因素。大多研究认为多数慢性病与环境、生活方式、行为方式等社会因素有密切联系。

与此同时，尽管传统的急性传染病已经得到有效控制，但传染病的威胁没有完全解除，新型传染病时有发生，一旦暴发则具有生物恐怖效应，影响国家安全。2002 年至 2003 年在我国暴发了非典，引发了全球性蔓延，造成国内乃至国际社会的恐慌。疫情迅速从中国扩散至东南亚、北美乃至全球，包括医务人员在内的多名患者死亡，对健康安全构成极大的威胁。2014 年非洲埃博拉出血热疫情的全球蔓延是传染病导致全球恐慌的又一事件，疫情由非洲埃博拉逐步向全球蔓延。凡此表明，传染病依然对人类健康造成威胁。

（二）生物源性疾病的新特点

生物源性疾病的发生和发展呈现出新特点。一方面既有生物源对已知药物产生的抗药性，使得疾病预防和控制手段更加复杂和多样化，如结核病，早在 20 世纪 50 年代医学界就发现了控制结核病的有效手段，但时至今日结核病仍然没有得到彻底控制。有报道称，结核病仍是世界头号传染病杀手。另一方面新型病原生物仍在不断呈现，如艾滋病、非典、禽流感、埃博拉出血热的出现和蔓延。由于科学家对这些新型病原生物的性状、发病机制及其传播机制的了解需要一个漫长过程，而针对性疫苗及药物的研发更需要大量时间与资金。因此，如何应对新型生物源性疾病成为卫生政策和法规调整的重要考虑。

（三）新技术带来的机遇和挑战

目前全球正处在技术变革的大时代，这些技术有健康相关领域，更有非健康领域，已经对人类生活与健康产生了实实在在的影响，必须看到技术进步的"双刃剑"效应。

一方面，健康领域技术创新层出不穷，既要看到这些新技术对于促进健康的积极效果，又不能忽视其消极影响，要做到防患于未然，要加强技术创新，更要加强适宜技术的遴选与应用推广，及时将新技术转变为增进人民健康的手段。另一方面，对于其可能带来的健康风险加强管控。例如，人类干细胞研究开辟了疾病治疗的新途径，但必须看到其潜在的巨大风险，处理不好可能给人类带来毁灭性后果，必须通过法律法规和政策的完善来最有效地利用其对人类有益的方面，而抑制其不利的方面。此外，非健康领域的技术进步也可能会对健康产生影响甚至是重大影响，如互联网等信息技术的发展对人类社会产生了前所未有的影响，可能会给医疗卫生体系带来根本性变革，卫生政策必须予以关注，并加以运用。

鉴于当前我国健康领域所面临的形势，我国的疾病预防控制体系必须进行转型，即建立新型国家疾病预防控制体系，才能有效应对新的健康形势。这种转型所涉及的内容是全方位的，既包括组织体系的变化，又包括保障体系、服务模式及管理模式的变化。

为了更好地开展新型国家疾病预防控制体系的研究，有必要对我国医疗卫生政策法规的形成过程及国外相关经验做一简要介绍。

（四）我国卫生政策法规的演进过程

1. 我国不同时期的卫生工作方针

卫生工作方针是指导我国卫生事业发展的纲领，对于我国卫生事业发展和人们健康水平的提高发挥重要作用。因此，在回顾我国卫生法规演进过程之前有必要简要介绍我国不同时期的卫生工作方针。

在 1950 年 8 月第一届全国卫生工作会议上，确定了"面向工农兵，预防为主，团结中西医"的全国卫生工作方针。

1952 年 12 月第二届全国卫生工作会议上，总结了当时开展爱国卫生运动的经验，根据周恩来总理的提议，将"卫生工作与群众运动相结合"列入我国卫生工作方针。至此形成了指导我国卫生工作的四大方针，即"面向工农兵、预防为主、团结中西医、卫生工作与群众运动相结合"。

在卫生工作方针的指导下，我国的卫生事业发展取得巨大成绩，人民健康水平有了大幅度提高。1990 年 12 月在《中共中央关于制定国民经济和社会发展十年规划和"八五"计划的建议》中指出：发展卫生保健事业，提高人民健康水平，卫生工作要贯彻预防为主、依靠科技进步、动员全社会参与、中西医协调发展、为人民健康服务的方针。

在 1996 年 12 月召开的全国卫生工作会议上，进一步明确了新时期卫生工作的指导方针。1997 年 1 月《中共中央、国务院关于卫生改革与发展的决定》中指出，新时期卫生工作的方针是"以农村为重点，预防为主，中西医并重，依靠科技与教育，动员全社会参与，为人民健康服务，为社会主义现代化建设服务。"

2016 年 8 月 19 日召开的全国卫生与健康大会上，习近平总书记提出新时期我国卫生与健康工作新方针："要坚持正确的卫生与健康工作方针，以基层为重点，以改革创新为动力，预防为主，中西医并重，将健康融入所有政策，人民共建共享。"

纵观各时期卫生工作方针可以看到，我国卫生工作方针是相对比较稳定的，其基础是 1952 年确立的四大卫生工作方针，但其内容在不断扩展，反映了卫生事业发展的外延在不断扩张，内涵在不断丰富。但应该指出的是，这一变化使得卫生工作方针的特点变得越来越模糊。

2. 卫生政策法规的演变历程

我国卫生政策法规从新中国成立以来大体上经历了三个阶段。

（1）构建阶段（新中国成立至"文化大革命"前）：新中国成立之初确立的"预防为主、面向工农兵、中西医结合、卫生工作与群众运动相结合"的四大卫生工作方针对我国疾病预防控制体系的政策法规建设与完善发挥了积极的作用。在这一阶段，政府制定并颁布了一系列的卫生政策法规和条例。根据疾病预防和控制的需要，适时制定了《国务院关于消灭血吸虫病的指示》、《传染病管理办法》、《卫生防疫站工作试行条例》

及防治少数民族地区性病、疟疾与推行少数民族地区妇幼卫生工作方案等，为我国卫生政策法规的建设打下了初步基础。

在目标理念上，中央政府首先确立了卫生事业发展优先于其他社会部门的发展目标。卫生工作的重点被确立为集中力量预防那些严重危害人民健康的流行病和严重威胁母婴生命的疾病。在这些理念的指导下，各级政府投入大量的人力、物力、财力，极大推进了公共卫生建设。

国家设立了卫生防疫司，统一管理全国卫生防疫工作和卫生监督工作。很多地区相继建立各类专科防疫站和基层卫生机构，大力开展对黑热病、血吸虫病、疟疾、丝虫病等传染病、寄生虫病的防治工作。在财政资金上，政府也加强投入力度。乡镇卫生院提供的预防保健服务费用均由集体和政府经费补偿。从 1950 年开始，实行全国免费的普种牛痘和卡介苗，所需费用也由各省市或各县市统筹支付。

而自 1952 年起，爱国卫生运动委员会组织发动"讲究卫生、除四害（老鼠、蚊子、苍蝇和蟑螂）、消灭疾病"的爱国卫生运动，也促进了我国公共卫生事业的发展。

（2）重创阶段（1966～1976 年十年"文化大革命"）：1966 年，政府发文规定血吸虫病患者检查、治疗费用全部免收，由地方财政解决。卫生部、农业部和财政部联合下发了《农村合作医疗章程（试行草案）》。然而在政治运动的影响下，这一阶段，卫生政策法规体系受到严重破坏，卫生基础设施遭到严重破坏，卫生体系受到严重冲击。原有的政策法规没有得到很好地执行，一些流行性疾病又开始大幅度回升。基于此，1972 年国务院发布《健全卫生防疫工作的通知》，但实施效果甚微。

（3）恢复发展和健全阶段（1978 年至今）：中国共产党十一届三中全会以来，我国卫生政策法规的建设重新起步，进入不断发展完善的阶段。

1978～1980 年，陆续颁布了《中华人民共和国急性传染病管理条例》《全国卫生防疫站工作条例》《关于加强县卫生防疫站工作的几点意见》等政策法规，促进了卫生防疫体系的恢复重建。1989 年，卫生部出台《关于扩大医疗卫生服务有关问题的意见》，医疗单位对各项卫生监测、检验和咨询工作实行有偿服务收费。从此公共卫生机构的经费来源从全额拨款改为差额拨款或自收自支。公共卫生机构提供的预防服务明显减少。自 20 世纪 90 年代起，随着医疗卫生服务的市场化，医疗资源分配不均越来越明显。追求"公共服务均等化"成为当前我国卫生政策法规的诉求。在此期间，国家相继出台《关于建立新型农村合作医疗制度的意见》《中华人民共和国职业病防治法》《预防性健康检查管理办法》《突发公共卫生事件与传染病疫情监测信息报告管理办法》《保健食品管理办法》等多项政策法规，在一定程度上为我国接下来的卫生事业的开展提供了制度保障。

3. 卫生政策法规的演变特点

通过梳理我国卫生政策法规的演变历程，可以看出我国卫生政策法规的建立与发展具有以下特点。

（1）重大卫生事件推动立法进程：1998 年城镇基本医疗保险制度的改革促进了全国各地各行业相应的政策出台，如《关于铁路系统职工参加基本医疗保险有关问题的通知》《关于推进混合所有制企业和非公有制经济组织从业人员参加医疗保险的意见》《关于开展农民工参加医疗保险专项扩面行动的通知》等。

2003年,非典肆虐全国。防治非典工作中暴露出的应急反应机制不够灵敏、信息渠道不畅等突出问题,推动了《突发公共卫生事件应急条例》的迅速出台,其为抗击非典提供了有力的制度保障。

此外,重大事件推动卫生法律法规立法的例子还表现在食品安全领域。近些年来,随着我国市场经济的不断深入和社会的日益复杂化,陆续出现一些严重的食品安全事件。2003年"金华火腿敌敌畏"事件被曝光,2004年劣质奶粉引发"大头娃娃"事件,2006年发生多起因食用猪内脏、猪肉导致的瘦肉精食品中毒事件,"红心咸鸭蛋"和一些食品厂家的辣椒粉、番茄酱相继被查出含有苏丹红;2008年,"三鹿奶粉事件"震惊全国,奶粉企业产品被相继查出三聚氰胺。

针对这些不断发生的食品安全事件,我国立法机关加快了对食品安全领域的立法。2007年,《中华人民共和国食品安全法(草案)》在国务院常务会议上通过。2009年通过《中华人民共和国食品安全法》,出台《食品营养标签管理规范释义》,组织起草《食品安全信息公布管理办法》《进口无食品安全国家标准食品行政许可管理规定》《食品相关产品新品种行政许可管理规定》《食品检验机构资质认定条件》《食品检验工作规范》,组织修订《国家食品安全事故应急预案》《食品安全事故调查处理办法》。2013年,针对《中华人民共和国食品安全法》实施以后四年出现的染色花椒、毒生姜和镉大米、毒皮蛋等一些食品安全事件,《中华人民共和国食品安全法》启动修订,以确保人民群众的生命安全。2015年10月1日,新修订的《中华人民共和国食品安全法》正式施行,进一步对食品生产、销售、餐饮服务和食用农产品等各个环节管理做出细致规定,被称为"史上最严"的食品安全法。

(2)卫生法规建立受到国际活动或国际组织的推动:1991年,我国根据联合国世界儿童问题首脑会议上签署的《儿童生存、保护和发展世界宣言》和《执行90年代儿童生存、保护和发展世界宣告行动计划》,编制了《妇幼卫生工作"八五"计划及2000年目标(讨论稿)》和《九十年代中国儿童发展规划纲要》,并与世界卫生组织建立"精神发育迟滞预防和康复"项目,为促进我国妇女儿童权益发挥了一定作用。

2003年,世界卫生大会制定《烟草控制框架公约》(简称《公约》)。《公约》在我国生效后,国家颁布《中华人民共和国境内销售卷烟包装标识的规定》,修订《中华人民共和国消防法》等法律法规,以期对控烟立法进行完善。

2008年,为了更好地派出医疗队支援亚非拉国家,我国制定援外医疗工作政策,先后制定了《援外医疗队工作人员职责》《关于援外医疗队队员考核与奖惩的暂行规定》《援外医疗队队员选拔和出国前培训暂行规定》等。这些法规政策的制定实施加强了我国与国际组织的交流,提高了我国参与国际事务的积极性。

(3)专业性卫生政策法规的制定与实施由卫生部门独立完成:主要表现为各种管理办法、实施细则、暂行规定等规章的制定。例如,1993年,卫生部颁布《中华人民共和国护士管理办法》;1999年,为了规范医师执业活动,加强医师队伍管理,卫生部发布《中华人民共和国执业医师法》;2006年,卫生部部务会议通过和制定《医疗广告管理办法》《医院感染管理办法》《处方管理办法》《人体器官移植技术临床应用管理暂行规定》;2007年,为加强医疗广告管理,保障人民身体健康,卫生部制定《医疗广告管理办法》;2011年,卫生部部务会议审核通过《药品不良反应报告和监测管理办法》，以加强药品的上市后监管，规范药品不良反应报告和监测。2013年，为贯彻落实《中华人民共和国食品安全法》《国家食品安全事故应急预案》，有效组织开展食品安全事故的医疗卫生应对工作，卫生部制定了《卫生部食品安全事故应急预案（试行）》。这些都反映了卫生部门在卫生政策法规的制定上有一定的影响力。

（4）综合性卫生政策法规的制定与实施需要由中央政府协调多部门完成：综合性卫生政策法规的制定与实施通常需要国务院或全国人民代表大会等更为权威机构的介入以协调多部门协作问题。

首先，这体现在除了卫生部规章的制定，人民代表大会和国务院也颁布过很多卫生领域的法律法规。全国人民代表大会作为我国最高国家权力机关，在立法方面对卫生领域也给予了高度关注，如1984年，第六届全国人民代表大会常务委员会第七次会议通过《中华人民共和国药品管理法》，对医药卫生事业和发展具有科学的指导意义；1995年，修订通过《中华人民共和国食品安全法》；1998年，第九届全国人民代表大会常务委员会第三次会议修订通过《中华人民共和国执业医师法》；2001年10月27日，第九届全国人民代表大会常务委员会第二十四次会议通过制定《中华人民共和国职业病防治法》等。而国务院作为执行机关，其常务会议也通过并公布了一些医疗卫生法规，如《麻醉药品和精神药品管理条例》《医疗用毒性药品管理办法》《人体器官移植条例》《医疗废物管理条例》等。

其次，多部门协作体现在卫生部制定的规章很多是以人民代表大会或国务院颁布的法律法规为依据的，如1991年，根据《中华人民共和国传染病防治法》，经国务院批准，卫生部发布施行《中华人民共和国传染病防治法实施办法》；2004年，根据《执业医师法》《医疗机构管理条例》，卫生部发布《医师外出会诊管理暂行规定》。这些都充分地说明卫生领域的立法并不是单个部门的事情，而是需要多个部门进行有效的协调。

（五）卫生政策法规实施评价

卫生政策法规的效果评价其实是一件非常艰难的事情，因为一项政策法规通常会涉及非常复杂的内容，而且效果的显现难以从众多影响因素中分离出来。在实践中，有些效果比较明显，立竿见影，但有的却收效甚微。以下以《中华人民共和国母婴保健法》（简称《母婴保健法》）和《烟草控制框架公约》为例加以说明。

1.《母婴保健法》

《母婴保健法》的颁布是我国妇幼卫生工作中的一件大事。1995年6月1日，为了保障母亲和婴儿健康，提高出生人口素质，我国正式实施《母婴保健法》。这是我国第一部保护妇女儿童健康权益的专门法律，标志着我国妇幼卫生工作从行政管理步入法制管理的阶段。在此之前，我国关于妇幼保健工作的依据主要是1980年公布的《妇幼卫生工作条例》（现已被废止）。

（1）妇幼保健工作的发展演进：在《母婴保健法》出台前，国家连续颁布《妇幼卫生工作条例（试行草案）》《关于做好当前计划生育技术工作的意见》《妇幼卫生工作条例》《各级妇幼保健机构编制标准（试行）》，组织起草《优生优育保护法》。1991年，签署《儿童生存、保护和发展世界宣言》和《90年代行动计划》，编制《妇幼卫生工作"八五"计划及2000年目标（讨论稿）》和《九十年代中国儿童发展规划纲要》。1992年，国务院正式发布《九十年代中国儿童发展规划纲要》，明确提出20世纪90年代妇幼卫生工作的主要目标、具体策略与措施。卫生部发布《卫生部实施〈九十年代中国儿童发展规划纲要〉方案》，这些政策法规的出台都为《母婴保健法》的制定做了很好的铺垫。在组织上，确定了四个全国性的妇女、儿童保健业务指导中心，推动健全妇幼工作。

在《母婴保健法》颁布之后，国家进一步做好配套管理的跟进工作，在妇幼卫生机构建设、人员培养、社区健康服务、妇幼扶贫、妇幼保健保偿制的推广应用等各项工作上都有所加强，促进了妇幼卫生工作的开展。

1）召开会议落实母婴保健法。这些会议如世界妇女大会、全国妇幼卫生工作会议、中华妇幼健康大会、省别规划讨论会、全国儿童保健工作会议、全国农村孕产妇保健管理经验交流会、中国妇幼保健发展论坛、新生儿死亡评审会议、孕产妇死亡技术评审会议、制定《新生儿皮肤护理指导原则》专家研讨会、救治孤贫先心病儿童总结大会、中国儿童生存策略专家讨论会；还包括一些座谈会和培训会，如妇幼健康工作座谈会、公共卫生妇幼项目座谈会、儿童早期发展专家座谈会、妇幼保健知识培训会议、妇幼管理专项培训会、妇幼卫生信息管理工作培训会等。

2）开展各种活动，打击损害妇女儿童利益的行为。各省开展了婚前保健和产前诊断技术服务，积极开展预防艾滋病母婴传播的宣传工作，促进妇女和儿童健康。协同卫生监督部门，公开举报电话和举报信箱，加大对非法开展母婴保健专项技术服务、贩卖妇幼儿童和非医学需要采用技术手段对胎儿进行性别鉴定行为的打击力度，严厉查处违规者。坚决查处举报、瞒报、漏报妇幼卫生"三网"监测信息的行为。2009～2011年，国内共破获39 000多起贩卖案，解救了14 000多名儿童和24 000多名妇女。2013年以来，查处"非法人工流产"和"非法鉴定胎儿性别"案件11 000多件。

3）颁布相关政策法规。1996年，制定《中国妇幼卫生事业发展"九五"规划和2010年目标纲要》，制定贯彻《九十年代中国儿童发展规划纲要》《劳动部贯彻〈中国妇女发展纲要〉（1995—2000年）实施方案》。2001年颁布《中华人民共和国母婴保健法实施办法》，进一步明确了妇幼保健工作的相关内容，并通过了《中华人民共和国人口和计划生育法》。2002年，制定和启动《中国提高出生人口素质、减少出生缺陷和残疾行动计划》。颁布《产前诊断技术管理办法》及其配套文件，修订《婚前保健工作规范》。2005年通过《中华人民共和国妇女权益保障法》。2006年，颁布《卫生部关于进一步加强妇幼卫生工作的指导意见》和《妇幼保健机构管理办法》等，深入贯彻落实《母婴保健法》精神。

4）加大财政资金投入。2000年卫生部、国务院妇女儿童工作委员会和财政部联合在我国西部12个省区市和378个县实施了投资1亿、地方财政配套1亿的"降低孕产妇死亡率和消除新生儿破伤风"项目。2009～2012年，中央财政共投入109亿元，补助农村孕产妇住院分娩3297万人。在免费补服叶酸预防神经管缺陷方面，中央财政共投入4.7亿元，有3009.2万名农村生育妇女免费服用叶酸。2012年，中央财政安排1亿元专项补助，为集中连片特殊困难地区27.4万名6～24个月婴幼儿每天提供一包富含铁、锌、钙及维生素和蛋白质的营养包，改善贫困地区儿童营养和健康状况。

5）健全机制和组织，深化人员培训。2002年成立中国疾病预防控制中心妇幼保健中心。2009年成立中国妇幼保健协会。2015年，部分省份对妇幼保健和计划生育技术服务机构及职能进行整合，组建"妇幼保健计划生育服务中心"。在人员培训方面，开展儿童保健培训，加强相关法律法规的培训，进一步提高广大医务人员的依法执业意识。

6）开展各种项目和调查，发布各项标准和数据，完成编制报告。1995年，与国际合作展开《加强中国基层妇幼卫生/计划生育服务》项目。1998年，启动"母亲安全"工程，推动我国妇幼卫生工作的发展。2009～2012年，我国实施4个妇幼重大公共卫生服务项目，包括农村孕产妇住院分娩补助项目、增补叶酸预防神经管缺陷项目、农村妇女宫颈癌和乳腺癌检查项目、预防艾滋病母婴传播项目。2012年，国家启动贫困地区儿童营养干预试点项目。从1996年开始，通过建立孕产妇死亡监测网，连续10余年公布动态监测数据。2012年，发布《中国出生缺陷防治报告（2012）》，印发《卫生部贯彻2011～2020年中国妇女儿童发展纲要实施方案》，稳步推进妇幼重大公共卫生服务项目。

（2）《母婴保健法》的实施效果：在实行《母婴保健法》后，我国妇女儿童的健康水平有了显著改善。

1）住院分娩率：在《母婴保健法》出台前，我国的总住院分娩率不高，1984年是41.1%，1990年是50.6%，1995年是58.0%；而在1995年《母婴保健法》出台以后，住院分娩率增长明显。2000年是72.9%，2007年是91.7%，2012年是99.2%（表2-12-1）。这说明《母婴保健法》的颁布与实施使我国妇幼卫生工作水平得到明显改善与提高，全国尤其是农村的医疗保健机构也在完善和增多。

表2-12-1　1984～2012年我国住院分娩率的变化趋势*

年份	住院分娩率（%）	年份	住院分娩率（%）
1984	41.1	1999	70.0
1985	43.7	2000	72.9
1986	45.9	2001	76.0
1987	48.2	2002	78.7
1988	50.3	2003	79.4
1989	51.5	2004	82.8
1990	50.6	2005	85.9
1991	50.6	2006	88.4
1992	52.7	2007	91.7
1993	56.5	2008	94.5
1994	55.0	2009	96.3
1995	58.0	2010	97.8
1996	61.6	2011	98.7
1997	63.5	2012	99.2
1998	66.8		

*住院分娩率是指某地某时期内住在医院分娩的人数占总分娩人数的百分比.

2）孕产妇死亡率及主要死亡原因：《母婴保健法》颁布与实施以后，我国孕产妇死亡率下降明显，城市和农村的孕产妇死亡率均有较大幅度的下降。1995～2015年，全国孕产妇死亡率由61.9/10万下降到20.1/10万，下降幅度是67.53%；其中城市孕产妇死亡率由39.2/10万下降到19.8/10万，下降幅度为49.49%；农村孕产妇死亡率由76/10万下降到20.2/10万，下降幅度为73.42%（图2-12-1）。

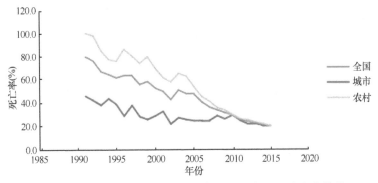

图2-12-1　1991～2015年我国监测地区孕妇死亡率变化趋势

在产妇死亡原因上，主要有产科出血、羊水栓塞、心脏病、妊娠高血压、静脉血栓形成及肺栓塞和肝病。其中产妇出血的死亡率最高，但在近几年，产科出血的死亡率呈下降态势，从2002年的20.8/10万下降到2011年的7.5/10万（表2-12-2）。

表2-12-2　2002～2011年产科出血死亡率

年份	2002	2003	2004	2005	2007	2008	2009	2010	2011
死亡率（1/10万）	20.8	21.2	21.8	22.0	13.5	11.5	9.0	8.3	7.5

3）新生儿死亡率：1995年以后，新生儿死亡率下降明显。1991年全国新生儿死亡率为33.1‰，1995年是27.3‰，到2015年，全国新生儿死亡率为5.4‰，比1995年下降了21.9个千分点。城市新生儿死亡率在1995～2015年下降了5.2个千分点，农村新生儿死亡率下降更显著，20年间从31.1‰下降到6.4‰，下降了24.7个千分点（图2-12-2）。

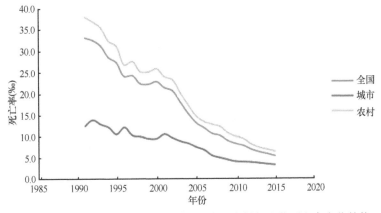

图2-12-2　1991～2015年监测地区城市及农村新生儿死亡率变化趋势

4）婴儿死亡率：1995 年《母婴保健法》颁布以后，监测地区婴儿死亡率下降明显。1991 年全国婴儿死亡率为 50.2‰，1995 年是 36.4‰，下降了 13.8 个千分点；2015 年，全国婴儿死亡率为 8.1‰，比 1995 年下降了 28.3 个千分点。城市地区婴儿死亡率在 1995 ～ 2015 年从 14.2‰ 下降到 4.7‰，下降了 9.5 个千分点。农村地区婴儿死亡率下降更为显著，在 1995 ～ 2015 年从 41.6‰ 下降到 9.6‰，下降幅度为 32.0 个千分点（图 2-12-3）。

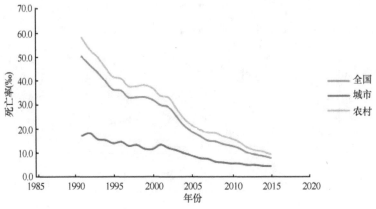

图 2-12-3　1991 ～ 2015 年监测地区婴儿死亡率变化趋势

5）3 岁以下儿童系统管理率：1995 年后，3 岁以下儿童系统管理率逐年上升。2000 年以后，系统管理率稳定在 70% 以上，2009 年比 1995 年提高了 23.9 个百分点（表 2-12-3）。

表 2-12-3　1990 ～ 2009 年我国 3 岁以下儿童系统管理率

	1990	1995	2000	2005	2006	2007	2008	2009
管理率（%）	46.3	53.3	73.8	73.9	73.9	74.4	75.0	77.2

6）5 岁以下儿童死亡率：1995 年后，5 岁以下儿童死亡率下降明显。1991 年全国 5 岁以下儿童死亡率为 61.0‰，1995 年为 44.5‰，下降幅度为 16.5 个千分点；在 2015 年，全国 5 岁以下儿童死亡率为 10.7‰，比 1995 年下降了 33.8 个千分点。农村地区下降幅度大于城市地区。在 1995 ～ 2015 年，城市地区 5 岁儿童死亡率下降了 10.6 个千分点，而农村地区下降了 38.2 个千分点（图 2-12-4）。

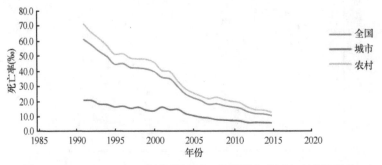

图 2-12-4　1991 ～ 2015 年监测地区 5 岁以下儿童死亡率变化趋势

7）妇幼卫生机构数和床位数：1980 年，儿童医院机构床位数是 5407 张，1995 年是 9407 张，到 2011 年快速增长到 25 690 张。

2011 年，全国有妇幼保健所（站）40 808 个，比 1995 年增加了 37 976 个，比 1980 年增加了 38 198 个。

2015 年，全国妇幼保健院（所、站）的床位数为 195 400 张，比 1995 年增加了 144 100 张，比 1980 年增加了 179 000 张。

这些数据和指标反映 1995 年《母婴保健法》实施以后，妇女儿童的医疗保健水平和生存质量得到很大改善。《母婴保健法》实施的效果是比较理想的。

2.《烟草控制框架公约》

为了减少烟草危害，2003 年世界卫生大会通过了一项限制烟草的全球性公约，即《烟草控制框架公约》（简称《公约》）。2005 年，第十届全国人民代表大会常务委员会正式批准《公约》，标志着《公约》在我国正式生效。

《公约》对烟草包装、烟草广告、公共场所控烟、未成年人控烟等诸多方面均做出了规定，要求"每一缔约方应在国家法律规定的现有国家管辖范围内采取和实行，并在其他司法管辖权限内积极促进采取和实行有效的立法，实施行政和（或）其他措施，以防止在室内工作场所、公共交通场所、室内公共场所（适当时包括其他公共场所）接触烟草烟雾"。

《公约》的实施效果：按照《公约》承诺，我国自 2011 年 1 月 9 日起公共场所全面禁烟。为了推动控烟，我国成立了中国国家控烟办公室，建立履约部际协调机制，开展了包括举办讲座、提供咨询等宣传教育活动，并制定了一些法令，禁止未成年人吸烟或向未成年人出售香烟。

然而，在公共场所控烟、烟草包装、烟草广告等方面，政府的控烟措施却相对无力，控烟进程缓慢而艰难。历时多年的控烟努力并未取得预期效果，这主要表现在以下几个方面。

（1）烟盒警示语未达要求：按照《公约》规定，我国应执行关于烟盒包装、标签的要求，即在烟盒上印制的警示信息应占据可见部分 50% 以上面积。但时至今日，我国政府仍未能强制要求烟草商在烟草包装上 2/3 的地方提供警示标语。烟草专柜上仍摆满了印有天安门、大熊猫、中国龙等图案的烟盒，与国外严格包装上的烂嘴、烂肺等图案相比，上面只有一行不太抢眼的"吸烟有害健康"警语。虽然我国制定了《中华人民共和国境内卷烟包装标识的规定》，但在执行上仍上有政策、下有对策。

（2）烟草广告仍会出现：《公约》要求"每一缔约方应根据其宪法或宪法原则广泛禁止所有的烟草广告、促销和赞助"。我国颁布的《中华人民共和国广告法》也规定禁止利用广播、电影、电视、报纸、期刊发布烟草广告，但这一规定并不细化，对烟草广告缺乏明确界定，导致很多变相烟草广告泛滥，借助宣传企业文化来做烟草广告，如中华香烟的"爱我中华"。变相的烟草广告不但未被禁止，其触角还伸向公益领域。2009 年 9～12 月，52 家烟草企业捐赠公益及文体活动达 79 起，覆盖全国 40 个县市；2010 年 11 月，国家烟草专卖局还为中国妇女发展基金会设立"金叶基金"，并捐款 1000 万元用于支持两个公益项目。

（3）公共场所未全面禁烟：国家卫生和计划生育委员会卫生监督中心 2011 年的调查显示，72.5% 的餐饮场所、约一半的住宿场所仍有吸烟行为。仅少数餐饮、住宿场所设置室外吸烟区，设置引导标识不足 1/3。设立吸烟危害健康宣传的场所，仅分别占餐饮、住宿场所的 6.1% 和 1.4%，控烟传播材料设置比例较低。大多数场所在不同位置摆放烟具，32.9% 餐饮和 18.1% 住宿场所销售卷烟，为吸烟提供方便。对室内吸烟行为进行劝阻的比例也较低，只有 15.9%，并且有 40% 的人不知道有禁烟规定。可见，"室内公共场所禁止吸烟"在餐饮、住宿场所尚未得到全面执行。

（4）吸烟现象仍比较严重：2010 年我国成年男性吸烟率达 52.9%，成年吸烟者总数超过 3 亿，吸烟率和二手烟暴露没有明显改善。全球成人烟草调查项目中国部分数据显示，我国 20 ～ 34 岁的每日吸烟者中，一半以上在 20 岁以前已经为每日吸烟者。72.4% 的非吸烟者暴露于二手烟，其中 38% 的人每天受到暴露。室内公共场所和工作场所吸烟现象非常严重。

控烟失败原因：我国在控烟运动上成效不佳，没有很好地履行《公约》。其原因是多方面的。

（1）地方控烟立法状态不一，立法严重滞后：目前，我国没有一部全国统一的控烟立法，只在个别单行法中有零星的控烟规定，如 2011 年卫生部颁布的《公共场所卫生管理条例实施细则》及一些关于烟草广告、烟草标识的单行性规定。然而即使是备受瞩目的《公共场所卫生管理条例》中，也仅仅在总则中规定，国家倡导在公共场所禁烟，对违反规定的行为缺少相应的处罚条款，法律条款限定模糊，可操作性差。

在地方上，银川、北京、上海、广州等地出台过相应的公共场所禁止吸烟的法规，但都与《公约》要求有一定差距，有些省市甚至在控烟立法上还处于空白状态。而在一些地区出台的控烟法规中，都没有规定餐厅应该禁烟，也缺乏有力的监管机制，并且由于缺乏统一的国家性法规作为依据，这些地方的立法水平也参差不齐，在控烟范围、处罚力度等规定上各不相同。法规颁布后，只有 5.8% 的地级市进行过修改，与目前国际上在控烟方面做得成功的国家差距很大。

（2）控烟意识不足：为数众多的吸烟者对各类警示标志熟视无睹，根本没有控烟意识。人们对于烟草，尤其是二手烟的危害认知程度还比较低。2010 年全球成人烟草调查数据显示，同时知道二手烟会引起成人心脏病、儿童肺部疾病和成人肺癌的比例仅为 24.6%。很多不吸烟的人并不知道和吸烟者一道工作、生活，最终患肺癌、心脏病的概率增加，也不知道二手烟是致命的，控烟意识很薄弱。

（3）控烟机制失灵：主要政府部门在控烟问题上缺乏坚定的共识，导致我国控烟政策框架比较松散，控烟机制失灵。控烟实际上是政府、烟草企业，以及社会团体和个人的多方博弈。地方政府对经济利益的考虑影响我国控烟运动的推进。有些地方（如云南），烟草工业对 GDP 的贡献甚至超过 30%，地方经济已经严重依赖烟草工业。这使得实际行动中决策者即使口头上强调控烟，但在实际行动中却几乎是不加选择地站在烟草工业一边。而参与"履行《公约》部际领导小组"的一些成员是国家烟草专卖局的相关领导，对控烟政策持保留甚至反对态度，自然对控烟积极性不高。虽然有一些社会行动者和非政府组织对倡导控烟活动发挥了一定的作用，但是由于数量少、力量弱，缺乏推动控烟政策的能力。在这种情况下，我国的控烟措施无力也就显而易见了。

控烟失败的原因还有很多。一方面是控烟政策法规的不完善；另一方面，在《公约》通过后，我国政府基于一些经济利益等因素的考虑，并没有采取有效措施进行执行，导致控烟运动步履维艰。

3. 我国卫生政策法规存在的缺陷

从《母婴保健法》和《公约》的制定和实施可以看到，一些卫生法规政策的出台对促进卫生领域的发展起到较好的促进作用，取得了预期效果；但存在一些法规，没有很好地发挥其应有的制度保障作用。而纵观我国卫生领域的立法，总体上还存在以下缺陷，需要今后进一步完善。

（1）卫生法律体系碎片化：在卫生法规方面，国家层面的具有较高权威性的统一立法较少，突出的表现为缺乏一部具有统领作用的卫生母法或卫生基本法，使得现有的卫生政策法规体系比较散乱，关于卫生方面的各项规定散存于各个法律法规之中，有些法律法规可能有所重复和冲突矛盾，让人无所适从。例如，卫生部制定的两项规范（疾病预防控制中心和卫生监督机构工作规范）中涉及公共卫生部分存在交叉重叠内容较多，这种碎片化极大降低了政策法规执行的效率，也为具体工作带来了不少问题。

（2）卫生法规内容比较宽泛：我国卫生政策法规的规定有些比较宽泛，缺少具体的实施办法和细则，在很大程度上只是对卫生诸多方面进行了一个宏观的规定，有些具体措施仍需要各个地方制定相关更加详细的规定，即"具体管理办法由省、自治区、直辖市人民代表大会常务委员会依照本法制定"，或者实施办法和细则有些条款比较模糊、难以操作，对违法认定标准和处罚措施也不够明确或缺少针对性等。因此，各个地区的真正执行力就存在疑问和隐患。

此外，规定不细容易造成各部门推诿行为。例如，在食品卫生领域，规定"食品安全监督管理部门对食品不得实施免检。县级以上质量监督、工商行政管理、食品药品监督管理部门应当对食品进行定期或者不定期的抽样检验"，就很容易造成具体分工不清，导致执行时相互推卸、低效率实施的现象产生，在一定程度上阻碍食品免检的高效率进行。

（3）卫生政策法规的制定缺乏顶层设计，及时性较差：我国卫生政策法规体系基本已经成形，但由于缺乏很好的规划，在应对社会经济发展产生的新情况时，及时做出调整的反应还不够。很多政策法规在一些重大危害社会的事件发生之前并没有进行很好的约束。同时，法律法规缺乏协调，存在"头痛医头、脚痛医脚"的现象。例如，2003年我国抗击非典时出台的《突发公共卫生事件应急条例》，许多学者认为该条例的出台过于仓促，在很多内容的规定上显得不是很严密。

综上所述，我国卫生政策法规体系建设有喜有忧，仍然存在较大的改善空间。因此，我们有必要借鉴一些国外的经验。

三、国外经验借鉴

1. 美国控烟的成功和经验

20世纪50年代，美国吸烟十分流行，然而经过几十年的控烟努力，美国控烟成效显著，美国成人吸烟率从60年代的42%下降到90年代初期的24.6%。从2005年的20.9%降到

2013 年的 17.8%，这是美国自 1965 年开始调查以来吸烟率的最低记录。

美国控烟的成功得益于很多因素，其中政策的有效实行是很大原因。除了提高烟草税、调整农业价格等经济政策以外，相关的卫生政策也起到了很好的作用。1964 年，美国公共卫生署发表著名的《吸烟与健康》报告，首次以官方名义宣布吸烟会对健康造成严重危害，亟须采取行动。1986 年美国卫生总监发表关于"非自主吸烟对健康的影响"的文章，详细论述被动吸烟对身体的危害。自 1973 年以来，美国有 36 个州有法律规定不准在任何建筑物内吸烟。1977 年以来的每年 11 月 12 日为"全美戒烟日"，这使得美国成为世界上第一个确立"全国戒烟日"的国家。有关的法律也在不断更新，从最初只是强制要求烟盒上注明健康警示，到禁止未成年人购买香烟，再到限制吸烟者的吸烟时间和地点。这些措施有力地促进了美国控烟运动的开展。

美国控烟的成功经验可归纳为以下几点。

（1）以大众传媒为主导，限制烟草宣传，标识警语，广泛开展吸烟与健康教育，促进社会卫生保健观念的改变，形成反吸烟的强大舆论压力。

（2）政府用立法手段进行有效的干预，严厉执法，以预防少年吸烟为重点，阻止儿童青少年成为新的吸烟者。

（3）在医疗保健部门的积极参与和医务人员的示范下，广泛开展全社会的戒烟活动。

2. 加拿大卫生体系建设和经验

加拿大卫生政策和其立法体系是密切相关的，1867 年颁布《英属北美法案》，初步划分了联邦和省政府的权力，为卫生政策的制定和实施提供了一定的基础。之后，开始建立省级卫生部门，1919 年，加拿大成立联邦卫生部。1957 年通过了《医院保险和诊断服务法案》，1966 年通过了《医疗保健法案》，这两项立法确立了联邦政府与省政府的费用分担机制，同时确立了加拿大医疗卫生服务的普遍性、便携性、综合性、公共管理性四个准则。1984 年出台《加拿大健康法案》，成为指导全国医疗体系建设和发展的根本大法。健全的卫生体系建设，使得加拿大提供了全民覆盖和在就诊（医）点的免费医疗保健，长期以来成为国民骄傲的源泉。

从加拿大的卫生法规建设中，有以下可借鉴的经验。

（1）规范的立法程序：加拿大的卫生体系建设，均是经过严格的立法程序和步骤，以立法形式推进的。以法案形式出现的方案，不仅具有法律的权威性和强制性，而且也不会因为政党的轮流执政或总统的换届而流产，确保了卫生系统的持续性。

（2）全面推进信息化发展：加拿大卫生体系建设中的一项重要配套措施，就是全面推进医疗信息化。实行医疗信息化，可以进一步提高政府在公共事务和行政领域的管理能力，同时为政府决策提供依据。在高效的信息系统基础上，各种公共事务和非机密的行政过程信息可以在政府和公众之间充分交流，形成有效的沟通机制。在信息化过程中，各种相关的意见和政策的各种绩效指标能够透明公开，大大加强公共事务和行政过程中的民众参与和监督能力，促进政府部门之间、政府与公众之间的协调，最终为政策的顺利执行创造更为顺畅的环境。

目前，我国的医疗信息化建设尚处于起步阶段，可以借鉴加拿大等国家的经验，建立全国联网、互联互通的公立医院信息系统，以大幅度提高信息化程度和管理效能。

（3）卫生立法包含公益性目标：加拿大在卫生立法方面涵盖公平准则，体现了对弱势群体的保障，以确保公众享受医疗服务的公平性。对于当前中国致力于建设面向公益性的基本医疗制度的改革，也具有强烈的现实借鉴意义。

四、政策建议

根据对我国卫生政策法规历史演变的追溯和效果考察，结合国外一些成功经验，对我国建立国家新型预防医学与控制体系的卫生政策法规提出如下几点建议。

（一）做好顶层设计，完善卫生政策法规体系

近年来我国社会经济发展迅速，但卫生领域的立法工作却相对滞后于其他社会经济领域，制约着卫生事业的进一步改革和发展。我国目前的卫生政策法规较为分散、界定模糊，且缺少一部统领卫生事业的"母体法"。因此，必须做好顶层设计，加强卫生立法，加快出台能够指导其他政策法规施行的卫生基本法，并梳理现有的卫生政策法规，使得各个政策法规彼此界定清晰，再共同促进我国医疗卫生的产业化发展。

完善卫生立法具有重要意义。中国共产党第十八届中央委员会第四次全体会议提出，要形成完备的法律规范体系和严密的法治监督体系，这其中当然也包括卫生法规体系。卫生法规制度作为中国特色社会主义法制体系的一部分，它的进一步完善会促进整个社会法律体系的健全。因此，必须要以宪法为中心，根据变化着的实际及时调整卫生制度体系，废除不合理的卫生政策法规，修订不完善的政策法规，注入新的更加有效的政策法规制度，从而提升卫生领域的地位，加大人们对卫生政策法规的关注力度。

（二）找到合适条件和关键点，结合有效手段推动执行

从前述《母婴保健法》和《公约》的一正一反两个案例可以看出，卫生政策法规的成效需要找到合适的关键点，需要合适的手段或者条件，才能充分发挥政策法规应有的作用。

这个合适的手段或条件，包括人力、财力、物力、资源、技术等的投入。如《母婴保健法》施行后，国家给予高度重视，投入了大量的财政资金，并通过召开妇幼保健相关会议、开展各种有关母婴保健专项技术服务的活动、健全机制和组织、深化人员培训、出台相关配套性法律法规、进行各种项目和调查等一系列的措施，充分保障了《母婴保健法》的执行。反之，如果一部卫生法律法规得不到有效的人力、财物的资源投入，得不到强有力的相关执行举措，即使其内容再详细，也无法取得预期效果。因此，在卫生政策法规出台后，必须结合有效手段推动其执行，才能使其发挥相应的作用。

（三）变革疾病预防控制体系，增强其反应能力和服务与管理效率

组织结构是政策法规的具体体现。由于我国所面临的健康形势已经发生了重大变化，政策法规将做出重大调整，因而我国医疗预防体系将面临重大变革以适应新形势的需要。

这种组织体系变化可能会涉及现有行政体系、服务提供体系、服务组织模式体系等。

应通过组织体系的变化，将政策法规的意图充分贯彻执行，以最大限度地保障与提高居民健康水平。

鉴于我国疾病模式已经实现由急性传染病向慢性病的转变，环境、行为、生活方式等已经成为影响居民健康的主要因素，我国的疾病预防控制体系应该着重抓好两端建设：加强高端的研发，即鼓励开展医疗卫生领域的前瞻性研究，保证新技术与新机制服务于国民健康增进；同时增强个性化健康服务与行为方式指引，个性化服务将成为未来预防医学体系变化的方向，而中间层次则可以利用现代信息技术手段加以弥补。通过这种变革可以减少疾病预防控制体系的层级，增强管理效率。

（四）协调多部门机构，建立有效医疗卫生技术创新机制

由于疾病和健康的影响因素是多元的，因此一个完备的卫生法规体系的建设和政策法规的有效执行不仅仅是卫生部门一家的事情，而是需要多部门进行有效的合作和协调，从而减少扯皮与推诿现象，提高制度运行效率。

创新是促进健康事业发展的不竭动力。国家需要建立有效的医疗卫生技术创新机制，以促进更多的技术与产品服务于国民健康水平的增进；并充分发挥人才的作用，以促进更多对现有卫生政策法规出谋划策者的涌现，为国家制定进一步法规政策提供更多思路。

（五）立足本国实际，选择性对国外经验进行借鉴

由于国外有些国家的卫生体系建立较为完备，形成了较为丰富的经验，因此在我国卫生政策法规的改革完善中，可以参考和借鉴国外的卫生改革模式，总结其政策法规出台的成功经验和失败教训，这对于推进我国的卫生领域法制建设有很大的启示作用。

同时，应该认识到，虽然卫生政策法规的建立和调整在不同地区和国家有着共性，但更多的是自身的个性。何时应该出台哪项卫生制度，需不需要废除某项卫生政策，要不要调整一些现有卫生法规，这些内容都和国家特有的社会经济发展情况、卫生体系现况等有紧密的联系，需要结合自身的发展阶段和特点进行确定。而且每个国家原有的卫生法规政策基础和背景也完全不同，没有哪一个国家的卫生政策法规模式是可以现抄现搬、直接套用的。这就要求我们在客观借鉴其他国家卫生领域经验时，必须深刻剖析其发展轨迹和时代背景，并认清我国的实际情况，从而更好地保持卫生领域改革和制度建设的总体方向。

专题组成员

梁　鸿　复旦大学
郭有德　复旦大学
张璐璐　复旦大学

参 考 文 献

蔡亚平，2001. 我国近 40 年来死因构成的变迁及预防对策的思考. 南华大学学报（医学版），29（6）：605-609.

楚安娜，许迎喜，吕全军，等，2013.公共卫生政策理论研究进展.公共卫生与预防医学，24（5）：64-67.

甘甜，毛宗福，王全，等，2012.中美两国控烟政策实施及效果比较.公共卫生与预防医学，23（1）：62-65.

郭策，2012.我国慢性非传染性疾病现状与社区卫生服务.现代预防医学，39（3）：607-610.

郭有德，2011.加拿大的卫生政策及其对中国卫生改革的借鉴.北京航空航天大学学报（社会科学版），24（2）：4-8.

郝模，2005.卫生政策学.北京：人民卫生出版社.

何国忠，2006.中国卫生政策评价研究.武汉：华中科技大学.

胡素芬，2006.传染病流行的新态势.职业与健康，22（17）：1373-1373.

李鸿斌，顾建明，丁燕，等，2011.改革开放以来我国妇幼卫生政策回顾与分析.中国卫生政策研究，4（10）：48-54.

李秋萌，2011.我国控烟五年基本宣告失败.健康天地，3：6-8.

李云霞，姜垣，杨焱，等，2008.中国公共场所禁止吸烟法规现状分析.环境与健康杂志，24（4）：221-223.

梁娟，李维敏，王艳萍，等，2003.1996～2000年全国孕产妇死亡率变化趋势分析.中华妇产科杂志，38（5）：257-260.

刘运国，2007.初级卫生保健的内涵及其在我国的发展回顾.中国卫生经济，26（7）：11-15.

陆伟，2015.结核病 人类头号传染病杀手.江苏卫生保健：江苏卫生保健，11：8-9.

宋莉，2009.1950 四大方针 领航卫生40年.中国医院院长，19：16-20.

谭晓东，彭曌，2005.预防医学、公共卫生学科概念探讨.中国公共卫生，21（1）：121.

王晓锋，龚鹤琴，2003.从美国的控烟经验看我国的控烟工作和今后控烟工作的重点.学术探索，s1：63-65.

王子灿，2015.干细胞专利与科学的不确定性.武汉大学学报：哲学社会科学版，2：80-85.

吴孟超，1991.坚持卫生工作方针 提高人民健康水平.医学与哲学，10：3-5.

吴楠，2010.对我国控烟立法的反思与重构.成都：西南交通大学.

许涛，杨波，裴娜娜，等，2008.法国卫生与社会保障制度与欧盟公共卫生政策.昆明医学院学报，29(z1)：286-290.

岳经纶，陈泽涛，2008.不情愿的控烟运动：中国控烟政策的发展及其局限.公共管理研究，137-150.

张贻厚，2008.我国卫生行政执法存在的问题与对策.湖南行政学院学报，5：46-48.

赵增连，陈志锋，林祥梅，2009.我国食品安全法与相关制度研究.食品科学，30（23）：512-515.

钟钟，2008.禁烟运动在美国.检察风云，11：44-45.

Baker EL，Melton RJ，Stange PV，et al，1994. Health Reform and the Health of the Public：Forging Community Health Partnerships. JAMA，272（16）：1276-1282.

Bennett B，Gostin L，Magnusson R，et al，2009. Health governance：law，regulation and policy. Public Health，123（3）：207-212.

Holsinger JW，赵莉，李蕊，等，2011.公共卫生与预防医学概念辨析.现代预防医学，38（15）：3005-3006.

Winslow CE，1920. The Untilled Fields of Public Health. Science，51（1306）：23-33.

附录 确定重大疾病和公共卫生问题方法

邵瑞太 武阳丰 张 娟 徐建国

选择和确定重大疾病和重要的公共卫生问题是过去几十年来在卫生决策中一个重要的领域和方法。最初是卫生计划人员和决策者发现即使具有相似的社会经济发展水平、卫生资源和条件、人口结构和疾病模式，有些国家和地区的健康状况也会好于另外一些国家和地区。经过深入研究认识到凡是做得比较好的国家和地区，都是将有限的卫生资源用于重要的疾病和卫生问题，从而产生了比较好的健康效果。后来面临资源分布不均衡、人口增长、人口老龄化及疾病伤残流行压力的不断加大，社区居民期望医疗卫生服务的可及性和国家社会卫生资源的可获得性之间的差距在不断扩大，医疗卫生服务质量、效率不高，效益/成本不理想，医疗费用价格不断上涨，国家、社会的卫生资源紧缺和配置不合理，居民生存质量还存在种种问题。在这种大环境下，很多国家为了促进本国经济、社会和谐平稳发展，都在着力研究疾病伤残负担问题，希望找到合理的疾病伤残负担评价的有效方法，指导政府、社会在卫生均衡性方面有能力科学作为，缓和或减轻疾病伤残负担对国家、社会发展的影响。

在认识、确定重大疾病的过程中，参考了衡量人群健康的新方法和指标，如伤残调整生命年、健康生命年及选择最佳成本效益干预措施等，产生了一系列实用、简单的确定优先重大疾病的方法和途径。其中最为著名、影响最大的是20世纪90年代初发表的《发展中国家疾病控制优先项目》，到2017年已经更新到了第三版，不仅对筛选重大疾病的方法学不断完善提出了一系列重要疾病，也讨论了针对这些疾病的干预措施和评估方法、卫生系统应对能力的评估等。同时，也认识到需要兼顾人群重大疾病预防控制与个体的疾病诊断治疗，协调公共卫生政策和临床医疗服务之间的均衡发展等问题。通过采用这些有效的卫生管理方法对使用有限的卫生资源、促进人群健康可发挥积极的促进作用。

对于我国这样人口众多、幅员辽阔、管理层次多、发展不平衡、面临传染病和非传染病双重负担、具有同贫穷和富裕相关的疾病并存的国家，影响妇幼和老年人等脆弱人群的重要疾病仍然没有得到完全控制，难以在国家层面将所有疾病和健康问题全面预防控制，应参照国际上通行的确定重大疾病的方法，根据疾病对生命和健康、经济和社会发展及卫生安全等指标，确定国家必须重点控制的重大疾病和卫生问题，实施有效的干预措施进行预防控制。这也是中国工程院将确定优先控制的重大疾病和公共卫生问题作为课题之一的主要背景和原因。

本次研究根据总课题赋予的任务和要求，参考国内外在确定重大疾病和重要公共卫生问题方面通用的标准和定量、定性方法，确定了20个重大疾病和重要的公共卫生问题，建议作为我国未来一个时期疾病控制和公共卫生的目标及重要任务。

一、研究范围和路线

（一）研究范围

根据总课题任务安排要求，本课题的主要任务是确定"优先需要控制的重大疾病"，然而，重大疾病并不独立于人群和社会环境之外，而是与人群的不健康生活方式、行为危险因素和社会环境密切相关。因此，在研究人群重大疾病时，不能忽略有些不健康的精神心理状况和异常的身体生理生化指标，以及还未呈现的疾病状态，如血糖升高、血压升高等。因为从预防控制疾病的角度，树立健康生活方式、控制危险因素和建立一个健康的社会环境比治疗疾病本身更为重要。同时，也考虑到公共卫生不仅是关注疾病，也关注脆弱人群的健康，因为他们的健康反映一个国家卫生系统的敏感性和公正性。因此，影响公共卫生的政策和人才多为研究内容之一。

本课题在确定研究范围时考虑以下几方面的疾病问题、脆弱人群的健康问题和重要场所的卫生问题。

（1）主要疾病：对人群健康有重大影响的传染病、非传染病。

（2）不健康生活方式和行为危险因素：主要有吸烟、缺乏体力运动、不健康饮食、过量饮酒等。

（3）伤害：包括交通事故、跌落、溺水、暴力造成的意外伤亡等。

（4）脆弱人群：妇女、儿童和老年人有关的疾病和健康问题。

（5）重要场所：营养、职业、环境和学校卫生。

（6）对疾病控制有重要影响的公共卫生政策和预防医学人才培养等。

（二）研究路线、进程和结果

本研究从启动到完结经历了三个阶段（附图1）：启动课题、各专题实施研究和总结报告阶段。

二、疾病优先的基本标准和指标

本课题在确定重大疾病时考虑到疾病和公共卫生问题对人群健康危害及对个人、家庭和社会的经济影响与负担，公众和专家对疾病危害的认知，以及是否存在符合成本效益的干预措施效果等。

（一）疾病和卫生问题对人群健康的危害程度：主要指标有死亡率、发病率等

1. 死亡率、发病率

传统上反映人群健康状况的指标有死亡率（包括标化年龄死亡率、疾病死亡专率等）、发病率和患病率、婴儿死亡率、5岁以下儿童死亡率、孕产妇死亡率、平均期望寿命等。

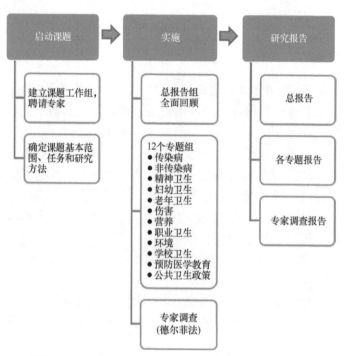

附图 1 "重大疾病和公共卫生问题"研究路线和过程

毫无疑问，死亡率和发病率等指标仍然是确定一些疾病对人群健康的影响和在公共卫生学地位的重要指标，往往用死因顺位，尤其是前 10 位死因作为疾病影响人群疾病模式变化、衡量疾病重要性的一个重要指标。附表 1 是 2012 年中国居民的前 10 位死因顺位，可以从客观上反映主要疾病对人群死亡的影响。而婴儿死亡率、5 岁以下儿童死亡率、孕产妇死亡率曾经作为衡量疾病的严重程度、卫生系统的敏感性指标而广泛使用，并发挥重要作用。考虑到我国这几个指标发生了显著改善，达到发展中国家的前列，接近发达国家，作为衡量重大疾病和重要的公共卫生问题敏感性比较低，所以在本次研究中作为参考指标。平均期望寿命与下面要讨论的平均期望健康寿命一并讨论。

附表 1 2012 年中国居民死因顺位

顺位	死因	死亡人数（1/10 万）	死亡率（%）
1	脑卒中	233	23.7
2	缺血性心脏病	151	15.3
3	慢性阻塞性肺疾病	101	10.3
4	气管癌、支气管癌和肺癌	59	6.1
5	肝癌	38	3.9
6	胃癌	32	3.3
7	道路交通伤害	28	2.8
8	高血压心脏病	25	2.5
9	糖尿病	23	2.3
10	下呼吸道感染	21	2.1

2. 主要危险因素流行现状与趋势

如上所述,疾病的形成与人群的不健康生活方式、行为危险因素及社会环境密切相关。因此,研究与疾病相关因素对于了解这些危险因素发展趋势及掌握疾病发展的规律非常重要。附表 2 是 1990 年和 2010 年我国主要危险因素的变化趋势。

附表 2　1990 年和 2010 年中国主要危险因素对死亡的影响

危险因素	1990(%)	2010(%)
吸烟	12.75	16.44
饮酒	4.40	4.62
高血压	16.60	24.60
超重和肥胖	1.67	4.37
高盐	7.06	10.18
缺乏身体运动	无资料	10.18

资料来源:卫生测量和评价研究所,华盛顿大学,2013.

(二)疾病负担——疾病和卫生问题对生命健康、经济和社会综合影响程度

在评估人群的健康方面,虽然疾病死亡率和发病率仍然是衡量人群健康的重要指标,但随着人群平均期望寿命的延长,慢性病增加产生的失能、早逝引起了越来越多的关注和讨论,可靠、有效和可比较的非致命性健康结果衡量同准确衡量死亡率和死亡原因一样至关重要。在衡量疾病对人群生存的压力、对社会经济发展的影响方面引入了一个新的研究领域——疾病负担(burden of disease)。

1. 疾病负担

疾病负担研究自 20 世纪 80 年代初启动以来,在各类疾病、损伤和危险因素对人群健康的影响方面,取得了一系列颇具影响力的结果。这项研究的一个重要贡献是将伤残调整生命年(disability adjusted life year,DALY)、健康期望寿命(healthy life expectancy,HALE)等确定为量化因早逝或健康受损的情况下生活而造成的健康生命损失的新指标。DALY 是由疾病死亡和疾病伤残而损失的健康生命年的综合测量。计算给定人群的 DALY,就是将该人群的死亡损失寿命年(YLL)和伤残损失寿命年(YLD)进行综合计算,再以生命年的年龄相对值(年龄权数)和时间相对值[贴现率(discounting rate)]作加权调整。HALE 是一个综合考虑了死亡和伤残的人群健康综合评价指标,是以寿命表为基础,根据一套完整的健康状态表及各健康状态相应的权重,计算而得到的完全健康(或等价完全健康)期望寿命。

若要以同一方式来考虑两类结果,DALY 需要不同疾病和损伤造成的各类非致命性后果附带的一组权重数值。卫生决策者、卫生经济专家、临床工作者和公共卫生工作者面对病伤负担要探索以下几方面问题:①选择对人群健康有重大影响的疾病和问题;②从卫生服务需要出发,深入研究病伤的流行状况和病伤经济负担;③卫生资源配置的可得性和均衡性;④卫生保健政策制度环境是否适合社区居民基本卫生需求和可及性要求;⑤病伤防治技术的成本、效果、效益、效用评估。

2. 疾病和卫生问题引起的经济和社会负担

（1）疾病的经济负担：如上所述，疾病不仅对生命和健康有重大影响，而且间接给个人、家庭、社会带来压力，其中一个就是经济负担。疾病经济负担是指由于疾病、失能（残疾）和早死给患者、家庭和社会带来的经济损失，以及为了防治疾病而消耗的卫生经济资源，它针对人群由疾病所引起的经济耗费或经济损失进行测算和分析，从而从经济层面上研究或比较不同疾病对人群健康的影响。按照疾病对社会与人群的经济影响分成直接经济负担、间接经济负担和无形经济负担。直接经济负担是指直接用于预防和治疗疾病的总费用，包括个人、家庭和社会用于疾病和伤害预防、诊治及康复过程中直接消耗的各种费用，具体包括卫生机构提供卫生服务的费用，如预防投资费、急救费、门诊诊治费、住院费、医药费、卫生技术劳务费、家庭病床治疗与护理费用等，还包括在接受卫生服务过程中患者及陪护人员所支付的其他费用，如营养费、交通费、差旅费及用来克服疾病而购置的各种康复器具等非处方费用；若因伤害死亡则还有尸体处理费、丧葬费及其他费用等。间接经济负担指由于发病、伤残（失能）和过早死亡给患者本人和社会所带来的经济损失，它是疾病经济负担的一个重要组成部分。无形经济负担也称无形损失，是指患者及亲友因疾病和伤害给家庭和本人造成的痛苦、悲哀与不便所带来的生活质量的下降或由疾病而引起的相关疾病所带来的其他成本花费。

我国在疾病经济负担这个领域进行了一些研究，对于初步认识某些疾病经济负担对个人、家庭和社会带来的影响有了初步认识，但是还未对大多数主要疾病的经济负担进行全面综合的研究，影响疾病经济负担因素的研究也不多，因为本次确定重大疾病无法更好地从疾病经济负担方面确定疾病对于个人、家庭、社会的重要性，因而不能不说是本次确定重大疾病的一个遗憾。但是专家们根据他们的知识和经验在讨论和调查方面提供了一些帮助，提示以后仍然需要在这个领域加大研究力度，提出更为可靠的研究结果，以便使卫生决策更为准确。

（2）疾病的社会负担：是考虑疾病危害的另外一个问题。DALY 虽然在评估人群疾病负担方面有很大进步，但仍然是相对比较狭义的概念，因为疾病和患者不是对立于社会之外的，疾病负担还应包括患者周围支持环境中的负担情况，尤其在疾病模式发生转变的今天，越来越多的慢性病患者需要家庭和社会的照料和支持，疾病的社会负担问题日益突出，这点对于未来的社会组织结构和卫生系统的应对能力是一个极大的挑战。我国迄今为止关于疾病的社会负担仅有一些零星报告，这也是今后需要加大研究力度的一个领域。虽然有些疾病发病率很高，如流感每年发病率远远大于脑卒中，但是如果考虑疾病本身带来的社会负担，差别却很大，比如脑卒中患者不仅需要昂贵的医疗技术和治疗，由于长期生活不能自理，还需要专人陪护和照顾，由此带来的家庭和社会负担很大。

3. 符合成本效益的疾病控制干预措施

疾病控制有效措施是指对影响健康的不良行为、不良生活方式及习惯等危险因素，以及导致的不良健康状态进行综合处置的医疗卫生措施与手段，包括健康咨询与健康教育、营养与运动干预、心理与精神干预、健康风险控制与管理和就医治疗、咨询指导等。

干预措施分为个体干预、群体干预、临床干预、药物干预、行为干预、心理干预、生活方式干预、综合干预等。世界卫生组织对慢性病的干预简单归纳起来为两类：群体干预和个体干预。群体干预的目标是要减轻慢性病对个人和社会的危害及影响，采取综合干预，协调所有有关部门，包括卫生、财政、交通运输、教育、农业、计划及其他部门共同努力，减少与非传染病有关的危险，并促进其采取防控措施。个体干预措施是早期发现、筛查和治疗这些疾病，并为有需要者提供姑息治疗。可以通过初级卫生保健方针来实施具有高影响力的非传染病基本干预措施，以促进早期发现和及时治疗。证据表明，这类干预措施是极好的经济投资，因为如果能及早向患者提供这些措施，可以减少对更昂贵治疗的需要。

提倡实施符合成本效益的干预措施的意义：首先，通过实施这些措施能够有效控制影响健康的危险因素，降低疾病发生风险，对一般人群的健康干预能够充分发挥一级预防的作用，从而有效预防和控制疾病。世界卫生组织研究报告表明：人类 1/2 的疾病可以通过预防保健避免，1/2 的疾病通过早期发现可以得到有效控制，1/3 的疾病通过积极有效的医患沟通能够提高治疗效果。其次，对人群中患者群体的早期干预可以有效控制病情进展和并发症的出现。美国的健康管理经验证明，通过有效的主动预防与干预，健康管理服务的参加者按照医嘱定期服药的概率提高了 50%，医生能开出更为有效的药物与治疗方法的概率提高了 60%，从而使健康管理服务对象的综合风险降低了 50%。最后，通过对一般人群和患者群体的健康干预，可以明显减少医疗费用和降低健康损失。数据证实，在健康管理方面投入 1 元，相当于减少 3 ～ 6 元医疗费用的开销。如果加上劳动生产率提高的回报，实际效益可达到投入的 8 倍。

4. 专家、公众和政府管理者对于疾病重要性的认知程度

卫生专家、公共政策专业人员和公众对疾病危害的认知不仅是疾病优先选定的重要方面，而且也在各方面影响卫生政策的制定和实施。由于以上各类人员所处地位、责任、能力等的差别，导致其对于疾病重要性认识存在差别，这是很难达成共识的一个领域。

本次研究不仅依靠专家的意见，也请卫生行政部门介绍了全局安排和卫生政策，做到了专家和政府部门的良好沟通。同时也考虑了广大公众的主要关注，特别是长期以来形成的习惯认识。

三、确定重大疾病和重要公共卫生问题的主要方法

重大疾病和重要公共卫生问题研究既需要收集疾病的客观数据，也要收集公众和卫生管理人员对疾病认知的状况，还要针对选出来的重要卫生问题提出具有可操作性的干预措施。本次研究使用定量和定性相结合的方法，确定重大疾病和重要的公共卫生问题。定量方法主要是收集死亡率、发病率、疾病对于社会经济影响等方面的数据以确定疾病流行对人群健康影响的严重程度、经济影响等；定性方法主要是考虑目前有些数据不完善，还需要专家集体智慧综合全面衡量疾病的危害和影响，以及干预措施的可行性和效果等，采用专家会议讨论和专家调查方法等确定重大疾病。下面介绍本专题的主要研究方法。

（一）文献综述

确定重大疾病和公共卫生问题，首先是需要全面回顾疾病的死亡率、发病率、伤残调整生命年、健康期望寿命等方面的资料，以及多年疾病控制的历程和历史经验。每个专题都全面回顾了各个领域的现状和历史发展变化，是一次全面回顾历史、总结经验、分析现状的过程。

（二）统计分析调查资料

为了解人群疾病流行现状和趋势，不仅收集了有关卫生统计方面的资料，包括死亡率、发病率、病死率及人口学资料，统计分析死亡率、发病率的现状和发展趋势，以及卫生资源的资料，包括卫生人力、卫生经费资料等；还收集了卫生部门以外的资料，包括社会经济发展方面的资料，而后是讨论重大疾病必须要考虑的外部环境。这些资料为全面分析我国面临的疾病和公共卫生问题提供了良好的条件并打下了坚实的基础。

（三）专家会议评议法

组织各方面有代表性的专家开会，集思广益，集中专家们智慧、知识和经验，研究探讨确定重要的疾病和公共卫生问题。本课题先后三次会议分别邀请近百位来自医学研究、教育、临床和公共卫生、卫生信息的专家和政府部门的管理人员一起分析形势，听取各个专题的报告，讨论当前和今后一个时期面临的主要任务和调整，探讨应对措施和建议。然而，这个方法存在一些缺陷，因为没有定量研究作为辅助工具，会议讨论容易被具有重要影响的领导、著名专家影响，重要性无法量化评论，疾病之间也无法互相比较，不容易达成共识，易产生偏性结果。

（四）专家评分法

由于专家会议讨论存在一定不足，所以引用了专家评分法，将定性问题定量化进行评估。具体方法就是将疾病对健康、个人、家庭的负担、社会和经济影响按照十分重要、比较重要、重要、不重要、很不重要等类别给分，请专家们根据他们的认知进行评分，然后汇总讨论，最后达成一致。这个方法的好处是将定性问题定量化，也避免主要专家主导会议，结果相对可信。

附表 3 是一个评估卫生干预措施可实施性的案例，这个案例讨论了影响主要危险因素干预措施可实施性的技术、政治、文化、财政和法律的可实施程度。专家们根据他们的知识和经验对每个干预措施的可行性给出评分，最后得出每个干预措施的总评分，作为可实施性的依据。

同时这个方法也有一定的缺陷：第一，实施困难，很难同时把很多专家请到一个地方开会讨论；第二，无法给专家们留出一定的时间考虑和研究，尤其是对大型的宏观专题研究，这个缺陷很明显。因此，本次使用了更为便捷的调查方法——专家书面调查法。

附表 3 专业人员评估干预措施实施可行性表

干预措施选项	可行性					总评分
	技术（20%）	政治（20%）	文化（20%）	财政（20%）	法律（20%）	
1 烟草使用						
1.1 实施 WHO FCTC	3	3	3	3	2	2.8
1.2 增加烟草税收	4	4	2	4	3	3.4
1.3 无烟环境	2	3	2	3	4	2.8
1.4 限制烟草广告	4	3	4	4	3	3.6
2 有害饮酒						
2.1 增加含酒精饮料税收	2	4	4	2	4	3.2
2.2 预防和治疗	4	2	2	4	2	2.8
2.3 限制酒后驾驶	3	4	3	3	4	3.4
2.4 监督和监测	2	3	4	2	3	2.8
3 不健康饮食和缺乏身体运动						
3.1 增加蔬菜和水果摄入	2	4	4	3	4	3.5
3.2 志愿改良食品配方	2	4	2	2	5	3.2
3.5 公众认知宣传	4	2	2	2	2	2.4
3.4 营养标签	4	2	2	2	5	3.0
3.5 替代反式脂肪酸	3	3	4	3	3	3.2
3.6 替代饱和脂肪酸	3	2	3	3	2	2.6
3.7 安全运动环境	2	4	4	2	3	3

注：评分从 1 ～ 5 分；5= 十分重要，4= 比较重要，3= 一般，2= 不重要，1= 很不重要。FCTC，《烟草控制框架公约》.

（五）专家调查法

专家调查法可以选择各个领域的专家同时进行问卷调查或者电话调查，也可以给专家们更多时间思考和研究，既弥补了上述方法的缺陷，又容易组织实施和量化评估健康问题。其中，运用最广最多的是德尔菲法，就是采用通信方式分别将所需解决的问题单独发送到各个专家手中，征询意见，然后回收汇总全部专家的意见，并整理出综合意见。随后将该综合意见和预测问题再分别反馈给专家，再次征询意见，各专家依据综合意见修改自己原有的意见，然后再汇总。这样多次反复，逐步取得比较一致的预测结果的决策方法。它的目的是在信息收集过程中，通过多位专家独立的反复主观判断，获得相对客观的信息、意见和见解。附表 5 是本次专题研究通过德尔菲调查法得到的中国今后一个时期重大疾病和公共卫生问题评估建议。

经过两轮的书面调查，专家提出今后一个时期我国应当重视的重大疾病和重要公共卫生问题如下：糖尿病，高血压，冠心病，心肌梗死，空气污染，肺癌，脑卒中，吸烟，病毒性肝炎，水污染，艾滋病，新发突发传染病，肝癌，老年痴呆，不健康饮食（高盐、高脂、少蔬菜水果等），抑郁症，道路交通伤害，农药、激素及抗生素等残留，超重与肥胖，乳腺癌及肺结核。

四、资料收集方法小结

本次研究根据确定重大疾病的标准，结合定量和定性研究方法（附表 4），确定今后一个时期我国应当关注和加强预防控制的重大疾病和重要公共卫生问题。

附表 4 重大疾病研究领域、方法、指标一览表

领域	范围和内容	参考指标	资料收集方法
1 疾病对人群健康的危害	1.1 疾病和公共卫生问题的现状与趋势对健康的危害	·年龄标化死亡率和疾病死亡专率 ·死因顺位 ·发病率和患病率 ·平均期望寿命	·参考卫生统计资料
2 疾病对人群健康的危害和引起的经济、社会负担	2.1 疾病造成人群死亡、伤残失能	·伤残调整生命年（DALY） ·健康期望寿命（HALE）	·参考卫生统计资料 ·专题研究 DALY 和 HALE 等
	2.2 疾病引起直接、间接的个人、家庭和社会经济负担	·平均疾病直接经济损失 ·平均疾病间接经济损失	·参考国家卫生统计资料、社会经济发展报告 ·专题研究疾病的社会负担
	2.3 疾病引起的社会负担		·参考国家卫生统计资料、社会经济发展报告 ·专题研究疾病的社会负担
3 干预措施 是否存在符合成本效益、可负担得起并具有可实施性的干预措施	3.1 人群干预措施及投资评估	·法律、法规 ·经济措施 ·卫生技术服务 ·宣传教育 ·部门合作	·根据现有的成本效益方法评估干预措施的效果和成本
	3.2 个体干预措施及投入需要评估	·法律、法规 ·经济措施 ·卫生技术服务 ·宣传教育 ·部门合作	·根据现有的成本效益方法评估干预措施的效果和成本
4 疾病和公共卫生问题对健康和社会危害的全面评估	4.1 专家根据疾病的严重程度和经济社会负担、干预措施及效果、可接受程度等全面综合衡量，对疾病进行优先排位	·专家调查表	·专家会议评议 ·专业人员评分评估 ·问卷调查（德尔菲法） ·公众意见网络评估 ·其他方法

附表 5 是比较各种标准和方法综合评价疾病的重要性，即专家评价得到的前 20 位重大疾病和重要公共卫生问题，与疾病的死因顺位前 20 位及疾病负担前 20 位的重要疾病。

附表 5　比较本研究提出的 20 项可预防重大健康问题与我国前 20 位死因，伤残调整生命年（DALY）损失前 20 位病因的位次

排序	20 项可预防重大健康问题	前 20 位死因		伤残调整生命年损失前 20 位病因	
		死因	年龄标化后的死亡率（/10 万）[#]	病因	年龄标化后的伤残调整生命年率（/10 万）[&]
1	糖尿病	脑血管病（卒中）	157.29	脑血管病（卒中）	2101.5
2	高血压	缺血性心脏病（冠心病/心肌梗死）	115.89	缺血性心脏病（冠心病/心肌梗死）	1242.5
3	冠心病 / 心肌梗死	慢性阻塞性肺疾病[*]	79.44	慢性阻塞性肺疾病[*]	1190.6
4	空气污染	肺癌	40.41	道路交通伤害	1050.3
5	肺癌	肝癌	24.60	下背痛[*]	1028.5
6	脑卒中	胃癌[*]	23.55	肺癌	760.4
7	吸烟	道路交通伤害	21.11	肝癌	659.7
8	病毒性肝炎	老年痴呆	20.91	抑郁症	649.8
9	水污染	高血压	20.47	糖尿病	531.8
10	艾滋病	下呼吸道感染[*]	19.08	跌倒[*]	494.4
11	新发突发传染病	食管癌[*]	14.63	颈部疼痛[*]	465.6
12	肝癌	慢性肾病[*]	12.16	下呼吸道感染[*]	464.7
13	老年痴呆	结直肠癌[*]	11.07	胃癌[*]	444.8
14	不健康饮食（高盐、高脂、少蔬菜水果等）	糖尿病	10.25	皮肤和皮下疾病[*]	442.0
15	抑郁症	自残[*]	9.15	先天性异常[*]	414.1
16	道路交通伤害	跌倒[*]	8.52	感官疾病[*]	412.5
17	农药、激素及抗生素等残留	间质性肺病和肺结节病[*]	7.22	自残[*]	408.3
18	超重与肥胖	先天性异常[*]	6.12	其他肌肉骨骼疾病[*]	395.6
19	乳腺癌	风湿性心脏病[*]	5.71	新生儿脑病（窒息/产伤）[*]	333.6
20	肺结核	溺死[*]	5.32	溺死[*]	315.6

＊ 本研究提出的 20 项可预防重大健康问题以外的健康问题。

资料来源：GBD 2013 Mortality and Causes of Death Collaborators, 2015.Global, regional, and national age-sex specific all-cause and cause-specific mortality for 240 causes of death, 1990-2013: a systematic analysis for the Global Burden of Disease Study 2013. Lancet, 385（9963）: 117-171.

& 资料来源：2010 年全球疾病负担研究.

五、讨论

医疗卫生领域的一个基本矛盾就是有限的卫生资源与无限的公众医疗卫生需求之间的矛盾。因此，在使用卫生资源时，必须确定一个基本原则，就是一定要合理选择医疗卫生的干预重点和干预方式，使有限的卫生资源发挥最大的公众健康效益。这不仅直接

关系到医疗卫生投入的宏观绩效，也关系到社会公平问题。需要建立合理标准，使用正确方法，集思广益、群策群力选择重要卫生问题和实施符合成本效益干预措施。

（一）确定重大疾病并实施相应的政策措施符合国民健康和社会经济发展的长期利益

凡是投资都要考虑收益，在医学卫生领域也不例外。在卫生资源非常有限的大前提下，首先需要明确解决的原则性问题是卫生资源如何在社会成员之间进行分配。很显然，把有限的资源按照均等化方式在不同社会成员或者在所有的疾病之间进行分配，对所有疾病进行预防和控制或者对所有人提供均等化的、有限水平的保障，理论上可行，但基本无法操作，而且也无法达到最佳的保护大多数人健康效果的目的。合理的选择只能是优先确定最主要、最重要及有预防、控制和治疗手段而且效果好、成本可负担得起、接受性强的疾病及其干预措施。在此基础上，再尽可能满足更多的疾病预防控制需求。尽管这种选择也有其不足，但毕竟可以在较大程度上实现对全体公民健康权利的保护，大大提高公共卫生服务的公平性，而且也便于操作。因此，在有限资源的情况下，只有优先满足所有人的基本医疗卫生需求，才能充分避免医疗卫生资源分配不公，做到这一点，就能够大致确保医疗卫生事业的公平性，有利于社会稳定，有利于社会环境改善和经济增长，从卫生投入宏观效果看，也有利于降低全社会疾病负担，减少疾病带来的经济损失，有利于提高人口素质，强化国家竞争能力。

（二）确定重大疾病需要全面综合的客观评价标准和适当方法

确定重大疾病是一个艰难的过程，需要各方针对目的、目标，达成一致意见，并一致认可重大疾病的选择标准和过程。本课题根据我国数十年的历史经验和国际上通用的标准和指标，利用了目前我们能够使用的最新研究成果和实践经验。然而，由于有些标准和指标还相对较新，如疾病的经济负担和社会负担，国际有过很多研究，但是我国的研究还不多，更多依赖专家们的知识和经验。今后应当鼓励更多的研究和案例分析，为以后的类似工作提供疾病材料，使得确定重大疾病更为科学和可信。

（三）重大疾病和选择干预措施的区别

应当指出，选择重大疾病和选择每个重大疾病的干预措施过程是相辅相成、互相支持的。选择符合成本效益的干预措施是选择重大疾病的基础和标准之一，没有符合成本效益的干预措施的疾病难以作为重大疾病，而确定重大疾病也促进干预措施的实施和进一步优化和选择。课题组注意到，虽然有些疾病被选为重大疾病，如肝癌和肺癌，但更重要的是从预防的角度采取措施，由于临床筛查和治疗效果不好，可以试点选择适宜技术和有效治疗，不宜投入太多的资源。因此，在具体组织实施预防控制和医疗卫生服务时，仍然要谨慎选择预防干预措施，避免尽管重大疾病选择得当，但是具体干预措施选择不当而造成卫生资源浪费。

选择医疗卫生干预重点和重要干预措施意义重大，但依靠公众和医疗服务提供者自主选择，无论是从个体选择，还是社会群体的共同行动等均无法自发达到合理选择和最佳结果。从公众角度看，在疾病预防方面始终处于被动地位，同时，由于对生命的无止境追求加上医疗卫生知识的不足，一旦发生疾病，通常会利用一切资源及手段进行治疗，花费巨大而健康效果有限。如果有第三方付费，卫生资源消耗将更大。在服务提供者方面，出于职业追求，医生通常会更多考虑个体治疗结果，导致"只见树木不见森林"，而很难从全社会角度考虑卫生资源的投入和使用效率。更重要的是，如果医生自身的经济利益与服务直接相联系，其必然进行逆向选择。因为投入低而健康结果好的公共卫生服务，以及价格低廉、技术成熟的治疗服务很难获得丰厚回报，相反，对各种疑难杂症使用高端技术治疗则大多可以获得很高利润。因此，必须通过宏观政策促进建立健康的社会环境和支持促进健康生活方式、有效利用卫生资源，实施符合成本效益的干预措施，实现合理干预目标及既定投入下全社会健康结果最大化。因此，选择符合成本效益的干预措施至关重要。

（四）卫生决策者、专业人员和公众对于重大疾病的认识不同

值得指出的是往往专家评估的结论与公众的调查结果相差很大。有学者曾经做过一个危险因素对人群健康的危害调查，专家调查结果排在前三位的有烟草使用、交通安全，而公众调查结果第一位是核电站事故导致泄露，第二位是战争，第三位是地震。做这个调查的背景是当时苏联刚发生过切尔诺贝利核电站事故，新闻媒体的大肆宣传在公众引起强大震撼，对于战争和地震的报道使公众好像身临其境，危险就在眼前，殊不知上面提到的危险他们可能一辈子都不会有，比如美国中部根本没有核电站，生活在这里的人怎么可能受到核泄漏的危害？但是他们对日常生活中的危险因素对于健康造成的实实在在的危害却习以为常。还有，很多人一辈子会遇到交通事故的概率远远大于战争和地震，但是战争和地震仍然是他们心中的阴影，而不是注意每天的交通安全。卫生决策者对于重大疾病判断也会有不同的考虑，如癌症筛查，理论上针对一些发病率比较低、筛查费用比较高，即使筛查出来目前医疗技术也得不到根本救治的癌症，原则上不宜开展大规模的筛查，但是出于公众压力必须开展一些筛查，如肝癌的筛查就是典型的案例。

（五）总体推进和突出重点

每个疾病对于罹患该病的患者来说都是重要的，都需要积极治疗和关注，不存在个体水平上的某个疾病重要与否。然而，仅仅要关注某个具体疾病，如同只看见局部、未看见全体，不得全貌。从公众健康的角度，更要关注一个人群的多见病、多发病。仅仅关注一个个体的疾病，如同盲人摸象，无法掌握大象的全貌，无法做出总体评估。英国著名帝国理工学院医学院 Jeffery Rose 教授在他的名著《个体发病与人群发病》中指出，个体发病原因可能千差万别，但是一个群体发生很多同样的疾病，一定有共同的原因，这时在个体水平上是看不出这个群体疾病的原因的。同样，如果仅仅是忽略个体差异，不进行对症治疗，也无法解决个人的健康问题。我们需要站在个体和群体的两个立场上讨论问题，看似矛盾，实际上各有自己的视角和需要解决的实际问题，二者其实是存在内在联系的。个体基础上的治疗关注和效果，是为了一个个体的健康，考虑一个个体的个人经历和行为，需要明确的诊断、诊断性的治疗和观察、追踪和评估，然而精确的个

体诊断和治疗难以体察和其他人之间的共性；而在群体的角度上探讨问题，如果在一个时期、一个地区的很多人患有远远超过通常发病率的疾病，就需要考察这个时期和这个地区这个人群的共同生活环境、行为的共性因素。前者多属于医生和医疗机构考虑的范畴，而后一个问题则多是公共卫生专业和政府要考虑的事情。因此，本研究尽管选择出一些当前影响人群健康的重大疾病和卫生问题，但绝不是忽略那些不列在其中的疾病，而是要关注所有的疾病。群体多发疾病和重要疾病的解决，也会减少个体的发病。

全国重大疾病和局部重大疾病之间的关系问题，也是本次研究多次讨论的问题。从中国目前的经济能力看，虽然无法预防控制所有疾病，但确保最主要的疾病和卫生问题是可以做到的，也便于操作。从国际经验看，这种选择也是比较合理、广泛接受、效果最好的方式。这个问题实际上可以用分级管理、因地制宜、分类指导的方式，根据国家全局性问题，实施全国性的重大疾病和相应的对策，局部和地方性流行疾病则要有相应的策略。

参 考 文 献

吕繁，曾光，2001.疾病负担评价的理论框架及其发展.中华流行病学杂志，22（4）：259-261.

庞琳，金水高，2000.疾病社会负担测量方法探讨及其意义.中华预防医学杂志，34（4）：218-220.

石菊芳，张玥，曲春枫，等，2005.以伤残调整生命年为指标的中国人群癌症疾病负担现状.中华预防医学杂志，2015（4）：365-369.

王富珍，齐亚莉，李辉，2003.疾病负担研究的方法学进展——疾病负担综合评价.疾病控制杂志，7（6）：537-539.

Arnesen T，Nord E，1999. The value of DALY life：problems with ethics and validity of disability adjusted life years. BMJ，319（7222）：1423-1425.

Arrow K，Panosian CB，Gelband H，et al，2004. Saving lives，buying time：Economics of malaria drugs in an age of resistance. Washington DC：National Academy Press.

Breman J，Alilio M，Mills A，2004. The intolerable burden of malaria：What's new，what's needed. Am J Trop Med Hyg，71（2）：1-282.

Ezzati M，Lopez AD，Rodgers A，et al，2002. Selected major risk factors and global and regional burden of disease. Lancet，360（9343）1347-1360.

Feachem RG，Kjellstrom T，Murray CJ，et al，1992. Health of Adults in the Developing World. New York：Oxford University Press.

GBD 2013 Mortality and Causes of Death Collaborators，2015.Global，regional，and national age-sex specific all-causes and cause-specific mortality for 240 causes of death，1990-2013：a systematic analysis for the Global Burden of Disease Study 2013.Lancet，385（9963）：117-171.

Gericke C，Kurowski C，Ranson MK，et al，2005. Intervention complexity—a conceptual framework to inform priority-setting in health. Bull World Health Organ，83（4）：285-293.

Jamison DT，Breman JG，Measham AR，et al，2006. Priorities in Health. Washington DC，25（2）：64.

Jamison DT，Mosley WH，Measham AR，et al. 1993. Disease Control Priorities in Developing Countries. New York：Oxford University Press.

Jelsma J，Chivaura VG，Mhundwa K，et al，2000. The global burden of disease disability weights. Lancet，355（9220）：2079-2080.

Levine R，the What Works Working Group，2004. Millions Saved：Proven Successes in Global Health. Washington DC：Center for Global Development.

Lopez AD, 1993. World Development Report 1993: Investing for Health. New York: Oxford University Press: 97-138.

Lopez AD, Mathers CD, Ezzati M, et al, 2006. Global and regional burden of disease and risk factors, 2001: systematic analysis of population health data. Lancet, 367 (9524): 1747-1757.

Mont D, 2007. Measuring health and disability. Lancet, 369 (9573): 1658-1663.

Murray CJ, Lopez AD, 1996. Evidence-based health policy—lessons from the Global Burden of Disease Study. Science, 274 (5288): 740-743.

Murray CJL, 1996. Rethinking DALYs//Murray CJL, Lopez AD. The global burden of disease: a comprehensive assessment of mortality and disability from diseases, injuries, and risk factors in 1990 and projected to 2020. Boston: Harvard School of Public Health: 1-98.

Reidpath DD, Allotey PA, Kouame A, et al, 2003. Measuring health in a vacuum: examining the disability weight of the DALY. Health Policy Plan, 18 (4): 351-356.

Salomon JA, 2003. Reconsidering the use of rankings in the valuation of health states: A model for estimating cardinal values from ordinal data. Popul Health Metr, 1 (1): 12.

Ustiin TB, Rehm J, Chatterji S, et al, 1999. Multiple-informant ranking of the disabling effects of different health conditions in 14 countries. Lancet, 354 (9173): 111-115.